TRAITE

D'ANATOMIE

TOPOGRAPHIQUE

PARIS. — IMP. E. MARTINET, RUE MIGNON, 2.

TRAITÉ
D'ANATOMIE
TOPOGRAPHIQUE

COMPRENANT

LES PRINCIPALES APPLICATIONS A LA PATHOLOGIE

ET A LA MÉDECINE OPÉRATOIRE

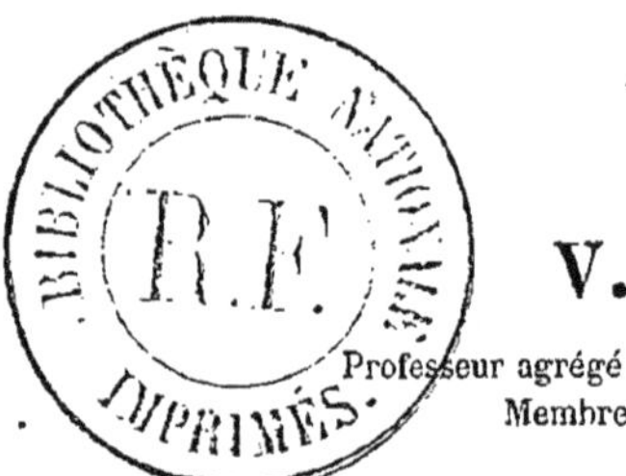

PAR

V. PAULET

Professeur agrégé à l'École impériale du Val-de-Grâce
Membre de la Société de chirurgie

Texte de l'Atlas d'Anatomie topographique

DE MM. PAULET ET SARAZIN

DEUXIÈME PARTIE — LES MEMBRES

PARIS

VICTOR MASSON ET FILS

PLACE DE L'ÉCOLE DE MÉDECINE

1867—1870

TROISIÈME PARTIE

DES MEMBRES.

Les *membres* sont des appendices adhérents au tronc par une de leurs extrémités et libres dans tout le reste de leur étendue. On les distingue en membres *supérieurs* et membres *inférieurs*. Les premiers prennent leur point d'appui sur le thorax, de là le nom de membres *thoraciques*, sous lequel on les désigne encore. Les membres inférieurs se rattachent au bassin, aussi les appelle-t-on, pour cette raison, membres *pelviens* ou membres *abdominaux*.

En se plaçant à un point de vue philosophique, on peut dire que les membres sont construits d'après le même type ; il est facile en effet, sans forcer les analogies, de démontrer que chacune des sections du membre thoracique se compose de parties représentées par leurs similaires, dans chacune des sections correspondantes du membre abdominal. Mais l'anatomie pratique ne s'élève pas aussi haut ; elle doit se borner à décrire les choses telles quelles sont et sans les interpréter ; autrement elle s'égare et n'atteint point son but. Ce qui frappe à première vue, ce sont, au contraire, les différences considérables que présentent les membres dans leur conformation, selon les fonctions qu'ils sont appelés à remplir dans l'espèce humaine. Organe de préhension avant tout, le membre supérieur se distingue par sa mobilité dans tous les sens et se termine par la main, appareil préhenseur par excellence. Chargé de soutenir le poids du corps pendant la station, ou de le transporter d'un lieu à un autre, pendant la marche, le membre inférieur a pour caractère principal la solidité ; il est l'organe de la locomotion.

CHAPITRE PREMIER

DU MEMBRE SUPÉRIEUR.

Le membre supérieur est appendu au-dessous et en dehors du cou, sur les parties latérales et supérieures du thorax auquel il adhère par sa racine. Relié au tronc par l'articulation sterno-claviculaire, par quelques ligaments médiocrement résistants et par des muscles, il doit, à la faiblesse de ses attaches et à leur disposition spéciale, la grande mobilité dont il jouit. Outre leur rôle d'organes préhenseurs, les membres supérieurs servent encore à assurer la régularité de la marche, en formant comme deux sortes de balanciers sur les côtés du corps; aussi est-il à remarquer que, lorsque l'un d'eux vient à manquer, la station et la progression sont toujours moins sûres, par suite du déplacement du centre de gravité.

Conformément à l'usage généralement adopté, je diviserai le membre supérieur en six parties distinctes : 1° l'*épaule;* 2° le *bras;* 3° le *coude;* 4° l'*avant-bras;* 5° le *poignet;* 6° la *main.* Toutefois, comme je réunirai dans une seule description le poignet et la main, ce chapitre ne comprendra que cinq subdivisions.

DE L'ÉPAULE.

L'*épaule* forme la racine du membre supérieur. Elle est située immédiatement au-dessous des parties latérales du cou et se rattache au thorax par la clavicule. Considérées ensemble, les deux épaules peuvent être comparées au bassin. Elles représentent, comme celui-ci, une ceinture osseuse, formée en avant par les clavicules et en arrière par les omoplates; mais, tandis que la ceinture pelvienne est complétement fermée dans l'espèce humaine, les deux épaules restent séparées, en avant par le sternum, et en arrière par la colonne vertébrale; de là, une indépendance presque absolue qui leur permet d'exécuter isolément les mouvements les plus variés. Les deux membres inférieurs, au contraire, sont solidaires par leur racine, et le bassin se meut tout d'une pièce.

Sous le rapport du développement, l'épaule est une des parties les plus précoces du corps humain; car la clavicule se montre dès les premiers temps de la vie fœtale. On sait que, sous ce rapport, le bassin se distingue par une très-grande lenteur; il est encore rudimentaire au moment de la naissance. L'épaule, étant presque exclusivement constituée par des masses musculaires, on comprend que son développement, chez l'adulte, soit en rapport avec la vigueur du sujet. Par contre, elle est toujours plus délicate et plus arrondie chez la femme où les muscles sont peu apparents et en grande partie masqués par du tissu adipeux.

Si l'on veut se faire une bonne idée de la forme de l'épaule et de ses connexions avec la poitrine, que l'on suppose une coupe horizontale passant au-dessous des deux clavicules. Cette coupe, ramenée à un schéma, représenterait : au milieu, un cercle figurant la section du thorax, et, de chaque côté, l'épaule, formant une parabole dont la convexité serait tournée en dehors, et dont les deux branches viendraient s'appliquer contre le cercle en avant et en arrière. Il en résulte que, si l'épaule n'augmente pas sensiblement les dimensions antéro-postérieures du tronc, elle en agrandit singulièrement les dimensions transversales. Surajoutée à la poitrine, elle en modifie complétement la forme et lui donne celle d'un tronc de cône renversé. Enfin, nous reportant encore à notre coupe schématique, tellement facile à concevoir que j'ai jugé inutile de la faire figurer, nous y verrons, entre les parties latérales du cercle thoracique et la parabole de l'épaule, un espace limité : en dedans par la poitrine, en avant, en arrière et en dehors par la parabole en question; espace d'une très-grande importance en chirurgie et où l'on rencontre, au milieu d'une masse adipeuse, les vaisseaux et les nerfs destinés au membre supérieur. Cet espace n'est autre chose que le creux axillaire.

Ceci posé, rien de plus aisé que d'établir des subdivisions. Considérant le creux axillaire comme un centre appliqué contre le thorax par sa face interne et recouvert par l'épaule en avant, en arrière et en dehors, j'étudierai successivement : 1° la face antérieure de l'épaule ou région *sous-claviculaire;* 2° la face postérieure ou région *scapulaire;* 3° la face externe ou région du *moignon de l'épaule;* 4° enfin la région *axillaire*.

Région sous-claviculaire.

1er. *Plan.* — La région *sous-claviculaire* occupe les parties latérales et supérieures du thorax. La clavicule marque sa limite supérieure et la sépare des régions latérales du cou. En bas, elle s'arrête au bord inférieur du grand pectoral et se continue avec les régions costale et brachiale antérieure. Mal limitée en dedans, elle correspond, dans ce sens, à la région sterno-mammaire, tandis qu'elle se confond, en dehors, avec le moignon de l'épaule. Les auteurs d'anatomie chirurgicale lui assignent, généralement, pour limite externe le sillon de séparation entre le deltoïde et le grand pectoral; mais j'y fais rentrer toute la portion du deltoïde qui recouvre la face antérieure de l'articulation scapulo-humérale.

Tome II. Pl. 1.—Fig

Examinée avant toute préparation, la région sous-claviculaire présente, à sa partie supérieure, une saillie transversale, convexe dans la moitié interne de la région, concave dans sa moitié externe, et d'autant plus prononcée que le sujet est lui-même plus dépourvu d'embonpoint. Cette saillie, formée par la clavicule, est tellement superficielle sur les individus amaigris, qu'on peut facilement apprécier, par le toucher, les moindres aspérités de la surface de l'os; il est même possible, dans certains cas, de diagnostiquer, à la simple vue, une fracture de la clavicule, d'après le soulèvement de la peau par les fragments osseux.

Au-dessous de la clavicule se voit un enfoncement nommé *creux sous-claviculaire*, qui correspond à la partie supérieure du creux de l'aisselle et dans lequel on sent, avec le doigt, les battements de l'artère axillaire. La présence d'une tumeur dans le creux de l'aisselle diminue la profondeur de cette dépression et la convertit, parfois, en un relief. C'est ce qu'on observe, par exemple, lorsque la tête de l'humérus passe sous la clavicule, dans la luxation sous-claviculaire. Par contre, le creux sous-claviculaire devient plus apparent lorsque le bras est porté en avant, parce que ce mouvement exagère la saillie de la clavicule. Si l'on porte le bras dans la rotation en dehors, on rend visible, en dehors du creux sous-claviculaire, une dépression linéaire correspondant à l'intervalle compris entre le grand pectoral et le deltoïde. C'est dans cet interstice que l'on s'engage pour aller lier l'artère axillaire d'après le procédé de Desault, modifié par Delpech (voy. t. I, pl. 47, C,D). Enfin, tout à fait en dehors, le deltoïde, soulevé par la tête humérale, forme une saillie arrondie, dont le relief est en rapport avec la vigueur de l'individu.

La *peau* se continue sans modifications apparentes, à la partie inférieure du cou, sur le thorax et sur le membre supérieur.

1.—Fig. 2. 2e *Plan.* — La couche sous-cutanée contient un pannicule adipeux toujours moins épais au niveau de la clavicule qu'au-dessous de cet os, où il comble parfois entièrement la dépression sous-claviculaire. Sa face profonde s'étale et forme un *fascia superficialis* lamelleux, entre les deux feuillets duquel sont comprises les origines inférieures du *peaucier* du cou. La continuité de cette couche dans les régions voisines nous explique pourquoi l'érysipèle et toutes les inflammations superficielles se propagent facilement au bras, au moignon de l'épaule, à la base du cou et aux parois du thorax.

L'*aponévrose* d'enveloppe n'est autre chose que le prolongement d'une lame cellulo-fibreuse, déjà décrite en partie dans la région sterno-mammaire, sous le nom d'aponévrose du grand pectoral. Mince en bas et en dedans, elle s'épaissit un peu à la partie supérieure de la région et présente, au niveau du bord supérieur du grand pectoral, un tractus blanchâtre ou jaunâtre indiquant le sillon de séparation du grand pectoral et du deltoïde. Elle semble comme fixée entre ces deux muscles, ce qui tient à ce qu'elle envoie, par sa face profonde, une lamelle qui va compléter la gaîne du grand pectoral. Le bord supérieur de cette aponévrose se fixe à la clavicule, son bord externe se continue avec la gaîne du deltoïde, son bord interne passe dans la région sterno-mammaire; quant à son bord inférieur, j'indiquerai comment il se comporte, en décrivant la région de l'aisselle.

Au-dessous de cette aponévrose, on découvre les muscles *grand pectoral* [*a*] et *deltoïde* [*b*]. Le premier de ces deux muscles se dirige de haut en bas et de dedans en dehors, le second est un peu moins oblique dans le même sens. Il en résulte que l'interstice qui les sépare est linéaire en bas, mais forme, en haut, un petit triangle limité en dedans par le grand pectoral, en dehors par le deltoïde et en haut par le bord inférieur de la clavicule. L'aire de ce triangle est occupée par du tissu adipeux et par une lame fibreuse dont je m'occuperai plus loin.

VAISSEAUX. — Ce plan n'est occupé que par des artérioles superficielles très-peu importantes fournies par l'*acromio-thoracique* [1] et par les *circonflexes* [2,2]. Les premières sortent par le petit espace triangulaire que je viens de mentionner; les autres passent entre les faisceaux du deltoïde. Toutes ces branches se distribuent aux téguments, après avoir perforé l'aponévrose d'enveloppe. Des *veinules* insignifiantes les accompagnent.

Une veine superficielle volumineuse, la *céphalique* [3], occupe le sillon de séparation du deltoïde et du grand pectoral. Sous-aponévrotique dans toute l'étendue de la région, elle monte entre les deux muscles, jusqu'au-dessous de la clavicule où elle traverse l'aponévrose profonde pour se jeter dans la veine axillaire. On l'a vue quelquefois croiser la face antérieure de la clavicule et aboutir à la jugulaire externe.

Les *lymphatiques* suivent des directoins différentes, selon le point de la région que l'on examine. Les supérieurs sont ascendants et se rendent aux ganglions sus-claviculaire; les autres vont aux ganglions de l'aisselle.

NERFS. — Les branches *sus-claviculaires* [4] et *sus-acromiales* [5-5] du plexus cervical cheminent, de haut en bas, entre les deux lames du fascia superficialis et dans la même couche que les fibres inférieures du peaucier. Leur passage au devant du plan résistant formé par la clavicule ou l'acromion nous explique pourquoi les contusions qui les atteignent à ce niveau s'accompagnent d'une vive douleur.

Les rameaux du nerf *circonflexe* [6-6] donnent la sensibilité à la peau qui recouvre la partie inférieure du deltoïde.

Quelques branches de nerf *brachial cutané interne* [7-7] complètent, en dedans et en bas, l'innervation du tégument; mais elles appartiennent surtout aux régions du bras et seront décrites plus tard.

2.--Fig. 1. 3e *Plan.* — Après avoir enlevé la partie antérieure du deltoïde, on met à découvert un plan comprenant surtout des os et des articulations, c'est-à-dire la tête de l'humérus, la face antérieure de l'acromion, la clavicule, l'apophyse coracoïde et les ligaments qui les unissent.

Quatre muscles méritent cependant d'être mentionnés. Ce sont : 1° au devant de la tête humérale, le tendon de la *longue portion du biceps* [*p*] qui monte verticalement le long de la coulisse bicipitale et disparaît au-dessous de la capsule scapulo-humérale; 2° la courte *portion du biceps* [*q*]; 3° le *coraco-brachial;* 4° l'extrémité supérieure du *petit pectoral* [*m*]. Ces trois derniers muscles convergent vers l'apophyse coracoïde où ils s'insèrent.

Immédiatement au-dessus du petit pectoral, on aperçoit un petit espace triangulaire limité en bas par le bord supérieur du petit pectoral, en haut par le bord inférieur de la clavicule, et dont la base, tournée en dedans, est formée par le faisceau claviculaire [C] du grand pectoral, tandis que le sommet, dirigé en dehors, correspond aux ligaments qui unissent la clavicule à l'apophyse coracoïde. Ce triangle, désigné sous le nom de triangle *clavi-pectoral*, est occupé par une aponévrose épaisse, résistante, adhérente d'une part à la clavicule, d'autre part à l'apophyse coracoïde, et continue, par son bord inférieur, avec le ligament suspenseur de l'aisselle. Mais, je n'insiste pas, pour le moment, sur tous ces détails dont l'utilité pratique ne pourrait pas encore être bien comprise. J'ai l'intention d'exposer toutes les particularités relatives aux muscles pectoraux et à leurs aponévroses, en décrivant la paroi antérieure du creux axillaire. Qu'il me suffise de dire ici que cette lame fibreuse, à laquelle Richet a imposé le nom d'aponévrose *clavi-coraco-axillaire* [*l*], recouvre directement les vaisseaux axillaires et les branches du plexus brachial.

Je passe donc immédiatement à l'étude du squelette.

La *clavicule* [*a*] est un os long dont la forme rappelle celle d'un *S* italique. Superficiellement située au-dessous des téguments, elle reçoit, sans intermédiaire, les chocs qui atteignent la face antérieure de l'épaule, aussi ses fractures sont-elles extrêmement fréquentes. En revanche, rien n'est plus facile que d'arriver au diagnostic de ces solutions de continuité, soit par le palper, soit par la simple vue, comme je le disais il n'y a qu'un instant. Même facilité pour reconnaître un gonflement inflammatoire ou une tumeur quelconque de l'os, et pour en pratiquer l'extirpation ou la résection.

Tous les auteurs qui se sont succédé, depuis Bichat, ont admis, avec cet anatomiste, que la clavicule est plus longue chez la femme que chez l'homme. Sappey a démontré qu'il n'en est rien et que le contraire est plus généralement vrai, ce qui semble très-naturel. En moyenne, cet os présente, chez l'homme, une longueur de 16 centimètres environ. Son bord antérieur, le seul accessible à l'exploration, est concave dans son tiers externe, et convexe dans ses deux tiers internes; mince et tranchant du côté de l'acromion, il s'élargit en dedans et forme une véritable face. Il donne attache aux muscles grand pectoral et deltoïde. La face supérieure peut être explorée à travers l'épaisseur du trapèze, si l'on a soin de mettre ce muscle dans le relâchement; mais la face inférieure se dérobe absolument aux investigations chirurgicales. Cette dernière est lisse dans toute la portion qui correspond aux insertions du muscle sous-clavier [*a*]; elle devient rugueuse dans les points où se fixent les ligaments coraco-claviculaires et costo-claviculaires. Le bord postérieur, profondément situé, croise très-obliquement la première côte et répond au premier espace intercostal, dont il est séparé par les vaisseaux axillaires et par les branches du plexus brachial. De là résulte la possibilité de comprimer l'artère axillaire en abaissant fortement la clavicule, de manière à suspendre complétement la circulation dans les vaisseaux du membre supérieur.

On comprend, d'après la connaissance de ces rapports, quels peuvent être les dangers de certaines fractures de la clavicule, lorsque l'extrémité aiguë des fragments se trouve déprimée du côté des vaisseaux et des nerfs. Il importe aussi de ne pas perdre de vue la situation de ces organes importants, quand on pratiquera une résection partielle ou totale de la clavicule ; aussi l'instrument devra-t-il raser, avec beaucoup de soin, la face profonde de l'os, d'autant plus que cette face est longée, dans presque toute son étendue, par l'artère scapulaire supérieure. Je rappelle enfin que la clavicule se trouve très-peu distante du sommet du poumon, de sorte qu'on peut, en la percutant, apprécier la sonorité de cette portion de l'appareil respiratoire.

Aplatie verticalement dans son tiers externe, la clavicule devient conique ou plutôt pyramidale dans ses deux tiers internes; cette différence dans la forme de l'os coïncide avec le point de jonction de ses deux courbures, et paraît expliquer pourquoi les fractures de la clavicule ont principalement lieu à l'union du tiers externe avec les deux tiers internes. L'extrémité interne, renflée en *tête*, forme, avec le sternum, l'articulation sterno-claviculaire, sorte de pivot autour duquel se font tous les mouvements de l'épaule. Je n'ai pas à revenir ici sur la description de cette articulation, et je renvoie le lecteur à ce que j'en ai dit, à propos de la région sterno-mammaire (voy. p. 342). L'extrémité externe, aplatie, s'unit en dehors avec l'*acromion* [*b*] et en bas avec l'*apophyse coracoïde* [*c*].

L'articulation *acromio-claviculaire* est une arthrodie. Chacun des deux os qui la constituent porte une surface plane, elliptique, à grand axe antéro-postérieur; le tout est maintenu en contact par une espèce de capsule orbiculaire [*f*], beaucoup moins résistante en bas qu'en haut où elle est renforcée par des fibres aponévrotiques venues du trapèze. Les deux facettes articulaires ne sont pas rigoureusement verticales; celle de la clavicule, taillée en biseau aux dépens de la face inférieure de l'os, regarde en bas et en dehors, de telle sorte qu'elle repose sur la facette acromiale; celle-ci regarde en haut et en dedans. Chez les individus qui, par profession, se livrent à des mouvements violents du membre supérieur, les surfaces articulaires deviennent beaucoup plus étendues. Le cartilage interarticulaire, décrit par Weitbrecht, n'est pas constant; lorsqu'il existe, il n'occupe jamais que la moitié supérieure de l'article.

L'articulation accromio-claviculaire ne comporte que des mouvements de glissement.

Lorsque le bras pend naturellement le long du tronc, la clavicule est toujours séparée de l'apophyse coracoïde par un certain intervalle; cependant, les mouvements de la clavicule peuvent amener les deux os au contact, mais il n'y a pas là une véritable articulation comme on l'entend ordinairement, bien que la face supérieure de l'apophyse coracoïde soit revêtue d'un cartilage d'encroûtement destiné à favoriser les glissements. D'ailleurs, ce cartilage fait absolument défaut sur la face inférieure de la clavicule. A proprement parler, les surfaces articulaires manquent, mais l'union des deux os n'en est pas moins solidement assurée par deux gros faisceaux ligamenteux accolés et presque confondus par leur bord postérieur. Le ligament coraco-claviculaire antérieur ou ligament *trapézoïde* [*g*] se porte très-obliquement de la base de l'apophyse coracoïde à la face inférieure de la clavicule.

Le ligament postérieur, nommé aussi ligament *conoïde* [*h*] ou *rayonné*, se dirige verticalement en arrière et en dedans du précédent; il part, comme lui, de la base de l'apophyse coracoïde et aboutit au bord postérieur de la clavicule.

Malgré la puissance des ligaments qui unissent la clavicule à la première côte et à l'apophyse coracoïde, il n'est cependant pas très-rare de voir l'extrémité externe de la clavicule abandonner l'acromion et se luxer en haut, après avoir déchiré la partie supérieure de la capsule acromio-claviculaire. C'est ce qui arrive, par exemple, dans une chute sur le moignon de l'épaule, lorsque le tronc est fortement poussé en avant. Il résulte des recherches de Morel-Lavallée, que la luxation sus-acromiale est plus fréquente qu'aucune autre luxation de la clavicule. Le plus souvent, les ligaments coraco-claviculaires sont déchirés, la capsule acromio-claviculaire largement ouverte et la luxation est complète. Il semblerait même que l'intégrité des ligaments coraco-claviculaires fût incompatible avec un déplacement de la clavicule en haut, si petit qu'il soit. Pourtant, Bouisson a démontré expérimentalement sur le cadavre, qu'en se bornant à diviser la partie supérieure de la capsule, sans toucher aux ligaments coraco-claviculaires, on produit facilement une luxation sus-acromiale incomplète. Ce résultat prouve la possibilité du fait, mais n'établit pas que les choses se passent ainsi sur le vivant; car, comme le fait remarquer Malgaigne, dans la seule autopsie qui ait été faite de cette espèce de luxation, la capsule était seulement distendue et décollée de l'acromion, tandis que les ligaments coraco-claviculaires étaient déchirés en totalité. Au reste, les faits connus jusqu'à présent démontrent que la luxation sus-acromiale complète est beaucoup plus fréquente que la luxation incomplète.

La luxation sous-acromiale est incomparablement plus rare, car on n'en connaît encore que cinq exemples dus à Mell, à Fleury, à Tournel, à Baraduc et à Morel-Lavallée. Quant à la luxation sous-coracoïdienne, il n'est pas bien certain qu'on l'ait jamais observée.

Les fractures de la clavicule occupent un des premiers rangs parmi les plus fréquentes, ce qu'il faut surtout attribuer à la position superficielle de cet os, à ses courbures, à sa structure presque entièrement compacte et aussi à ce que, soutenu seulement par ses deux extrémités, il porte à faux dans toute sa partie moyenne. Si l'on se rappelle l'insertion des ligaments coraco-claviculaires près de l'extrémité acromiale, on comprendra que les fractures, situées entre ces ligaments et l'acromion, doivent présenter peu ou point de déplacement. Par contre, lorsque la solution de continuité siége en dedans de l'articulation coraco-claviculaire, le déplacement des fragments est constant et parfois très-étendu. La clavicule maintenant l'épaule écartée du tronc, toute solution de continuité de cet os s'accompagne d'une diminution dans sa longueur; le moignon de l'épaule se rapproche donc de la ligne médiane; en même temps il s'abaisse et se porte en avant, de sorte que les deux fragments se croisent à angle plus ou moins aigu, suivant l'étendue du déplacement. Le fragment externe suit le mouvement de l'épaule par son extrémité acromiale, tandis que son extrémité interne décrit un mouvement inverse, c'est-à-dire qu'elle se dirige en arrière et en haut. Le fragment interne se déplace très-peu; cependant il est presque toujours légèrement porté en haut par la contraction du sterno-cléido-mastoïdien, à laquelle vient s'ajouter l'élasticité du ligament interclaviculaire, ainsi que l'a fait voir A. Guérin. Il est matériellement impossible d'agir directement sur les fragments, aussi est-ce toujours à un moyen indirect que l'on s'adresse pour obtenir la réduction. Divers procédés ont été proposés pour arriver à ce but, mais il n'entre point dans mon sujet de les décrire ; tous reviennent à ceci : porter l'épaule en arrière, en dehors et en haut. Je dois ajouter que tous échouent également devant certaines fractures absolument irréductibles, même l'*amplexation* de Chassaignac, à laquelle il faut cependant reconnaître une supériorité notable sur tous les autres procédés.

Malgré la multiplicité des appareils employés et quelque soin que l'on apporte dans le traitement, on sait combien il est fréquent de voir les fragments d'une fracture de la clavicule réunis par un cal difforme. Au point de vue des fonctions du membre supérieur, cela n'a pas grand inconvénient; car, pourvu que l'épaule trouve un point d'appui solide, peu importent la forme et la direction du bras de levier, à la condition, toutefois, que le raccourcissement ne soit pas trop considérable. On prétend même que la non-consolidation absolue d'une pareille fracture n'entraîne aucune gêne dans les mouvements du bras, et, pour le démontrer, on invoque ce fait qu'après la guérison sans consolidation, les individus peuvent encore porter facilement la main du côté malade sur leur tête. C'est là une assez mauvaise raison. Comme le dit Malgaigne, prouver qu'un malade peut porter la main à sa tête, c'est ne rien prouver, car la clavicule ne sert pas à ce mouvement. Le chien et le chat n'en font-ils pas autant ? Or, ces animaux, sans être privés de clavicule, comme on l'a écrit souvent, n'en ont cependant qu'une rudimentaire, occupant seulement une portion de l'espace compris entre l'omoplate et le sternum, c'est-à-dire qu'ils sont précisément dans le cas des individus atteints d'une fracture non consolidée. Le rôle principal de la clavicule est de maintenir l'épaule écartée du tronc et de diriger la cavité glénoïde en dehors. Si elle vient à manquer, ou si elle est interrompue dans sa continuité, la cavité articulaire regarde en avant et il en résulte une gêne ou une impossibilité d'écarter les bras du tronc, de les mettre en croix, de les porter en arrière et de les croiser derrière le dos.

Pour terminer la description des parties contenues dans ce plan, il me resterait à parler de l'articulation scapulo-humérale ; mais il y aurait, je pense, inconvénient sérieux à traiter ce sujet important dans plusieurs paragraphes séparés dont on saisirait mal la liaison. Je remets donc à plus tard l'étude complète de cette articulation et j'engage seulement le lecteur à bien se rendre compte de la position de la tête de l'humérus par rapport à l'apophyse coracoïde et à la clavicule. Je suis convaincu que c'est faute d'être suffisamment fixé à cet égard que l'on se trouve parfois embarrassé pour comprendre les différents déplacements de la tête humérale en avant.

Vaisseaux. — L'artère *acromio-thoracique* sort du triangle clavi-pectoral. Sa branche *acromiale* [1] gagne la face supérieure de l'apophyse coracoïde et se dirige horizontalement vers l'acromion. Sa branche *thoracique* reste cachée au-dessous du muscle grand pectoral.

Je ne mentionne que pour mémoire les artères *circonflexes* [2] dont j'aurai l'occasion de parler plusieurs fois, en décrivant les autres régions de l'épaule.

Région scapulaire.

1er *Plan.* — Cette région emprunte son nom au scapulum. Elle comprend cet os et toutes les parties molles qui garnissent ses deux faces, c'est-à-dire les muscles des fosses sus-épineuse, sous-épineuse et sous-scapulaire. Appliquée contre les parties supérieures et latérales du thorax qu'elle protége en arrière, elle jouit d'une assez grande mobilité et peut être déplacée en masse, grâce à la présence d'une couche celluleuse très-lâche, placée entre la fosse sous-scapulaire et le muscle grand dentelé. On peut ainsi introduire les doigts au-dessous de l'angle inférieur de l'omoplate et saisir cet angle pour ainsi dire à pleine main, ce qui facilite considérablement le diagnostic des fractures. Au reste, la région scapulaire étant sous-cutanée dans toute son étendue, rien n'est plus Pl.

simple que d'apprécier, par le palper, les saillies, les enfoncements et les moindres modifications de forme qui peuvent se produire sur sa face postérieure, à moins que le sujet ne soit doué d'un embonpoint trop considérable. La face profonde, au contraire, se dérobe à toutes les investigations sous la cuirasse osseuse qui la recouvre; aussi est-il parfois fort difficile de reconnaître, dès le début, ces vastes phlegmons qui siégent entre le sous-scapulaire et le grand dentelé.

La région scapulaire n'a d'autres limites que celles de l'omoplate. Son bord supérieur, caché sous le muscle trapèze, est peu ou point sensible à travers la peau; il est horizontal et correspond à la base du cou. Son bord antérieur ou *axillaire* disparaît presque entièrement sous les muscles qui limitent le creux de l'aisselle en arrière. Le bord *spinal* seul est assez facile à reconnaître sous les téguments; il fait, en arrière, une saillie d'autant plus proéminente que le scapulum est lui-même plus rapproché de la ligne médiane. Chez les individus amaigris, cette saillie s'exagère encore, de sorte que les deux omoplates ressemblent à deux ailes (*scapulæ alatæ*), disposition qu'on a considérée comme un signe de phthisie, mais qui n'indique rien autre chose qu'un degré prononcé d'émaciation.

La face postérieure de la région sous-scapulaire présente, à l'union de son quart supérieur avec ses trois quarts inférieurs, une saillie presque horizontale formée par l'épine de l'omoplate. Au-dessus de cette éminence se voit une surface arrondie, qui se continue avec le sommet de l'épaule et correspond à la fosse sus-épineuse. Au-dessous, un plan accidenté par quelques reliefs musculaires marque la fosse sous-épineuse. En dehors, la peau est soulevée par les faisceaux postérieurs du deltoïde. Ainsi que l'a constaté Gerdy, chez les individus fortement musclés, l'épine de l'omoplate, au lieu de représenter une crête, forme une espèce de sillon compris entre deux saillies déterminées, en haut par le trapèze et en bas par le deltoïde. Chez les personnes grasses, au contraire, et surtout chez les femmes, toute la région s'arrondit et ne présente plus qu'une surface uniforme, sans reliefs ni dépressions.

La *peau* est moins épaisse et plus mobile au niveau de la fosse sous-épineuse que dans le tiers supérieur de la région. Elle est doublée d'un pannicule adipeux parfois très-épais et que l'on peut considérer comme un des siéges de prédilection des lipomes.

Un *fascia superficialis* lamelleux assure au tégument sa mobilité. Les pressions, les frottements répétés, déterminent, assez souvent, la formation de bourses séreuses sous-cutanées, dans les points où le tégument porte sur les saillies osseuses de l'omoplate. Ces tumeurs sont fréquentes dans l'armée où elles sont occasionnées par la pression du sac sur le dos du soldat.

2e *Plan.* — Au-dessous de la peau et des couches sous-cutanées, on rencontre un plan subdivisé en deux parties par l'épine de l'omoplate [B]. La partie qui répond à la fosse sus-épineuse est recouverte par le *trapèze* [*a*], enveloppé lui-même d'une gaîne aponévrotique plus ou moins épaisse selon les sujets. Cette gaîne nous est déjà connue; nous l'avons étudiée dans les régions dorso-lombaire et cervicale postérieure. Quant aux fibres musculaires du trapèze, elles sont d'autant plus obliques que l'on s'éloigne davantage de l'épine, et s'insèrent à cette éminence par des fibres aponévrotiques très-résistantes, surtout au point où l'épine se confond avec le bord spinal du scapulum. Pl. 3.

Dans toute sa partie supérieure et externe, la fosse sous-épineuse est cachée sous le *deltoïde* [*h*]. Celui-ci est recouvert d'une gaîne fibreuse dont le bord postérieur se fixe sur l'aponévrose sous-épineuse. Ses fibres musculaires, obliques de haut en bas et de dedans en dehors, s'insèrent, par leur extrémité supérieure, sur l'épine de l'omoplate où elles semblent faire suite à celles du trapèze. Ses faisceaux les plus postérieurs prennent insertion sur l'aponévrose sous-épineuse. Situé sous la peau, par sa face superficielle, le deltoïde recouvre, par sa face profonde, l'aponévrose de la fosse sous-épineuse et la longue portion du *triceps brachial* [*c*].

L'*aponévrose sous-épineuse* [*e*] est une lame fibreuse nacrée, épaisse, occupant toute la fosse sous-épineuse. Son bord supérieur s'attache au bord inférieur de l'épine. Son bord interne adhère au bord spinal; il reçoit des faisceaux de renforcement [*f*] venus du trapèze. Son bord inférieur va se fixer à une ligne oblique limitant, en haut, une surface quadrilatère à laquelle adhèrent les fibres du grand rond. Il résulte de ces insertions que l'aponévrose sous-épineuse convertit la fosse de ce nom en une loge ostéo-fibreuse dans laquelle sont compris les muscles sous-épineux et petit rond; des cloisons, parties de sa face profonde, isolent les principaux faisceaux musculaires. L'épaisseur et la résistance de cette aponévrose sont telles que les épanchements, qui se font au-dessous d'elle, sont complétement bridés et ne peuvent se porter du côté de la peau. C'est pourquoi, tant que l'aponévrose est intacte, les épanchements sanguins, liés à des fractures de l'omoplate, ne vont jamais former d'ecchymoses sous-cutanées. Les liquides, ainsi emprisonnés, ne peuvent se diriger que dans un seul sens, en haut et en dehors, parce que l'aponévrose sous-épineuse accompagne le sous-épineux et le petit rond jusqu'à leurs insertions au trochiter ou, ce qui est plus exact, jusqu'à la capsule de l'articulation scapulo-humérale.

On pourrait croire, d'après cette description, que le muscle grand rond n'a aucun point de contact avec l'aponévrose sous-épineuse ; ce serait à tort, car la gaîne [*h*] de ce muscle est une émanation manifeste de l'aponévrose principale; seulement, cette gaîne est tellement mince qu'elle ne saurait opposer la moindre résistance à la progression des liquides.

Je dois dire, en terminant, que, sur quelques sujets, le bord supérieur du *grand dorsal* [*d*] recouvre l'angle inférieur de l'omoplate et se trouve ainsi appartenir, par une petite portion de son étendue, à la région scapulaire.

Vaisseaux. — Ils sont nombreux, mais généralement de petit calibre et ne donnent jamais lieu à des hémorrhagies bien considérables. Il me suffira de les énumérer. Ce sont : 1° des rameaux de la *scapulaire supérieure* [1-1] qui traversent le trapèze au voisinage de ses insertions à l'épine de l'omoplate; 2° des branches superficielles issues de la *scapulaire postérieure* [2-2] le long du bord spinal du même os; 3° un rameau de l'artère *scapulaire inférieure* [3] destiné au tégument de la portion inférieure de la région. — Les *veines* collatérales de ces artères ne se prêtent à aucune considération spéciale.

Les *lymphatiques* superficiels, situés au niveau de la fosse sus-épineuse, ont un trajet ascendant et aboutissent aux ganglions de la base du cou; les autres vont aux ganglions axillaires.

Nerfs. — Les nerfs cutanés, tous sensitifs, proviennent des branches *sus-acromiales* [4-4] du plexus cervical et du nerf *circonflexe* [5-5].

3. — Fig. 2. 3e *Plan.* — Au dessous du trapèze, on trouve, dans la fosse sus-épineuse, une couche de tissu conjonctif [*a*], principalement abondant au voisinage de l'acromion, et contenant toujours une certaine quantité de graisse. Vient ensuite l'aponévrose sus-épineuse, lame fibreuse un peu moins résistante que l'aponévrose sous-épineuse, mais présentant une disposition identique avec cette dernière, c'est-à-dire qu'elle s'insère à tout le pourtour de la fosse sus-épineuse et qu'elle accompagne le muscle sus-épineux jusqu'à la capsule scapulo-humérale. L'aponévrose sus-épineuse présente, sous la racine de l'acromion, une petite solution de continuité pour le passage des vaisseaux et du nerf sus-scapulaires.

Au-dessous de cette aponévrose, le muscle *sus-épineux* [b] remplit la fosse de ce nom ; il s'insère directement à l'omoplate, par ses deux tiers internes ; mais, en dehors, il est séparé de l'os par un tissu conjonctif lâche au milieu duquel cheminent les vaisseaux et le nerf sus-scapulaires. Il passe sous l'articulation acromio-claviculaire, puis sous le ligament acromio-coracoïdien et aboutit à la facette supérieure du trochiter.

La fosse sous-épineuse est remplie par trois muscles : le sous-épineux, le petit rond et le grand rond.

Le muscle *sous-épineux* [c] adhère à l'omoplate par ses deux tiers internes, tandis que, dans son tiers externe, il glisse, comme le sus-épineux, sur la couche conjonctive parcourue par les vaisseaux sus-scapulaires. Aplati, en forme de triangle à sommet tourné en dehors, ce muscle se dirige vers la facette moyenne du trochiter.

Le *petit rond* [d] suit le bord inférieur du précédent et l'accompagne jusqu'à l'humérus.

Examinés au point de vue physiologique, le sous-épineux et le petit rond ont une action incontestable sur les mouvements de la tête humérale ; ils sont rotateurs en dehors. Mais, outre cette action, ils jouent surtout le rôle de ligaments actifs, par rapport à l'articulation scapulo-humérale ; ils maintiennent la partie postérieure de la capsule fibreuse et s'opposent aux déplacements de la tête de l'humérus en arrière. On doit donc s'attendre à les trouver toujours plus au moins déchirés, lorsque la tête a franchi le bord postérieur de la cavité glénoïde. Dans certains cas, pourtant, les corps charnus résistent, mais ils se détachent, entraînant, avec eux, une petite portion d'os sur laquelle ils s'insèrent.

Le *grand rond* [e], accolé au *grand dorsal* [K], se dirige en haut et en dehors, vers la lèvre interne de la coulisse bicipitale, formant une saillie qui marque la limite postérieure de l'aisselle. Situé sur le même plan que le petit rond et le sous-épineux, à ses attaches à l'omoplate, le grand rond s'écarte bientôt de ces deux muscles et se porte beaucoup plus en avant, laissant, entre lui et le petit rond, un espace libre dans lequel s'engage la longue portion [L] du triceps brachial.

Les vaisseaux et les nerfs de ce plan ne méritent aucune mention spéciale. Je ferai seulement remarquer que les muscles sus-épineux et sous-épineux sont animés par le nerf sus-scapulaire, tandis que le petit rond reçoit un filet moteur du nerf circonflexe. On sait, d'autre part, que le nerf du grand rond vient directement du plexus brachial.

4e *Plan.* — L'*omoplate* forme, à lui seul, tout le squelette de la région scapulaire, mais il n'en constitue pas le plan le plus profond ; Pl. 4.—

car il est doublé, sur sa face antérieure, d'une couche musculaire dont je m'occuperai dans un instant. Il représente donc une sorte de cloison osseuse interposée au muscle sous-scapulaire et aux organes que je viens de passer en revue. Les fibres musculaires qui l'enveloppent, sur ses deux faces, lui forment comme un coussinet protecteur destiné à amortir les chocs; aussi ses fractures sont-elles relativement rares. Il faut, cependant, excepter de cette règle l'*épine* [*d*] et l'*acromion* [*c*], éminences superficielles, sous-cutanées, et par cela même plus exposées à l'action des violences extérieures. L'acromion est incontestablement, de toutes les parties de l'omoplate, celle qui se fracture le plus aisément. Il est facile de comprendre que ses solutions de continuité sont d'un diagnostic facile; mais, ainsi que le fait observer A. Cooper, elles se réunissent rarement par un cal osseux. Les fractures du corps de l'omoplate sont, comme les précédentes, toujours le résultat d'une cause directe, mais elles sont parfois très-difficiles à constater, parce que les fragments restent maintenus au contact par les fibres musculaires qui les englobent, et aussi parce qu'il n'est pas commode d'y percevoir la crépitation. J'ai indiqué, plus haut, le moyen de provoquer la collision des fragments en saisissant à pleine main l'angle inférieur du scapulum. Lorsque cet angle a été détaché par le choc, toutes les obscurités du diagnostic disparaissent, car le lieu de la fracture peut être aisément exploré à travers la peau, et le déplacement est plus sensible, le fragment se trouvant entraîné en avant par le grand dentelé et le grand rond.

L'*épine* [*d*] de l'omoplate s'étend du bord spinal au sommet de l'épaule; mince et presque tranchante à son origine, elle s'élargit en dehors et se termine par une extrémité aplatie qui constitue l'apophyse *acromion* [*c*]. Celle-ci se rattache à l'épine par un pédicule rétréci et forme une espèce de pont sous lequel passent le muscle sus-épineux, les vaisseaux et le nerf sus-scapulaires. La fosse *sus-épineuse* [*a*] occupe seulement le quart supérieur de l'omoplate; les trois quarts inférieurs sont formés par la fosse *sous-épineuse* [*b*].

Trois bords limitent le scapulum. Le bord interne ou bord *spinal* [*f*] est le plus superficiel; il est divisé en deux parties distinctes par la naissance de l'épine. Le quart supérieur de ce bord correspond à la fosse sus-épineuse et donne insertion au muscle angulaire [G]; les trois quarts inférieurs sont occupés par les insertions du rhomboïde [F]. Le bord supérieur, ou bord *cervical*, est plus profond; il sert à fixer le muscle omo-hyoïdien [H] et porte une petite échancrure convertie en trou par un tractus fibreux, le ligament *coracoïdien* [*c*]. Le bord externe ou bord *axillaire* [g] est mince en bas, mais il devient plus épais à sa partie supérieure où il se termine par la cavité glénoïde; immédiatement au-dessous de cette cavité, il donne un point d'appui au tendon de la longue portion du triceps brachial [M].

L'omoplate est un des os les plus minces de l'économie; dans quelques points de son étendue, notamment au fond des fosses sus- et sous-épineuses, il n'est constitué que par une simple lame vitrée presque transparente. C'est seulement vers les angles qu'il devient plus épais et renferme un peu de tissu spongieux. Malgré cette structure compacte, il est quelquefois atteint de carie ; mais on y observe surtout des exostoses, des enchondromes, des kystes encore mal connus aujourd'hui, et des tumeurs cancéreuses. Sa mobilité, sa position superficielle et la facilité avec laquelle on peut le détacher du tronc permettent d'y pratiquer, sans trop de difficultés, des résections plus ou moins étendues.

Vaisseaux. — Outre des branches fournies par la *circonflexe postérieure* [3], la région scapulaire reçoit trois artères importantes, désignées sous le nom commun d'artères *scapulaires*.

La *scapulaire supérieure* [2] ou *sus-scapulaire* vient de la sous-clavière. Elle longe la face postérieure de la clavicule jusqu'auprès de l'extrémité externe de cet os; puis elle s'infléchit en arrière et pénètre dans la fosse sus-épineuse, en passant au-dessus du petit ligament coracoïdien, rarement au-dessous. Après avoir fourni des branches à la face profonde du muscle sus-épineux qui la recouvre, elle glisse sous l'espèce de pont formé par la base de l'acromion, pénètre dans la fosse sous-épineuse et s'y subdivise en deux branches principales : une antérieure pour les muscles petit rond, grand rond et grand dorsal, une postérieure destinée au sous-épineux.

La *scapulaire postérieure* naît, comme la précédente, de l'artère sous-clavière. Elle traverse d'abord horizontalement la région sus-claviculaire, d'où le nom d'artère *cervicale transverse* sous lequel on la désigne encore ; puis, elle chemine de haut en bas, sous l'angulaire et sous le rhomboïde, longeant le bord spinal de l'omoplate jusqu'à l'angle inférieur où elle se termine. Cachée sous ces deux derniers muscles, la scapulaire postérieure n'est pas visible dans la figure; mais j'ai déjà eu l'occasion d'en parler, à propos des régions sus-claviculaire et dorso-lombaire.

La *scapulaire inférieure* [2], aussi appelée *sous-scapulaire* ou *scapulaire commune*, provient de l'axillaire et suit le bord inférieur du muscle sous-scapulaire. Nous la retrouverons dans le plan profond.

Les trois artères scapulaires s'anastomosent largement le long du bord spinal et au niveau de l'angle inférieur de l'omoplate; ainsi se trouve établie, entre l'artère sous-clavière et l'artère axillaire, une communication suffisante pour que le sang pénètre encore facilement dans le membre supérieur, lorsque la sous-clavière est oblitérée en dehors des scalènes.

Les *veines* collatérales de ces artères ne présentent aucun intérêt.

Les *lymphatiques* profonds suivent le trajet des vaisseaux sanguins. Leur distribution est la même que celle des lymphatiques superficiels, c'est-à-dire que les supérieurs vont aux ganglions cervicaux et les inférieurs aux ganglions axillaires.

Nerfs. — La seule branche nerveuse que j'aie à mentionner est le nerf *sus-scapulaire* [4]. Né de la partie moyenne du plexus brachial, ce nerf accompagne l'artère sus-scapulaire; mais il arrive dans la fosse sus-épineuse en passant dans le trou coracoïdien, tandis que l'artère passe, le plus souvent, au-dessus de ce trou. Il s'épuise dans les muscles sus- et sous-épineux.

l. 4. — Fig. 2. *Plan profond. — Fosse sous-scapulaire.* — La fosse *sous-scapulaire* forme la paroi postérieure du creux de l'aisselle; elle ne peut être étudiée dans son entier que lorsque le membre supérieur a été détaché du tronc. Profondément cachée sous l'omoplate, appliquée contre la partie postérieure de la région costale, elle est occupée par le muscle sous-scapulaire, maintenu lui-même par une lame aponévrotique semblable à celles que nous avons rencontrées dans les fosses sus- et sous-épineuses. Cette aponévrose sous-scapulaire n'est généralement pas très-résistante, sauf dans quelques points où elle s'épaissit et forme des bandelettes linéaires franchement fibreuses. Sa face antérieure est séparée du muscle grand dentelé par une couche de tissu conjonctif lâche; sa face postérieure ou profonde fournit des cloisons qui subdivisent le muscle sous-scapulaire en plusieurs faisceaux distincts. Par son pourtour, elle se fixe aux trois bords de l'omoplate et accompagne le tendon du sous-scapulaire jusqu'à la petite tubérosité de l'humérus.

Cette lame enlevée, on découvre le muscle *sous-scapulaire* [*k*], muscle triangulaire dont les fibres supérieures sont horizontales et les fibres inférieures d'autant plus obliques, qu'on se rapproche davantage du bord axillaire de l'omoplate. Toutes ces fibres convergent vers la partie externe de la région et se continuent avec un tendon aplati qui passe au devant de l'articulation scapulo-humérale, et s'insère sur la capsule articulaire, au niveau du petit trochanter de l'humérus. Par sa face antérieure, le sous-scapulaire répond au grand dentelé [*l*], (celui-ci a été renversé en dedans sur la préparation), aux vaisseaux axillaires [1-5], aux branches du plexus brachial [6-6], à la courte portion du biceps et au coraco-brachial [*f*]. Par sa face profonde, il se fixe aux crêtes osseuses de l'omoplate, dans ses deux tiers internes, tandis que, dans son tiers externe, il glisse au devant du col de la cavité glénoïde, dont il est séparé par du tissu conjonctif et par une bourse séreuse constituée par un diverticulum de la synoviale articulaire. Son bord supérieur passe sous la face inférieure de l'apophyse coracoïde [C]. Son bord interne est en rapport avec les insertions spinales du grand dentelé [*l*]. Son bord inférieur dépasse un peu, en bas, le bord axillaire de l'omoplate ; il est séparé du muscle grand rond [*h*] par un espace celluleux dans lequel s'engage le nerf circonflexe. Par suite de son enroulement autour de la tête humérale, le muscle sous-scapulaire agit très-énergiquement comme rotateur de l'humérus en dedans ; en outre, il joue, par rapport à l'articulation scapulo-humérale, le rôle de ligament actif et s'oppose aux déplacements en avant ; aussi est-il toujours déchiré lorsque la tête de l'humérus a franchi le rebord antérieur de la cavité glénoïde.

Vaisseaux et nerfs. — J'aurai peu de chose à en dire, car il est évident que je n'ai à m'occuper ici ni des vaisseaux axillaires, ni des principales branches du plexus brachial. Je noterai seulement que l'artère *sous-scapulaire* [2] se détache de l'axillaire au niveau du bord inférieur du muscle sous-scapulaire, et qu'elle suit ce bord jusqu'à l'angle inférieur de l'omoplate où elle s'anastomose avec les deux autres artères scapulaires, ainsi que nous l'avons vu en étudiant le plan précédent. Ses rameaux se distribuent au sous-scapulaire, au petit rond, au grand rond et au grand dorsal.

L'artère *circonflexe antérieure* [3] naît aussi souvent de la circonflexe postérieure que de l'axillaire. Elle s'engage au-dessous du coraco-brachial et de la courte portion du biceps, puis au-dessous du tendon de la longue portion du biceps, et va s'anastomoser avec la circonflexe postérieure, sous la face profonde du deltoïde.

Les branches du *plexus brachial* [9-10], destinées au grand rond et au grand dorsal, suivent un trajet parallèle à celui de l'artère scapulaire inférieure.

Le sous-scapulaire reçoit, du même plexus, deux nerfs moteurs [7-8].

Région du moignon de l'épaule.

Pl. 5.—Fig. 1. 1er *Plan.* — La région du *moignon de l'épaule* forme une saillie arrondie, comprise entre les régions sous-claviculaire, scapulaire, et brachiales ; correspondant au deltoïde dans toute son étendue, elle représente, comme ce muscle, un triangle à base supérieure et à sommet tourné en bas. On peut lui assigner pour limite supérieure l'extrémité externe de la clavicule et l'acromion. Sa limite inférieure répond au V deltoïdien de l'humérus. Quant à ses limites antérieure et postérieure, il serait certainement plus commode de les considérer comme formées par le muscle deltoïde lui-même ; mais nous devons nécessairement distraire de cette région les deux petites portions de ce muscle que nous avons vu figurer, l'une dans la région sous-claviculaire, l'autre dans la fosse sous-épineuse. Sa face profonde comprend l'articulation scapulo-humérale, et constitue la paroi externe du creux axillaire.

Chez les sujets obèses, le moignon de l'épaule forme une surface courbe régulière, sans éminences ni dépressions bien appréciables ; mais, à part ces cas exceptionnels, on peut toujours y constater, par la vue et le toucher, l'existence de saillies osseuses dont la connaissance est de la plus haute importance, au point de vue des lésions traumatiques de cette région. A la partie supérieure, l'acromion correspond au point culminant de l'épaule; sa face supérieure plane, son bord externe mince et tranchant, sont facilement accessibles à l'exploration. Au-dessous de cette apophyse existe une dépression dans laquelle on peut enfoncer le doigt, après avoir mis le deltoïde dans le relâchement. En avant de l'acromion, l'extrémité externe de la clavicule fait une saillie qui se confond avec la première en dehors, et la déborde assez souvent en haut. Il y a même des individus chez lesquels la clavicule s'élève tellement au-dessus de l'acromion, qu'on pourrait croire à une luxation sus-acromiale, si l'on n'avait soin d'examiner comparativement l'épaule du côté opposé.

Plus bas, le deltoïde, soulevé par la tête humérale, présente un relief arrondi, dont le point culminant déborde d'autant plus le bec de l'acromion que le muscle est lui-même plus développé. Il est presque toujours facile de sentir, à travers l'épaisseur du deltoïde, la saillie dure et sphéroïdale de la tête de l'humérus ; aussi l'absence de cette saillie devient-elle un excellent moyen de diagnostic dans les luxations de l'épaule. Dès que la tête articulaire a quitté la cavité glénoïde, peu importe le sens dans lequel elle se soit déplacée, le deltoïde cesse d'être soulevé par elle et s'aplatit immédiatement. En même temps, le bec de l'acromion fait, à la partie supérieure de l'épaule, une proéminence remarquable, au-dessous de laquelle on voit une brusque dépression qui suffirait, à elle seule, pour faire reconnaître une luxation. Par contre, si c'est à une fracture du col chirurgical que l'on a affaire, la tête humérale a conservé tous ses rapports normaux, de sorte que la saillie arrondie du deltoïde n'est point modifiée. On sent seulement, au niveau de la fracture, une proéminence plus ou moins aiguë, formée par l'extrémité inférieure du fragment supérieur, et au-dessous, une dépression ; mais on conçoit que l'une et l'autre sont toujours situées beaucoup plus bas que dans le cas de luxation.

Lorsque le deltoïde se contracte, on voit se dessiner, sous la peau, des sillons longitudinaux correspondant aux interstices des différents faisceaux de ce muscle.

La *peau* présente des caractères intermédiaires, c'est-à-dire qu'elle est un plus épaisse que celle de la région sous-claviculaire, et un peu moins que celle de la région scapulaire. Le pannicule adipeux qui la double acquiert parfois une épaisseur très-considérable ; on y observe fréquemment des lipomes.

Le *fascia superficialis* ne se distingue par aucune particularité intéressante. On rencontre, sur certains sujets, une bourse séreuse au niveau de l'acromion.

2e *Plan.* — Une *aponévrose*, généralement peu épaisse, recouvre Pl. 5.— directement les fibres musculaires du deltoïde et envoie, par sa face profonde des cloisons qui subdivisent le muscle en faisceaux indépendants. Cette aponévrose se fixe, en haut, au bord antérieur de la clavicule, au bord externe de l'acromion et à l'épine de l'omoplate; en bas, elle se continue avec l'aponévrose brachiale ; en avant, elle fait suite à la gaîne aponévrotique du grand pectoral; en arrière, elle va s'insérer sur l'aponévrose sous-épineuse, ainsi que je l'ai indiqué en décrivant la région scapulaire.

Le deltoïde [a] est le seul muscle du moignon de l'épaule; il est large, épais, surtout à sa partie moyenne, et forme un triangle incurvé sur lui-même de façon à embrasser l'articulation scapulo-humérale en avant, en dehors et en arrière. Ses insertions supérieures se font : au tiers externe du bord antérieur de la clavivule, au bord externe de l'acromion, à l'épine de l'omoplate et à l'aponévrose sous-épineuse. Les faisceaux dont il se compose forment comme autant de muscles distincts et affectent des directions différentes. Tous convergent vers la partie supérieure et externe du bras où le deltoïde se termine en pointe sur l'empreinte deltoïdienne de l'humérus. Sous-cutané par sa face superficielle, ce muscle est en rapport, par sa face profonde, avec l'articulation scapulo-humérale, autour de laquelle il forme comme un coussinet protecteur, qui amortit les chocs et préserve la jointure des violences extérieures. Au point de vue de sa fonction, on peut dire que le deltoïde est le muscle élévateur du bras par excellence. En outre de ce mouvement d'élévation, et grâce à la direction de ses fibres, il porte le bras, soit en avant, soit en arrière, soit directement en dehors.

VAISSEAUX ET NERFS. — Ils sont superficiels et rampent entre la couche sous-cutanée et l'aponévrose du deltoïde. Le système artériel est représenté par les branches superficielles de l'artère *acromio-thoracique* [1] et par quelques rameaux de la *circonflexe postérieure* qui traversent le deltoïde pour se distribuer aux téguments.

Les *veines* sont tout à fait insignifiantes. Il est bien entendu que je ne parle pas de la veine céphalique [3], dont j'ai déjà dit un mot et sur laquelle j'aurai encore à appeler l'attention.

Les *lymphatiques* suivent un trajet identique avec ceux des régions sous-claviculaire et scapulaire. Ils aboutissent, selon leur siége, aux ganglions cervivaux ou aux ganglions axillaires.

Les *nerfs* superficiels nous sont déjà connus. Ce sont : en haut de la région, les branches *sus-claviculaires* [4] et *sus-acromiales* [5-5] du plexus cervical ; en bas, les rameaux cutanés [6-6] du nerf *circonflexe*.

G.—Fig. 1. 3e *Plan*. — La couche sous-jacente au deltoïde présente une structure un peu plus compliquée que les plans superficiels. On y observe, en haut, l'extrémité externe de la clavicule [*a*] et l'acromion [*b*] ; cette dernière apophyse est recouverte d'un périoste assez épais pour résister parfois à des chocs énergiques, et conserver son intégrité, alors même que l'acromion est fracturé. Ce fait, constaté par Nélaton à l'autopsie, explique suffisamment l'absence de crépitation et le peu de déplacement des fragments, à la suite des fractures de l'acromion.

Au-dessous de la voûte acromio-claviculaire, on voit d'abord une dépression, puis une saillie formée par la tête de l'humérus recouverte de sa capsule [*f*]. Toutefois, on remarquera que la capsule de l'articulation scapulo-humérale n'est pas immédiatement en rapport avec la face profonde du deltoïde ; elle en est séparée par une sorte de lamelle cellulo-fibreuse à laquelle ne convient pas précisément le nom d'aponévrose, et qu'on est convenu de désigner sous celui de *membrane sous-deltoïdienne* [e]. Cette membrane, dont la force est d'ailleurs très-variable, selon les sujets, s'insère, par son bord supérieur, sur le ligament acromio-coracoïdien [d]; il serait même plus juste de dire qu'elle fait directement suite à ce ligament, car elle se continue avec son bord externe, sans aucune ligne de démarcation. Elle s'insère encore, en haut, à la face externe de l'apophyse coracoïde [c], et au bord externe de l'acromion. En bas, il est difficile de la suivre au delà du col chirurgical de l'humérus, où elle se perd dans le tissu conjonctif lâche qui double la face profonde du deltoïde. Son bord antérieur s'unit à la gaîne aponévrotique du muscle sous-scapulaire; son bord postérieur se confond avec les gaînes du sous-épineux et du petit rond.

On trouve constamment deux bourses séreuses au-dessous de la membrane sous-deltoïdienne. L'une, très-vaste, est située entre la voûte acromiale et le tendon du sus-épineux; elle s'étend plus ou moins bas sur le grand trochanter huméral. L'autre est placée entre l'apophyse coracoïde et le tendon du sous-scapulaire, elle recouvre le trochin. Elles sont manifestement destinées à faciliter les glissements de la tête humérale. Enfin, en continuant à parcourir la région de haut en bas, on trouverait encore, sur la ligne médiane, le col chirurgical de l'humérus et la face externe de cet os jusqu'à l'empreinte deltoïdienne.

Quant aux autres organes contenus dans ce plan, je me bornerai à les énumérer, pour éviter des redites. Ce sont :

1° En avant de l'humérus et en allant de haut en bas : l'apophyse coracoïde [c], le tendon de la courte portion du biceps [h] réuni à celui du coraco-brachial, le tendon de la longue portion du biceps [k] et le tendon du grand pectoral [m]. Le sous-scapulaire ne devient visible que lorsque le bras est porté dans la rotation en dehors;

2° En arrière de l'humérus : l'insertion trochitérienne du sous-épineux [n] et du petit rond [o], le grand rond [p], la longue portion [q] et le vaste externe [r] du triceps brachial. Je rappelle que la longue portion du triceps s'engage dans un interstice celluleux limité par le petit rond en avant et par le grand rond en arrière.

VAISSEAUX. — Les branches de l'artère *acromio-thoracique* [1] s'étalent sur l'apophyse coracoïde, sur le ligament acromio-coracoïdien et sur les muscles de la partie supérieure et latérale du thorax.

Plus bas, les deux artères *circonflexes* forment un anneau autour du col chirurgical de l'humérus. Je ne reviendrai pas sur la *circonflexe antérieure* [3] dont j'ai déjà indiqué le trajet. On peut voir, dans la figure, que cette artère est très-grêle et qu'elle se termine par deux rameaux : un descendant, pour le deltoïde ; un ascendant, spécialement destiné à la tête de l'humérus et à la capsule articulaire.

La *circonflexe postérieure* [2] est toujours plus volumineuse que la précédente. Elle naît de l'axillaire au même niveau que la scapulaire inférieure, s'engage dans l'espace celluleux qui sépare le grand rond du bord inférieur du sous-scapulaire, et contourne le col chirurgical de l'humérus, en passant dans une ouverture quadrangulaire limitée en avant par l'humérus, en arrière par la longue portion du triceps, en haut par le bord axillaire de l'omoplate et le muscle petit rond, en bas par le bord supérieur du grand rond. Elle décrit, autour de l'humérus, les trois quarts d'un cercle, et fournit un grand nombre de branches qui pénètrent le deltoïde par sa face profonde. Plusieurs de ces branches s'anastomosent avec des rameaux de l'acromio-thoracique.

Nerfs. — Le nerf *circonflexe* [5-5] accompagne l'artère circonflexe postérieure dans tout son trajet ; nous avons vu ses rameaux cutanés fournir au tégument du moignon de l'épaule ; ses rameaux profonds s'épuisent dans le deltoïde. Ce nerf, immédiatement appliqué contre le col chirurgical de l'humérus, peut être tiraillé ou rompu par le fait d'une luxation de la tête humérale ; de là, une paralysie du deltoïde, souvent temporaire, mais parfois incurable.

6.—Fig. 2. 4e *Plan. — Articulation scapulo-humérale.* — Située au centre du moignon de l'épaule et recouverte, sur toutes ses faces, par une épaisseur assez considérable de parties molles, l'*articulation scapulo-humérale* est une énarthrose dont les surfaces articulaires sont constituées : du côté de l'omoplate par la cavité glénoïde, du côté du bras par la tête de l'humérus.

La *cavité glénoïde* [*c*] représente un ovale dont la grosse extrémité est tournée en bas, et dont la surface regarde en dehors, en avant et un peu en haut. Son diamètre vertical est d'environ 3 centimètres et demi à 4 centimètres ; il l'emporte de plus d'un centimètre sur le diamètre transversal. Cette surface articulaire est très-légèrement concave ; elle serait même presque entièrement plane, si elle n'était revêtue d'une couche de cartilage d'encroûtement plus épaisse vers les bords qu'au milieu. Ce qui en augmente encore la profondeur, c'est la présence, sur tout son pourtour, d'un bourrelet fibreux qui en matelasse les bords et prévient les fâcheux effets des chocs exercés par la tête humérale, pendant les mouvements violents. Ce *bourrelet glénoïdien* est constitué par deux sortes de fibres : les unes lui appartiennent en propre, les autres proviennent de l'épanouissement du tendon de la longue portion du biceps ; ces dernières peuvent être considérées comme des fibres de renforcement. La cavité glénoïde est supportée par une portion de l'omoplate assez improprement nommée *col*, dont la face antérieure est évidée, de telle sorte que le bord interne de la cavité glénoïde est beaucoup moins bien soutenu que le bord externe ; aussi, cette portion de l'os est-elle sujette à se fracturer quand elle vient à être heurtée par la tête de l'humérus. Rien de plus fâcheux, au point de vue des fonctions du membre, que ces fractures du rebord glénoïdien, car la tête de l'humérus, cessant d'être maintenue, se déplace alors fatalement ; d'un autre côté, s'il est très-facile de réduire ces luxations, il est absolument impossible de les maintenir réduites, d'autant que l'on ne saurait avoir la moindre action sur le petit fragment osseux perdu dans la profondeur de l'épaule.

L'extrémité supérieure de l'*humérus* présente une configuration un peu plus compliquée. Au-dessus des attaches du grand pectoral [M], le corps [F] de l'os forme un brusque renflement constitué par la *tête* et par les deux *tubérosités*. On a donné le nom de *col chirurgical* à cette portion de la diaphyse qui supporte toute l'extrémité supérieure, et qui paraît rétrécie, si on la compare au renflement supérieur de l'os, tandis qu'elle est toujours plus volumineuse que le reste de la diaphyse. Le col chirurgical est limité en bas par les insertions du grand pectoral et du grand dorsal, en haut par celles du petit rond et du sous-scapulaire.

Au-dessus de ce point sont les deux tubérosités, séparées par la coulisse bicipitale. La tubérosité antérieure, appelée aussi *trochin* ou *petit trochanter*, donne attache au sous-scapulaire. La tubérosité postérieure, désignée sous les noms de *trochiter* ou *grand trochanter* [*b*], est formée par la réunion de trois facettes saillantes auxquelles viennent se fixer : le sus-épineux [*g*] en haut, le sous-épineux [*h*] au milieu et le petit rond [*k*] en bas.

La *tête* [*a*] de l'humérus est la surface articulaire à proprement parler. Elle représente, à peu près, le tiers d'une calotte sphérique, ou mieux d'une portion d'ovoïde dont le grand diamètre, vertical, mesure 5 centimètres et demi ou 6 centimètres, tandis que le diamètre transversal est compris entre 5 centimètres et 5 centimètres et demi. Si l'on admet, avec Malgaigne, que la demi-circonférence de la tête humérale s'étend de 72 à 81 millimètres, on en conclura nécessairement que cette tête ne saurait être reçue dans la cavité glénoïde. Il n'y a donc pas pénétration de la tête dans la cavité, comme on l'observe dans l'énarthrose coxo-fémorale, mais simple juxtaposition des deux surfaces articulaires; et encore cette juxtaposition n'est-elle que partielle, puisque les deux tiers, au moins, de la tête humérale ne sont pas en contact avec la surface glénoïdienne. Les deux tubérosités de l'humérus se trouvent, à peu près, sur le prolongement de l'axe du corps; la tête, au contraire, fait, avec cet axe, un angle obtus dont l'ouverture regarde en dedans et en arrière, de telle sorte qu'elle déborde sensiblement la face interne de la diaphyse. A l'union de la tête avec les deux tubérosités, on remarque une petite rainure circulaire à laquelle on a donné le nom de *col anatomique*, dénomination plus vicieuse encore que celle de col chirurgical, car ce prétendu col anatomique correspond, précisément, à la portion la plus élargie de la tête humérale; aussi, a-t-on beaucoup de peine à concevoir comment il pourrait être retenu dans une ouverture accidentelle faite à la capsule articulaire. Bien que cette espèce d'étranglement ait été admise par la plupart des auteurs, on peut néanmoins la considérer comme hypothétique; car, jusqu'à présent, les faits démonstratifs font défaut.

Il semble, qu'en raison de sa situation profonde et de son peu de longueur, l'extrémité supérieure de l'humérus doive efficacement résister à l'action des violences extérieures; cependant, il n'est pas rare de la voir se fracturer au niveau de son col chirurgical. Dans ces cas, le fragment inférieur, attiré par les muscles grand pectoral, grand dorsal et grand rond, se déplace en dedans; tandis que le fragment supérieur bascule en dehors, par la contraction des muscles qui s'insèrent aux tubérosités humérales et principalement par l'action du sus-épineux. Quelquefois, pourtant, mais toujours exceptionnellement, c'est le contraire qu'on observe. Sur un malade cité par Jarjavay, le fragment inférieur entraîné par le deltoïde soulevait la peau du moignon de l'épaule et menaçait de la percer. Enfin, il est une autre variété de fracture tellement singulière qu'on serait tenté de la déclarer impossible, si elle n'avait été constatée par des chirurgiens de la plus haute autorité, Goyrand, par exemple; je veux parler de la séparation complète de la tête articulaire, la solution de continuité siégeant au col anatomique. Il est évident qu'en pareil cas la tête a perdu toute espèce de liens vasculaires avec le reste de l'os, car les vaisseaux nourriciers de l'extrémité supérieure pénètrent tous au-dessous du col anatomique. Elle ne pourra donc continuer à vivre et devra être extraite tôt ou tard. Larrey a rapporté deux cas dans lesquels la tête de l'humérus avait été ainsi détachée par des coups de sabre; l'extraction fut faite et les malades guérirent parfaitement.

L'extrémité supérieure de l'humérus est entièrement composée de tissu spongieux recouvert d'une mince lame de tissu compacte. Au-dessous du col chirurgical, la texture devient presque exclusivement compacte, comme dans le corps de tous les os longs. Cette différence de structure nous explique comment il est possible que, dans certaines fractures, la diaphyse pénètre dans l'épiphyse. On connaît quelques exemples de ces fractures avec pénétration, comparables à celles de l'extrémité inférieure du radius.

Avant de passer à l'étude des moyens d'union de l'articulation scapulo-humérale, il ne sera pas sans intérêt de bien apprécier les rapports de la tête de l'humérus avec l'acromion. Sur le vivant ou sur le cadavre en état de rigidité musculaire, la tête humérale dépasse toujours le bord supérieur de la cavité glénoïde, et vient se mettre presque en contact avec la face concave de l'acromion, dont elle n'est guère séparée que par l'épaisseur du sus-épineux, c'est-à-dire par un intervalle de 5 ou 6 millimètres. Mais, après que la roideur cadavérique a cessé, ou bien lorsque le deltoïde est paralysé, la tête humérale s'abaisse, au point d'être séparée de l'acromion par un espace de 3 ou 4 centimètres dans lequel on peut toujours introduire facilement deux doigts, quelquefois davantage, témoin le cas observé par Nannoni. Il s'agissait d'un enfant atteint d'une paralysie ancienne du deltoïde et chez lequel on pouvait loger quatre doigts entre la tête de l'humérus et la voûte de l'acromion. On peut, d'ailleurs, sur soi-même, faire varier la hauteur de la tête humérale, en mettant alternativement le deltoïde dans la contraction et dans le relâchement, grâce la grande laxité de la capsule articulaire.

Comme moyens d'union, l'articulation scapulo-humérale présente à l'étude une capsule orbiculaire et quelques ligaments accessoires tout à fait secondaires.

La *capsule orbiculaire* [*d*, *d*] est un manchon cylindrique dont l'extrémité supérieure s'insère au pourtour du col de l'omoplate, immédiatement en dehors du bourrelet glénoïdien, et dont l'extrémité inférieure se fixe au col anatomique et se prolonge, en bas, jusque sur les deux tubérosités de l'humérus, comprenant dans ses insertions le trochin tout entier et seulement les deux facettes supérieures du trochiter. Elle est extrêmement lâche et d'une capacité telle, qu'elle pourrait loger, sans difficulté, une tête osseuse deux fois plus volumineuse que celle de l'humérus; sa longueur est suffisante pour permettre un écartement de 3 centimètres entre les surfaces articulaires. Elle se compose de fibres entrecroisées dans tous les sens et comme feutrées, ce qui lui donne un aspect terne et grisâtre, bien différent de la teinte nacrée des tendons et des ligaments à fibres parallèles. Généralement assez mince, elle acquiert son maximum d'épaisseur au voisinage de ses insertions à l'omoplate; toutefois, les tendons des muscles sus-épineux, sous-épineux et sous-scapulaire viennent se confondre avec sa partie inférieure et en augmentent incomparablement la résistance.

Les ligaments accessoires ou faisceaux de renforcement sont au nombre de deux. Le premier, nommé faisceau *coracoïdien* [*e*], part du bord inférieur de l'apophyse coracoïde et vient se perdre sur la face antérieure de la capsule; sa force varie beaucoup suivant les sujets, mais on le rencontre constamment. L'autre n'existe pas toujours; il a été signalé par Malgaigne, qui le décrit comme allant de l'acromion au trochiter, entre les tendons du sus-épineux et du sous-épineux. L'usage de ces deux trousseaux fibreux est de maintenir la capsule comme suspendue à la voûte acromio-coracoïdienne.

On peut considérer comme un véritable ligament interarticulaire, le tendon de la *longue portion du biceps* [*f*], qui, après avoir pénétré dans l'intérieur de la capsule orbiculaire, et s'être enroulé autour de la tête de l'humérus, vient se fixer à la partie supérieure du bourrelet glénoïdien. Sa fonction évidente est d'appliquer la tête humérale contre la cavité glénoïde et de prévenir les déplacements, dans les chocs dirigés de bas en haut. La présence de cette espèce de corde tendue, au milieu de l'articulation, imprime un caractère tout particulier aux tumeurs contenues dans l'intérieur de la capsule scapulo-humérale. Lorsqu'une collection liquide s'amasse dans la synoviale, le gonflement qui en résulte arrondit le moignon de l'épaule et en fait disparaître les saillies extérieures; mais le tendon du biceps se trouvant de plus en plus distendu, coupe, pour ainsi dire, la tumeur en deux, de sorte que celle-ci semble être bilobée. Il est clair que si la collection liquide est située en dehors de l'articulation, on n'y observera rien de semblable.

Par sa surface extérieure, la capsule orbiculaire est en rapport, en avant, avec le tendon du sous-scapulaire. En arrière, elle est appliquée contre le sous-épineux. En haut, elle est séparée de la voûte acromio-coracoïdienne par le tendon du sus-épineux. En bas, elle est longée par le bord supérieur du petit rond et fournit quelques insertions au tendon de la longue portion du triceps, qu'on peut considérer comme son muscle tenseur. En dehors, elle est recouverte directement par la membrane sous-deltoïdienne, et, médiatement, par la face profonde du deltoïde. Enfin, par sa face interne, elle répond au creux axillaire, dans tout l'espace compris entre les deux tubérosités humérales; aussi, sent-on facilement la tête de l'humérus, en portant profondément les doigts dans le creux de l'aisselle.

La *synoviale* qui tapisse tout l'intérieur de l'articulation ne forme qu'un simple revêtement épithélial, sur la face interne de la capsule, sur les extrémités osseuses et sur la portion intra-articulaire du tendon bicipital ; elle ne constitue une membrane distincte que dans certains points où la capsule orbiculaire est interrompue et où la synoviale fait hernie au dehors, formant ainsi des bourses séreuses en communication avec l'intérieur de l'article. Une de ces ouvertures existe toujours entre le bord supérieur du muscle sous-scapulaire et le faisceau coracoïdien de la capsule ; elle est arrondie et assez large pour admettre le bout du doigt. Le prolongement de la synoviale qui s'y engage forme une poche allongée, assez souvent subdivisée en plusieurs loges, qui glisse au devant de la base de l'apophyse coracoïde et s'enfonce entre le sous-scapulaire et la face profonde de l'omoplate. Un prolongement semblable existe, parfois, au-dessus du tendon du sous-épineux. Un troisième, constant comme le premier, accompagne le tendon du biceps au-dessous du point où ce tendon perfore la capsule, et forme un petit repli circulaire, terminé en cul-de-sac au-dessus du tendon du grand pectoral.

De toutes les articulations du corps humain, articulation scapulo-humérale est celle qui permet les mouvement sles plus variés et les plus étendus, ce qu'elle doit à l'ampleur relative de sa capsule et au peu d'emboîtement de ses surfaces osseuses. En revanche, ces conditions favorisent singulièrement les déplacements de la tête humérale ; car, là, comme partout, la mobilité ne s'obtient qu'aux dépens de la solidité. On ne sera donc pas étonné d'apprendre que, de toutes les luxations, celles de l'épaule sont les plus fréquentes. J'en expliquerai le mécanisme dans un instant, lorsque j'aurai dit un mot de la voûte acromio-coracoïdienne. Bien que située en dehors de l'article, cette voûte ostéo-fibreuse s'y rattache directement, en le complétant en haut, et en compensant une partie de l'inconvénient qui résulte de la réception incomplète de la tête humérale dans la cavité glénoïde. Elle est constituée en avant par l'*apophyse coracoïde* [D], en arrière par l'*acromion* [C] et entre ces deux éminences, par le ligament *acromio-coracoïdien* [E], lame fibreuse très-résistante, dont le bord externe se continue avec la membrane sous-deltoïdienne. Admirablement disposée pour empêcher les déplacements de la tête de l'humérus en haut, cette voûte surmonte la capsule orbiculaire, dont elle est séparée par une véritable bourse synoviale destinée à favoriser les glissements. Elle représente un arc de cercle dont le point culminant correspond à la partie antérieure de la cavité glénoïde, et dont l'extrémité antérieure s'avance à 3 centimètres environ, au devant de cette cavité. La corde de l'arc, mesurée depuis le bord inférieur de l'apophyse coracoïde jusqu'au bord postérieur de l'acromion, aurait, d'après Malgaigne, 7 centimètres et demi à 8 centimètres. Remarquons, enfin, que l'apophyse coracoïde descend toujours moins bas que l'acromion, de sorte que, si l'on mène, par le bord postérieur de cette dernière apophyse, une ligne horizontale, cette ligne passera toujours à 6 ou 7 millimètres au-dessous de l'apophyse coracoïde.

Ceci posé, je crois qu'il nous sera, maintenant, facile de bien comprendre dans quel sens et en vertu de quel mécanisme peuvent se produire les déplacements de la tête de l'humérus. Ces luxations ont été l'objet de travaux extrêmement intéressants et très-instructifs dus à A. Cooper, à Malgaigne, à Velpeau, à Maisonneuve, à Goyrand, à Sédillot, à Pétrequin et à Deville; mais, chacun de ces auteurs ayant adopté une classification particulière, il en est résulté dans les mots, sinon dans les choses, une confusion regrettable et parfois embarrassante pour les commençants.

Quand on examine un omoplate par sa face externe, on constate que la voûte acromio-coracoïdienne décrit un arc dont le pilier postérieur, constitué par l'acromion, descend jusqu'au milieu du bord postérieur de la cavité glénoïde, tandis que le pilier antérieur, formé par l'apophyse coracoïde, ne descend pas plus bas que le quart supérieur du bord antérieur de la même cavité. On prévoit déjà que la tête humérale, étant bien moins maintenue en avant, aura plus de facilité à s'échapper dans ce sens. C'est, en effet, ce que l'observation vérifie; les luxations en avant sont les plus fréquentes de toutes.

Les luxations en haut doivent être considérées comme rendues impossibles par la présence de la voûte acromio-coracoïdienne; on n'en connaît qu'un seul cas rapporté par Malgaigne. Je n'aurai donc à m'occuper que des luxations en avant, en arrière et en bas.

Quel que soit le sens dans lequel s'opère le déplacement, il peut se faire qu'une portion de la tête humérale reste encore en contact avec un des points de la cavité glénoïde, auquel cas on dit que la luxation est incomplète. Il semblerait que, en raison de sa grande laxité, la capsule orbiculaire doive rester intacte dans ces cas. On serait même conduit à cette conclusion si l'on s'en rapportait uniquement aux expériences pratiquées après la mort, car, sur le cadavre, on arrive facilement, après la section du deltoïde, à faire passer la tête sous l'apophyse coracoïde, sans produire de solution de continuité dans la capsule. C'est probablement ainsi que les choses se passent sur le vivant lorsque le deltoïde est paralysé; mais il est évident qu'on ne saurait raisonner d'après ces cas tout particuliers. Trois autopsies, rapportées par Malgaigne, démontrent que, pendant la vie et dans les conditions ordinaires, la capsule est toujours ouverte; seulement, sur ces trois sujets, la déchirure n'était pas assez large pour laisser passer la tête. Quand la luxation est complète, le manchon fibreux est toujours largement déchiré et souvent, avec lui, les muscles qui le renforcent.

Lorsque la tête de l'humérus franchit le bord antérieur de la cavité glénoïde, elle se trouve tout naturellement placée sous l'apophyse coracoïde, et peut y rester comme accrochée. Dans cette variété *sous-coracoïdienne*, la tête articulaire est appliquée au devant du col de l'omoplate.

Si le déplacement est plus prononcé, la tête passe en dedans de l'apophyse coracoïde, et l'on a la variété *intra-coracoïdienne*, dans laquelle l'extrémité luxée est recouverte par le tendon du sous-scapulaire, et placée en dedans du coraco-brachial et de la courte portion du biceps.

Le déplacement est-il plus prononcé encore, la tête humérale remonte plus ou moins haut au-dessous de la clavicule. Il est bien démontré aujourd'hui que cette luxation *sous-claviculaire* peut se produire d'emblée, mais beaucoup moins souvent que les deux autres variétés. Cependant, elle peut aussi, comme l'admettait Boyer pour tous les cas, ne se produire que consécutivement à l'une des deux variétés précédentes; de même qu'elle peut se transformer en une luxation intra-coracoïdienne ou sous-coracoïdienne, sous l'influence de tractions insuffisantes pour déterminer une réduction complète, ainsi que je l'ai observé dernièrement. J'avais affaire à une luxation sous-claviculaire; au moment où la tête de l'humérus se déplaçait et marchait vers la cavité glénoïde, le lac extenseur se rompit, et la luxation sous-claviculaire se trouva transformée en une sous-coracoïdienne, qu'une seconde tentative me permit de réduire.

Lorsque la tête humérale franchit le bord postérieur de la cavité glénoïde, elle passe au-dessous de l'acromion et doit nécessairement arriver dans la fosse sous-épineuse. Toutefois, l'on subdivise cette luxation en arrière en deux variétés qui ne sont que des degrés différents d'un même déplacement. Dans la première variété, la plus fréquente, la tête reste sous le pilier postérieur de la voûte acromio-coracoïdienne; on dit que la luxation est *sous-acromiale*. Dans la seconde, appelée luxation *sous-épineuse*, le déplacement est plus considérable; la tête a glissé plus loin et se trouve en rapport avec la face inférieure de l'épine.

Quant à la luxation en bas, ou luxation *sous-glénoïdienne*, elle a été considérée comme impossible, à cause de la présence du tendon du triceps au-dessous de la cavité glénoïde. Il est incontestable que ce tendon ne permet pas à la tête de se porter directement en bas; mais elle passe en avant du triceps, dans un espace limité par ce muscle en arrière et par le sous-scapulaire en avant. Elle repose alors sur une petite facette triangulaire du bord axillaire de l'omoplate, immédiatement au-dessous de la cavité glénoïde. Cette espèce de luxation s'observe très-rarement sur le vivant, d'où l'on serait peut-être en droit de conclure qu'elle est difficile à produire; cependant, il résulte d'expériences cadavériques entreprises par Goyrand, que le déplacement s'effectue très-facilement, à la suite d'une chute sur le coude éloigné du tronc, seulement, à mesure que le bras abandonné à lui-même retombe en vertu de son propre poids, la tête rentre dans la cavité. Quoi qu'il en soit de cette explication, il me semble que c'est aller trop loin que de dire, avec le chirurgien d'Aix, que la luxation en bas se produit fréquemment, puisque ce n'est point une luxation permanente que l'on obtient, mais un simple déplacement momentané, une entorse.

Si l'on se rappelle que le haut de la tête humérale se trouve, normalement, presque en contact avec la voûte acromio-coracoïdienne, et, par conséquent, à un niveau plus élevé que chacun des deux piliers de cette voûte, on comprendra que lorsque l'humérus se déplace, soit en avant, soit en arrière, sa tête doit nécessairement s'abaisser au-dessous de son niveau ordinaire et qu'il doit y avoir allongement du membre. C'est effectivement ce que l'on constate le plus ordinairement Cependant, des observations rigoureuses ont établi que, dans quelque cas de luxation en avant, il n'y avait pas d'allongement sensible; ce qui ne peut guère s'expliquer que par une brièveté anormale ou une direction presque horizontale de l'apophyse coracoïde. Dans tous les cas, il faut se défier d'une erreur de mensuration. Ainsi que le fait justement observer Malgaigne, lorsqu'on veut apprécier la longueur réelle du membre supérieur, il faut, avant tout, mesurer ce membre dans l'extension, car, si le coude est éloigné du tronc, l'acromion s'en trouvera toujours bien plus rapproché que la tête humérale. De là, un raccourcissement apparent, alors qu'il y a un allongement réel. En procédant ainsi, Malgaigne a constaté que, même dans les luxations sous-claviculaires, le bras est toujours allongé de 15 ou 16 millimètres.

L'épaule protége efficacement les parties supérieures du thorax et reçoit une notable portion des coups qui, sans sa présence, atteindraient la poitrine; aussi ses blessures sont-elles assez fréquentes. Il est bien entendu que je ne veux parler ici que des lésions de l'articulation scapulo-humérale. On comprend qu'en raison de la grande étendue de la synoviale, l'arthrite traumatique soit d'une extrême gravité. Il n'est même pas nécessaire que la capsule orbiculaire soit ouverte, pour que cette complication survienne ; il suffit qu'un instrument intéresse la bourse du sous-scapulaire, pour produire une plaie pénétrante de cette articulation.

Les plaies par instruments piquants ne sont généralement pas très-graves ; on ponctionne, sans inconvénient, l'articulation scapulo-humérale pour en évacuer le liquide, dans l'hydarthrose ancienne. Lorsque la jointure est largement ouverte par un instrument tranchant, la lésion est plus sérieuse ; cependant, si l'attrition des tissus n'a pas été trop considérable, la guérison s'obtient assez souvent, alors même que les os ont été compris dans la section, témoins les deux cas de Larrey cités plus haut. Les plaies par armes à feu sont les plus graves de toutes, à cause du broiement des extrémités articulaires et de leur réduction en esquilles par le projectile. Dans un certain nombre de cas, la conservation peut être tentée après l'extraction des esquilles, mais lorsque les dégâts sont par trop étendus, il faut avoir recours à un moyen plus radical, tel que la désarticulation ou la résection.

Je n'ai point à faire ici le parallèle de ces deux opérations, ni à déterminer les circonstances dans lesquelles l'une ou l'autre est applicable. Il ne m'appartient pas, non plus, d'exposer tous les procédés qu'on trouvera décrits, avec détail, dans les ouvrages spéciaux. Je me bornerai simplement à quelques remarques ressortissant plus particulièrement à l'anatomie.

Il est peu de régions du corps où l'on puisse faire varier davantage le nombre et la direction des incisions extérieures. A la désarticulation scapulo-humérale se rattachent : 1° la méthode *circulaire*, indiquée autrefois par Garengeot, puis mieux décrite par Bertrandi, et enfin préconisée, plus récemment, par Graefe, Sanson et Cornuau ; 2° la méthode *elliptique* où méthode de Soupart ; 3° la méthode *à un lambeau*, soit qu'on prenne ce lambeau dans l'aisselle, comme le faisait Ledran, soit qu'on adopte le procédé de Dupuytren, et qu'on taille un lambeau supérieur, deltoïdien ; 4° la méthode *à deux lambeaux*, employée par Guthrie, Dupuytren, B. Bell, Bromfield, Lisfranc ; 5° la méthode *ovalaire* pure, telle que l'a décrite Scoutetten, ou modifiée en *raquette*, comme dans le procédé de Larrey (voy. pl. 1, fig. 1; pl. 2, fig. 2; pl. 5, fig. 1 et 2; pl. 7, fig.1). En fait, toutes ces méthodes trouvent leur application suivant les circonstances, et il serait tout à fait irrationnel de vouloir adopter l'une d'entre elles à l'exclusion des autres. Par exemple, la méthode circulaire est certainement la meilleure au point de vue du résultat, et pourtant, c'est celle qu'on peut le moins souvent employer, parce que l'état de la peau ne le permet pas, dans la plupart des cas. D'autres fois, le tégument du moignon de l'épaule est entièrement détruit par un projectile et l'on doit avoir recours au lambeau axillaire de Ledran, bien que ce procédé soit, sans contredit, le plus mauvais de tous. De quelque façon que l'on agisse, il est toujours important de ne diviser qu'en dernier lieu les parties molles qui garnissent la face interne de l'humérus, et dans lesquelles se trouve comprise l'artère axillaire.

Un des principaux reproches que l'on ait fait au procédé à lambeau deltoïdien de Dupuytren, c'est de couper les artères et le nerf circonflexe. Je me demande quel inconvénient il peut y avoir à cela. Rien n'est facile comme de lier dans la plaie les artères divisées, et l'on n'a nullement à craindre que la nutrition du moignon en souffre. Quant à la section du nerf, elle paralyse le deltoïde et une petite portion du tégument, mais si l'on songe que le deltoïde n'a plus désormais aucun usage à remplir, on en conclura que le dommage se réduit, en définitive, à bien peu de chose.

La désarticulation scapulo-humérale n'est généralement pas difficile à pratiquer, pour une main un peu exercée. Elle présente cependant deux petites difficultés qu'il est bon de signaler. L'une tient à l'enroulement des tendons autour de la tête humérale et à la résistance que ces tendons offrent au tranchant du couteau. C'est là une difficulté que l'on vaincra avec un peu d'habitude, en faisant rouler la tête de l'humérus sur son axe, de manière à présenter successivement à l'instrument toutes les parties qui doivent être divisées. L'autre dépend de la saillie du bec de l'acromion qui surplombe l'articulation et gêne l'action du couteau; le meilleur moyen d'en triompher, c'est d'ouvrir largement le moignon de l'épaule. Sous ce rapport, le procédé de Larrey présente de grands avantages, tandis que la méthode circulaire est toujours pénible à exécuter, parce qu'elle ne permet pas de relever assez les téguments pour bien découvrir l'article.

Je ne mentionne que pour mémoire le procédé de Lisfranc, à deux lambeaux taillés par ponction à travers l'articulation. Ce procédé brillant a joui pendant quelque temps d'une certaine vogue dans les amphithéâtres, mais je ne conseille pas d'y avoir recours sur le vivant, car il est difficile d'exécution, incertain dans ses résultats, et demande, chez l'opérateur, une très-grande habileté de main.

Lorsqu'on veut reséquer la tête de l'humérus, on doit d'abord choisir un procédé qui donne une ouverture assez large pour que la capsule soit bien découverte et la désarticulation rendue facile. En second lieu, il ne faut pas oublier que le malade devra suffire, pendant plusieurs mois, à une abondante suppuration, et qu'il est indispensable que les liquides s'écoulent aisément au dehors. Ces deux conditions sont difficilement conciliables avec le principe qui recommande de faire le moins de délabrements possible. Je les considère néanmoins comme très-importantes et je préfère, pour ma part, diviser les parties molles par une incision en L dont la branche transversale est dirigé en arrière. Les procédés à une seule incision (voy. pl. I, fig. 1, MN-OP), tels que ceux de Baudens et de Malgaigne, sont fort beaux sur le cadavre, mais ils sont parfois très-pénibles à exécuter sur le vivant, à cause du resserrement de la boutonnière musculaire; en outre, le pus séjourne toujours, plus ou moins, dans le fond de la plaie étroite qui en résulte.

On connaît ces cas d'arrachement complet de l'épaule, rapportés par tous les auteurs classiques d'après les observations de Murray, de Carmichael et de Dorsay. Enhardis par les heureux résultats de ces amputations accidentelles, les chirurgiens n'ont pas craint d'enlever le membre supérieur tout entier, en y comprenant l'omoplate. On doit citer parmi ces audacieux opérateurs Cuming, Bonfils et Gensoul.

Région axillaire.

1er *Plan*. — Placée au point de jonction du thorax avec le membre supérieur, la région *axillaire* représente une cavité limitée, en dedans, par la région costale et circonscrite, dans les trois autre sens, par la parabole formée par l'épaule. A proprement parler, l'aisselle est une véritable région de passage, établissant la transition entre le cou et le membre supérieur; mais, en raison même de cette position mixte, les affections qui s'y développent offrent un intérêt tout particulier, Pl. 7.—

en ce qu'elles sont, presque toujours, communes à plusieurs régions à la fois. Indépendamment de ses relations de voisinage, le creux axillaire renferme des organes importants, vaisseaux artériels et veineux, nerfs volumineux, dont les lésions, malheureusement trop fréquentes, présentent souvent un haut degré de gravité. Enfin, sous le rapport de la médecine opératoire, cette région mérite encore de fixer toute l'attention du chirurgien. S'il restait, à cet égard, le moindre doute, il me suffirait de rappeler les difficultés inhérentes à l'ouverture des abcès profonds et à la ligature de l'artère axillaire.

La région axillaire est limitée, en haut, par la clavicule, qui la sépare du triangle sus-claviculaire. Sa forme est extrêmement variable, suivant les différentes positions qu'occupe le bras, par rapport au tronc. On s'accorde, généralement, à la comparer à une pyramide quadrangulaire dont la base serait tournée en bas et dont le sommet se dirigerait en haut et un peu en dedans. Chacune des faces de cette pyramide est constituée par des éléments dont la plupart nous sont déjà connus ; ce qui me dispensera d'en donner une description détaillée. J'aurai soin, cependant, d'insister plus spécialement sur quelques uns d'entre eux, principalement au point de vue des rapports.

La base de la pyramide axillaire correspond au *creux de l'aisselle;* de toutes les parties de la région, c'est la plus superficielle et la plus facilement accessible à nos moyens d'exploration. Son étendue varie sensiblement, suivant que le bras est plus ou moins rapproché du tronc ; mais, dans tous les cas, elle présente une forme concave, de là son nom. Elle est quadrangulaire et limitée : en avant, par le bord inférieur du grand pectoral, en arrière par le bord inférieur du grand dorsal et du grand rond réunis, en dedans par la région costale et en dehors par la face interne de l'humérus. Il va sans dire que son bord antérieur et son bord postérieur font une saillie en rapport avec le développement des muscles qui se rendent du thorax à la gouttière bicipitale.

Le sommet aboutit à l'apophyse coracoïde ; il est tronqué et répond à un espace triangulaire circonscrit : en avant, par la clavicule ; en arrière, par le bord supérieur de l'omoplate et l'apophyse coracoïde ; en dedans, par la première côte. Cet espace contient les vaisseaux axillaires, les branches du plexus brachial, les ganglions lymphatiques qui les entourent, et un abondant tissu conjonctif qui fait largement communiquer la base du cou avec la région de l'aisselle.

La face antérieure de cette pyramide est formée par les muscles grand et petit pectoral. Elle s'arrête : en haut, à l'apophyse coracoïde et à la clavicule ; en bas, au bord inférieur du grand pectoral. Elle est nettement limitée, en dehors, par les attaches du grand pectoral à l'humérus. En dedans, au contraire, il est assez difficile de lui assigner une limite précise, le grand pectoral se prolongeant, vers la ligne médiane, jusque sur la face antérieure du sternum. Il en résulte que le creux axillaire n'est réellement pas clos, dans ce sens, et qu'il communique librement avec la région sterno-mammaire. Aussi, toutes les fois qu'un phlegmon profond ou une tumeur volumineuse se développe dans l'aisselle, on voit le grand pectoral entièrement soulevé, jusqu'à ses attaches sternales.

La face postérieure répond à la fosse sous-scapulaire ; elle est constituée par le sous-scapulaire en haut, le grand rond et le grand dorsal en bas. Sa limite supérieure est marquée par le bord supérieur de l'omoplate ; sa limite inférieure, par le bord inférieur du grand dorsal et du grand rond. Elle s'arrête, en dehors, aux insertions humérales de ces deux derniers muscles ; mais, en dedans, elle se continue avec le tissu conjonctif de la fosse sous-scapulaire, et se trouve seulement fermée, de ce côté, par les attaches du grand dentelé au bord spinal de l'omoplate. On comprend que le scapulum puisse être soulevé en masse, par les tumeurs profondes de la région axillaire.

La face interne ou pectorale est formée par le muscle grand dentelé, c'est-à-dire par la partie supérieure de la région costale. Elle s'étend depuis la première côte jusqu'à une ligne imaginaire menée du bord inférieur du grand pectoral au bord inférieur du grand dorsal.

Quelques auteurs font abstraction de la face externe et considèrent l'aisselle comme une pyramide triangulaire limitée en dehors par une simple arête verticale. On voit, en effet, que la paroi antérieure et la paroi postérieure de la région sont séparées, du côté du thorax, par toute l'étendue antéro-postérieure de la région costale ; tandis que ces deux parois se rapprochent considérablement, en dehors, et qu'elles arrivent presque à se joindre, car le grand pectoral et le grand dorsal ne sont plus séparés, à leurs insertions externes, que par une très-minime portion de l'humérus correspondant à la coulisse bicipitale. Cependant, il y a là une véritable face dont les dimensions sont notablement augmentées par la présence des muscles biceps et coraco-brachial, et dont l'importance s'accroît, en raison du voisinage des vaisseaux et des nerfs axillaires.

Toutes ces délimitations étant bien comprises, supposons le sujet debout, le bras fortement écarté du tronc, pour donner à la région le plus d'ampleur possible, et examinons successivement les différents plans superposés, depuis la peau jusqu'à la fosse sous-scapulaire qui limite l'aisselle en arrière.

La *peau* ne recouvre que la face antérieure et la base du creux axillaire, toutes les autres faces sont profondes et constituées par les parties molles des régions voisines. On y observe : immédiatement au-dessous de la clavicule, le *creux sous-claviculaire*, dont j'ai déjà parlé en décrivant la face antérieure de l'épaule ; plus bas, un méplat correspondant au muscle grand pectoral ; puis, au delà du bord inférieur de ce muscle, une dépression garnie de poils plus ou moins abondants, et à laquelle on donne plus particulièrement le nom de creux axillaire. Le tégument est souple et fin ; à part les poils et les glandes sébacées annexes, il contient dans son épaisseur, à la base de l'aisselle, des glandes sudoripares beaucoup plus volumineuses qu'en aucun autre point du corps, car elles sont visibles à l'œil nu. Ces glandes sécrètent une humeur fortement odorante, surtout chez les individus blonds ou roux, et tellement acide qu'elle attaque très-souvent la couleur des vêtements, chez les sujets qui transpirent abondamment. L'absence des soins de propreté, en permettant l'accumulation de ce liquide irritant, donne lieu à l'eczéma *intertrigo*. On recommande avec raison, pour prévenir cette affection et les démangeaisons intolérables qu'elle occasionne, d'interposer, entre le bras et les parois du thorax, un linge enduit de cérat, toutes les fois que le membre supérieur doit être fixé pendant longtemps contre le tronc. Il importe de raser, avec le plus grand soin, les poils de la base de l'aisselle, lorsqu'on doit y pratiquer des incisions où lorsqu'il s'y fait spontanément des ouvertures ; l'irritation produite par la présence de ces poils, sur les lèvres de la plaie, suffirait pour en retarder ou en empêcher la cicatrisation.

l. 7. — Fig. 2. 2e *Plan*. — Le tissu aréolaire sous-cutané se charge parfois d'une épaisse couche de graisse. A la base de l'aisselle, il existe toujours, même chez les sujets amaigris, une quantité appréciable de tissu adipeux dont les pelotons sont séparés par des trabécules fibreuses très-résistantes, unies à la face profonde du derme. Il en résulte autant d'aréoles distinctes dont l'inflammation se transmet difficilement aux aréoles voisines. C'est pourquoi les abcès qui s'y développent restent ordinairement circonscrits ; seulement, comme la peau du creux axillaire est très-mince, ils proéminent aisément vers l'extérieur et prennent une forme acuminée qui leur a fait imposer, par

Velpeau, le nom d'abcès *tubériformes*. Ces abcès ont souvent pour point de départ les glandes sudoripares de l'aisselle; ils n'acquièrent jamais un volume bien considérable, mais ils apparaissent par poussées successives qui durent quelquefois des mois entiers.

La partie profonde de cette couche sous-cutanée devient lamelleuse et forme un *fascia superficialis* bien apparent, qui se continue dans les régions voisines. Au-dessous de la clavicule, elle se subdivise en deux lames, pour loger l'extrémité inférieure du peaucier et les branches sus-claviculaires du plexus cervical. C'est à la présence de ce fascia superficialis lamelleux que le tégument de l'aisselle doit sa grande mobilité. Si cette couche vient à être détruite, comme on l'observe à la suite des brûlures profondes, les cicatrices qui succèdent à la guérison forment des brides adhérentes, dures et rigides, qui gênent toujours, plus ou moins, les mouvements du bras, selon leur étendue.

Blandin décrivait, dans les tissus sous-cutanés de la base de l'aisselle, des ganglions lymphatiques superficiels, dont l'existence n'a pu être constatée, depuis, par aucun anatomiste. Il est aujourd'hui bien établi que tous les ganglions de cette région sont situés dans les couches sous-aponévrotiques, et, par conséquent, dans la cavité même du creux axillaire.

L'*aponévrose* [C] forme, sur la paroi antérieure de l'aisselle, une lame de densité variable selon les sujets, et constituant la gaîne du grand pectoral. Elle s'insère, en haut, au bord antérieur de la clavicule, ainsi qu'il a déjà été dit; en dedans, elle accompagne le grand pectoral jusqu'au devant du sternum. En dehors, elle se continue avec la gaîne du deltoïde [D] et avec l'aponévrose brachiale [E]. En bas, elle se prolonge jusqu'au bord inférieur du grand pectoral, c'est-à-dire jusqu'à la base de l'aisselle. Là, elle se subdivise en deux lames. L'une, profonde, contourne le bord inférieur du grand pectoral, et passe sous la face profonde de ce muscle; nous la retrouverons plus loin. L'autre, superficielle, forme l'aponévrose de la base de l'aisselle; elle traverse cette base d'avant en arrière, et se confond avec l'extrémité inférieure du ligament suspenseur de l'aisselle; son bord antérieur fait suite à la gaîne du grand pectoral, comme je viens de l'indiquer; son bord postérieur se continue avec les aponévroses du grand dorsal et du grand rond; du côté du bras, elle s'épaissit et se fusionne avec l'aponévrose brachiale; tandis que, du côté du thorax, elle devient presque celluleuse et se confond avec une lamelle directement appliquée sur les fibres du grand dentelé. Quoique assez mince, sur la plupart des sujets, l'aponévrose de la base de l'aisselle est, cependant, suffisamment résistante pour limiter nettement les collections sous-aponévrotiques.

Au-dessous de cette aponévrose, le muscle *grand pectoral* forme, à lui seul, toute la paroi antérieure de la pyramide axillaire. Son faisceau claviculaire [*a*] et son faisceau sternal [*b*] laissent seulement, entre eux, un petit interstice linéaire dans lequel on peut pénétrer pour aller lier l'artère axillaire. Sous-cutané dans toute son étendue, le grand pectoral se prête aisément à l'exploration; les tumeurs qui se développent dans l'aisselle le soulèvent et l'amincissent à tel point, qu'on peut assez bien apprécier, à travers le muscle, la forme de la tumeur, et même y constater la fluctuation. Remarquons, toutefois, que les collections liquides de cette région se portent plutôt en bas et soulèvent la peau du creux axillaire. En raison de sa direction, le grand pectoral produit le mouvement d'adduction du bras; il en résulte que ses fibres se trouvent tendues dans l'abduction; aussi, est-il impossible d'écarter le bras du tronc sans provoquer de la douleur, lorsqu'il existe une inflammation profonde de l'aisselle. Par sa face postérieure, ce muscle recouvre les organes sous-jacents; mais je n'insiste pas, pour le moment, sur ces rapports, qui seront mieux compris lorsque nous aurons étudié les deux plans suivants.

VAISSEAUX ET NERFS. — Je ne signalerai, en fait d'*artères*, que quelques petits rameaux [1,1] fournis par la *thoracique* supérieure. Ces artérioles s'insinuent, soit entre le deltoïde et le grand pectoral, soit entre les différents faisceaux de ce dernier muscle.

Les *nerfs* [4,4] viennent des branches *thoraciques* du plexus brachial; ils arrivent au tégument en suivant la même voie que les vaisseaux.

Pl. 8.—Fig. 1. 3e *Plan.* — La face profonde du grand pectoral [F,G] est séparée du petit pectoral par une couche de tissu conjonctif lâche, au milieu de laquelle rampent les vaisseaux [1,1] et les nerfs [3,3] thoraciques destinés au premier de ces deux muscles. Au-dessous de ce tissu, une aponévrose extrêmement mince ou, pour mieux dire, une pellicule celluleuse, recouvre directement les fibres du petit pectoral. Cette lamelle n'a, par elle-même, aucune importance, et je l'aurais passée sous silence, si elle ne se rattachait à l'ensemble des aponévroses de l'aisselle. Je ne ferai, d'ailleurs, qu'indiquer brièvement ses insertions. En haut, elle se fixe au bord antérieur de la clavicule et se rattache au feuillet antérieur de la gaîne du sous-clavier. En bas, elle vient se confondre, sur la face profonde du tégument, avec le ligament suspenseur de l'aisselle [C] et avec la gaîne du grand pectoral [B]. En dedans, elle accompagne le petit pectoral jusqu'à ses insertions costales, et se perd, au-dessus de ces insertions, dans le tissu conjonctif qui double la face profonde du grand pectoral. Enfin en dehors, elle s'unit au bord interne du ligament suspenseur de l'aisselle et remonte, avec lui, jusqu'à l'apophyse coracoïde.

4e *Plan.* - L'ablation de cette aponévrose [*a*] met à découvert le *petit pectoral* [*b*], muscle triangulaire, à base inférieure, dont le sommet se fixe à l'apophyse coracoïde, en dedans du coraco-brachial et de la courte portion du biceps, et dont la base aboutit à la région sterno-mammaire, où nous l'avons vue s'insérer à la face externe des troisième, quatrième et cinquième côtes. En général, le grand pectoral recouvre entièrement le petit pectoral et le déborde dans tous les sens; mais, chez les individus très-vigoureux, le premier de ces deux muscles est un peu débordé, en dehors, par le second. Ce fait n'a pas échappé aux peintres et aux statuaires; aussi, ne manquent-ils jamais de reproduire la disposition que je viens d'indiquer, lorsqu'ils veulent donner à leurs sujets les apparences d'une vigueur athlétique. Pl. 8.—

Il est à remarquer, d'ailleurs, que si le petit pectoral déborde parfois le bord antérieur de l'aisselle, ce ne peut être que par sa partie inférieure ; car, au voisinage de ses insertions à l'apophyse coracoïde, ce muscle ne présente que très-peu de largeur. Il en résulte qu'au-dessus et au-dessous du petit pectoral, le grand pectoral se trouve directement en rapport avec les organes plus profondément situés, ou plutôt avec une aponévrose dont je dois maintenant dire un mot. Cette aponévrose [*c*] part du bord antérieur de la clavicule ; elle descend d'abord au devant du thorax et recouvre un petit triangle *clavi-pectoral*, limité en haut par la clavicule, et en bas par le bord supérieur du petit pectoral. Dans ce triangle, elle est tendue au devant des vaisseaux et des nerfs axillaires, qu'elle sépare de la face profonde du grand pectoral ; elle est assez résistante à ce niveau, et présente des ouvertures pour le passage des vaisseaux acromio-thoraciques [1,2] de la veine céphalique [3] et des branches thoraciques [5] du plexus brachial. Arrivée au bord supérieur du petit pectoral, elle se divise en deux lames qui comprennent ce muscle dans leur écartement. La lame antérieure [*a*], mince et celluleuse, a été décrite dans le plan précédent; la lame postérieure, un peu plus épaisse, glisse, de haut en bas, derrière la face profonde du muscle. Au niveau du bord inférieur du petit pectoral, ces deux lames se rejoignent et ne forment plus qu'une seule aponévrose connue, depuis Gerdy, sous le nom de *ligament suspenseur de l'aisselle* [*d*]; celle-ci présente la forme d'un triangle dont la base, tournée en bas, adhère fortement au tégument du creux axillaire, et dont le sommet aboutit à l'apophyse coracoïde. Le bord interne de ce triangle se confond avec la gaîne du petit pectoral; son bord externe s'insère sur la portion de l'aponévrose brachiale [C] qui recouvre la courte portion du biceps et le coraco-brachial. Les fibres qui constituent le ligament suspenseur de l'aisselle s'insèrent, par leur extrémité inférieure, sur la face profonde du derme cutané; elles sont verticales, entremêlées de pelotons adipeux, et manifestement disposées pour attirer en haut la peau du creux axillaire et lui donner sa forme concave, disposition qui justifie le nom imposé à cette aponévrose par Gerdy.

En somme, une aponévrose unique, clavi-pectorale, depuis la clavicule jusqu'au bord supérieur du petit pectoral; plus bas, deux feuillets engaînant ce muscle et se réunissant, au-dessous de lui, pour se continuer avec le ligament suspenseur de l'aisselle, telle est la lame fibreuse qu'on décrit, aujourd'hui, sous les noms d'aponévrose *clavi-axillaire* ou *clavi-coraco-axillaire*.

On a admis, pendant longtemps, que la forme concave du creux de l'aisselle était due à l'effet de la pression atmosphérique, ce qui est évidemment impossible, car un pareil effet ne saurait se produire que s'il existait un vide dans l'aisselle. Or, ce vide n'existe pas plus là qu'ailleurs dans l'économie. On peut, du reste, s'assurer sur le cadavre que cette concavité est uniquement déterminée par la tension des fibres du ligament suspenseur; en ouvrant largement la paroi antérieure de l'aisselle, on constate, en effet, que la courbure du creux axillaire ne se modifie point, tant que les fibres de l'aponévrose de Gerdy restent intactes. On voit, en outre, que lorsque la clavicule ou l'apophyse coracoïde sont portées en haut, la peau du creux axillaire est attirée dans le même sens, par la tension de cette aponévrose.

Ceci posé, rien n'est plus facile que de comprendre les rapports du muscle grand pectoral avec les vaisseaux et les nerfs axillaires. Le grand pectoral occupe toute la hauteur de la région; il recouvre donc tous les organes profonds, depuis la clavicule jusqu'au bord inférieur de l'aisselle; or, le plan sous-jacent à ce muscle peut être subdivisé en trois portions parfaitement distinctes : une première portion, s'étendant depuis la clavicule jusqu'au bord supérieur du petit pectoral; une seconde, constituée par le petit pectoral lui-même; enfin une troisième, comprise entre le bord inférieur du petit pectoral et le bord inférieur de l'aisselle. Dans la première portion, le grand pectoral n'est séparé des vaisseaux et des nerfs axillaires que par l'aponévrose clavi-pectorale; dans la seconde, il en est séparé par le petit pectoral et les deux lames qui l'engaînent; dans la troisième, le ligament suspenseur de l'aisselle forme comme une cloison verticale, interposée entre la face profonde du grand pectoral et les vaisseaux axillaires. Je ferai observer, en terminant, que le ligament suspenseur de l'aisselle est tellement rapproché du grand pectoral, qu'il fait, à proprement parler, partie du bord antérieur de l'aisselle; aussi, est-ce toujours en arrière de ce ligament que doivent porter les incisions destinées à découvrir l'artère axillaire, à sa partie inférieure.

5e *Plan.* — Après avoir enlevé le petit pectoral et l'aponévrose Pl. 9.— qui double sa face profonde, on pénètre dans la cavité même du creux de l'aisselle, et l'on constate que cette cavité est entièrement remplie d'un tissu conjonctif lâche, toujours mélangé d'une certaine quantité de graisse, et au milieu duquel sont contenus : l'artère axillaire et ses branches collatérales, les veines satellites de ces artères, les nerfs du plexus brachial et de nombreux ganglions lymphatiques. Ce tissu conjonctif pénètre tous les interstices et remplit tous les vides; sa fonction évidente est de favoriser les mouvements de glissement du membre supérieur. En bas, il est nettement séparé de la couche sous-cutanée, par l'aponévrose tendue sur la base du creux axillaire. En haut, il communique largement avec le tissu conjonctif profond de la région sus-claviculaire. En dehors, il est en rapport avec la face interne du bras, mais il est limité par la portion de l'aponévrose brachiale qui recouvre les muscles biceps et coraco-brachial. En dedans, il se prolonge sur la lame cellulo-fibreuse qui cache les muscles intercostaux externes et le grand dentelé. En avant, il se trouve bridé par l'aponévrose clavi-coraco-axillaire, tandis qu'il se continue, en arrière, au-dessous de l'omoplate, jusqu'au point où le grand dentelé se fixe au bord spinal du scapulum.

Ainsi que nous l'avons vu plus haut, les ganglions lymphatiques de l'aisselle sont tous sous-aponévrotiques; ils sont principalement situés autour du paquet vasculo-nerveux, et forment une chaîne en continuité directe avec les ganglions profonds du cou. Ils reçoivent leurs vaisseaux lymphatiques du membre supérieur, du dos, des lombes, des parties supérieures du thorax et des différentes régions de l'épaule. Theile a signalé, immédiatement derrière le bord inférieur du grand pectoral et sur la face externe du grand dentelé, quelques ganglions que j'ai, de mon côté, toujours rencontrés. D'après l'anatomiste allemand, ces ganglions recevraient seulement des vaisseaux venus des parties latérales du thorax et de l'abdomen. On les voit, en effet, s'engorger presque toujours après l'application de vésicatoires sur les parois de la poitrine; cependant, je les ai vus se prendre, sur deux malades, consécutivement à des phlegmons de la main, d'où je conclus qu'ils doivent aussi recevoir quelques vaisseaux du membre supérieur.

Il est rare que les ganglions axillaires ne s'engorgent pas, à la suite des affections de la mamelle ou du membre supérieur; leur inflammation aiguë peut occasionner des abcès profonds de l'aisselle; leur inflammation chronique donne naissance à des tumeurs dures, d'un volume parfois assez considérable pour gêner notablement les mouvements du bras. On sait avec quelle déplorable fréquence les cancers du sein se propagent au loin, en suivant la chaîne ganglionnaire de l'aisselle; aussi, devra-t-on toujours explorer avec soin le creux axillaire, avant d'entreprendre l'extirpation d'une mamelle cancéreuse; d'autant plus qu'une fois l'opération commencée, on ne sait pas toujours où l'on s'arrêtera, car les ganglions altérés remontent souvent jusque derrière la clavicule et sous le sterno-cléido-mastoïdien. Si l'on est forcé d'en enlever quelques-uns, la prudence commande de ne point employer l'instrument tranchant et de chercher, autant que possible, à les énucléer avec les doigts.

Les abcès profonds de l'aisselle peuvent se développer sur place; ils succèdent alors, le plus souvent, à une lésion du membre supérieur ou des parois thoraciques; d'autres fois, le pus provient de régions plus ou moins éloignées et fuse dans le tissu conjonctif; c'est ainsi qu'on voit des abcès par congestion du creux axillaire, à la suite des tumeurs blanches de l'articulation scapulo-humérale, de la carie du scapulum, des côtes et même des vertèbres cervicales. Ces derniers ont, en général, une marche chronique et ne prennent pas une extension bien rapide. Les abcès développés sur place, au contraire, s'accompagnent toujours d'un certain danger. Ils peuvent envahir et détruire, en peu de temps, tout le tissu conjonctif de l'aisselle, soulever le grand pectoral jusqu'à ses attaches au sternum, refouler l'omoplate en arrière, et remplir toute la fosse sous-scapulaire jusqu'aux insertions du grand dentelé. On en a vu franchir le sommet de l'aisselle, passer par la base du cou et se prolonger dans le médiastin. On prétend même qu'ils peuvent s'ouvrir dans la plèvre, à travers la paroi thoracique; mais ce mode de terminaison est extrêmement rare, bien qu'il paraisse démontré par le cas du fils de J. L. Petit, cité par tous les auteurs.

Leur présence, pour peu qu'elle se prolonge, n'est pas sans avoir un retentissement fâcheux sur les organes thoraciques, en ce qu'elle détermine souvent, dans la plèvre, la formation d'abcès de voisinage; toutefois, d'après Bœckel, dans les cas où l'on a trouvé, à l'autopsie, une communication entre les deux collections, il faudrait plutôt l'attribuer à l'ouverture d'un empyème dans l'aisselle. Il suffit d'être prévenu de la possibilité de tous ces accidents, pour comprendre combien il importe d'évacuer, de bonne heure, les collections purulentes profondes du creux axillaire. Quelques chirurgiens hésitent pourtant, dans la crainte d'intéresser les troncs vasculaires et nerveux contenus dans la région; mais cette crainte n'est point fondée, et l'on ne court aucun risque, si l'on se conforme à l'excellent précepte donné par Velpeau : tourner le talon du bistouri vers le bras, c'est-à-dire du côté des vaisseaux axillaires, en diriger la pointe vers la paroi thoracique, faire d'abord une ponction jusqu'au foyer, et agrandir l'ouverture du côté du thorax, en retirant l'instrument. En agissant ainsi, les seuls organes que l'on pourrait atteindre sont l'artère thoracique longue et le nerf du grand dentelé; encore sont-ils tellement appliqués contre les espaces intercostaux, au niveau de la base de l'aisselle, qu'il faudrait prolonger l'incision jusque sur le muscle grand dentelé, pour les blesser.

L'évacuation de ces abcès profonds est souvent suivie de fistules très-difficiles à guérir, ce qu'il faut surtout attribuer à ce que les mouvements, presque continuels du bras, empêchent la cicatrisation des tissus, et aussi, à ce que les parois de l'abcès ne peuvent pas toujours arriver au contact; il y a là, sous ce rapport, une disposition comparable à celle du creux ischio-rectal, bien que le rapprochement des parois soit toujours plus facile à l'aisselle. De là, l'indication, toute naturelle, de maintenir le bras immobile et rapproché du tronc. On s'aidera, au besoin, d'une compression modérée sur la paroi antérieure de l'aisselle, et d'injections médicamenteuses dans les trajets fistuleux.

Si l'on vide la cavité axillaire du tissu conjonctif qui la remplit, on a sous les yeux un espace au milieu duquel les vaisseaux et les nerfs demeurent, pour ainsi dire, suspendus, et dont les parois représentent les faces de la pyramide axillaire, moins la face antérieure déjà étudiée. En dedans, c'est une surface convexe, appartenant à la région costale, et sur laquelle on rencontre les muscles intercostaux externes et les faisceaux du grand dentelé [*a*]. En dehors (en haut lorsque le bras est écarté du tronc et placé horizontalement), la paroi est étroite et forme presque une simple gouttière limitée, en avant, par le tendon du grand pectoral [E], et en arrière par ceux du grand dorsal et du grand rond [*b*]; cette gouttière est remplie par la *courte portion du biceps* et le *coraco-brachial* [*d*], depuis la face interne du bras jusqu'à l'apophyse coracoïde où ces deux muscles, réunis, s'insèrent immédiatement en dehors du petit pectoral [F]. On y trouverait encore, plus profondément, le tendon de la longue portion du biceps et la face interne de la capsule orbiculaire scapulo-humérale; cette dernière est sous-jacente au faisceau vasculo-nerveux, dans une portion de sa surface. La paroi postérieure, plus étendue que l'externe, répond au muscle *sous-scapulaire* [*c*] en haut, et, plus bas, au grand rond et au grand dorsal. On y remarque, entre le bord inférieur du sous-scapulaire et le bord supérieur du grand rond, un petit espace libre dans lequel s'engagent le nerf axillaire et les vaisseaux circonflexes postérieurs; l'artère scapulaire inférieure passe aussi dans cet interstice, mais beaucoup plus en dedans; elle est séparée du nerf circonflexe par le tendon de la longue portion du triceps brachial.

Vaisseaux et Nerfs. — Le faisceau constitué par l'artère axillaire, sa veine satellite et les branches du plexus brachial, pénètre dans la région par le sommet de l'aisselle, espace triangulaire circonscrit en avant par la clavicule et le muscle sous-clavier, en dedans par la première côte, en arrière et en dehors par le bord supérieur de l'omoplate et l'apophyse coracoïde. On n'a pas oublié que c'est par cette ouverture que le tissu conjonctif du creux axillaire communique avec celui de la région sus-claviculaire. En raison des opérations qu'on peut avoir à pratiquer sur les vaisseaux de l'aisselle, il est de la plus haute importance de bien connaître la direction et les rapports de ces vaisseaux, dans les différentes positions du membre supérieur; aussi m'a-t-il paru utile d'étudier la région : 1° le bras étant porté dans l'abduction et l'élévation; 2° le bras étant naturellement pendant le long du tronc. On donne au patient la première de ces deux positions, lorsqu'on veut lier l'artère axillaire dans le creux de l'aisselle; la seconde s'emploie pour pratiquer la ligature, soit au-dessous de la clavicule, soit derrière le petit pectoral.

Lorsque le bras est élevé et porté en dehors, le faisceau vasculo-nerveux devient sensiblement horizontal; il est rectiligne et part de la portion moyenne de la clavicule, pour aller s'accoler à la face interne de l'humérus, en dedans du muscle coraco-brachial. Conformément à l'usage admis par tous les auteurs d'anatomie, et pour la facilité de l'étude, je diviserai ce faisceau en trois portions correspondant, chacune, aux divisions de l'aponévrose clavi-coraco-axillaire. La première portion est comprise entre la clavicule et le bord supérieur du petit pectoral ; la seconde correspond à la face profonde de ce muscle ; la troisième s'étend depuis le bord inférieur du petit pectoral jusqu'à la limite inférieure de l'aisselle, c'est-à-dire jusqu'au bord inférieur du tendon du grand pectoral.

Dans la première portion, les vaisseaux et les nerfs sont séparés de la face profonde du grand pectoral par l'aponévrose clavi-pectorale. La veine axillaire [5] recouvre, d'abord, presque complétement l'artère [1], puis, elle se place un peu au-dessous d'elle, en restant toujours sur un plan plus antérieur. Les nerfs sont en arrière des vaisseaux et entièrement cachés par eux, dans la figure.

Derrière le petit pectoral, la veine reste en avant et en dedans de l'artère ; les nerfs sont toujours en arrière, seulement les deux branches d'origine du nerf médian enlacent l'artère et forment un V ouvert supérieurement, dont la branche externe fournit le médian [7] et le musculo-cutané [6], tandis que la branche interne donne le cubital [8] et le cutané interne [9]. Quant aux nerfs radial et circonflexe, ils sont tous deux situés derrière le paquet vasculo-nerveux.

Au-dessous du petit pectoral, la veine occupe la face interne de l'artère et la cache, en partie, lorsque le bras est relevé. L'artère est, en outre, recouverte par le nerf médian ; elle est en rapport : en dehors, avec les nerfs musculo-cutané et radial ; en dedans, avec le cubital et le brachial cutané interne. Sur la limite inférieure de l'aisselle, tout le faisceau vasculo-nerveux se trouve contenu dans une gaîne fibreuse constituée par l'aponévrose brachiale.

L'artère axillaire peut être liée à différentes hauteurs ; seulement, les procédés opératoires varient, suivant le point du vaisseau que l'on veut atteindre. Pour pratiquer la ligature dans les deux premières portions de la région, on recommande de laisser le bras abaissé, en se contentant d'écarter légèrement le coude du tronc ; j'étudierai cette opération en décrivant la figure suivante, dans laquelle le membre supérieur a été abandonné à son propre poids, et je ne m'occuperai, pour le moment, que de la ligature exécutée au-dessous du bord inférieur du petit pectoral ; c'est ce qu'on nomme, en médecine opératoire, ligature dans l'aisselle, ou bien encore ligature par le procédé de Lisfranc ou de Manec (voy. pl. 7, fig. 1. A,B).

On commencera par relever, d'abord, fortement le bras du malade. Dans cette position, le paquet vasculo-nerveux devient très-superficiel, car il ne se trouve séparé de la peau que par l'aponévrose tendue sur la base de l'aisselle ; comme, d'autre part, il repose sur un plan osseux résistant, formé par la face interne de la tête humérale, il est toujours facile de sentir les battements de l'artère à travers l'épaisseur du tégument. Rappelons-nous encore que toutes les manœuvres opératoires devront s'exécuter en arrière du ligament suspenseur de l'aisselle ; ceci résulte des rapports exposés plus haut.

La direction du vaisseau est indiquée par une ligne longitudinale qui séparerait le tiers antérieur du tiers moyen de l'aisselle. On fera, dans cette direction, une incision de 7 à 8 centimètres, intéressant seulement la peau ; puis, on divisera l'aponévrose sur la sonde cannelée, à cause du peu de profondeur du vaisseau à lier. En général, une simple incision longitudinale de l'aponévrose suffit ; il n'est pas nécessaire de faire des débridements latéraux, comme l'ont conseillé quelques auteurs. Une fois les tissus sous-aponévrotiques découverts, Malgaigne insiste beaucoup pour qu'on aille directement à la recherche du bord interne du coraco-brachial ; c'est là, en effet, un très-bon moyen de ne pas s'égarer, car le nerf médian longe ce bord dans toute son étendue, et l'artère se trouve immédiatement en arrière et en dedans du nerf. Je crois que cette règle est excellente pour les commençants, mais j'ai pu me convaincre qu'avec un peu d'habitude de l'opération, on arrive très-bien, sans avoir à se préoccuper du coraco-brachial.

D'ailleurs, le procédé conseillé par Pétrequin évite cette perte de temps et conduit sur l'artère, de la façon la plus simple et la plus sûre. Voici en quoi il consiste : Lorsqu'on a incisé l'aponévrose dans la direction indiquée, on aperçoit le faisceau des vaisseaux et des nerfs. On abandonne, alors, le bistouri pour la sonde cannelée, et l'on fait abaisser le bras pour relâcher les tissus. La veine axillaire se présente d'abord ; on la fait repousser en arrière, pour bien découvrir les nerfs. L'artère est derrière le médian, et, de plus, elle est comprise entre quatre troncs nerveux : deux en dehors, le musculo-cutané et le radial ; deux en dedans, le cubital et le brachial cutané interne. Que l'incision ait porté en dehors ou en dedans du faisceau vasculo-nerveux, peu importe ; on va droit au côté de ce faisceau qui se présente, on compte deux nerfs et l'on cherche l'artère. On est certain de la rencontrer au delà du second, et cela, je le répète, dans quelque sens que l'on se dirige, pourvu que l'on commence exactement sur la limite du faisceau, ce qui se fait, pour ainsi dire, naturellement. Il va sans dire que, l'artère étant entourée de nerfs de tous côtés, c'est la position de la veine qui décide le point par lequel on introduira la sonde cannelée; le bec de l'instrument devra pénétrer entre les deux vaisseaux.

Outre les vaisseaux et les nerfs axillaires, le creux de l'aisselle contient encore des branches vasculaires et nerveuses moins importantes, que je me bornerai à indiquer sommairement.

Parmi les *artères*, je citerai : 1° l'*acromio-thoracique* [2] qui naît de l'axillaire, immédiatement au-dessus du bord supérieur du petit pectoral, traverse l'aponévrose clavi-pectorale et se divise en deux branches : l'*acromiale* et la *thoracique supérieure* ou *thoracique courte*. La première est principalement destinée au moignon de l'épaule; la seconde fournit aux muscles et aux téguments de la paroi antérieure de l'aisselle. Il n'est pas rare de voir ces deux branches naître isolément.

2° La *thoracique inférieure* [4], appelée aussi *thoracique longue* ou *mammaire externe*, qui se détache du tronc, en arrière du petit pectoral, descend le long de la région costale, sur la face externe du muscle grand dentelé, et se distribue aux régions costale et sterno-mammaire, comme nous l'avons vu, en étudiant les parois du thorax.

3° La *scapulaire inférieure* ou *sous-scapulaire*, dont l'origine se trouve, soit en arrière du petit pectoral, soit tout près du bord inférieur du muscle sous-scapulaire. Nous savons que cette artère suit le bord axillaire de l'omoplate, jusqu'à l'angle inférieur où elle s'anastomose avec les deux autres artères scapulaires.

4° Enfin, les deux *circonflexes* qui naissent au-dessous du petit pectoral et que j'ai déjà décrites avec les autres régions de l'épaule.

Les *veines* collatérales de ces artères ne méritent aucune mention spéciale.

Quant aux *nerfs*, les branches collatérales du plexus brachial que l'on rencontre dans l'aisselle sont : le *nerf du grand dentelé* [14] ou *nerf respiratoire externe* de Ch. Bell, et le *nerf du grand dorsal*. Des branches sensitives, émanées du deuxième [12] et du troisième [13] *nerfs intercostaux*, traversent la région de dedans en dehors et gagnent la peau de la partie interne du bras; la présence de ces deux nerfs nous explique pourquoi certaines affections du sein provoquent de la douleur dans cette partie du tégument.

Étudions, maintenant, le creux de l'aisselle, après avoir rapproché le bras du tronc, et occupons-nous, surtout, de la voie à suivre, pour aller lier l'artère au-dessous de la clavicule et derrière le petit pectoral. Pl. 9.—F

Le faisceau vasculo-nerveux traverse la région, à la manière d'une diagonale, dirigée de haut en bas et de dedans en dehors. Son extrémité supérieure s'appuie sur la paroi costale, derrière la clavicule et à 6 centimètres, environ, de l'articulation sterno-claviculaire. Après avoir parcouru, dans toute sa hauteur, le tissu conjonctif lâche, parsemé de ganglions lymphatiques, dont j'ai déjà parlé, il vient s'accoler à la face interne de l'humérus, c'est-à-dire à la paroi externe de l'aisselle. Il résulte de ce trajet que, s'il est possible de comprimer l'artère axillaire en haut, par l'abaissement de la clavicule, il est encore plus facile de la comprimer en bas, contre la tête de l'humérus, en exerçant la compression de dedans en dehors, dans le creux de l'aisselle.

L'*artère* axillaire [1] est rectiligne. La *veine* [6] est énorme, lorsqu'elle est distendue par le sang; elle est ordinairement unique, mais on voit, sur quelques sujets, les deux veines brachiales remonter plus ou moins haut dans l'aisselle, et ne constituer, parfois, un seul tronc qu'au niveau de la clavicule. On comprend combien cette disposition est gênante, lorsqu'on veut pratiquer la ligature de l'artère axillaire, à cause des anastomoses transversales que les deux veines collatérales s'envoient en avant et en arrière du tronc artériel. Immédiatement au-dessous de la clavicule, la veine axillaire est située en avant de l'artère; mais, plus bas, elle occupe son côté interne. Il faut donc, à quelque hauteur que l'on tente la ligature, porter la veine en dedans, pour bien découvrir l'artère. Notons encore que, dans la partie supérieure de la région, la veine adhère assez intimement à l'aponévrose clavi-pectorale, par sa tunique externe ; elle est maintenue béante, par la tension de cette aponévrose, et peut laisser pénétrer l'air dans le système vasculaire, lorsqu'elle est ouverte. C'est ainsi que Roux a perdu un malade pendant une désarticulation de l'épaule.

Les *nerfs* sont d'abord situés en arrière des vaisseaux sanguins; ils deviennent apparents au-dessous du petit pectoral, et affectent les rapports sur lesquels j'ai déjà insisté plus haut : le médian [8] est placé en avant et en dehors de l'artère; le radial et le musculo-cutané [7] occupent le côté externe; le cubital [9] et le brachial cutané interne [10] longent la face interne du tronc artériel.

En raison de sa direction rectiligne, l'artère axillaire est souvent soumise à une distension exagérée qui en détermine ou en favorise la rupture; aussi, cette artère est elle une de celles sur le trajet desquelles on observe le plus fréquemment des anévrysmes. Le développement d'une tumeur quelconque dans le creux de l'aisselle a pour effet constant la compression du faisceau vasculo-nerveux et, par suite, l'engorgement œdémateux du membre supérieur, des fourmillements, de l'engourdissement et même la paralysie complète : phénomènes qui seront d'autant plus prononcés que la tumeur présentera elle-même une consistance plus ferme. Sous ce rapport, il faut placer au premier rang les tumeurs formées par la tête de l'humérus, à la suite d'une luxation de l'épaule. On sait que dans les luxations sous-coracoïdiennes et intra-coracoïdiennes, la tête humérale pénètre dans le creux axillaire dont elle soulève la paroi antérieure, à tel point qu'elle devient presque sous-cutanée et que l'on peut, parfois, l'accrocher avec les doigts. Lorsque la luxation n'est pas réduite, la compression des vaisseaux ne tarde pas à déterminer un œdème plus ou moins long à se dissiper ; d'autres fois, l'artère est tellement tiraillée qu'elle s'oblitère, ainsi que l'a observé A. Bérard, dans un cas de luxation intra-coracoïdienne où l'oblitération de l'artère amena la gangrène du membre. Quant à la paralysie du deltoïde qui survient à la suite de certaines luxations, il faudrait l'attribuer, d'après Malgaigne, non pas à la compression du nerf circonflexe par la tête luxée, mais aux tractions exercées pendant les tentatives de réduction. Cependant, il est incontestable que, dans plusieurs cas, cette paralysie était bien réellement due à la compression, puisqu'on a constaté, sinon une perte absolue de contractilité musculaire, au moins un engourdissement prononcé des téguments, avant même qu'on eût songé à réduire le déplacement.

Je n'en veux point conclure, pourtant, que des tractions immodérées soient inoffensives ; il suffirait, pour arriver à une conclusion opposée, de se rappeler ce cas malheureux rapporté par Flaubert, et dans lequel les racines du plexus brachial avaient été violemment arrachées de la moelle. Le plus souvent, c'est sur les vaisseaux que la distension produit ses plus fâcheux effets. Cruveilhier a vu, deux fois, l'artère axillaire se rompre sous des efforts destinés à réduire des luxations anciennes. Leroy (de Caen) a cité douze cas d'anévrysmes faux primitifs survenus pendant des tentatives de réduction. Dolbeau en a cité un treizième. Cependant, je dois ajouter que, lorsque l'autopsie a été faite, on s'est presque toujours assuré que le vaisseau était antérieurement malade. La veine résiste beaucoup mieux que l'artère à des tractions énergiques ; il est sans exemple qu'elle se soit rompue dans les mêmes circonstances. Il n'en est pas de même des vaisseaux de moindre importance, dont la rupture donne lieu à des épanchements sanguins, à des thrombus parfois très-étendus, ce qui se comprend aisément, vu l'extrême laxité du tissu conjonctif de l'aisselle ; dans les observations rapportées par Desault, par Leudet, par Malgaigne, le gonflement était si considérable qu'on aurait pu croire à un anévrysme diffus de l'axillaire, mais le pouls radial était conservé, et la guérison s'opéra spontanément, en quelques jours.

D'après la description qui précède, il est facile de prévoir quelles pourront être les conséquences de la pénétration d'un instrument vulnérant dans l'aisselle : lésion des artères, des veines, des nerfs, souvent de tous ces éléments ensemble, surtout si la plaie est produite par un projectile lancé par la poudre. En même temps qu'elles s'accompagnent de dégâts considérables, ces plaies se compliquent, souvent, de la présence du corps étranger; une balle s'enfonce dans le creux axillaire et s'y perd, sans qu'il soit possible d'en retrouver la trace ; on a même vu des corps bien plus volumineux, de gros biscaïens, par exemple, se loger dans l'aisselle et y demeurer quelque temps inaperçus; c'est ce qui est arrivé, notamment, chez un de nos généraux, pendant la guerre d'Italie de 1859.

Ai-je besoin d'ajouter que, lorsque l'instrument vulnérant où le projectile franchit les limites de la région axillaire, il peut atteindre l'articulation scapulo-humérale, pénétrer à la base du cou, ou bien ouvrir la poitrine, auquel cas l'emphysème, s'il se produit, se propagera avec la plus grande facilité dans le tissu conjonctif lâche de l'aisselle. Il est bien entendu que tout ceci s'applique aux blessures qui atteignent la région par sa paroi antérieure ou par sa base; car, latéralement et en arrière, le creux axillaire est garanti, en partie du moins, par l'extrémité supérieure de l'humérus et par le scapulum.

Une artère d'un aussi fort volume que l'axillaire ne saurait être atteinte sans fournir une hémorrhagie abondante ; en pareil cas, le sang coule à flots et la mort arrive, souvent, avant les premiers secours. Une circonstance heureuse peut, cependant, sauver la vie des blessés, c'est la syncope qui suspend l'hémorrhagie, au moins momentanément ; et, chose singulière, on a vu parfois l'écoulement ne plus se reproduire, bien que l'abondance extrême de la première hémorrhagie ne laissât pas le moindre doute sur la lésion du tronc principal. Ces faits peuvent s'expliquer par une section complète de l'artère en travers et par le retrait des deux bouts. Lorsque la perte de sang ne tue pas rapidement, et surtout lorsque la plaie extérieure est très-étroite, le liquide peut s'accumuler dans le creux de l'aisselle, en distendre les parois et former un anévrysme faux primitif ou diffus, ainsi que Desault, Debaig et Larrey en ont rapporté de remarquables exemples. C'est ce qui arrive assez souvent à la suite d'un coup de fleuret, d'épée, ou d'un projectile de petit calibre. Dans ce dernier cas, l'hémorrhagie survient quelquefois plus tardivement, et seulement à la chute des eschares. Enfin, on a vu l'artère axillaire déchirée par des fragments osseux détachés de l'humérus.

En présence d'une blessure de l'aisselle avec hémorrhagie abondante, la compression ne peut être admise que comme hémostatique provisoire, à moins qu'il ne s'agisse de la lésion d'une artère de second ordre; seulement, il n'est pas toujours très-aisé de découvrir l'endroit précis d'où vient le sang. Si la plaie est large, le diagnostic ne présente pas, en général, de bien grandes difficultés; mais si elle est étroite, on pourra être fort embarrassé. La cessation du pouls radial annonce, ordinairement, une lésion du tronc principal, tandis que sa conservation coïncide avec l'ouverture d'une collatérale. Cependant, bien que l'artère radiale doive toujours être explorée, il se peut qu'elle donne des indications inexactes. Blasius lia, en 1834, l'axillaire sous la clavicule, et à l'autopsie, on trouva que la blessure n'intéressait qu'une collatérale. Hutin pratiqua la ligature de la sous-clavière, puis celle de l'innominée, et l'on vit, après la mort du sujet, que le sang venait de la thoracique inférieure. Lobmeyer lia la sous-clavière, et la dissection des parties lui montra que l'axillaire n'avait pas été atteinte. On ne saurait trop se mettre en garde contre de pareilles erreurs. La meilleure conduite à tenir, en semblable occurrence, est d'essayer d'abord la compression entre le cœur et la plaie: si l'hémorrhagie reparaît, il n'y a pas à hésiter, on fera les débridements nécessaires pour se donner du jour, en évitant, toutefois, les délabrements excessifs, et l'on ira lier le vaisseau qui donne au fond de la plaie. S'il ne s'agit que d'une collatérale, il peut se faire que la ligature du bout central soit suffisante pour tarir l'écoulement sanguin ; mais, pour une blessure de l'axillaire, il faut absolument lier les deux bouts, sous peine de voir l'hémorrhagie reparaître. Les anastomoses sont tellement nombreuses autour de l'aisselle, qu'il semble vraiment impossible que la ligature, faite dans ces conditions, détermine le sphacèle du membre, par arrêt de circulation. Cependant, la gangrène a été observée plusieurs fois ; mais n'y a-t-il pas à se demander si elle ne devrait pas être, plutôt, attribuée à la violence de l'agent vulnérant et à la lésion des branches du plexus brachial?

La veine axillaire, étant un peu plus superficielle que l'artère, se trouve, par cela même, plus exposée; ses blessures sont toujours extrêmement dangereuses, car elles donnent lieu à une hémorrhagie des plus abondantes, contre laquelle on ne peut guère employer que la compression et le tamponnement. Pendant la guerre de Crimée, Pirogoff a tenté, plusieurs fois, la ligature de la veine axillaire, mais tous ses malades ont succombé à la pyohémie.

Lorsque la veine et l'artère sont atteintes en même temps, si le blessé survit, il conserve, ordinairement, un anévrysme artérioso-veineux tout à fait au-dessus des ressources de l'art. Ces cas ne sont pas très-fréquents. Larrey, dans sa longue carrière de chirurgien d'armée, en a observé deux; Dupuytren et Notta, chacun un. Legouest en a présenté un autre à la Société de chirurgie; il avait succédé à une plaie par balle, et le militaire qui en était porteur était mort en Crimée.

Quand on a affaire à un anévrysme, on conçoit que, si la lésion siége un peu haut sur l'artère axillaire, ce n'est plus sur cette artère, mais sur la sous-clavière qu'on devra porter la ligature. Pour que l'opération soit praticable dans la région de l'aisselle, il faut nécessairement que la tumeur soit située au bas de cette région ou au bras. J'ai déjà parlé de la ligature par le procédé de Lisfranc ; il me reste, maintenant, à dire quelques mots de la ligature pratiquée à travers la paroi antérieure de l'aisselle. Il suffit de se rappeler à quelle profondeur siége le vaisseau et de quels organes importants il est entouré, pour concevoir que cette ligature est une des plus difficiles à exécuter sur le vivant. Il n'y a donc pas à s'étonner de ce que des opérateurs tels que White, Desault, Dupuytren, ont pu lier, au lieu de l'artère, une des branches du plexus brachial, surtout à une époque où les procédés opératoires n'avaient pas été perfectionnés comme de nos jours. Néanmoins, je le répète, malgré la précision avec laquelle sont calculés, aujourd'hui, tous les temps de l'opération, il faut toujours pour la mener à bonne fin, un chirurgien habile et maître de lui.

Lorsqu'on veut atteindre l'axillaire dans le triangle clavi-pectoral, on se contente de faire, parallèlement à la clavicule et à 12 ou 15 millimètres au-dessous de cet os, une incision de 8 à 10 centimètres. (Voy. tome I, pl. 47, A,B.) On peut, du reste, prolonger cette incision autant qu'on le voudra, mais du côté interne seulement, car, en dehors, il y aurait danger d'aller au delà de l'interstice qui sépare le deltoïde du grand pectoral, à cause de la présence de la veine céphalique, qui rampe entre ces deux muscles. Il est même bon, tout en incisant la peau dans les limites prescrites, d'agir avec ménagement, et de bien s'assurer que la céphalique n'est pas plus superficielle qu'à l'ordinaire; ainsi que je l'ai déjà fait observer, on a vu quelquefois cette veine passer au devant de la clavicule, pour aller se jeter dans la jugulaire externe. C'est pour ce motif que je rejette l'incision d'Hogdson, incision courbe, à concavité inférieure, étendue du sternum à l'acromion. Il est vrai que, pour ménager la céphalique, Hogdson n'intéressait que la peau, depuis le grand pectoral jusqu'à l'acromion; tandis que dans la partie interne de son incision, il coupait transversalement les fibres du grand pectoral, comme on le fait dans le procédé ordinaire.

De quelque façon que l'on s'y prenne, il faut nécessairement arriver jusque sous la face profonde du grand pectoral. Pour ménager les fibres de ce muscle, Lisfranc voulait que l'on fît l'incision oblique, suivant l'interstice qui sépare le grand pectoral du deltoïde. Son procédé s'exécute sans trop de difficulté sur le cadavre; mais je crois qu'il serait impraticable sur le vivant, à cause du rapprochement insurmontable des lèvres de la boutonnière musculaire. L'opération terminée, il resterait à savoir si le pus trouverait à s'écouler librement au dehors, ce qui me paraît douteux.

L'incision de Lisfranc peut être avantageusement combinée à l'incision horizontale; il en résulte une incision en ⌐, dont la branche horizontale est parallèle à la clavicule, et dont la branche descendante suit l'interstice du grand pectoral et du deltoïde. (Voy. pl. I, fig. 1 A.B.C.) On taille un lambeau triangulaire, à base inférieure et interne, comprenant la peau, la couche sous-cutanée et une portion du grand pectoral. Ce procédé diffère un peu de celui qui a été suivi autrefois par Chamberlaine; cependant, on s'accorde généralement à le décrire sous le nom de ce chirurgien. C'est, à coup sûr, celui qui donne le plus de jour et que je déclare préférable à tous les autres, sur le vivant, malgré les délabrements un peu plus considérables qu'il occasionne.

En traversant l'épaisseur du grand pectoral, on divise des branches artérielles qui donnent abondamment et qu'il faut nécessairement lier; car, il importe, pour la suite de l'opération, que la plaie soit bien étanche. Ces branches viennent de l'acromio-thoracique, et l'on se fera une idée de leur nombre, en sachant que Dupuytren fut obligé d'appliquer douze ligatures, avant de pouvoir diviser l'aponévrose profonde. Toutefois, Malgaigne, qui cite ce fait, attribue cette abondance de vaisseaux artériels à ce que l'opérateur avait fait son incision un peu trop bas; aussi recommande-t-il de ne pas aller au delà de 12 à 15 millimètres au-dessous de la clavicule. Grâce à cette précaution, il n'a eu lui-même que trois ligatures à mettre, pendant une opération de ce genre.

Après avoir atteint la face profonde du grand pectoral, on aperçoit l'aponévrose clavi-pectorale, étendue de la clavicule au bord supérieur du petit pectoral. On l'incise avec précaution, sur la sonde cannelée, et l'on arrive dans le petit triangle limité en haut par la clavicule et le muscle sous-clavier, en bas par le petit pectoral, et en dedans par la région costale. On se rappellera que l'artère axillaire passe sous la clavicule à un centimètre environ de son tiers interne, et qu'elle s'éloigne d'autant plus du sternum qu'on la cherche plus bas. Le premier objet qui se présente, au fond de la plaie, est la veine axillaire; gonflée par le sang, elle est placée en avant et en dedans de l'artère, ce qui rend celle-ci toujours un peu difficile à découvrir, car on doit, avant tout, éviter la lésion de la veine. Ainsi que nous l'avons vu, les nerfs sont situés plus profondément. On refoule le petit pectoral en bas, on porte la veine en dedans, et l'on charge l'artère de dedans en dehors, en ayant soin de ne la dénuder que dans une petite étendue, et en évitant de confondre les branches du plexus brachial. Il arrive assez souvent que la veine céphalique gêne l'opérateur pendant ce dernier temps, car elle passe en avant des nerfs et vient se jeter dans la veine axillaire, juste au point où porte l'incision. Dupuytren l'a blessée et Malgaigne a été obligé de la couper entre deux ligatures. Enfin, relativement à la hauteur à laquelle il convient d'appliquer le fil constricteur, on n'oubliera pas que l'artère acromio-thoracique naît immédiatement au-dessus du petit pectoral; par conséquent, plus la ligature sera rapprochée de la clavicule, plus on aura de chances pour obtenir un caillot oblitérateur d'une longueur suffisante.

En somme, la ligature de l'artère axillaire, au-dessus du petit pectoral, est bien plus difficile que la ligature de la sous-clavière en dehors des scalènes. Pratiquée d'après le procédé ordinaire, elle laisse, après elle, une plaie en cul-de-sac dans laquelle le pus n'a que trop de tendance à séjourner. Toutefois, on évitera en partie ce dernier inconvénient, en même temps qu'on se facilitera beaucoup les manœuvres opératoires, si l'on adopte la double incision de Chamberlaine.

Dans un cas de nécessité, Desault est allé lier l'axillaire derrière le petit pectoral, après avoir coupé ce muscle en travers. Son procédé, modifié par Delpech (voy. tome I, pl. 47, C,D) se trouve décrit dans tous les traités de médecine opératoire; mais je ne sache pas qu'il ait jamais été, depuis, appliqué sur le vivant. On se demande, en effet, quel avantage il y aurait à lier l'artère à l'origine de toutes ses collatérales et au point où elle est comme enchevêtrée au milieu des branches du plexus brachial. Ce procédé d'amphithéâtre s'exécute sans grande difficulté sur le cadavre.

Les anomalies de l'artère axillaire ne sont pas très-rares; elles sont presque toujours constituées par une bifurcation anticipée, dont l'une des deux branches se continue directement avec l'humérale, sans donner de rameaux, tandis que l'autre représente le tronc commun de toutes les collatérales. Il ne faut donc jamais perdre de vue la possibilité d'une disposition semblable, dans le cas où la ligature serait sans effet sur l'écoulement sanguin ou sur les battements d'une tumeur anévrysmale ; aussi, devra-t-on continuer les recherches jusqu'à ce que l'on ait bien constaté s'il existe ou non plusieurs troncs artériels.

DU BRAS.

Le *bras* forme la seconde section du membre supérieur. Il est limité, en haut, par les régions du moignon de l'épaule en dehors, et de l'aisselle en dedans, c'est-à-dire par une ligne circulaire passant immédiatement au-dessous des muscles grand pectoral, grand rond et grand dorsal. Sa limite inférieure est purement conventionnelle ; car le bras se continue, en réalité, sans ligne de démarcation, avec le coude. On s'accorde généralement à le considérer comme limité, dans ce sens, par un plan transversal mené à deux travers de doigt au-dessus de l'épitrochlée.

La forme du bras est celle d'un cylindre légèrement aplati d'un côté à l'autre. L'accumulation du tissu adipeux, sous le tégument, le rend à peu près cylindrique chez la femme et chez l'enfant ; chez les hommes vigoureux, au contraire, on y remarque une suite d'éminences et de dépressions dont le développement est en rapport avec celui du système musculaire. Sa longueur dépasse celle de l'avant-bras d'un cinquième environ. Je le subdiviserai en deux régions : une région *brachiale antérieure* et une région *brachiale postérieure.*

Région brachiale antérieure.

1er *Plan.* — Les limites supérieure et inférieure de cette région sont celles que je viens d'assigner au bras. Latéralement, on peut admettre qu'elle est séparée de la région brachiale postérieure par les sillons longitudinaux qui font suite à la saillie du biceps. Toutefois, cette délimitation n'est pas absolument exacte. Il est d'ailleurs assez difficile de l'établir d'une façon précise à travers les téguments ; mais une fois la première couche enlevée, elle est bien nettement indiquée par la ligne d'implantation des aponévroses intermusculaires sur l'aponévrose d'enveloppe. Pl. 10.—Fi

On y rencontre, chez l'adulte, une saillie arrondie [B], dirigée de haut en bas et dont le point culminant correspond, à peu près, à la partie moyenne du bras ; elle est due au muscle biceps et devient surtout apparente pendant la flexion de l'avant-bras sur le bras. Cette proéminence est longée, de chaque côté, par deux dépressions verticales, appelées gouttières bicipitales. La *gouttière bicipitale interne* [E] s'étend depuis l'aisselle jusqu'au coude ; elle se dévie à sa partie inférieure et devient antérieure. On peut, en y appliquant le doigt, sentir les battements de l'artère humérale, dans toute la hauteur de la région ; aussi, est-ce le long de ce sillon qu'on pratique les incisions destinées à découvrir ce vaisseau. La *gouttière bicipitale externe* [F] est toujours moins accusée que l'interne. Son extrémité supérieure ne remonte pas au-dessus de l'empreinte deltoïdienne où elle fait suite aux deux dépressions qui limitent, en avant et en arrière, la pointe du deltoïde ; de telle sorte qu'elle forme la branche inférieure d'un Y dont les deux gouttières deltoïdiennes constituent les deux branches supérieures. Un peu au-dessus du coude, la gouttière bicipitale externe se dévie en avant, et se trouve comprise entre la saillie du biceps et celle du long supinateur [C] ; sa déviation se fait toujours sensiblement plus haut que celle de la gouttière bicipitale interne.

La *peau* est souple et fine, principalement sur la partie interne du bras. Elle jouit d'une assez vive sensibilité ; aussi, est-il bien rare que les malades puissent y supporter pendant bien longtemps une pression continue, telle que celle du coussin de Desault. En haut et en dehors, elle devient plus épaisse en se continuant avec celle du moignon de l'épaule. Elle est généralement glabre, même chez l'homme, excepté chez quelques individus dont le système pileux présente un développement excessif. Sa grande mobilité permet au chirurgien d'affronter sans difficulté les lèvres de solutions de continuité très-étendues, et de tailler, au besoin, des lambeaux autoplastiques ; seulement, en raison même de cette extrême mobilité, il se passe ici quelque chose d'analogue à ce que nous avons déjà noté au scrotum ; le tégument a une grande tendance à se renverser en dedans et l'on n'obtient pas toujours une réunion immédiate, malgré l'usage de la suture entortillée. On n'a sans doute pas oublié que, dans la rhinoplastie par la méthode italienne, le lambeau destiné à combler la perte de substance du nez était emprunté à la peau de la face antérieure du bras. Græfe paraît avoir été un des derniers partisans de cette méthode depuis longtemps abandonnée en France et à laquelle on préfère, avec juste raison, la méthode indienne ou la méthode de Celse.

2ᵉ *Plan.* — Il est rare que le tégument ne soit pas doublé d'une certaine quantité de graisse, même sur les sujets les plus émaciés; mais c'est surtout chez les femmes que le pannicule adipeux sous-cutané [B-B] acquiert parfois une épaisseur très-considérable. Pl. 10.—

Le *fascia superficialis* est facile à isoler par la dissection; il forme une membrane continue, manifestement subdivisée en deux lames entre lesquelles cheminent les vaisseaux et les nerfs superficiels. Cette couche se prolonge dans les régions de l'épaule et du coude; aussi, l'érysipèle, le phlegmon diffus et les infiltrations sanguines passent-ils avec la plus grande facilité d'une de ces régions aux autres.

L'*aponévrose* brachiale [*a*] est mince et presque celluleuse en avant; elle s'épaissit sur les côtés, pour gagner la face postérieure du membre. Elle est constituée par des fibres diversement entrecroisées, mais dont le plus grand nombre affecte une direction oblique de haut en bas et de dehors en dedans. Le peu d'épaisseur de cette lame fibreuse, sur la face antérieure du bras, la rend incapable d'opposer une barrière sérieuse à la marche des épanchements. Alors même que l'aponévrose résisterait, les collections liquides n'en pourraient pas moins devenir sous-cutanées, en passant par les ouvertures aponévrotiques dans lesquelles s'engagent des vaisseaux et des nerfs. Ces ouvertures sont, normalement, au nombre de deux : l'une, située en haut et en dehors, sert au passage des rameaux cutanés du nerf radial; l'autre occupe la face interne du bras, elle reçoit la veine basilique et le nerf brachial cutané interne.

Sur la limite inférieure du bras, l'aponévrose se continue, sans modifications, dans la région du pli du coude. En haut, elle fait suite à la gaîne du grand pectoral et à l'aponévrose du creux axillaire; de plus, elle reçoit, en dehors, la gaîne du deltoïde, de telle sorte que ce muscle s'enfonce, comme un coin, entre le biceps et le triceps, et qu'il appartient au bras, par sa pointe. A ce niveau, l'aponévrose adhère, par sa face profonde, au périoste de l'humérus, tandis qu'elle est unie par sa face superficielle aux aréoles sous-dermiques. De là résulte, sur le tégument, la formation d'une petite fossette correspondant au point de jonction de la gouttière bicipitale externe avec les deux gouttières deltoïdiennes. C'est en ce point que l'on a l'habitude d'appliquer les cautères; l'absence de fibres musculaires fait que le tégument n'y est jamais sensiblement déplacé et que les mouvements du bras n'en sont point gênés.

L'aponévrose d'enveloppe forme, autour du bras, un cylindre complet dont l'axe est représenté par l'humérus, mais dont l'intérieur est subdivisé en deux cavités secondaires, par deux cloisons verticales tendues entre les bords latéraux de l'humérus et la face profonde de l'aponévrose. Les deux loges, ainsi constituées, correspondent aux régions brachiales antérieure et postérieure; chacune d'elles est limitée, du côté du tégument, par l'aponévrose d'enveloppe, et, profondément, par l'humérus et les deux aponévroses intermusculaires. L'insertion de ces deux dernières aponévroses sur la face profonde de l'aponévrose brachiale, est indiquée, de chaque côté du bras, par un tractus blanchâtre vertical, interposé aux deux régions brachiales.

Les deux aponévroses intermusculaires sont épaisses et résistantes à leur partie inférieure ; dans la moitié supérieure de la région, elles deviennent presque celluleuses, en même temps que leur largeur diminue notablement. Leur forme n'est donc pas rectangulaire, comme on pourrait le supposer, mais triangulaire, à base inférieure et à sommet supérieur. J'indiquerai plus loin leurs insertions et je ferai voir que les deux loges brachiales communiquent assez largement entre elles.

Vaisseaux. — Je laisse de côté quelques artérioles insignifiantes et je passe immédiatement à la description des veines superficielles. On trouve, dans l'épaisseur du fascia superficialis, deux gros troncs veineux situés l'un en dehors, l'autre en dedans du bras : le premier est la veine céphalique, le second la veine basilique.

La *céphalique* [1] suit la gouttière bicipitale externe; elle monte d'abord verticalement dans la couche sous-cutanée ; puis, elle se dévie un peu en dedans et gagne l'interstice compris entre le grand pectoral et le deltoïde, où elle s'enfonce au-dessous de l'aponévrose. Elle appartient alors à la paroi antérieure de l'aisselle et va, comme nous l'avons vu, se jeter dans la veine axillaire, entre le bord supérieur du petit pectoral et la clavicule.

La *basilique* [2] est verticale comme la précédente ; elle occupe la face interne du bras et se trouve d'abord logée dans l'épaisseur du fascia superficialis. Arrivée à l'union du tiers inférieur avec le tiers moyen, quelquefois au milieu de la région, elle perfore l'aponévrose brachiale et chemine dans un canal que lui forme cette aponévrose. Enfin, elle traverse la paroi profonde de ce canal et aboutit, soit dans l'extrémité inférieure de la veine axillaire, soit dans l'une des deux veines collatérales de l'artère humérale. Plus profonde que la céphalique, dans une grande partie de son trajet, elle est beaucoup moins apparente que cette dernière. Il est presque inutile de faire remarquer que la basilique est plus courte que la céphalique de toute la hauteur de la région axillaire.

Ces deux troncs veineux sont reliés entre eux par des *veines* [3-3] qui ne portent point de nom particulier, et dont la disposition est très-variable, suivant les sujets.

Les *lymphatiques* superficiels suivent, presque tous, la face interne du membre ; ils accompagnent la veine basilique jusqu'à l'aisselle. On en rencontre, cependant, quelques-uns sur la saillie du biceps. Un de ces vaisseaux occupe constamment la gouttière bicipitale externe et longe la veine céphalique. Il n'existe, normalement, aucun ganglion lymphatique dans la couche sous-cutanée de cette région, et l'on doit considérer comme tout à fait exceptionnel le fait cité par Aubry de Rennes, qui a rencontré, sur un individu, trois ganglions sus-aponévrotiques au niveau du sillon deltoïdien antérieur.

Nerfs. — Toutes les branches nerveuses contenues dans ce plan sont sensitives. Elles proviennent du plexus brachial et arrivent dans la région par les parties latérales. Ce sont :

1° En haut et en dehors, des branches fournies par le *rameau cutané* [4-4] du nerf *circonflexe ;*

2° Plus bas, des filets du nerf *radial* [5-5] dont l'un perfore l'aponévrose d'enveloppe au-dessous du sillon deltoïdien, tandis que les autres viennent de la face postérieure du bras. Le plus souvent, tous ces filets sont fournis par un seul tronc qui traverse l'aponévrose en dehors de la veine céphalique.

3° En haut et en dedans, des rameaux venus de l'*accessoire du cutané interne* [6] et du *brachial cutané interne* [7] lui-même, après son anatomose avec les branches perforantes du deuxième et du troisième nerfs intercostaux.

4° En bas et en dedans, le tronc du *brachial cutané interne* [8]. Celui-ci traverse l'aponévrose brachiale en même temps que la veine basilique ; il est placé tantôt en dehors, tantôt en dedans de cette veine. Ses principaux rameaux cheminent sur la face antérieure de la région ; seule, sa branche *épitrochléenne* [9] se dirige en arrière et gagne la partie postérieure du coude.

On trouve encore, quelquefois, le long de la gouttière bicipitale interne, un petit rameau émané du *cubital* à la partie inférieure de l'aisselle ; mais ce rameau, signalé par Sœmmerring, manque dans un très-grand nombre de cas.

l. 11.—Fig. 1. 3e *Plan.* — Les muscles contenus dans la loge antérieure du bras forment deux couches distinctes.

La première couche comprend la pointe du *deltoïde* [*a*] ; mais elle est presque entièrement constituée par le *biceps brachial* [*b*], corps charnu épais et fusiforme, dont le développement est soumis à de très-grandes variétés individuelles, et dont la partie la plus volumineuse correspond au milieu de la région. En bas, le biceps se termine par un tendon qui pénètre dans la région du pli du coude où nous le retrouverons. Nous savons, d'autre part, que l'extrémité supérieure de ce muscle se subdivise en deux portions dont nous avons étudié les rapports et les insertions. Parfois, le biceps est trifide supérieurement, son troisième chef se fixe alors sur le haut de la face interne de l'humérus ; mais c'est là une disposition extrêmement rare, et, généralement, ce muscle ne fait que traverser le bras, sans y prendre aucun point d'insertion. Il résulte de ce défaut d'adhérences à l'humérus que le biceps est très-rétractile ; aussi, est-il nécessaire de le couper d'abord seul, dans une amputation, et de sectionner ensuite les muscles profonds au niveau de sa rétraction.

Sous-aponévrotique dans toute la région brachiale antérieure, le biceps recouvre, en haut, le coraco-brachial, et en bas le brachial antérieur [*c*] ; mais il est fortement débordé, en dehors, par le dernier de ces deux muscles. Son bord externe est en rapport, en haut, avec le deltoïde, en bas avec le brachial antérieur ; le nerf musculo-cutané [2-2] émerge le long de ce bord, pour devenir sous-aponévrotique. Son bord interne longe d'abord le coraco-brachial, puis l'artère humérale dont le biceps est, à juste titre, considéré comme le muscle satellite. Je reviendrai, dans un instant, sur ce dernier rapport.

l. 11.—Fig. 2. 4e *Plan.* — La couche musculaire profonde est séparée du biceps par une lame celluleuse plutôt que par une véritable aponévrose ; cependant, il est assez fréquent de voir cette lamelle s'épaissir à sa partie inférieure et devenir franchement fibreuse. Quelle que soit sa force, elle passe toujours en arrière de la gaîne des vaisseaux. Cette couche contient trois muscles : le coraco-brachial, le brachial antérieur et le long supinateur.

Le *coraco-brachial* [*b*] n'appartient au bras que par son extrémité inférieure ; il en occupe le côté interne et se dirige de haut en bas et de dehors en dedans, de l'apophyse coracoïde vers la face interne de l'humérus [*a*] où il se fixe, à la hauteur de l'empreinte deltoïdienne. Il est ordinairement traversé par le nerf musculo-cutané, ce qui lui avait fait donner, par les anciens anatomistes, le nom de *muscle perforé de Casserius*.

Le *brachial antérieur* [*e*] remplit les deux tiers inférieurs de la région. Il se termine, en haut, par une extrémité bifurquée dont les deux branches embrassent le V deltoïdien. De là, ses fibres se dirigent, en convergeant, de haut en bas, pour aboutir à un très-fort tendon qui disparaît, sous le biceps, dans la région du pli du coude. Le brachial antérieur n'est recouvert par le biceps que dans les trois quarts internes du bras; dans le quart externe, il reste superficiel et immédiatement sous-aponévrotique. Par sa face profonde, il prend de nombreuses insertions sur l'humérus et sur les deux aponévroses intermusculaires.

L'extrémité supérieure du *long supinateur* [*d*] apparaît en bas et en dehors du brachial antérieur. En écartant ces deux muscles, on trouverait le nerf radial au fond de l'interstice qui les sépare.

Au-dessous de cette couche musculaire, la région brachiale antérieure est limitée, profondément, par les deux aponévroses intermusculaires. L'aponévrose intermusculaire externe s'insère à la lèvre externe de la coulisse bicipitale, au côté externe du tendon du deltoïde, et à tout le bord externe de l'humérus, jusqu'à l'épicondyle. L'aponévrose intermusculaire interne se fixe à la lèvre interne de la coulisse bicipitale et aux tendons des muscles grand dorsal et grand rond; puis, elle passe derrière le coraco-brachial et adhère au bord interne de l'humérus, jusqu'à l'épitrochlée. Ces cloisons aponévrotiques présentent, sur certains points de leur étendue, des ouvertures suffisantes pour faire largement communiquer, entre elles, les deux loges brachiales et pour permettre aux liquides de passer facilement de l'une dans l'autre. C'est ainsi que l'aponévrose intermusculaire interne est ouverte pour le passage du nerf cubital; de même, l'aponévrose intermusculaire externe est traversée par le nerf radial et par l'artère humérale profonde.

Vaisseaux. — A proprement parler, tout l'intérêt de cette étude se résume dans la disposition des vaisseaux et des nerfs sous-aponévrotiques. J'entrerai donc, à ce sujet, dans quelques détails justifiés par l'importance et par la fréquence des lésions artérielles au membre supérieur.

L'*artère humérale* [1] est la continuation directe de l'axillaire. Elle descend d'abord sur la face interne du bras; puis, se dévie un peu en avant, pour atteindre le milieu du pli du coude. Malgré cette déviation, comme elle reste toujours sensiblement rectiligne, il est aisé d'en déterminer le trajet sur le vivant, en joignant, par une droite, le tiers antérieur de l'aisselle au milieu de l'espace compris entre l'épicondyle et l'épitrochlée. A partir de son origine, elle longe le bord interne du muscle coraco-brachial et se trouve, presque toujours, un peu recouverte par ce bord, lorsqu'on examine le sujet de face, la main étant dans la supination. Au-dessous du coraco-brachial et jusqu'en bas de la région, elle suit le bord interne du biceps. Chez les individus vigoureux, le biceps recouvre ordinairement l'artère; chez ceux dont le système musculaire est médiocrement développé, le vaisseau longe seulement le bord du muscle et ne se trouve séparé de la peau que par l'aponévrose d'enveloppe. D'ailleurs, quelle que soit la disposition existante, on peut toujours aisément sentir les battements de l'artère dans toute l'étendue du bras, à moins que le pannicule adipeux n'ait acquis une épaisseur exceptionnelle.

En arrière, l'artère humérale repose d'abord sur l'aponévrose intermusculaire interne qui la sépare de la portion interne du triceps, et plus bas, sur le brachial antérieur qui vient s'insinuer entre le vaisseau et la cloison intermusculaire. En dehors, elle n'est séparée de l'humérus que par une faible épaisseur de parties molles, et comme, d'autre part, elle est superficiellement située sous les téguments, il est généralement facile de la comprimer, dans presque toute sa longueur, contre le plan résistant formé par la face interne de l'humérus.

Elle est accompagnée par deux *veines humérales* [4] unies entre elles par des anastomoses transversales, en avant et en arrière de l'artère.

Quant aux rapports du tronc artériel avec les nerfs, on n'a sans doute pas oublié que l'artère axillaire, arrivée à la fin de son trajet, se trouve enveloppée, de tous côtés, par les cinq branches terminales du plexus brachial. L'artère humérale conserve les même connexions à son origine. Bientôt, le nerf radial et le nerf cubital l'abandonnent et passent en arrière de l'aponévrose intermusculaire interne, dans la région brachiale postérieure. Le nerf musculo-cutané reste dans la loge antérieure du bras, mais il s'éloigne de l'artère et se dirige plus en dehors, pour traverser le muscle coraco-brachial. Le brachial cutané interne se porte en dedans et va s'accoler à la veine basilique. Il en résulte qu'à partir de l'extrémité inférieure du coraco-brachial, l'artère humérale n'est plus en rapport qu'avec le nerf médian; mais ce rapport est de la plus haute importance, car le nerf est un point de repère précieux, lorsqu'on veut pratiquer la ligature du vaisseau. Dans toute l'étendue du bras, le médian est situé sur un plan antérieur à l'artère; seulement, il est placé, soit en dehors, soit directement en avant, soit en dedans de celle-ci, suivant le point de la région que l'on examine. Tout à fait en haut, le nerf est un peu en dehors de l'artère ; il la croise en X vers le tiers inférieur du bras, quelquefois plus haut, comme j'ai pu le constater plusieurs fois; puis, il se place à son côté interne, et s'en éloigne d'autant plus qu'on se rapproche davantage du coude. Il est bon de savoir que, sur quelques sujets, le médian croise l'artère en passant derrière elle. D'après Hirschfeld, cette disposition se rencontrerait dans un dixième des cas ; mais je suis porté à croire, d'après mes propres recherches, qu'elle est beaucoup plus rare; c'est tout au plus si j'ai eu l'occasion de la constater quatre ou cinq fois.

S'il est facile de comprimer l'artère humérale dans toute la longueur du bras, on comprend, en revanche, que la compression soit difficilement supportée, à cause de la présence du nerf médian, surtout à la partie moyenne, où le nerf est accolé au vaisseau. Aux deux extrémités de la région, il est possible, avec un peu d'habitude, de comprimer l'artère en laissant le nerf de côté; les rapports établis ci-dessus indiquent suffisament que la compression devra porter en dedans du nerf, si c'est à la partie supérieure du bras, et en dehors, si c'est à la partie inférieure que l'on agit.

L'artère humérale, ses veines satellites et le nerf médian sont contenus dans une gaîne spéciale dont l'épaisseur est très-variable. Lorsque cette gaîne est simplement celluleuse, il suffit d'inciser l'aponévrose d'enveloppe, en suivant le bord interne du biceps, pour apercevoir l'artère ; mais lorsque la gaîne est épaisse, il faut, pour découvrir le vaisseau, la diviser sur la sonde cannelée ou la déchirer avec le bec de cet instrument.

Les branches collatérales de l'artère humérale sont nombreuses. La plupart d'entre elles ne portent pas de nom spécial, ce sont des branches musculaires destinées au coraco-brachial, au biceps et au brachial antérieur ; mais, si elles n'offrent aucun intérêt au point de vue anatomique, elles peuvent quelquefois devenir une cause d'embarras sérieux pour le chirurgien et de danger pour le malade. Sur certains sujets, elles sont tellement rapprochées, qu'en liant l'humérale dans un de leurs interstices, on n'aurait aucune chance d'avoir un caillot oblitérateur suffisamment long. Il faudra donc toujours avoir le soin d'en constater la présence, avant d'appliquer la ligature, et, s'il s'en trouvait quelqu'une par trop voisine du point où l'on veut porter le fil, on devra la lier en même temps que le tronc principal.

Les autres collatérales sont, à part l'artère nourricière de l'humérus : l'*humérale profonde* ou *collatérale externe*, et la *collatérale interne* ou *petite collatérale*. La première naît à la partie supérieure de la région et passe immédiatement dans la loge brachiale postérieure. La seconde se détache du tronc très-peu au-dessus du coude.

Le volume de toutes ces branches artérielles n'est généralement pas très-considérable ; aussi, les plaies qui atteignent la région antérieure du bras ne donnent-elles pas ordinairement lieu à des hémorrhagies bien abondantes à la condition, bien entendu, que l'artère humérale ne sera pas intéressée. Dans ce cas, la compression suffit, le plus souvent, pour arrêter le sang, et si elle ne suffisait pas, on pourrait, sans trop de difficulté, lier au fond de la plaie les vaisseaux qui donnent. Quand l'humérale est ouverte, la blessure est plus sérieuse ; le sang coule en abondance et s'infiltre au milieu du tissu conjonctif lâche où il forme des anévrysmes diffus parfois énormes. On a même observé, au bras, des anévrysmes variqueux, mais beaucoup moins fréquemment qu'au coude. Si la plaie artérielle est étroite, la compression peut arrêter l'hémorrhagie d'une façon définitive ; cependant, je crois qu'il ne faut pas trop compter sur ce moyen, car les anastomoses de l'humérale sont tellement multipliées, que le sang revient fréquemment par le bout inférieur. Le mieux est encore, à mon avis, de ne pas trop temporiser, et surtout de ne pas attendre que les tissus soient rendus méconnaissables par le sang infiltré ; un débridement convenable permettra de découvrir le vaisseau et d'en lier les deux bouts dans la plaie.

Ce n'est guère que dans des cas particuliers, ou lorsqu'il s'agit d'arrêter la circulation dans une tumeur anévrysmale, qu'on lie l'humérale entre le cœur et la tumeur. L'artère peut être découverte dans tous les points de sa longueur. Ses battements, perceptibles sous le doigt, serviront de guide pour en déterminer à l'avance le trajet. Si cette donnée faisait défaut, on tracerait une ligne droite du tiers antérieur de l'aisselle au milieu du pli du coude.

Lisfranc recommandait de sentir le nerf médian à travers la peau, de placer les quatre derniers doigts de la main gauche le long de ce nerf et d'inciser en dedans ; mais on comprend que ce procédé n'est pas applicable dans tous les cas, car il n'est pas toujours possible d'apprécier le relief du médian chez les individus obèses, ou bien lorsque le bras est le siége d'un gonflement œdémateux. D'ailleurs, si l'incision, faite en dedans du nerf, conduit sur l'artère à la partie supérieure de la région, il n'en est plus de même en bas, puisque le nerf gagne le côté interne des vaisseaux, dans le tiers inférieur du bras.

L'artère étant superficielle dans tout son trajet, une incision de 6 à 7 centimètres sera généralement suffisante. Après avoir divisé la peau et l'aponévrose, on découvre le bord interne du biceps, on incise le feuillet fibreux qui le sépare du faisceau vasculo-nerveux, et l'on aperçoit tout d'abord le nerf médian. Une fois ce nerf reconnu, c'est derrière lui qu'on ira chercher l'artère. Si l'on opère en haut du bras, celle-ci se trouvera en arrière et un peu en dedans du nerf; au milieu de la région, elle est directement en arrière; au-dessus du coude, elle est en arrière et un peu en dehors. On fera donc récliner le nerf en dehors ou en dedans, selon le lieu de l'opération. Il est bien entendu que, si la ligature doit être pratiquée dans le quart supérieur du bras, on prendra pour guide, non plus le bord interne du biceps, mais le bord interne du coraco-brachial. On rencontre parfois, à ce niveau, une petite anomalie qui ne laisse pas que d'être très-gênante, l'artère se trouvant enlacée par les deux branches d'origine du médian, qui descendent plus bas qu'à l'ordinaire.

A quelque hauteur que l'on opère, l'artère humérale est toujours comprise entre ses deux veines collatérales; on devra donc tenir compte seulement de la présence du nerf médian, et l'on chargera l'artère en introduisant la sonde cannelée entre le nerf et les vaisseaux. Toutefois, avant de terminer l'opération, on n'oubliera pas de s'assurer qu'il n'existe qu'un seul tronc artériel. De toutes les artères du corps, l'humérale est celle dont les anomalies sont les plus fréquentes. On la voit souvent se bifurquer bien au-dessus du coude et jusque dans le creux de l'aisselle. Dans ce cas, celle de ses branches qui va former la radiale donne, au bras, toutes les collatérales de l'humérale, tandis que l'autre, la cubitale, n'en fournit aucune. D'autres fois, l'humérale fournit, à sa partie supérieure, une grosse branche qui forme canal collatéral et va rejoindre le tronc principal, à une distance variable au-dessus du coude. Cette dernière anomalie est infiniment plus rare que la précédente; le musée du Val-de-Grâce en possède un fort bel exemple. Je pense qu'il est inutile d'entrer dans plus de détails, pour établir combien il importe de constater la présence ou l'absence d'un tronc supplémentaire. Lier une seule artère lorsqu'il y en a deux, c'est, pour ainsi dire, ne rien faire. N'ai-je pas indiqué plus haut avec quelle facilité le sang revient par le bout inférieur, alors même que l'on a affaire à une disposition normale de l'humérale? Ce que l'on a surtout à craindre, après cette ligature, c'est que le courant sanguin ne se rétablisse trop vite. Quant à la gangrène par arrêt de circulation, je sais qu'on l'a observée plusieurs fois, mais d'une façon tellement exceptionnelle, eu égard au grand nombre de ligatures pratiquées, qu'il n'y a pas lieu, à mon avis, de la comprendre dans les éventualités probables.

Je ne terminerai pas sans appeler l'attention sur la situation de la *veine basilique* [D], par rapport à l'artère humérale. On n'a pas oublié que cette veine, sous-cutanée à la partie inférieure du bras, se loge, plus haut, dans un canal que lui forme l'aponévrose brachiale. Les commençants qui veulent lier l'artère dans les deux tiers supérieurs de la région, incisent d'abord la peau, puis l'aponévrose, et découvrent la basilique qu'ils prennent pour une veine humérale. Ils cherchent alors l'artère, mais sans succès, puisqu'ils en sont encore séparés par un feuillet aponévrotique. L'erreur est certainement très-grossière; cependant, je l'ai vu commettre tant de fois que je n'hésite pas à la signaler. Je le redis avec intention, le nerf médian est le seul point de repère dont il faille se préoccuper; or, ce nerf ne saurait être confondu avec le brachial cutané interne [E] accolé à la veine basilique.

Les *lymphatiques* profonds suivent le trajet des vaisseaux sanguins. Meckel a trouvé, le long de l'artère humérale, quatre ganglions; Theile en a trouvé deux. Sur un sujet observé par Sigmund, ces ganglions profonds, engorgés, étaient tellement nombreux, qu'ils formaient une chaîne presque continue, depuis l'épitrochlée jusqu'au creux axillaire. Le plus ordinairement, il y en a deux ou trois, mais je me suis assuré que, dans certains cas, on n'en rencontre pas un seul.

NERFS. — Des six branches terminales du plexus brachial, le nerf circonflexe seul ne franchit pas la limite inférieure de l'aisselle. Les cinq autres branches pénètrent dans la région brachiale antérieure avec l'artère humérale, mais le faisceau qu'elles forment, autour du tronc artériel, se dissocie après un court trajet.

Le *brachial cutané interne* [E] accompagne la veine basilique dans le plan sous-cutané où nous l'avons déjà étudié.

Le *médian* [6], le plus important de tous, à cause de ses rapports avec l'artère, parcourt la région brachiale antérieure dans toute sa hauteur, sans donner d'autre branche qu'un petit rameau anastomotique [7] destiné au nerf musculo-cutané.

Le *musculo-cutané* [5], ou *nerf perforant de Cassérius*, abandonne l'artère humérale pour se porter de haut en bas, et de dedans en dehors. Il traverse le coraco-brachial d'arrière en avant; puis, chemine obliquement entre le biceps et le brachial antérieur, pour gagner le bord externe du bras où il devient superficiel, ainsi que nous le verrons, en étudiant le pli du coude. Ce nerf anime le coraco-brachial, le biceps et le brachial antérieur.

Le *cubital*, d'abord situé immédiatement derrière l'artère humérale, traverse bientôt l'aponévrose intermusculaire interne et se loge dans la gaîne du triceps.

Le *radial* n'apparaît dans la région brachiale antérieure qu'après avoir traversé l'aponévrose intermusculaire externe, avec l'artère humérale profonde. Il est profondément situé dans le sillon de séparation du brachial antérieur et du long supinateur.

Connaissant la structure anatomique de cette portion du membre supérieur, on conçoit tout le danger des blessures du bras, principalement si les agents vulnérants atteignent la face interne. Lorsque le bras est rapproché du tronc, cette face se trouve naturellement protégée; mais, en raison des usages du membre supérieur, en raison surtout de ce mouvement instinctif qui nous fait diriger les bras vers le côté d'où nous sommes menacés, on a trop souvent l'occasion d'y observer des lésions de toute espèce. Les plaies de la face interne sont graves, car elles peuvent intéresser des troncs nerveux importants et la principale artère du membre. En dehors, les vaisseaux sont de petit calibre, mais la présence du nerf radial n'est pas sans danger. On a vu quelquefois ce nerf divisé dans une plaie transversale, et l'on connaît de nombreux exemples dans lesquels une violente contusion de la face externe du bras a été suivie de la paralysie du radial.

En somme, toutes les fois que l'on aura à pratiquer des débridements profonds dans la région brachiale antérieure, il sera prudent de se reporter sur la face externe du membre, et d'inciser entre le biceps et le triceps, mais en ayant soin de ne pas descendre jusqu'à l'interstice du long supinateur et du brachial antérieur, afin de ménager plus sûrement le nerf radial.

Région brachiale postérieure.

1er *Plan.* — J'ai indiqué précédemment les limites de cette région, et je n'y reviendrai pas. Pl. 12.—F

La face postérieure du bras offre des éminences et des dépressions plus ou moins accusées, selon le développement musculaire. On y remarque, tout à fait en haut et en dehors, une gouttière oblique continue, par son extrémité inférieure, avec la gouttière bicipitale externe. Cette gouttière *deltoïdienne postérieure* [e] est limitée, en haut, par la saillie du deltoïde [a], et en bas par celle du triceps brachial [c]. Ce dernier muscle forme un relief longitudinal qui diminue peu à peu de haut en bas, et se termine, au-dessus de l'olécrâne, par un méplat [d] correspondant au tendon inférieur du triceps. Lorsque le muscle se contracte, son tendon soulève la peau; lorsqu'il est complétement relâché, au contraire, il se forme, à ce niveau, un enfoncement qu'on désigne quelquefois sous le nom de *fossette sus-olécrânienne*.

La *peau* est toujours plus épaisse et plus rugueuse que celle de la face antérieure du bras, principalement vers le bord externe de la région. Elle jouit aussi d'une sensibilité bien plus obtuse. Généralement glabre, elle se recouvre, chez quelques individus, de poils longs et forts, d'une couleur analogue à celle des cheveux.

Pl. 12.—Fig. 2. 2e *Plan*. — Le pannicule adipeux sous-cutané [B,B] est soumis aux mêmes variétés que celui de la région brachiale antérieure; il est doublé, sur sa face profonde, d'un *fascia superficialis* qui loge, dans son épaisseur, les vaisseaux et les nerfs superficiels.

L'*aponévrose* [C] d'enveloppe est plus épaisse en arrière qu'en avant; elle s'amincit, toutefois, sensiblement, sur le tendon du triceps. Ses fibres sont entrecroisées en différents sens, mais avec une prédominance marquée dans la direction horizontale. En haut, elle se continue avec les gaînes du deltoïde, du grand dorsal et du grand rond; en bas, elle fait suite à l'aponévrose du coude. On y observe, dans le sillon de séparation du triceps et du deltoïde, quelques petites ouvertures, destinées au passage de branches vasculaires et nerveuses.

Vaisseaux et Nerfs. — Je signalerai seulement quelques petites *artérioles* [1,1] tégumenteuses émanées, soit de la circonflexe postérieure, soit de l'humérale profonde.

Les deux principales veines superficielles du membre supérieur étant situées du côté de la face antérieure du bras, on ne rencontre, dans la région brachiale postérieure, que des *veines* superficielles innominées [2,2] dont le nombre et la direction ne sont soumis à aucune règle fixe. Il est rare que leur calibre atteigne celui de la basilique ou de la céphalique.

Les *vaisseaux lymphatiques* superficiels sont très-peu abondants. Ils se dirigent vers le bord interne du bras et aboutissent aux ganglions axillaires.

Les *nerfs* superficiels occupent les deux côtés de la région et proviennent de plusieurs sources. Ce sont : en dehors, les rameaux cutanés du nerf *circonflexe* [5.3] et du nerf *radial* [6] ; en dedans, des filets du deuxième ou du troisième nerf *intercostal* [4] et du brachial cutané interne [5.5].

3e *Plan.* — Si l'on fait abstraction de l'extrémité inférieure du deltoïde [*a*], la région brachiale postérieure ne renferme qu'un seul muscle, le *triceps ;* seulement, les trois chefs de ce muscle sont disposés sur deux plans distincts. Pl. 13.—

Le plan superficiel est constitué, dans la moitié interne de la région, par la *longue portion* [*d*] du triceps, faisceau cylindrique né du tendon commun [*b*] et confondu, dans une notable portion de son étendue, avec le vaste externe [*c*]. Celui-ci occupe le côté externe de la préparation et disparaît au-dessous du bord inférieur du deltoïde. Nous savons, d'autre part, que la longue portion du triceps pénètre dans l'épaule, en arrière du grand dorsal et du grand rond, en avant du petit rond, et que son tendon terminal va s'insérer sur le bord axillaire de l'omoplate, immédiatement au-dessous de la cavité glénoïde, en se confondant avec la partie inférieure du bourrelet glénoïdien. On voit donc que, comme le biceps, le faisceau moyen du triceps ne prend aucun point d'insertion sur l'humérus ; on pourrait encore le comparer, avec plus de justesse, au droit antérieur de la cuisse, son analogue au membre inférieur.

4e *Plan.* — Il existe constamment, au-dessous de la longue portion du triceps et dans la moitié supérieure de la région, une lame celluleuse qui revêt, assez souvent, les caractères d'une véritable aponévrose. Pl. 13.—

Le plan musculaire profond comprend les insertions humérales du *vaste externe* [D] et le *vaste interne* [*b*] tout entier. Ce dernier naît du tendon olécrânien [B] et reste complétement caché sous les deux autres portions du muscle. On se rendra facilement compte des insertions supérieures du vaste interne et du vaste externe, si l'on sait que la face postérieure de l'humérus présente un sillon oblique de haut en bas et de dedans en dehors, auquel les anatomistes ont donné le nom de *gouttière radiale.* Le vaste externe se fixe à la face postérieure de cet os, dans toute la portion située au-dessus de la gouttière radiale ; il prend, de plus, quelques insertions à la face externe de l'humérus et à l'aponévrose intermusculaire externe qui le sépare du brachial antérieur. Le vaste interne recouvre directement l'humérus, depuis la fossette olécrânienne jusqu'à la gouttière radiale ; il prend de nombreux points d'attache sur la face postérieure de l'os, sur sa face interne, et sur l'aponévrose intermusculaire interne.

VAISSEAUX ET NERFS. — La région brachiale postérieure est traversée en diagonale par l'artère humérale profonde, accompagnée de ses deux veines collatérales, et par le nerf radial ; ce faisceau vasculo-nerveux se dirige de haut en bas et de dedans en dehors, depuis la limite inférieure de l'aisselle jusqu'au tiers inférieur de la face externe du bras. On y rencontre aussi le nerf cubital.

L'artère *humérale profonde* [1-1] ou *collatérale externe* naît de la partie supérieure de la brachiale, au niveau du muscle grand rond, et par conséquent sur la limite inférieure de la région axillaire. Dès son origine, elle se porte en arrière, passe dans la loge brachiale postérieure et s'y trouve comprise entre le vaste interne et la face profonde du vaste externe. Elle atteint la face externe du bras à une hauteur variable, tantôt immédiatement au-dessous de l'empreinte deltoïdienne, le plus souvent au tiers inférieur du bras et très-peu au-dessus de l'épicondyle. Quoi qu'il en soit, elle traverse l'aponévrose intermusculaire externe d'arrière en avant, et reparaît sur la face antérieure du membre où elle s'anastomose avec les récurrentes radiales, ainsi que nous le verrons en étudiant le coude. A part un certain nombre de branches musculaires destinées au triceps et aux téguments de la face postérieure du bras, elle fournit, dans la région brachiale postérieure, un rameau qui va se distribuer à l'articulation du coude et s'anastomoser avec l'artère récurrente cubitale postérieure.

La collatérale externe est la plus volumineuse de toutes les branches collatérales de l'humérale ; son calibre atteint quelquefois celui de l'artère principale. On l'a vue naître dans l'aisselle et donner la scapulaire inférieure et la circonflexe postérieure. On devra donc, autant que possible, ne pas trop se rapprocher de son origine, lorsqu'on voudra porter un fil sur l'humérale. Cette observation est importante, mais elle laisse encore une très-grande latitude au chirurgien, car s'il est assez fréquent de voir l'humérale profonde naître dans l'aisselle, il est, au contraire, extrêmement rare de la rencontrer au-dessous du tiers supérieur du bras. Elle est accompagnée, dans tout son trajet, par une, et plus souvent par deux veines collatérales.

Le nerf *radial* [4.4], après avoir traversé l'aponévrose intermusculaire interne, s'accole à l'artère humérale profonde, l'accompagne dans tout son trajet, et perfore, avec elle, l'aponévrose intermusculaire externe, pour repasser dans la loge brachiale antérieure. Ses rapports avec l'artère me paraissent sujets à quelques variétés ; je l'ai rencontré quelquefois au-dessous des vaisseaux, d'autres fois au-dessus. Les rameaux *perforants* [5.5], qu'il fournit à la peau du bras, nous sont déjà connus. Ses autres branches *musculaires* [6.6] vont animer les trois portions du triceps.

Tous les auteurs d'anatomie chirurgicale et de médecine opératoire recommandent de veiller avec soin à ce que le nerf radial soit nettement coupé par le couteau, lorsqu'on fait la section des parties molles de la face postérieure du bras, dans une amputation. Cette recommandation se fonde sur ce que, dans certains cas, la gouttière radiale de l'humérus est assez profonde pour cacher complétement le nerf qui échappe ainsi au tranchant de l'instrument et peut être déchiré par la scie. En principe, le conseil est bon, mais en pratique je le crois inutile; j'ai souvent examiné, à ce point de vue, la profondeur de la gouttière radiale, et j'ai toujours vu que le nerf fait, à l'extérieur, une saillie plus que suffisante. D'ailleurs, en tendant les muscles et en coupant franchement les tissus jusqu'à l'os, on divise constamment le nerf dans toute son épaisseur.

Le nerf *cubital* [7] traverse l'aponévrose intermusculaire interne, après un trajet de 3 centimètres et demi à 4 centimètres. Arrivé dans la région brachiale postérieure, il marche verticalement jusqu'à la face postérieure de l'épitrochlée, en arrière de l'aponévrose intermusculaire interne, et se trouve ordinairement compris au milieu même des fibres du vaste interne. On voit donc que, si l'on voulait aller faire la section du nerf cubital au bras, il faudrait se guider sur la saillie de l'aponévrose intermusculaire, inciser la peau en arrière de cette saillie et aller chercher le nerf en suivant la face postérieure de la cloison aponévrotique. J'ai pratiqué une fois cette opération sur le vivant, et je dois dire que j'en suis venu à bout, sans éprouver de bien grandes difficultés. Malgaigne signale quelques filets du cubital comme se distribuant au triceps, mais il faut admettre qu'il a constaté cette disposition sur des sujets exceptionnels. Ordinairement, le nerf cubital ne donne aucun rameau dans toute l'étendue du bras.

La corde saillante formée par le bord de l'aponévrose intermusculaire interne peut aussi fournir un très-bon point de repère pour aider à la recherche de l'artère humérale. Je n'ai pas besoin de dire que l'on doit passer en avant de cette aponévrose, pour arriver sur la gaîne des vaisseaux. Si l'incision est faite trop en arrière, on pénètre dans la gaîne du triceps, on découvre le nerf cubital que l'on prend pour le médian, et l'on se livre à des recherches qui ne peuvent évidemment avoir aucun résultat. C'est encore là une faute que j'ai vu bien souvent commettre à l'amphithéâtre, et que l'on évitera sûrement, si l'on a la précaution de toujours sentir, sous le doigt, la face antérieure de l'aponévrose intermusculaire.

Après cette description, on comprend quelles peuvent être les conséquences d'une plaie de la partie postérieure du bras. Bornées aux couches superficielles, les solutions de continuité peuvent intéresser seulement les fibres du triceps; mais, en raison du petit calibre des vaisseaux, elles ne s'accompagnent d'aucune hémorrhagie sérieuse. Plus profondes, elles peuvent atteindre le tronc du nerf radial ou l'artère humérale profonde. Dans le premier cas, il en résulterait nécessairement une paralysie temporaire ou définitive des muscles externes et postérieurs de l'avant-bras, ou même du triceps si la blessure a lieu en haut de la région. Quant à l'artère humérale profonde, la gravité de sa lésion varie suivant le point sur lequel le vaisseau est ouvert. A sa partie supérieure, cette artère est toujours assez considérable pour nécessiter une ligature, et ses nombreuses anastomoses avec les artères voisines imposent au chirurgien l'obligation d'en lier les deux bouts. En bas de son trajet, elle est beaucoup moins volumineuse; aussi, la compression réussit-elle, le plus souvent, à arrêter l'écoulement sanguin. Cependant, sur un homme qui avait reçu un coup de sabre à la partie externe du bras, il me fut impossible de suspendre l'hémorrhagie par la compression, et je dus lier, dans la plaie, quatre artères qui donnaient abondamment.

Le nerf cubital ne pourrait être atteint que si l'instrument vulnérant avait porté sur la face interne du membre; comme il est peu éloigné de l'artère humérale, il y aurait à craindre que sa lésion ne s'accompagnât de celle de l'artère et du nerf médian.

SQUELETTE. — Je terminerai ce qui est relatif aux deux régions du bras, en disant un mot du squelette de cette portion du membre supérieur.

L'*humérus* forme le milieu de la cloison interposée aux deux régions brachiales, de sorte qu'il appartient à la fois à ces deux régions. Il représente l'axe du cylindre circonscrit, à l'extérieur, par la peau et l'aponévrose d'enveloppe. Son corps, prismatique et triangulaire, à arêtes mousses, est creusé d'un canal médullaire central, semblable à celui des autres os longs des membres. Il est légèrement tordu sur son axe, de telle façon que sa face interne devient antérieure, en bas; c'est à cette torsion qu'il faut attribuer la formation de la gouttière radiale. Dans toute cette partie moyenne, l'humérus est entièrement constitué par du tissu compacte. Il s'élargit considérablement, à ses deux extrémités, et prend une structure spongieuse. L'extrémité supérieure a déjà été étudiée avec les régions de l'épaule; l'extrémité inférieure le sera avec les régions du coude.

On a beaucoup discuté sur la part qu'il faut attribuer à l'action musculaire, dans le déplacement des fragments d'une fracture du corps de l'humérus, les uns admettant, avec Boyer, que le déplacement est uniquement sous la dépendance des muscles, les autres pensant, avec Malgaigne, que cette cause ne joue qu'un rôle tout à fait secondaire. D'après la théorie, lorsque la fracture siége immédiatement au-dessus de l'insertion du deltoïde, le ragment supérieur doit être attiré en dedans par les muscles grand rond, grand dorsal et grand pectoral, tandis que le fragment inférieur est attiré en dehors par le deltoïde. Au contraire, dans les fractures situées au-dessous du deltoïde, celui-ci doit porter en dehors le fragment supérieur. En pratique, ce n'est pas toujours ainsi que les choses se passent, et si Malgaigne s'est peut-être laissé entraîner jusqu'à l'exagération, dans son scepticisme à l'égard de l'action musculaire, il faut cependant lui rendre cette justice qu'il a ramené l'étude des fractures du domaine de l'hypothèse dans celui des faits. En fait, lorsque l'humérus est atteint d'une fracture simple, le périoste résiste le plus souvent, et les fragments ne s'abandonnent pas. D'autres fois, et c'est la règle chez les enfants, le déplacement n'est qu'incomplet, et l'action musculaire est sans effet. Enfin, lorsque le périoste est déchiré et la fracture oblique, la violence et la direction du choc influent bien plus sur le sens du déplacement que les contractions musculaires. Ce qui est incontestable en pareil cas, c'est que l'action des muscles se traduit constamment par un déplacement suivant la longueur; et encore faut-il tenir compte des très-nombreuses insertions que prennent, sur les deux faces de l'os et sur les deux aponévroses intermusculaires, le triceps et le brachial antérieur. Ces insertions, jointes à l'intégrité du périoste, maintiennent tellement bien les fragments que, dans certaines fractures guéries avec pseudarthrose, on a vu les mouvements du membre conserver presque toute leur intégrité.

Les chirurgiens ont cherché, depuis longtemps, à établir quelques données qui permissent de reconnaître, avec certitude, la position de la tête de l'os, dans les luxations, et l'exactitude de la réduction dans les fractures. D'après Blandin, lorsque le bras pend naturellement le long du tronc, la main étant dans la supination, l'acromion, l'épicondyle et l'apophyse styloïde du radius, en dehors, la tête de l'humérus, l'épitrochlée et l'apophyse styloïde du cubitus, en dedans, se trouvent sur le prolongement d'une même droite. Malgaigne, d'autre part, a établi que le sommet du trochiter, l'empreinte deltoïdienne et l'épicondyle sont situés sur une même ligne verticale; une ligne semblable menée sur la face interne du bras, à partir de l'épitrochlée, coupe la tête humérale à peu près en deux parties égales. Toutefois, comme le fait observer Richet, cette dernière donnée est susceptible d'induire en erreur, parce que l'on n'est jamais bien certain de tirer sa verticale. Quant à la première, si l'insertion deltoïdienne vient à faire défaut, on tombe dans le même inconvénient. Les points de repère posés par Blandin sont aujourd'hui d'un usage journalier dans la pratique.

Coupes du bras.

14.—Fig. 1. *Coupe transversale au niveau de la partie inférieure de l'aisselle.* — A proprement parler, une coupe transversale pratiquée à ce niveau n'est pas une coupe du bras, mais bien une coupe de l'aisselle, puisqu'elle passe bien au-dessus des insertions humérales du grand pectoral et du grand rond.

L'extrémité supérieure de l'*humérus* [B], un peu renflée, présente une structure spongieuse plus accusée que dans la partie moyenne du corps de l'os. Elle est entourée, de tous côtés, de masses musculaires assez épaisses constituées : en avant par le *grand pectoral* [*a*], en dehors par le *deltoïde* [*b*,*b*], en arrière par la longue portion du *triceps* [*c*], le *grand dorsal* et le *grand rond* [*d*], en dedans par le *coraco-brachial* [*e*] et la *courte portion du biceps* [*f*]. Immédiatement sur l'os, on remarque une petite partie du muscle *sous-scapulaire* [*h*] et le tendon de la *longue portion du biceps* [*g*].

La position presque centrale de l'os, au milieu des parties molles, permet de faire la désarticulation de l'épaule par la méthode circulaire; toutefois, il est à craindre, après cette opération, que le lambeau ne soit un peu dégarni de muscles, du côté de l'aisselle, à cause de la rétraction considérable du grand pectoral, du grand dorsal et du grand rond; c'est là une des principales raisons qui ont fait adopter la méthode à lambeau par le plus grand nombre des chirurgiens, indépendamment de la facilité plus grande qu'elle donne à l'opérateur. Alors même que l'articulation scapulo-humérale était intacte, Larrey aimait mieux désarticuler l'épaule que d'amputer le bras au-dessus de l'attache supérieure du deltoïde, prétendant que l'action des muscles sus- et sous-épineux fait basculer en haut et en dehors le fragment restant de l'humérus, et le maintient dans un état d'*érection* permanente, très-gênant pour l'amputé. Des faits bien observés ont démontré que ce mouvement de bascule était loin de se produire aussi fréquemment que le croyait Larrey; aussi ses arguments n'ont-ils pas prévalu. En principe, il est généralement admis que l'amputation doit toujours être pratiquée le plus loin possible du tronc.

L'*aponévrose* d'enveloppe forme une gaîne complète, directement appliquée sur les fibres musculaires, excepté en dedans, dans le point qui correspond au creux axillaire, où elle recouvre une masse adipeuse dans laquelle sont compris des ganglions lymphatiques [6,6], les vaisseaux et les nerfs de l'aisselle.

L'*artère axillaire* [1] est peu distante du tégument et, partant, peu difficile à découvrir. La *veine axillaire* [3] occupe son côté interne; c'est le premier vaisseau qui se présente à l'opérateur, après l'incision de l'aponévrose.

L'artère *circonflexe postérieure* [2] est comprise entre la face profonde du deltoïde et l'extrémité supérieure de l'humérus. Elle est assez volumineuse, en ce point, pour que l'on doive nécessairement la lier, après une amputation.

Les *nerfs* entourent les vaisseaux. Le *musculo-cutané*, très-grêle sur ce sujet, n'a pas laissé de trace apparente sur la coupe; il serait situé, à ce niveau, tout contre le muscle coraco-brachial. Le *médian* [7] est placé en avant et un peu en dehors de l'artère. Le *cubital* [8] est en arrière et en dedans, mais il est plus superficiel que le vaisseau et le recouvre, lorsque le bras est relevé pour la ligature dans l'aisselle. Le *radial* [9] est en arrière et en dehors. Le *brachial cutané interne* [10] est immédiatement sous-aponévrotique; il va bientôt s'accoler à la veine basilique déjà fusionnée avec l'une des deux veines humérales, à cette hauteur.

Quant aux *veines* superficielles, je ne signalerai que la *céphalique* [4] située au-dessous de l'aponévrose, dans le sillon de séparation du grand pectoral et du deltoïde.

Coupe transversale immédiatement au-dessous du tendon du grand pectoral. — La forme du bras, à sa partie supérieure, varie un peu suivant les sujets; cependant, la coupe présente toujours, à peu de chose près, la figure d'une ellipse à grand axe antéro-postérieur, Pl. 14.—

ce qu'il faut attribuer au développement du biceps en avant et du triceps en arrière, tandis qu'en dehors le volume du deltoïde est considérablement réduit.

La disposition de l'aponévrose d'enveloppe et des cloisons intermusculaires subdivise le membre en trois loges : une loge antérieure, comprenant la longue portion [*b*] du *biceps*, la courte portion [*c*] du même muscle et le coraco-brachial [*d*] ; une loge externe occupée par la pointe du *deltoïde* [*a*,*a*] ; une loge postérieure remplie par le *triceps* [*e*].

L'*humérus* [B], devenu presque entièrement compacte, est entouré de muscles sur toutes ses faces.

Le faisceau vasculo-nerveux occupe un espace celluleux situé sur le côté interne du bras, et limité en avant par le biceps, en arrière par le triceps, en dehors par le *coraco-brachial* et en dedans par l'aponévrose. Il est facile, dans toute cette portion et jusqu'à la partie inférieur du membre, d'aplatir les vaisseaux contre la face interne de l'humérus et de suspendre complétement la circulation sanguine.

L'*artère humérale* [1], superficiellement située, suit le bord interne du coraco-brachial qui servirait de point de repère pour la ligature pratiquée à cette hauteur. L'*humérale profonde* [2] est un peu déviée en arrière ; elle est assez volumineuse, à ce niveau, et doit être liée dans une plaie d'amputation. Les *veines* humérales [3,3] sont parfois très-inégales en calibre, comme on peut le constater sur ce sujet ; cette différence énorme tient à ce que la veine humérale interne recevait la basilique, très-peu au-dessous du point où la coupe a été faite. Les nerfs entourent l'artère, le *médian* [6] en dehors, le *cubital* [8] et le *radial* [7] en arrière, celui-ci s'est déjà accolé à l'artère humérale profonde.

La réunion des vaisseaux et des nerfs, dans un espace si restreint, peut rendre très-dangereuses les blessures qui atteignent la face interne du bras à sa partie supérieure. J'ai eu, dans mon service, un malade qui avait reçu, plusieurs années auparavant, un coup de feu à ce niveau. La balle avait pénétré de dedans en dehors, vers la partie moyenne du coraco-brachial ; elle avait divisé l'artère humérale, les nerfs médian et radial, laissant intacts le cubital, le musculo-cutané et le brachial cutané interne. L'artère avait dû être liée dans la plaie, et, nonobstant la gravité de cette lésion, le malade avait parfaitement guéri ; seulement, comme la régénération nerveuse ne s'était pas opérée, il y avait paralysie définitive de tous les muscles animés par les nerfs sectionnés. Chose curieuse, un seul faisceau, la longue portion du triceps, avait conservé sa contractilité normale. Cette singularité apparente s'explique tout naturellement par la distribution du nerf radial dans la région brachiale postérieure. En effet, la branche que le radial fournit à la longue portion du triceps se détache du tronc (presque dans l'aisselle, tandis que les rameaux destinés au vaste interne et au vaste externe naissent beaucoup plus bas; c'est précisément entre l'origine de ces dernières branches et celle de la première que le nerf avait été sectionné.

Coupe transversale à la partie moyenne du bras. — Cette coupe présente la forme d'un cercle dont l'*humérus* [B] occupe, à peu près, le centre. Pl. 14.—F

La peau est très-lâchement unie aux parties sous-jacentes, de telle sorte qu'en la faisant simplement tirer en haut, par un aide, et en se bornant à couper les liens celluleux qui la rattachent à l'aponévrose, on peut tailler une manchette cutanée suffisamment longue pour recouvrir le moignon, dans une amputation circulaire.

L'*aponévrose* forme, autour du membre, un cylindre complet, de la face profonde duquel on voit se détacher les deux cloisons intermusculaires. L'aponévrose *intermusculaire interne* [C] se porte sur le bord interne de l'humérus; l'aponévrose *intermusculaire externe* [D] se fixe au bord externe du même os. Ainsi se trouve constituée la division du bras en deux loges ostéo-fibreuses indépendantes. La loge antérieure contient le *corps du biceps* [*a*] et le *brachial antérieur* [*b*]; la loge postérieure renferme le *triceps* [*c*]. Remarquons seulement que, dans chacune de ces deux loges, les muscles superficiels, c'est-à-dire le biceps en avant, et la longue portion du triceps en arrière, se trouvent séparés par une couche conjonctive, des muscles profonds, tandis que ceux-ci prennent de très-nombreux points d'attache sur l'humérus et sur les deux aponévroses intermusculaires. Il en résulte que, dans une section circulaire, les premiers se rétractent toujours beaucoup plus que les seconds. Il faudra donc, dans un premier temps, couper les muscles superficiels; puis, après les avoir laissés se rétracter, diviser, dans un second temps, les muscles profonds au niveau de leur rétraction. Si l'on préférait faire une amputation à lambeaux, au lieu d'une amputation circulaire, il est aisé de comprendre, en raison de la disposition des muscles, que les lambeaux devraient être pris en avant ou en arrière. A moins de contre-indication, il vaut généralement mieux tailler un lambeau antérieur qui retombe par son propre poids.

Les *vaisseaux huméraux* sont situés dans la loge brachiale antérieure, sur le côté interne du membre. Sur ce sujet très-vigoureux, l'*artère* [1] est recouverte par le bord interne du biceps. Elle repose sur l'aponévrose intermusculaire interne, et n'est séparée de l'aponévrose d'enveloppe que par une de ses *veines* collatérales [3,3].

Le nerf *médian* [6] est placé directement en avant de l'artère; le *cubital* [7] est à 10 ou 12 millimètres en arrière; mais il est contenu dans la région brachiale postérieure, et se trouve séparé de la gaîne des vaisseaux huméraux par l'aponévrose intermusculaire interne. Le nerf *radial* [9] a décrit une demi-révolution sur la face postérieure de l'humérus; il est, à ce niveau, appliqué contre l'aponévrose intermusculaire externe, avec l'artère *humérale profonde* [2].

Les veines superficielles occupent, dans les couches sous-cutanées, les deux gouttières bicipitales; la *céphalique* [5] en dehors et la *basilique* [4] en dedans. Cette dernière est accolée au nerf *brachial cutané interne* [8]

l. 14.—Fig. 4. *Coupe transversale du bras à sa partie inférieure.* — Au voisinage du coude, le bras s'aplatit d'avant en arrière. L'*humérus* [B] présente un aplatissement sensible dans le même sens, et s'élargit notablement; en même temps, son tissu devient plus spongieux qu'à la partie moyenne du corps. Les deux aponévroses intermusculaires sont fortes et résistantes; elles établissent une séparation bien distincte entre les deux régions brachiales. Toutefois, la loge antérieure se trouve subdivisée en trois loges secondaires, par des lames celluleuses plus ou moins épaisses, suivant les individus; ces trois loges comprennent : en avant, la portion inférieure du *biceps* [*a*]; plus profondément, le *brachial antérieur* [*b*]; en dehors, l'extrémité supérieure du *long supinateur* [*c*]. La loge postérieure ne contient que le *triceps brachial* [*d,d*] dont les trois portions sont presque entièrement confondues.

L'*artère humérale* [1] est sous-aponévrotique, elle côtoie toujours le bord interne du biceps; mais, comme celui-ci est beaucoup plus rétréci qu'à sa partie moyenne, le vaisseau, par cela même, se rapproche d'autant de la ligne médiane.

L'artère *humérale profonde* [2], réduite à de faibles dimensions, occupe, avec le nerf *radial* [8], l'interstice du long supinateur et du brachial antérieur.

Le nerf *médian* [6] est en dedans de l'artère humérale. Le nerf *cubital* [7], distant des vaisseaux, conserve les mêmes rapports avec le triceps et l'aponévrose intermusculaire interne.

Enfin, on rencontre, dans la couche sous-cutanée, les veines *basilique* [4] et *céphalique* [5]; la première accolée au nerf *brachial cutané interne* [9], la seconde accompagnée du nerf *musculo-cutané* [10].

DU COUDE.

On donne généralement le nom de *coude*, dans le langage ordinaire, à la saillie formée par l'olécrâne, en arrière de l'articulation huméro-cubitale, saillie d'autant plus apparente que l'avant-bras est plus fortement fléchi sur le bras. En anatomie chirurgicale, ce mot doit être pris dans un sens plus étendu ; aussi définirai-je le coude : cette portion du membre supérieur constituée par l'articulation radio-cubito-humérale et toutes les parties molles qui la recouvrent, en avant, en arrière et sur les côtés. Continu, sans ligne de démarcation, avec les régions du bras et de l'avant-bras, le coude n'a point, à proprement parler, de limites naturelles. A l'exemple de Blandin et de la plupart des anatomistes, je le limiterai artificiellement par deux plans horizontaux passant : le supérieur, à deux travers de doigt au-dessus de l'épitrochlée, l'inférieur, à deux travers de doigt au-dessous de la même tubérosité.

Examiné au point de vue de sa direction, le coude n'est jamais absolument rectiligne ; quel que soit le degré d'extension de l'avant-bras sur le bras, ces deux parties forment toujours, entre elles, un angle ouvert antérieurement et dont l'acuité est en rapport avec l'étendue de la flexion. Il présente, en outre, lorsque le membre est dans l'extension, un angle obtus ouvert en dehors, ce qui tient à ce que l'axe de l'avant-bras ne se prolonge pas avec celui du bras.

Quant à sa forme, il est aplati d'avant en arrière et son diamètre transverse égale environ deux fois son diamètre antéro-postérieur. De là, une subdivision toute naturelle du coude en deux régions : une région antérieure ou région du *pli du coude*, une région postérieure ou région *olécrânienne*.

Région du pli du coude.

1er *Plan*. — Je viens d'indiquer l'étendue verticale de cette région ; Pl. 15.—Fi
son étendue transversale serait bornée par deux lignes imaginaires menées verticalement, l'une par l'épitrochlée, l'autre par l'épicondyle.

On y observe trois saillies musculaires, ordinairement faciles à déterminer, sur le vivant : une supérieure et médiane, deux inférieures et latérales. La saillie supérieure est constituée par l'extrémité inférieure du corps du biceps ; large en haut, où elle occupe presque toute l'étendue transversale de la région, elle se rétrécit inférieurement, et disparaît à peu près au niveau de l'interligne articulaire ; je l'appellerai saillie *bicipitale*. La saillie externe commence à la partie inférieure du bras ; elle est formée par les muscles supinateurs et radiaux externes, au-dessous desquels on ne sent pas toujours aisément l'épicondyle, surtout chez les sujets un peu musclés ; c'est la saillie *épicondylienne*. L'externe, ou saillie *épitrochléenne*, naît un peu plus bas que la précédente ; elle correspond au relief des muscles rond pronateur, grand palmaire, petit palmaire et cubital antérieur qui, tous, s'insèrent à l'épitrochlée. Cette dernière tubérosité se distingue toujours nettement, au toucher, sous la peau de la partie interne du coude. Est-il besoin d'ajouter que le développement des saillies musculaires est en rapport avec la vigueur du sujet, ce qui explique pourquoi le coude est moins large chez les femmes et chez les individus peu robustes.

Entre ces éminences musculaires se voient deux gouttières obliques longeant les deux côtés du biceps et se réunissant inférieurement, au milieu du pli du coude, de manière à représenter un V à ouverture supérieure, disposition que Gerdy comparait à un fer de lance. A ces deux gouttières correspondent deux veines importantes, la médiane basilique et la médiane céphalique, dont j'aurai à m'occuper dans le courant de cette description. Chez les sujets maigres, les éminences et les sillons sont bien apparents, les veines se dessinent en saillie, sous la peau, et l'on n'éprouve aucune difficulté dans la détermination des points de repère nécessaires aux différentes opérations que l'on veut exécuter. Sur les sujets gras, au contraire, le tissu adipeux comble les sillons, nivelle tous les plans et rend les veines invisibles ; aussi est-il quelquefois fort difficile, au moment de pratiquer une saignée, de sentir, à travers une épaisse couche de graisse, le cordon veineux sur lequel doit porter la lancette. Il importe alors de se rappeler que le bas de la région présente toujours un creux appréciable, quel que soit l'embonpoint du sujet, et que cette dépression correspond au point où les veines médianes basilique et céphalique se détachent de la médiane commune. S'agit-il de lier l'artère humérale dans un de ces cas embarrassants ? On peut retrouver les sillons qui limitent le biceps, en faisant fléchir l'avant-bras sur le bras ; le tendon de ce muscle soulève alors la peau, à la manière d'une corde tendue.

La face antérieure du coude présente encore quelques rides transversales dont la profondeur augmente avec le degré de flexion, et dont le siége varie avec les différents mouvements du coude. Ce sont là de simples plis de locomotion n'ayant rien de fixe dans leur position ni dans leur nombre, et dont la connaissance ne peut servir en aucune façon pour déterminer la situation exacte de l'interligne articulaire. Tous sont placés bien au-dessus du point où l'on doit porter les instruments pour pénétrer dans l'article. Le principal de ces plis, celui qu'on appelle le *pli du coude*, est concave supérieurement ; il paraît déterminé par la saillie du tendon du biceps; malgré son peu d'importance, il peut être de quelque secours pour l'établissement du diagnostic différentiel entre la luxation du coude en arrière et la fracture de l'extrémité inférieure de l'humérus. Normalement, il est toujours situé à une petite distance au-dessus de l'interligne articulaire; mais, dans la luxation en arrière, l'humérus descend à près de 3 centimètres au-dessous de ce pli. Dans la fracture, au contraire, le pli du coude reste, soit au niveau, soit au-dessous de la saillie du fragement supérieur.

2e *Plan.* — La *peau* de la face antérieure du coude est très-fine et Pl. 15. — F
très-mobile sur les parties sous-jacentes; aussi, les inflammations phlegmoneuses s'y propagent-elles avec la plus grande facilité. De là, encore, la nécessité de maintenir, avec soin, le parallélisme entre l'incision du tégument et celle de la veine, pendant l'opération de la saignée, si l'on veut éviter la formation d'un thrombus. Sur les côtés de la région, la peau devient un peu plus épaisse et se recouvre de poils.

La couche sous-cutanée, qui la double, se subdivise en deux parties distinctes : l'une superficielle, adipeuse ; l'autre profonde, lamelleuse.

Le pannicule adipeux [B] acquiert parfois une grande épaisseur ; cependant, à mesure que l'on se rapproche de l'épitrochlée, on le voit devenir de plus en plus rare, et, sur cette tubérosité, il fait à peu près complétement défaut. Il en résulte qu'en ce point, la peau repose presque immédiatement sur le tissu osseux, dont la pression est d'autant plus à craindre que son champ d'action est plus limité; aussi n'est-il pas rare de voir le tégument se mortifier à ce niveau, soit après l'application d'un appareil trop peu matelassé, soit chez les individus qui conservent longtemps le membre étendu sur un plan trop résistant.

Le *facia superficialis*, continuation de celui du bras, est, comme lui, subdivisé en deux feuillets bien évidents et aisément isolables, entre lesquels sont compris les vaisseaux et les nerfs superficiels. Il se développe quelquefois une bourse séreuse entre la peau et l'épitrochlée.

L'*aponévrose* est mince sur le biceps [*a*], plus épaisse sur les muscles épicondyliens [*b*] et épitrochléens [*c*]. Elle est constituée par des fibres entrecroisées en losanges, formant une toile continue dans toute la partie supérieure de la région, mais s'écartant, en bas, sur la ligne médiane, de manière à donner naissance à des ouvertures rhomboïdales comblées par des pelotons adipeux. C'est dans une de ces ouvertures que s'engage la veine communicante émanée de la médiane commune. Par sa face profonde, l'aponévrose d'enveloppe envoie, sur la face antérieure du brachial antérieur, une cloison placée de champ, qui passe en dedans du tendon du biceps; c'est à la présence de cette lamelle fibreuse qu'il faut attribuer la dépression que présente l'aponévrose au niveau du pli du coude.

Outre ses fibres propres, l'aponévrose d'enveloppe reçoit, dans sa portion épitrochléenne, une expansion fibreuse de renforcement venue du biceps; je reviendrai plus bas sur ce détail. Il est à remarquer, du reste, que les fibres de l'aponévrose sont loin d'avoir la même direction et la même force chez tous les sujets; sur quelques-uns même, les muscles ne sont recouverts que par une simple lame celluleuse.

Vaisseaux. — Je ne m'arrêterai pas à décrire les *artères* de ce plan, rameaux insignifiants destinés à la peau, et qui n'ont pas été conservés dans la préparation.

Les *veines* sont beaucoup plus importantes à connaître, car c'est au pli du coude que l'on pratique, à peu près exclusivement, aujourd'hui, l'opération de la saignée. Je dois dire, avant tout, que la disposition de ces veines est sujette à de nombreuses variétés individuelles; cependant, comme ces variétés ne paraissent soumises à aucune règle fixe, je choisirai pour type de ma description celle que donnent les auteurs d'anatomie, mais en faisant observer qu'on ne la rencontre que dans la moitié des cas environ.

Les veines superficielles de l'avant-bras occupent, toutes, la face antérieure du coude. Elles ramènent le sang vers le tronc par trois voies distinctes : en dehors, deux veines *radiales* [1-1], cheminent sur la saillie des muscles épicondyliens; en dedans, une veine *cubitale*, quelquefois deux [2-2], se dirigent vers l'épitrochlée; au milieu, la veine *médiane commune* [3] reste logée dans le sillon intermédiaire aux deux proéminences musculaires et gagne la partie moyenne du pli du coude. Arrivées sur les parties latérales de ce pli, les veines radiales se réunissent en un seul tronc et forment la veine *céphalique* [7], qui continue leur direction ascendante, en suivant la gouttière bicipitale externe. De même, en dedans, la veine ou les veines cubitales constituent la *basilique* [8] qui occupe, par rapport à la saillie du biceps, une position symétrique à celle de la céphalique.

Quant à la médiane, arrivée à la pointe du biceps, au devant de l'interligne articulaire ou un peu au-dessous, elle se bifurque. Chacune de ses deux branches suit un trajet ascendant oblique; l'interne dans la gouttière épitrochléenne, l'externe dans la gouttière épicondylienne. La première porte le nom de *médiane basilique* [6]; elle se confond avec la basilique sur la limite externe du pli du coude; l'autre se réunit, à la même hauteur, avec la céphalique; on l'appelle *médiane céphalique* [5]. L'ensemble représenté par ces deux veines d'une part, et les veines radiales et cubitales, d'autre part, figure assez bien un M majuscule, dont les deux branches verticales sont formées, en dehors par les veines radiales, et en dedans par les cubitales, tandis que les deux branches obliques sont constituées par les deux branches de bifurcation de la médiane commune.

A part les deux veines médianes basilique et céphalique, la médiane commune donne naissance, un peu au-dessous de sa bifurcation, à une branche volumineuse, la *communicante* [4], qui suit un trajet rétrograde de haut en bas, passe dans un des trous losangiques de l'aponévrose d'enveloppe, plonge profondément entre les deux masses musculaires antibrachiales, et va se jeter dans une des deux veines humérales, établissant ainsi une large communication entre la circulation superficielle et la circulation profonde du membre. La présence de cette anastomose explique comment, après l'application d'une ligature circulaire autour du bras, les veines superficielles, d'abord turgides, se vident au bout d'un certain temps.

Si l'on se rappelle que toutes les veines du pli du coude sont comprises entre deux lames celluleuses lâches, peu adhérentes à la peau et à l'aponévrose d'enveloppe, on comprendra la nécessité de fixer, avec le pouce, celle sur laquelle on voudra pratiquer la saignée, sous peine de la voir fuir devant la pointe de la lancette, à la moindre pression. Au point de vue des applications, il est du plus haut intérêt de bien connaître les rapports de ces veines avec les vaisseaux profonds, et notamment avec l'artère humérale; j'exposerai ces rapports, lorsque j'aurai décrit le trajet et la disposition de l'artère humérale, au pli du coude.

Le volume des veines superficielles varie beaucoup d'un sujet à l'autre. Dilatées et saillantes chez les individus amaigris, elles ne présentent plus qu'un calibre relativement étroit, lorsqu'elles sont entourées et comprimées par le pannicule adipeux sous-cutanée. On peut dire, d'une manière générale, que la médiane basilique est un peu plus grosse que la médiane céphalique, bien que certains anatomistes aient avancé le contraire. Les radiales et les cubitales occupent ordinairement le dernier rang pour le volume. D'ailleurs, il n'en est aucune sur laquelle on n'ait porté la lancette, et qui ne puisse, chez certains sujets, donner la quantité de sang nécessaire.

A l'exemple des veines, les *lymphatiques* sont presque tous situés du côté de la flexion, et par conséquent sur la face antérieure du coude. Ils occupent la partie profonde de l'espace compris entre les deux feuillets du fascia superficialis. Leurs plus gros troncs se groupent autour des veines. La section de ces vaisseaux est une conséquence forcée de la phlébotomie; elle est, du reste, sans inconvénient, à moins de cas exceptionnels.

On rencontre, le long de la veine basilique et un peu au-dessus de l'épitrochlée, un ou deux ganglions superficiels, quelquefois trois (pour mon compte personnel, je n'en ai presque jamais trouvé qu'un seul), appelés ganglions *sus-épitrochléens,* dont l'engorgement inflammatoire accompagne souvent les lésions du bord cubital de la main, du poignet et de l'avant-bras. On sait que sur les sujets syphilitiques ces ganglions deviennent le siége d'une hyperplasie conjonctive spécifique, analogue à celle des ganglions inguinaux et sous-occipitaux. La plupart des vaisseaux lymphatiques du coude passent au bras sans traverser les ganglions sus-épitrochléens.

Nerfs. — La peau du pli du coude reçoit un très-grand nombre de branches nerveuses. En dehors, des rameaux fournis par la branche cutanée du *radial* [9-9] cheminent sur la masse musculaire épicondylienne et accompagnent les veines radiales à l'avant-bras. Le *musculo-cutané* [10-10], après avoir atteint le bord externe du biceps, perfore l'aponévrose, le long de la veine céphalique, mais à une hauteur variable au-dessus de l'épicondyle; il descend, ensuite, sur la face antérieure du coude où ses branches suivent les veines radiales, du côté externe de la médiane commune.

En dedans, le *brachial cutané interne* [11-11] donne, autour de la veine basilique, des rameaux qui recouvrent toute la partie interne de la région et se prolongent à l'avant-bras.

Comme on le voit, il n'est pas une seule des veines superficielles du pli du coude qui ne soit en rapport avec quelque rameau nerveux plus ou moins important; aussi est-il tout à fait impossible de donner une règle qui permette d'éviter sûrement la lésion de ces rameaux, pendant l'opération de la saignée. Toutefois, je crois que c'est là un accident dont on aurait tort de se préoccuper beaucoup; car, s'il est vrai que l'on a quelquefois observé des névralgies traumatiques après la piqûre des nerfs, il faut reconnaître que cette suite fâcheuse est infiniment rare, eu égard au très-grand nombre de cas dans lesquels une branche nerveuse a dû être forcément intéressée.

3e *Plan.* — Après l'ablation de l'aponévrose, on aperçoit bien distinctement les trois saillies indiquées plus haut et les deux sillons qui les séparent. Pl. 16.--F

La saillie médiane ou brachiale est formée par l'extrémité inférieure du *biceps* [*a*]. Au point où le tendon [*b*] fait suite au corps charnu, le muscle, sensiblement rétréci, ne recouvre plus qu'incomplétement les parties sous-jacentes; aussi, voit-on à découvert, en dehors, une portion du muscle *brachial antérieur* [*d*], et, en dedans, l'aponévrose *intermusculaire interne* [*e*]. Avant de s'enfoncer au-dessous du long supinateur, le tendon du biceps fournit une *expansion aponévrotique* [*c*] dont les fibres naissent, pour la plupart, sur le côté externe du tendon. Ces fibres se portent de haut en bas et de dehors en dedans, passent au devant du biceps, puis au devant des vaisseaux huméraux, et vont renforcer l'aponévrose d'enveloppe qui recouvre les muscles épitrochléens, en croisant la direction de ces muscles sous un angle presque droit.

On signale, comme complication possible de la saignée, la section de l'expansion aponévrotique du biceps, et l'on n'attache généralement aucune importance à cet accident. Il est certain que, dans la plupart des cas, cette section doit passer inaperçue; cependant, il peut en être autrement. Je me souviens d'avoir vu un militaire qui, après une saignée, conserva son bandage et laissa son avant-bras demi-fléchi pendant plus de huit jours, sans que personne s'en occupât. Au bout de ce temps, il fut absolument impossible de ramener le membre à une extension complète. L'expansion du biceps avait été divisée par la lancette; elle s'était cicatrisée et formait sous la peau une corde tendue, une espèce de bride profonde qui empêchait le redressement. Ce fait prouve sans doute une grande insouciance de la part de celui qui avait pratiqué la phlébotomie, mais il démontre aussi qu'après cette opération, il est prudent de ne pas trop attendre pour ramener le coude dans l'extension.

La saillie musculaire épicondylienne est formée, superficiellement, par le *long supinateur* [*f*] dont les attaches supérieures remontent bien au-dessus de l'épicondyle et se prolongent jusque dans la région brachiale antérieure. Ses fibres se dirigent obliquement, de haut en bas, vers l'axe du membre.

La masse épitrochléenne montre, surtout, l'extrémité supérieure du *rond pronateur* [*g*]. Elle se porte en bas et en dehors, pour s'accoler à la précédente. De cet accolement résulte, sur la ligne médiane, la formation du sillon vertical dans lequel se loge la veine médiane commune.

Entre le tendon du biceps et son expansion aponévrotique d'une part, les muscles long supinateur et rond pronateur d'autre part, se voit un petit espace irrégulièrement losangique, au fond duquel on aperçoit, à nu, l'origine de l'artère radiale [2]. Les auteurs d'anatomie décrivent cette disposition comme constante; mais je me suis assuré qu'elle ne l'est pas. Peut-être même est-elle exceptionnelle sur le vivant? Car, toutes les fois que j'ai cherché à la constater, en choisissant des sujets bien musclés et morts accidentellement, j'ai toujours vu que le long supinateur et le rond pronateur s'accolaient un peu plus haut que cela n'a été représenté dans la figure que je décris; de sorte que l'artère radiale restait entièrement cachée sous le bord interne du long supinateur. Il ne reste alors, à ce niveau, qu'un très-petit espace dans lequel s'insinue la veine communicante [5].

VAISSEAUX. — L'artère *humérale* [1], arrivée à la partie inférieure du bras, cesse d'être verticale et devient oblique de haut en bas et de dedans en dehors. Elle apparaît au côté interne du tendon du biceps, à 4 ou 5 centimètres au-dessus de l'épitrochlée. La connaissance de ses rapports est d'un haut intérêt pour le chirurgien, non-seulement à cause de la ligature de cette artère au pli du coude, mais encore parce que sa lésion, malheureusement trop fréquente, après la phlébotomie, est venue plus d'une fois compliquer, d'une manière fâcheuse, cette petite opération si innocente par elle-même.

Dirigée suivant une ligne oblique qui, du bord interne du bras gagnerait le milieu du pli du coude, l'artère humérale est comprise dans la gouttière limitée, en dehors, par le tendon du biceps, et, en dedans, par les muscles épitrochléens. Si l'on se souvient que la veine médiane basilique est couchée dans le même sillon, on verra que les deux vaisseaux ne sont séparés, dans toute leur longueur, que par l'aponévrose d'enveloppe, ou plutôt par l'expansion bicipitale qui vient la renforcer.

Dans certains cas heureux, l'artère et la veine se croisent sous un angle plus ou moins aigu ; dans d'autres, elles suivent une direction parallèle, mais avec une différence de niveau de quelques millimètres. Le plus souvent, les deux vaisseaux sont rigoureusement superposés. Faut-il alors ouvrir la veine et s'exposer à léser l'artère ? Sur un individu très-gras, lorsque la veine n'est pas saillante, lorsque son trajet n'est pas même indiqué par une coloration bleuâtre de la peau, je réponds franchement par la négative. Mieux vaut s'abstenir. La profondeur à laquelle on devrait enfoncer la lancette rendrait l'opération trop incertaine. On pourrait croire que la graisse, venant à s'interposer entre les deux vaisseaux, l'artère doit se trouver plus éloignée de la veine. C'est une erreur. Les rapports des deux troncs vasculaires ne sont point modifiés ; car le pannicule adipeux se développe immédiatement sous la peau, en avant des veines superficielles et nullement au-dessous. Il est préférable de saigner, sur le côté externe du membre, soit la médiane céphalique, soit la céphalique elle-même, au besoin une des radiales, en ayant soin d'exagérer un peu les dimensions de l'ouverture cutanée, d'abord pour être plus sûr d'atteindre la veine, et puis pour éviter que les pelotons adipeux qui viendront faire hernie dans la plaie ne s'opposent à l'écoulement du sang. J'ai dit plus haut ce que je pense de la lésion des nerfs ; en supposant qu'une branche de second ordre fût sectionnée par l'instrument, la paralysie de sensibilité qui en résulterait ne serait pas de longue durée.

Sur un sujet maigre, la saillie de la veine rend facile la détermination de son trajet, et il n'est pas rare de voir la médiane basilique soulevée à chaque battement artériel. Comme l'artère humérale devient d'autant plus profonde et, partant, d'autant plus distante de la veine qu'on l'examine plus inférieurement, on a proposé d'ouvrir celle-ci près de sa naissance, ce qui est une bonne précaution, ou bien encore de saigner la médiane commune ; mais, dans ce dernier cas, on s'expose à piquer au-dessous de la veine communicante et à voir le jet de sang s'arrêter aussitôt. D'ailleurs, il me semble qu'on a un peu exagéré les chances de la lésion artérielle ; car, lorsque la peau est mince et la veine volumineuse, il n'est pas nécessaire d'enfoncer l'instrument très-profondément. Or, avant d'atteindre l'humérale, il faut traverser la veine et couper l'expansion du biceps, ce qui représente une épaisseur d'un centimètre environ ; et il est évident qu'on ne s'engagera pas à une pareille profondeur, si l'on a des connaissances anatomiques suffisantes, et si l'on est tant soit peu maître de son instrument. En résumé, lorsque l'artère a été malheureusement intéressée dans une saignée de la médiane basilique, si le cas était difficile, il y a eu témérité ; s'il était facile, il y a eu ignorance ou maladresse.

L'artère humérale est quelquefois accompagnée d'une seule veine collatérale placée à son côté interne. Le plus ordinairement, elle est comprise entre deux *veines humérales* [4.4] qui s'envoient des anastomoses transversales dont le nombre et la situation n'ont rien de fixe. Les trois vaisseaux sont unis par un tissu conjonctif lâche qui se laisse aisément déchirer par la sonde cannelée et permet d'isoler l'artère, lorsqu'on veut en faire la ligature. Au-dessous du pli du coude, l'une des deux veines humérales reçoit la communicante [5]. Le pli du coude est une des régions ou l'on observe le plus fréquemment des anévrysmes artérioso-veineux ; c'est là une conséquence presque obligée des rapports intimes de l'artère avec plusieurs veines volumineuses.

Je m'occuperai des nerfs en décrivant le plan suivant.

16.—Fig. 2. 4e *Plan.* — Pour pouvoir étudier, dans leur ensemble, les principales artères et les troncs nerveux du pli du coude, il est nécessaire d'enlever l'extrémité inférieure du biceps et une portion des muscles antibrachiaux. Le plan musculaire sur lequel on arrive ne présente pas grand intérêt ; il est constitué, du côté de l'avant-bras : en dehors, par le *premier radial externe* [*c*] ; en dedans, par le *fléchisseur profond* [*d*] sous-jacent à la masse épitrochléenne [D.D]. Je n'aurai donc à m'occuper ici que des vaisseaux et des nerfs.

Vaisseaux. — J'ai indiqué la direction de l'artère *humérale* [1] : c'est celle d'une ligne oblique menée du bord interne du bras au milieu du pli du coude, suivant le sillon qui sépare le biceps du rond pronateur. Les rapports de cette artère nous sont suffisamment connus, sauf ceux qu'elle affecte avec le nerf médian. On se rappelle qu'à la partie inférieure du bras, le nerf gagne le côté interne des vaisseaux : il conserve les même rapports au coude, mais il continue à se diriger à peu près verticalement en bas, tandis que l'artère se rapproche du milieu de la région. Il en résulte que le nerf médian est d'autant plus éloigné des vaisseaux huméraux qu'on l'examine dans une portion plus inférieure de son trajet.

En conséquence, si l'on pratique la ligature de l'humérale à quelques centimètres au-dessus de l'épitrochlée, il faudra s'attendre à trouver le nerf au côté interne de l'artère, et l'on tiendra compte de sa présence pour l'introduction de la sonde cannelée. Près du pli du bras, au contraire, le médian se trouve à 7 ou 8 millimètres, quelquefois un centimètre en dedans des vaisseaux, de sorte que l'on termine souvent l'opération sans même l'apercevoir. La position superficielle de l'artère permet de la découvrir sans difficulté. Il suffit de faire, en dedans du biceps (voy. pl. 15, fig. 1, A), une incision de 5 ou 6 centimètres sur le côté interne de la veine médiane basilique, en divisant la peau avec précaution, pour mettre cette veine à nu et l'écarter. On coupe ensuite, sur la sonde cannelée, l'aponévrose, et, du même coup, l'expansion du biceps qui la renforce, et l'on découvre immédiatement l'artère en dedans du tendon du biceps.

L'artère humérale ne décrit aucune flexuosité dans toute la longueur du coude; aussi, comprend-on qu'elle puisse être déchirée lorsque l'humérus est fracturé à sa partie inférieure, ou lorsque l'avant-bras est porté dans une extension forcée suffisante pour produire une luxation du coude en arrière. Une violence poussée à un moindre degré ne détermine que l'allongement et l'aplatissement de l'artère; mais Verneuil a fait voir que, dans les circonstances ordinaires, l'aplatissement du vaisseau produit par l'extension forcée était assez prononcé pour arrêter la circulation de l'avant-bras et de la main. Dans la flexion, l'artère devient sinueuse; toutefois, comme elle se trouve comprimée par les masses musculaires qui l'environnent, l'effet produit sur le cours du sang est le même que dans le cas précédent, bien que par un mécanisme tout différent. C'est ainsi que, dès 1832, Malgaigne a pu suspendre une hémorrhagie artérielle par la flexion forcée du coude. Fleury (1846), Bobillier (1852) ont obtenu le même succès en employant le même moyen. A. Thierry (1852) a guéri de la sorte un anévrysme traumatique du pli du bras. Nous verrons plus loin que les chirurgiens ont mis en usage ce mode de traitement un bien plus grand nombre de fois et avec des résultats tout aussi heureux, dans une région analogue, sous ce rapport, au pli du coude, je veux parler du creux poplité.

Arrivée au milieu du pli du coude, l'artère humérale se termine à 2 ou 3 centimètres au-dessous de l'épitrochlée, le plus ordinairement au devant de l'interligne articulaire huméro-cubital. Elle est alors beaucoup plus profonde que dans tout le reste de son trajet, et recouverte par les fibres supérieures du rond pronateur.

La *radiale* [2] est la plus superficielle de ses deux branches de bifurcation. Elle suit le bord interne du long supinateur [C,C] et repose, dans cette préparation, sur l'interstice compris entre le premier radial externe et le fléchisseur profond des doigts.

La *cubitale* [3], plus profonde que la précédente, se dirige en bas et en dedans. Elle passe au-dessous du muscle rond pronateur et en avant du fléchisseur profond. Il est assez fréquent de trouver cette artère superficiellement située au-dessous de l'aponévrose et même dans l'épaisseur du fascia superficialis, ainsi que Jarjavay en a observé trois exemples. On comprend quelles pourraient être, en pareil cas, les conséquences d'une plaie superficielle, et même d'une saignée. Cette anomalie coïncide, ordinairement, avec la bifurcation prématurée de l'artère humérale au bras ou dans l'aisselle.

Les *lymphatiques* profonds accompagnent les vaisseaux sanguins au milieu du tissu conjonctif lâche qui les entoure; ils se rendent aux ganglions axillaires.

Nerfs. — Si l'on excepte le brachial cutané interne, toutes les autres branches terminales du plexus brachial sont réunies dans ce plan.

Le nerf *musculo-cutané* [6] n'appartient à la région du pli du coude que par ses branches tégumenteuses dont j'ai déjà parlé; cependant, c'est à peu près sur la limite entre cette région et la région brachiale antérieure, que son tronc atteint le bord externe du biceps, pour devenir bientôt sus-aponévrotique.

Le *médian* [7] est presque vertical; il répond, en dehors, au bord interne du biceps et aux vaisseaux huméraux; en arrière, à l'aponévrose intermusculaire interne et au brachial antérieur. Au niveau du pli du coude, il est séparé de l'artère humérale par un intervalle de 8 ou 10 millimètres. Continuant directement son trajet de haut en bas, il passe dans la portion antibrachiale de la région, en s'engageant entre le faisceau épitrochléen (superficiel) et le faisceau coronoïdien (profond) du muscle rond pronateur. Or, comme l'artère cubitale passe au-dessous du même muscle, il en résulte qu'en ce point cette artère est séparée du nerf médian par toute l'épaisseur du faisceau coronoïdien. Une seule fois, j'ai vu le nerf passer, avec l'artère, sous la face profonde du rond pronateur. Plus bas, le médian se place entre le fléchisseur superficiel et le fléchisseur profond des doigts; il répond d'abord au côté interne de l'artère cubitale, puis la croise en avant, et gagne sa face externe, à l'avant-bras. Ce nerf ne donne point de rameaux au bras, sauf la petite branche anastomotique destinée au nerf musculo-cutané. Au-dessous du pli du coude, il fournit des rameaux aux muscles rond pronateur, grand palmaire, petit palmaire, fléchisseur sublime et à l'articulation huméro-cubitale.

Le nerf *cubital* [9] est situé derrière l'épitrochlée; il passe sur la face antérieure du coude, en s'engageant entre les deux faisceaux supérieurs du cubital antérieur, et se place entre les deux fléchisseurs, dans la même couche que l'artère cubitale et le nerf médian. Il est d'abord séparé de l'origine de la cubitale par toute la distance comprise entre l'épitrochlée et le milieu du coude; mais, comme il est vertical, tandis que l'artère est oblique en bas et en dedans, il s'en rapproche inférieurement et ne tarde pas à s'accoler au vaisseau dans la région antibrachiale antérieure. Un rameau, détaché du cubital, un peu au-dessous de l'épitrochlée, pénètre la portion interne du fléchisseur profond.

Le nerf *radial* [8] occupe l'interstice du long supinateur et du brachial antérieur. Après l'ablation du premier de ces deux muscles, on l'aperçoit sur le bord interne du premier radial externe. Au niveau du pli du coude, il est très-éloigné de l'artère radiale dont il est séparé par le tendon du biceps. Après avoir fourni sa branche profonde, il gagne le côté externe de l'artère et l'accompagne à l'avant-bras. Les rameaux qu'il donne, dans ce plan, innervent les muscles long supinateur et radiaux.

Il suffit de cette étude, tout incomplète qu'elle soit, pour voir combien d'organes importants sont réunis sur la face antérieure du coude : veines superficielles et profondes, artères, nerfs, qu'une contusion violente peut déchirer ou désorganiser, qu'un instrument tranchant peut sectionner. Et je ne parle ici que des lésions relativement superficielles; car si la cause vulnérante agit au delà des parties molles, elle peut occasionner, dans les articulations du coude, des désordres d'une extrême gravité.

5e *Plan.* — La couche musculaire profonde est constituée en haut Pl. 17.—
par le brachial antérieur, en bas et en dehors par le court supinateur, en bas et en dedans par le fléchisseur profond des doigts.

Le muscle *brachial antérieur* [*c*,*c*] recouvre la portion brachiale de la région et la face antérieure de l'articulation du coude. Par sa face superficielle, il est en rapport avec le nerf musculo-cutané [15], le muscle biceps [B], les vaisseaux huméraux [H] et le nerf médian [K]. Son bord externe répond, de haut en bas, au long supinateur [C], aux deux radiaux externes [D, E] et au court supinateur [*d*] dont il est séparé par un interstice linéaire dans lequel s'engage le tendon du biceps [*f*]. Son bord interne repose d'abord sur l'aponévrose intermusculaire interne; puis, il est recouvert par les muscles épitrochléens [G] et principalement par le rond pronateur. Par sa face profonde, il recouvre l'article et prend des insertions sur les deux aponévroses intermusculaires, sur l'humérus et sur le ligament antérieur de l'articulation huméro-cubitale. Son tendon inférieur se fixe à l'apophyse coronoïde du cubitus. Le brachial antérieur fléchit énergiquement l'avant-bras sur le bras; de plus, il protége l'articulation en avant, et en prévient les déplacements.

Le *fléchisseur profond* [e] part de l'apophyse coronoïde du cubitus et recouvre la face antérieure de cet os. Il ne présente, dans cette région, qu'un intérêt tout à fait secondaire.

Le *court supinateur* [d] s'enroule autour de l'extrémité supérieure du radius et de l'articulation huméro-radiale; il en occupe la face antérieure, la face externe et une portion de la face postérieure, disposition éminemment favorable à son action.

Vaisseaux et nerfs. — La disposition des artères principales ayant été suffisamment décrite, j'indiquerai seulement le trajet et la distribution des vaisseaux de second ordre.

La seule branche que donne l'artère humérale [1], avant sa terminaison, est la *collatérale interne* [2]. Celle-ci est ordinairement beaucoup moins volumineuse que l'humérale profonde: elle se détache du tronc à une hauteur variable, le plus souvent à 3 ou 4 centimètres au-dessus de l'épitrochlée. Elle se dirige horizontalement en dedans, passe en arrière du nerf médian qu'elle croise perpendiculairement et se divise presque immédiatement en deux branches : une branche antérieure destinée aux muscles épitrochléens, et une branche postérieure qui traverse l'aponévrose intermusculaire interne et pénètre dans la région olécrânienne.

La radiale [3] ne fournit, non plus, qu'une seule collatérale au pli du coude : la *récurrente radiale antérieure* [4], branche d'un volume très-variable, qui naît tout à fait à l'origine de la radiale, et quelquefois même de l'humérale. Elle décrit un arc à concavité supérieure, s'engage dans le sillon limité en dedans par le brachial antérieur, et en dehors par le long supinateur et les deux radiaux, gagne le bord supérieur de l'épicondyle et se termine en s'anastomosant avec l'humérale profonde. De la convexité de l'arc décrit par cette artère naissent des branches pour les muscles du bord externe du coude.

La cubitale [5] donne trois branches : la *récurrente cubitale antérieure* [7], la *récurrente cubitale postérieure* [8] et le *tronc commun des interosseuses* [9]. Les deux premières naissent assez fréquemment par un tronc commun [6], sur la face interne de l'artère cubitale. La récurrente cubitale antérieure se place entre les muscles épitrochléens et le brachial antérieur, fournit des rameaux à ces muscles et va s'anastomoser avec la collatérale interne. La récurrente cubitale postérieure traverse les insertions supérieures du muscle cubital antérieur et se porte sur la face postérieure du membre. Quant au tronc des interosseuses, il présente, à son origine, un calibre assez considérable ; mais, après un trajet de quelques millimètres, il se subdivise en deux branches : l'*interosseuse antérieure* [10] que nous retrouverons à l'avant-bras, et l'*interosseuse postérieure* [11] qui traverse le ligament interosseux d'avant en arrière.

Les nerfs sont peu importants, je n'en parlerais même pas si je n'avais à mentionner la branche postérieure du nerf *radial* [14], gros rameau qui perfore le court supinateur, pour aller ressortir dans la région antibrachiale postérieure.

6e *Plan.* — Après avoir enlevé toutes les parties molles du pli du coude, on découvre les trois os qui constituent le squelette de cette région. Pl. 17. —

L'*humérus* [*g*], dans son tiers inférieur, perd sa forme prismatique ; il s'aplatit d'avant en arrière, de telle sorte que son diamètre transverse égale environ quatre fois son diamètre antéro-postérieur. En même temps, il se recourbe un peu en avant, de façon que l'axe du corps de l'os, prolongé en bas, passe en arrière de l'extrémité articulaire. Ses deux bords latéraux deviennent tranchants. Le bord externe aboutit à l'*épicondyle* [*n*], éminence peu saillante et difficilement appréciable sous les muscles qui la recouvrent. Le bord interne se termine par l'*épitrochlée* [*h*], mais il se déjette fortement en dedans, ce qui exagère d'autant le relief épitrochléen ; aussi, perçoit-on toujours aisément ce relief à travers les parties molles. J'ai déjà noté la facilité avec laquelle le tégument se mortifie, lorsqu'il se trouve comprimé à ce niveau. La saillie de l'épitrochlée fournit un excellent point d'appui aux liens circulaires destinés à exercer une traction sur le bras, tandis que sur la face externe du membre, ces liens sont exposés à glisser s'ils ne sont pas très-solidement assujettis. Il est bon de savoir que l'épitrochlée déborde l'extrémité articulaire de l'humérus, en dedans, d'environ 2 centimètres ; aussi le cubitus, luxé en dedans, peut-il passer sous cette éminence, sans que le diamètre transverse du coude en soit notablement augmenté. Entre l'épicondyle et l'épitrochlée se voit une dépression nommée *cavité coronoïdienne*, destinée à loger le bec de l'apophyse coronoïde, pendant la flexion forcée de l'avant-bras sur le bras.

Plus bas, l'extrémité articulaire présente une surface compliquée, dont la direction générale n'est pas horizontale, mais oblique de haut en bas et de dehors en dedans. Si l'on sait, d'autre part, que l'épicondyle et l'épitrochlée sont situés à la même hauteur, on en conclura que la première de ces deux tubérosités est plus rapprochée de l'interligne articulaire que la seconde ; c'est en effet ce que l'on constate par l'examen direct. L'épitrochlée se trouve à 28 millimètres au-dessus de l'articulation, l'épicondyle à 18 millimètres seulement. C'est là une relation dont il faut tenir compte, lorsqu'on veut tailler un lambeau antérieur, pour pratiquer la désarticulation du coude (voy. pl. 15, B,C,D), car il importe que l'humérus ne reste pas à découvert après l'opération. On aura donc soin de faire descendre la base du lambeau au moins à 3 centimètres au-dessous de l'épitrochlée, et à 2 centimètres au-dessous de l'épicondyle.

Il résulte encore de cette obliquité de l'interligne articulaire, que l'axe de l'avant-bras fait, avec l'axe du bras, un angle obtus ouvert en dehors, de sorte que, pendant la flexion, la main vient se placer naturellement au devant du thorax et non sur la face antérieure du bras. Il y aurait donc un certain désavantage à appliquer au poignet les lacs extenseurs, pour réduire une luxation scapulo-humérale ; mais, tout en reconnaissant qu'au point de vue mathématique, il y a réellement perte de force, je dois ajouter que cette perte est tellement minime qu'il n'y a aucun inconvénient à la négliger.

La surface articulaire de l'humérus présente deux parties distinctes : en dehors, le *condyle* [*m*] forme une tête allongée dans le sens antéro-postérieur et destinée à s'articuler avec le radius ; en dedans, la *trochlée* est séparée du condyle par une rainure encroûtée de cartilage ; elle constitue une gorge de poulie limitée par deux bords saillants, le bord interne [*k*] descendant à 3 millimètres au-dessous du bord externe [*l*]. Sur une coupe antéro-postérieure, la trochlée représente un cercle presque complet, interrompu seulement dans une étendue de 2 ou 3 millimètres, dans le point où elle se rattache au reste de l'os. Le rayon de ce cercle est de 10 millimètres au fond de la gorge trochléenne, de 12 millimètres au bord externe, et de 15 millimètres au bord interne. La largeur totale de toute cette surface articulaire, mesurée sur la face antérieure de l'humérus, est de 4 centimètres, 2 pour le condyle, et 2 pour la trochlée.

On sait que les fractures de l'extrémité inférieure de l'humérus ne sont pas très-rares, ce qu'il faut surtout attribuer à l'amincissement et à la torsion de cet os au-dessus de son extrémité articulaire. Dans le plus grand nombre des cas, la solution de continuité porte sur toute la largeur de l'os ; le fragment inférieur, attiré en haut par les attaches du triceps à l'olécrâne, fait, avec le fragment supérieur, un angle saillant en avant, qui peut faire confondre cette fracture avec une luxation du coude en arrière. J'ai donné, plus haut, quelques indications qui permettent d'établir le diagnostic, lorsque le gonflement n'est pas trop considérable.

L'extrémité inférieure de l'humérus ne se réunissant au reste de l'os que vers l'âge de seize ans, toute cause vulnérante, qui produirait une fracture transversale chez l'adulte, ne détermine, ordinairement, chez l'enfant, qu'un simple décollement de l'épiphyse. D'autres fois, la violence du choc détache de l'os, soit la trochlée, soit le condyle, soit l'épicondyle, soit l'épitrochlée. Les fractures isolées du condyle, de l'épicondyle et de la trochlée sont fort rares. Celles de l'épitrochlée le sont beaucoup moins ; elles paraissent, d'ailleurs, n'emprunter aucun caractère spécial de gravité au voisinage du nerf cubital, contrairement à l'opinion de B. Granger, qui, le premier, les a bien décrites. La saillie de l'épitrochlée permet d'explorer à loisir le siége de la fracture et de poser le diagnostic sans grande difficulté. Ainsi que l'a démontré Béclard, cette éminence ne se réunit au reste de l'os que vers l'âge de dix-huit ans ; ainsi s'explique la facilité plus grande avec laquelle elle se détache de la diaphyse, dans le jeune âge.

Le *cubitus* [*o*] se renfle à son extrémité supérieure, en même temps qu'il se creuse d'une cavité en forme de demi-cercle, dirigée dans le sens antéro-postérieur. Cette cavité, limitée en avant par l'apophyse coronoïde, et en arrière par l'olécrâne, porte le nom de *grande cavité sigmoïde*. Destinée à s'articuler avec la trochlée humérale, elle affecte une configuration en rapport avec sa destination, c'est-à-dire qu'elle offre, sur la ligne médiane, une crête antéro-postérieure qui s'engage dans la gorge de la poulie, et, de chaque côté, deux dépressions logeant les deux rebords de la trochlée. L'emboîtement de l'humérus et du cubitus est donc aussi exact que possible ; seulement, il n'est pas complet, en ce sens que la cavité sigmoïde est moins étendue que la trochlée et n'en embrasse que la moitié environ. La direction de l'apophyse coronoïde l'expose à être fracturée, lorsque le coude se luxe en arrière ; toutefois, ces fractures sont beaucoup moins fréquentes qu'on ne serait porté à le penser *à priori* ; néanmoins, quand elle se produisent, elles compliquent la luxation d'une manière fâcheuse, parce qu'elles l'empêchent de rester réduite. Il est, du reste, impossible d'agir sur le petit fragment qui se trouve, malgré tout, porté en haut par les contractions du brachial antérieur [*d*].

En dehors de la grande cavité sigmoïde et en regard de la tête du radius, le cubitus est creusé d'une petite dépression articulaire nommée *petite cavité sigmoïde*.

Sur la limite inférieure du coude, les deux os de l'avant-bras se rapprochent jusqu'au contact, et l'espace interosseux cesse d'exister. Le *radius* [*p*], jusque-là oblique en haut et en dedans, se dirige verticalement en haut; en même temps il s'arrondit et devient cylindrique. Il porte, sur sa face antérieure et à son côté interne, une éminence à laquelle vient se fixer le tendon du biceps [*e*], d'où le nom de *tubérosité bicipitale* [*q*], sous lequel on la désigne. Lisse et encroûtée de cartilage dans sa moitié antérieure, la tubérosité en question est séparée du tendon bicipital, à ce niveau, par une bourse synoviale destinée à favoriser les mouvements; en arrière, elle est surmontée de rugosités auxquelles adhèrent les fibres tendineuses. Au-dessus de cette éminence se voit une portion très-légèrement rétrécie, nommée *col* [*r*] du radius, surmontée elle-même d'un cylindre plus large, la *tête*, dont la face supérieure, creusée en *cupule*, s'articule avec le condyle huméral. Inutile d'ajouter que les portions articulaires, c'est-à-dire le pourtour de la tête et la cupule, sont revêtues d'un cartilage d'encroûtement.

En somme, le coude comprend trois articulations : l'articulation cubito-humérale, l'articulation radio-humérale et l'articulation radio-cubitale supérieure; mais, au point de vue de la disposition des ligaments, les deux premières se résument en une seule : l'articulation huméro-cubito-radiale.

Les moyens d'union de l'articulation huméro-cubito-radiale sont au nombre de quatre.

1° Un ligament *antérieur* [*s*], formé de fibres obliques en différents sens, fixées par leur extrémité supérieure sur le pourtour de la cavité coronoïdienne et insérées, en bas, sur le ligament annulaire du radius et sur l'apophyse coronoïde. Ce ligament, peu résistant, se déchire avec la plus grande facilité dans le cas de déplacement, mais il est, en quelque sorte, suppléé par le muscle brachial antérieur. 5

2° Un ligament *postérieur*, plus mince que le précédent et étendu de l'olécrâne à l'épicondyle et à l'épitrochlée.

3° Un ligament *latéral externe* [*u*], très-fort, dirigé verticalement de l'épicondyle au ligament annulaire avec lequel il se confond. Ce ligament donne attache aux muscles extenseurs, au premier radial et au court supinateur.

4° Un ligament *latéral interne* qui se fixe, supérieurement, à l'épitrochlée et se divise, inférieurement, en deux faisceaux : un faisceau postérieur ou *olécrânien* qui gagne le bord interne de l'olécrâne, et un faisceau antérieur, *coronoïdien* [*t*], qui va s'insérer au bord interne et à la face antérieure de l'apophyse coronoïde. Ce dernier se confond, en partie, avec les insertions du fléchisseur sublime. Quelques fibres transversales, déja décrites par A. Cooper, vont du bord interne de l'olécrâne à l'apophyse coronoïde.

La synoviale tapisse toutes les anfractuosités et se prolonge sur les cavités olécrânienne et coronoïdienne, où elle forme deux culs-de-sac qui agrandissent notablement les dimensions verticales de l'article. Elle forme, en bas, un troisième diverticulum qui revêt l'articulation radio-cubitale, de sorte que, sous le rapport de la cavité séreuse, les trois articulations du coude n'en font qu'une. Cette membrane est remplie de pelotons adipeux destinés à combler les vides. Elle renferme assez souvent des corps fibreux articulaires en nombre variable; j'en ai, une fois, trouvé plus de vingt, dans une seule articulation.

Au point de vue physiologique, l'articulation huméro-cubito-radiale est un ginglyme angulaire parfait. La flexion et l'extension y sont les seuls mouvements possibles. La flexion n'est bornée que par la rencontre du bec de l'apophyse coronoïde et du fond de la cavité coronoïdienne ; lorsque cette rencontre a lieu, l'avant-bras s'applique contre la face antérieure du bras ; aussi, quelque exagéré que soit ce mouvement, aucun déplacement ne saurait se produire dans l'articulation, par le fait de la flexion seule. L'extension ne peut être portée au delà de la ligne droite pour deux raisons : d'abord, parce que le sommet de l'olécrâne vient arc-bouter contre le fond de la cavité olécrânienne, et surtout à cause de la tension du ligament antérieur et des ligaments latéraux.

L'articulation radio-cubitale supérieure est ainsi constituée : La tête du radius roule dans un anneau ostéo-fibreux dont la portion osseuse est représentée par la petite cavité sigmoïde du cubitus et dont la portion fibreuse est formée par le ligament *annulaire* [*v*], bandelette fibreuse haute d'un centimètre environ. Celui-ci se fixe en avant et en arrière de la petite cavité sigmoïde. De là résulte un cercle complet, osseux dans son quart interne, fibreux dans ses trois quarts externes. Le ligament annulaire n'est pas rigoureusement cylindrique ; sa circonférence supérieure, plus évasée que la circonférence inférieure, rappelle la disposition que nous avons déjà rencontrée dans le ligament annulaire odontoïdien, avec cette différence, toutefois, que la disproportion entre les deux circonférences est beaucoup plus prononcée à l'articulation radio-cubitale.

Le ligament annulaire reçoit des fibres du ligament antérieur. En dehors, le ligament latéral externe vient se confondre avec lui, mais il s'étale, principalement, sur sa face postérieure et la renforce considérablement. Le ligament annulaire est donc beaucoup plus résistant en arrière qu'en avant; aussi, le radius se luxe-t-il bien plus facilement dans ce dernier sens. On conçoit encore que, pendant une luxation du coude, les deux os de l'avant-bras pourront s'abandonner ou rester au contact, suivant que le ligament annulaire sera ou non déchiré. En effet, si le ligament latéral externe se rompt au-dessus du ligament annulaire, le radius conservera ses rapports normaux avec le cubitus et se déplacera avec lui; au contraire, si le ligament annulaire est déchiré, il se produira, en même temps que la luxation huméro-cubitale, un déplacement du radius sur le cubitus.

Ainsi que je l'ai dit, la grande synoviale du coude tapisse l'articulation radio-cubitale. Elle déborde, en bas, le ligament annulaire de 2 ou 3 millimètres et forme, en se reflèchissant sur elle-même, un bourrelet circulaire autour du col du radius.

L'articulation radio-cubitale supérieure est une trochoïde dans laquelle la rotation du radius détermine, dans l'avant-bras, les mouvements de pronation et de supination. Les auteurs diffèrent un peu d'opinion quant à la cause qui limite ces mouvements. D'après Denucé, cette cause serait la tension exagérée d'un ligament particulier auquel il a imposé le nom de ligament *carré* radio-cubital, et qui s'étend de tout le bord inférieur de la petite cavité sigmoïde du cubitus à la partie opposée du col du radius. Ce ligament ferme, en bas, l'articulation radio-cubitale supérieure.

La situation profonde de l'articulation du coude, sous des masses musculaires épaisses, la garantit, jusqu'à un certain point, de l'action des violences extérieures, lorsque cette action s'exerce sur la face antérieure du membre. Sans être impossibles, les plaies pénétrantes articulaires sont relativement rares en pareil cas. Elles se produisent surtout lorsque les instruments vulnérants pénètrent par la région olécrânienne, ainsi que nous le verrons plus loin. Je renvoie également à l'étude de cette région les considérations pratiques relatives aux différentes espèces de luxations du coude.

Région olécrânienne.

1er *Plan.* — Cette région comprend la face postérieure du coude ; Pl. 18.—Fi j'en ai déterminé les limites. Elle présente, à sa partie moyenne, une saillie osseuse constituée par l'olécrâne et surmontée d'une dépression correspondant au tendon du triceps brachial. En suivant de haut en bas, avec le doigt, le bord interne de l'olécrâne, on constate que ce bord devient de plus en plus accusé, et qu'il se continue, en bas, avec une crête osseuse de la face postérieure du cubitus, crête facilement appréciable à travers la peau.

De chaque côté de la région sont les deux éminences formées par l'épicondyle et par l'épitrochlée. Lorsque l'avant-bras est étendu sur le bras, le sommet de l'olécrâne est situé un peu au-dessus des deux autres tubérosités ; il arrive à peu près à leur niveau pendant la demi-flexion et passe beaucoup au-dessous, dans la flexion forcée. Pendant ce dernier mouvement, le sommet de l'olécrâne devient très-proéminent et fait, en arrière, une saillie pointue, la saillie du coude. Toutes les fois que le gonflement des parties ne sera pas trop considérable, le chirurgien trouvera, dans la constatation de ces rapports, un très-bon signe diagnostique entre la luxation du coude et la fracture de l'extrémité inférieure de l'humérus. Il est clair que, dans ce dernier cas, les trois tubérosités osseuses du coude conservent leurs rapports normaux, tandis que dans la luxation de l'avant-bras, l'olécrâne s'éloigne notablement de l'épicondyle et de l'épitrochlée.

Les parties latérales de la région olécrânienne présentent deux dépressions situées : l'une entre l'olécrâne et l'épitrochlée, l'autre entre l'olécrâne et l'épicondyle. La fossette interne est souvent masquée par le développement du pannicule adipeux sous-cutané; en y enfonçant le doigt, on y constate la présence d'un cordon plein, dur et roulant qui n'est autre chose que le nerf cubital ; chacun connaît la sensation particulière de fourmillement produite, dans les deux derniers doigts de la main, par une compression exercée à ce niveau. La dépression externe forme une fossette que l'embonpoint ne fait jamais disparaître : elle est même plus accusée chez les jeunes enfants et chez les femmes, où elle constitue l'une des beautés du bras *potelé*. Le doigt, enfoncé dans cette fossette, perçoit, distinctement, une dépression transversale et linéaire qui correspond à l'interligne articulaire. Au-dessus de cette dépression, le condyle huméral fait une proéminence arrondie, tandis que du côté de l'avant-bras, la cupule du radius forme un rebord saillant. Pendant cette exploration, si l'on fait exécuter à la main des mouvements alternatifs de pronation et de supination, on sent parfaitement rouler, sous le doigt, la tête du radius. De là, un très-bon signe pour reconnaître si le radius est fracturé; on conçoit en effet que, lorsque la tête est séparée du corps de l'os par une solution de continuité, elle devient indépendante et reste immobile pendant les mouvements de pronation ou de supination; le doigt explorateur, placé au niveau du coude, ne percevra donc plus aucune espèce de mouvement communiqué; mais il pourra fort bien apprécier la crépitation, s'il en existe.

On pourrait encore se guider sur la connaissance de ces deux éminences et du sillon linéaire qui les sépare, pour déterminer la situation exacte de l'interstice articulaire, lorsqu'il s'agit de pratiquer une amputation dans la contiguïté. Je dois ajouter, toutefois, que ce mode de détermination n'est guère appliquable que dans les cas traumatiques et peu d'instants après la production de la blessure; car, dans les cas pathologiques, le gonflement des tissus empêche, le plus souvent, d'apprécier, même approximativement, la position des saillies osseuses. Il va sans dire que l'accumulation d'un liquide, dans l'intérieur de l'articulation du coude, fait disparaître les deux fossettes latérales de la région olécrânienne. Remarquons enfin que la tête du radius est située sur un plan plus antérieur que l'épicondyle; aussi proémine-t-elle, en arrière, beaucoup moins que cette dernière éminence, lorsque l'avant-bras est étendu.

La *peau* est moins fine qu'à la région du pli du coude; elle est même rugueuse et comme écailleuse sur certains sujets. Elle jouit d'une assez grande mobilité, au-dessus de l'olécrâne, et forme des plis transversaux, lorsque le membre est dans l'extension; pendant la flexion, elle se tend sur cette apophyse et en dessine la forme. Les contusions y sont d'autant plus douloureuses que le tégument se trouve comprimé entre le corps contondant et le plan résistant formé par l'olécrâne; portées à un certain degré, elles déterminent assez souvent la mortification de la peau.

18.—Fig. 2. 2e *Plan.* — La couche sous-cutanée [B.B] ne contient qu'une très-petite quantité de tissu adipeux, au niveau de l'olécrâne; tandis qu'elle forme, sur les côtés, un pannicule distinct d'une épaisseur parfois très-considérable. Sur la ligne médiane, au point où la graisse fait défaut, le tissu conjonctif est creusé d'une bourse séreuse *rétro-*

olécrânienne dont le développement est variable, mais dont la présence est constante. Il me suffira de rappeler, en passant, que cette cavité devient quelquefois le siége de collections séreuses ou purulentes.

Le *fascia superficialis* est très-lâche ; il assure à la peau sa mobilité et se laisse très-facilement infiltrer par la sérosité, dans les cas de fracture ou de luxation ; de là, un gonflement parfois énorme qui masque les saillies, empêche l'exploration et gêne notablement le diagnostic. Il est rare qu'en pareil cas la bourse rétro-olécrânienne ne soit pas, elle-même, distendue ; c'est ce qui arrive constamment, par exemple, dans les fractures de l'olécrâne, où la distension de la bourse séreuse ne permet pas de sentir les fragments. J'ai déjà noté la présence d'une autre bourse séreuse dans la couche sous-cutanée en rapport avec l'épitrochlée, mais celle-ci n'existe pas chez tous les sujets ; elle ne se développe que lorsque la peau de la face interne du membre est soumise à des frottements répétés.

L'*aponévrose* d'enveloppe est peu épaisse en haut de la région, mais elle acquiert sa plus grande minceur en passant sur le tendon du triceps [*a*]. Sur l'olécrâne et sur le bord postérieur du cubitus elle disparaît, ou plutôt elle se confond avec le périoste ; elle reparaît latéralement et prend une épaisseur assez considérable au niveau des muscles épicondyliens [*b*] et épitrochléens [*c*]. Les fibres qui la composent sont transversales dans la partie brachiale de la région, et obliques en divers sens, dans la portion antibrachiale. Par sa face profonde, l'aponévrose se fixe sur l'épicondyle, sur l'épitrochlée, sur l'olécrâne et sur le bord postérieur du cubitus.

Vaisseaux et nerfs. — Insignifiance absolue des *artérioles* [1.1] destinées à la peau.

Les *veines* superficielles [2.2] consistent seulement en quelques ramuscules, plus ou moins grêles, aboutissant à la basilique ou à la céphalique, selon le bord de la région qu'ils occupent. A proprement parler, toute la circulation veineuse du coude se trouve reportée du côté de la flexion. Je pourrais en dire autant des *lymphatiques*.

Les *nerfs* sont : en dehors, des rameaux cutanés du *radial* [3.3] et du *musculo-cutané* [4] ; en dedans, de nombreux filets du *brachial cutané interne* [6] et surtout sa branche épitrochléenne [5].

3e *Plan*. — Les muscles ont beaucoup moins d'importance que Pl. 19 — F
ceux de la face antérieure du coude ; ils ne forment qu'un seul plan

constitué, au-dessus de l'olécrâne [B] par le *triceps* [*a.b.c*], principal muscle extenseur de l'avant-bras sur le bras.

Les fibres charnues du triceps descendent sur les bords latéraux de l'olécrâne, jusqu'au niveau de l'interligne articulaire. Son tendon moyen se fixe sur la face postérieure de l'olécrâne ; il est ordinairement séparé du sommet de cette apophyse par une petite bourse synoviale. Sous-aponévrotique par sa face superficielle, le triceps recouvre l'humérus et les deux aponévroses intermusculaires.

Du côté de l'avant-bras, l'olécrâne et la crête cubitale qui lui fait suite divisent la région en deux portions latérales. La portion externe est occupée par deux muscles : l'*anconé* [*d*] et le *cubital postérieur* [*e*]. Le premier de ces deux muscles semble continuer, au coude, le vaste externe du triceps ; il s'étend obliquement de l'épicondyle [C] au bord externe de l'olécrâne. Son bord supérieur, presque horizontal, n'arrive pas tout à fait au niveau du sommet de cette dernière apophyse; son bord inférieur, presque vertical, est contigu au cubital postérieur. De même que le vaste externe du triceps, l'anconé reçoit un filet moteur du nerf radial. Quant au cubital postérieur, il ne présente aucun intérêt au coude.

La portion située en dedans de l'olécrâne ne contient qu'un seul muscle : le *cubital antérieur*, qui se rattache lui-même à la masse musculaire épitrochléenne. Il adhère intimement à la face profonde de l'aponévrose et se divise, supérieurement, en deux faisceaux : le faisceau interne [*f*], plus grêle, s'insère à l'épitrochlée [D]; l'autre [*g*] se fixe à l'olécrâne. Ces deux chefs musculaires sont réliés, entre eux, par une arcade fibreuse sous laquelle s'engagent le nerf cubital et son artère satellite.

Vaisseaux et nerfs. — Les seules branches vasculaires qui pénètrent dans ce plan ne sont que des subdivisions dont les troncs sont situés plus profondément. Je me bornerai seulement à appeler l'attention sur le trajet et les rapports du nerf *cubital* [4]. Ce nerf descend verticalement dans la loge brachiale postérieure où il est compris, comme nous l'avons vu, entre la portion interne du triceps et l'aponévrose intermusculaire interne. Il passe en dedans du triceps, à une hauteur variable au-dessus de l'épitrochlée, s'engage dans une coulisse limitée en dedans par cette tubérosité et en dehors par l'olécrâne, et disparaît au-dessous de l'arcade fibreuse qui réunit les deux chefs supérieurs du cubital antérieur. Comme on le voit, le nerf cubital est simplement sous-aponévrotique dans une portion de son étendue; on devra donc, dans la crainte de le sectionner, s'abstenir de faire des incisions profondes à la partie interne et postérieure du coude. Par contre, si l'on voulait le diviser à ce niveau, rien ne serait plus facile que de le mettre à découvert au fond de la gouttière limitée par l'olécrâne et l'épitrochlée.

4e *Plan*. — Une fois les muscles du plan précédent enlevés, on arrive directement sur les os et sur la face postérieure de l'articulation du coude. Pl. 19.—Fi

L'extrémité inférieure de l'*humérus* [*f*] est aplatie, élargie, et recourbée en avant, ainsi que nous l'avons vu plus haut ; elle est creusée, à sa partie moyenne, de la cavité *olécrânienne*, dépression dans laquelle vient se loger le sommet de l'olécrâne, pendant l'extension de l'avant-bras sur le bras. Le fond de cette dépression correspond à la cavité coronoïdienne et s'en trouve seulement séparé par une lamelle osseuse extrêmement mince. Quelquefois la cloison est perforée d'un trou qui fait communiquer les deux cavités ; cette disposition, exceptionnelle chez l'homme, se rencontre normalement, chez un grand nombre de mammifères. La présence de ce double évidement affaiblit beaucoup l'extrémité inférieure de l'humérus ; ainsi s'expliquent les nombreuses fractures dont cette extrémité est si souvent le siége. Sur le cadavre revêtu de ses parties molles, la cavité olécrânienne est entourée, et en partie comblée, par un coussinet adipeux.

La cavité olécrânienne occupant le milieu de la face postérieure de l'humérus, l'olécrâne se trouve, par cela même, situé à égale distance de l'épicondyle et de l'épitrochlée; de là, comme le fait observer Malgaigne, un moyen facile de distinguer une luxation directe d'un déplacement latéral. Toutefois, il faut se rappeler que chez les femmes, chez les enfants et généralement chez les sujets peu musclés, l'épitrochlée est naturellement peu saillante, de sorte que l'olécrâne s'en trouve un peu plus rapproché que de l'épicondyle.

Je ne reviendrai pas sur la description de l'extrémité articulaire de l'humérus, le condyle et la trochlée ne présentant aucune particularité que je n'aie déjà indiquée, sauf cependant un excès de largeur en arrière, de telle sorte que la portion articulaire de l'humérus, et partant, toute l'articulation du coude, est plus large de 2 centimètres en arrière qu'en avant.

Du côté du cubitus [*k*], l'*olécrâne* [*l*] limite, en arrière, la grande cavité sigmoïde, et fait, sur la face postérieure du coude, une saillie d'autant plus accusée que l'avant-bras est plus fortement fléchi. Un étranglement assez prononcé marque le point où cette apophyse se rattache au corps de l'os, et cette espèce de col diminue toujours sensiblement la force de résistance de l'olécrâne à ce niveau. C'est là qu'ont lieu le plus ordinairement les fractures, soit qu'elles résultent d'un choc direct sur le coude, soit qu'elles succèdent à une contraction énergique du triceps. On sait, en effet, que, sous ce rapport, l'olécrâne peut être comparé à la rotule, et que l'action musculaire seule suffit pour y produire de véritables fractures par arrachement. Du côté du radius [*m*], la *tête* et le *col* nous sont déjà connus.

Après ce que j'ai dit précédemment, je n'ai point à entrer dans de grands détails sur la disposition des ligaments articulaires, visibles dans la région olécrânienne. Le ligament postérieur se porte des deux bords et du sommet de l'olécrâne sur la face postérieure de l'épicondyle et de l'épitrochlée. Ce ligament ne saurait, d'ailleurs, opposer la moindre résistance aux déplacements articulaires; il ne se compose que de faisceaux presque celluleux, qui doublent incomplétement la synoviale et la laissent à nu sur plusieurs points. Aussi les épanchements intra-articulaires n'ont-ils aucune peine à soulever ces faisceaux et à faire saillie sur la face postérieure du coude, où il est très-facile de percevoir la fluctuation, à travers la faible épaisseur de parties molles qui les recouvre. On peut même, à la simple vue, constater la présence de ces épanchements, à cause de la déformation caractéristique qu'ils occasionnent; en effet, dès qu'une certaine quantité de liquide s'amasse dans l'intérieur de l'articulation, les fossettes latérales de l'olécrâne disparaissent et sont remplacées par deux bosselures séparées, sur la ligne médiane, par une dépression correspondant au tendon du triceps.

Le ligament latéral interne est, comme nous l'avons vu, composé de deux faisceaux : l'un vertical, se rend de l'épitrochlée au côté interne de la grande cavité sigmoïde, c'est celui que l'on désigne ordinairement sous le nom de ligament *latéral interne* [*n*] proprement dit. L'autre faisceau occupe la face postérieure de l'articulation huméro-cubitale ; il est tranversalement dirigé de l'épitrochlée au bord interne de l'olécrâne, ce qui explique pourquoi certains anatomistes l'ont décrit comme un ligament distinct, sous les noms de ligament *transverse* [*o*] ou *épitrochlo-olécrânien*. Ainsi que l'a fait voir Bardinet, le déplacement du fragment supérieur de l'olécrâne, par la contraction du triceps, est beaucoup plus rare qu'on ne l'a cru pendant longtemps, parce que le faisceau épitrochlo-olécrânien est rarement déchiré et qu'il ne permet pas au fragment de se laisser entraîner en haut.

Nous savons que lorsque le membre est dans l'extension, le sommet de l'olécrâne est situé à peu près au même niveau que l'épicondyle et l'épitrochlée ; l'articulation est alors parfaitement close en arrière, et il y a peu de chance qu'un instrument vulnérant produise une plaie pénétrante articulaire, à moins que l'olécrâne ne soit préalablement intéressé. Dans la flexion forcée, le sommet de l'olécrâne répond au point le plus déclive de la trochlée humérale ; toute la face postérieure de la jointure n'est plus recouverte que par le tendon du triceps, et l'on s'étonne, vraiment, que les plaies articulaires ne soient pas plus fréquentes encore qu'elles ne le sont, en songeant au peu de parties molles qui protégent la synoviale. On peut dire, d'une manière générale, que les lésions profondes du coude sont, toutes choses égales d'ailleurs, infiniment moins graves que celles du genou. Il est peu de chirurgiens qui n'aient eu l'occasion de constater la bénignité relative des piqûres et des incisions peu étendues de l'articulation huméro-cubitale, sans complication du côté des os. Legouest a même vu guérir des plaies par instrument tranchant, ayant largement ouvert la jointure et détaché l'olécrâne. Lorsque les extrémités articulaires ont été broyées par un projectile de guerre, la lésion devient beaucoup plus grave ; mais l'expérience de nos dernières campagnes nous a prouvé que, dans bon nombre de cas, les tentatives de conservation sont couronnées de succès. Je n'en veux cependant point conclure à une application générale et absolue de la chirurgie conservatrice, ce qui serait absurde ; mais je crois que certains chirurgiens ont un peu trop de tendance à voir, dans toute plaie compliquée du coude, une indication d'amputation ou de résection. Je ne puis insister plus longuement sur ce sujet, sous peine d'empiéter sur le domaine de la pathologie. Je me propose d'examiner, dans un instant, les différents moyens de mettre à découvert les surfaces articulaires pour en pratiquer l'extirpation partielle ou totale, mais auparavant, je dois dire quelques mots du mécanisme des luxations du coude.

L'extrémité supérieure des deux os de l'avant-bras peut se déplacer en arrière, en avant ou latéralement ; de là, quatre espèces de luxations : luxation en arrière, en avant, en dehors et en dedans.

Après la luxation de l'épaule, la luxation du coude en arrière est le plus fréquent de tous les déplacements articulaires. On croyait autrefois que cette espèce de luxation était toujours complète ; mais une observation de Gely, avec autopsie, démontre que les surfaces osseuses peuvent encore rester en contact dans une portion de leur étendue, et que le déplacement peut être incomplet, ainsi que l'avait avancé Malgaigne, contrairement aux idées de Boyer. Lorsque la luxation est complète, l'olécrâne remonte beaucoup au-dessus du niveau de l'épicondyle et de l'épitrochlée. Dans les cas de déplacement incomplet, l'ascension de l'olécrâne est bien moins considérable ; mais, en même temps, cette apophyse fait, en arrière du coude, une saillie de 3 ou 4 centimètres, du sommet de laquelle part le tendon du triceps, à la manière d'une corde tendue qui soulève la peau. Quant aux rapports que contractent les extrémités osseuses luxées avec la face postérieure de l'humérus, il est évident qu'ils varieront avec l'étendue du déplacement. On a prétendu que, dans la plupart des cas de luxation complète, le bec de l'apophyse coronoïde s'enfonce dans la cavité olécrânienne, s'y accroche et rend la réduction très-difficile. Je ne saurais avoir une opinion arrêtée à ce sujet, faute d'expérience personnelle ; cependant il me semble que Malgaigne se rapproche plus de la vérité quand il nie la possibilité de cet accrochement de l'apophyse coronoïde. En effet, la tête du radius, en appuyant sur l'humérus, empêche le bec de cette apophyse de plonger dans la cavité olécrânienne, en même temps que la flexion de l'avant-bras sur le bras l'en éloigne. En réalité, le bec coronoïdien peut être situé au-dessous, vis-à-vis ou au-dessus de la cavité, selon les cas; mais il est placé plus en arrière et ne saurait y pénétrer.

Si l'on consulte les auteurs pour savoir en vertu de quel mécanisme se produit la luxation du coude en arrière, on se trouve en présence de deux opinions, sinon complétement opposées, au moins jusqu'à un certain point contradictoires. D'après la théorie ancienne, le déplacement s'opère toujours dans l'extension forcée, le sommet de l'olécrâne fournissant alors un point d'appui qui permet au bec de l'apophyse coronoïde de passer en arrière de la trochlée humérale. La luxation serait absolument impossible dans la flexion. Malgaigne, d'autre part, admet l'impossibilité du déplacement pendant la flexion forcée ; mais, d'après lui, la luxation en arrière ne se produirait presque jamais pendant l'extension. Ce serait presque toujours pendant une flexion légère qu'elle aurait lieu ; la chute se faisant sur la main déterminerait, d'abord, une torsion de l'avant-bras en dehors, puis, une rupture du ligament latéral interne qui faciliterait le glissement de l'apophyse coronoïde au-dessous et en arrière de la trochlée.

Dans le but de résoudre ces différentes questions, Denucé a entrepris, dans ces derniers temps, des expériences cadavériques dont voici les principaux résultats : Il est extrêmement facile d'obtenir la luxation en arrière par l'extension forcée; le déboîtement s'exagère, surtout quand l'extension est suivie d'une brusque flexion. On l'obtient, mais avec plus de difficulté, par la flexion latérale externe. Par la flexion forcée, on l'obtient très-difficilement, et jamais sans fracture de l'apophyse coronoïde. Par le glissement, c'est-à-dire par un choc direct, on ne peut également obtenir la luxation qu'en brisant l'apophyse coronoïde. Dans presque tous les cas, les deux os de l'avant-bras conservent leurs rapports normaux, car le ligament annulaire du radius reste le plus souvent intact (onze fois sur douze environ). Comme on le voit, il résulte de ces recherches que la luxation du coude en arrière se produit surtout pendant l'extension, ce qui semble donner raison à la théorie ancienne, contrairement à l'opinion de Malgaigne.

La luxation en avant est un peu plus rare que la précédente. On s'imaginait autrefois qu'elle ne pouvait pas avoir lieu sans fracture de l'olécrâne; mais, malgré cette assertion, émise par J. L. Petit, par Boyer, par A. Cooper, par A. Bérard, par Vidal, etc., il est bien démontré aujourd'hui que les luxations sans fracture sont non-seulement possibles, mais encore plus fréquentes que les autres. Rien de plus facile que d'en comprendre le mécanisme, lorsque le déplacement survient par suite d'une chute sur le coude, pendant la flexion de l'avant-bras; le sommet de l'olécrâne est alors situé au-dessous de la trochlée humérale, et il suffit d'un léger effort pour le faire glisser en avant de la surface articulaire et surmonter la faible résistance du muscle brachial antérieur. Quoi qu'en aient dit certains auteurs, la luxation en avant peut aussi se produire pendant l'extension de l'avant-bras, la chute ayant lieu sur le poignet. Le déplacement est alors favorisé par la rencontre du sommet de l'olécrâne contre le fond de la cavité olécrânienne; le cubitus et l'humérus arc-boutent l'un sur l'autre, et le bras de levier de la puissance l'emporte tellement en longueur sur celui de la résistance, que les ligaments latéraux peuvent se rompre, de sorte que rien ne s'oppose au passage de l'olécrâne sur la trochlée, ainsi que l'a démontré Colson. Enfin, Denucé a obtenu des luxations en avant, par la flexion latérale de l'avant-bras, et principalement par la flexion latérale externe. Est-il nécessaire d'ajouter que, lorsque le déplacement a lieu pendant l'extension, les délabrements produits sont toujours très-considérables. Indépendamment de la déchirure des liens articulaires, on observe presque constamment, alors, une rupture du nerf cubital.

La luxation en avant est quelquefois incomplète, l'olécrâne restant en contact avec la partie inférieure de la trochlée. On connaît jusqu'à présent quatre exemples de cette variété, dus à Colson, à Leva, à Guyot et à Ancelon. Il semble résulter de l'examen de ces observations que le déplacement incomplet est toujours le fait d'une chute sur le coude, pendant la flexion forcée.

Les surfaces articulaires de l'humérus et des deux os de l'avant-bras sont tellement larges et tellement bien emboîtées dans le sens transversal, qu'il paraît impossible que l'on puisse observer, au coude, une luxation latérale complète. La pratique démontre pourtant le contraire. Denucé a cité treize cas de luxation en dehors dus à divers auteurs et dans lesquels les surfaces articulaires s'étaient abandonnées, au point que la cavité sigmoïde du cubitus embrassait l'épicondyle ou remontait au-dessus de lui. Au reste, il est probable que ces déplacements ne sont pas toujours primitifs et qu'ils surviennent parfois consécutivement à une luxation directe en arrière, par suite d'un glissement secondaire. Les luxations en dedans sont assez bien connues depuis les observations rapportées par J. L. Petit, Delamotte, Debruyn, Morel-Lavallée, Laugier, Triquet, Hanekroth, Denucé et Trélat. Toutes les luxations latérales peuvent se produire pendant l'extension ou pendant la flexion; mais la demi-flexion est, incontestablement, le mouvement qui les favorise le plus.

Ainsi que je l'ai déjà fait remarquer, la face postérieure du coude est plus superficielle et moins bien protégée, par les parties molles, que la face antérieure; de là, une circonstance défavorable, au point de vue des plaies pénétrantes articulaires. En revanche, cette situation superficielle permet au chirurgien d'arriver aisément sur la face postérieure de l'articulation pour en pratiquer la résection; les os sont, pour ainsi dire, sous-cutanés, et l'on a tellement peu de difficulté à les découvrir, que Park propose de les mettre à nu par une simple incision longitudinale (voy. pl. 18, fig. 1, A,B) faite sur la ligne médiane. Ce procédé de résection s'exécute assez facilement et donne un fort beau résultat à l'amphithéâtre ; mais je doute qu'il soit praticable sur le vivant, à moins que l'on ne fasse une incision démesurément longue. Park lui-même l'avait bien compris, car il recommandait de transformer, au besoin, l'incision longitudinale en incision cruciale.

Lorsqu'on pratique une résection du coude, on n'a nullement à se préoccuper de l'artère humérale, qui reste toujours en dehors du champ de l'opération; mais il faut tenir grand compte de la présence du nerf cubital, logé, comme nous le savons, dans la gouttière limitée en dehors par l'olécrâne et en dedans par l'épitrochlée. C'est dans le but d'éviter la lésion de ce nerf qu'ont été imaginés différents procédés que je rappellerai succinctement. Moreau faisait, sur les côtés de l'article, deux incisions longitudinales, qu'il réunissait, ensuite, par une incision transversale passant au-dessus de l'olécrâne et coupant en travers le tendon du triceps; l'ensemble de ces trois incisions représente assez bien un H (voy. pl. 18, fig. 1, C,D,E,F,G,H). Son procédé rend l'opération facile, car il suffit de rabattre en haut et en bas les deux lambeaux quadrangulaires, pour découvrir largement toute la face postérieure de l'articulation et pour apercevoir le nerf cubital, qu'on peut aisément retirer de sa gouttière, ainsi que le faisait Dupuytren. Le seul reproche qu'on puisse lui adresser, et il est sérieux, c'est de faire beaucoup de délabrements, de laisser les os à peine soutenus après l'opération et de retarder indéfiniment la cicatrisation de la plaie.

Pour détruire moins de parties molles, Roux a supprimé l'incision longitudinale interne de Moreau, tout en conservant l'incision externe et l'incision transversale (voy. pl. 18, fig. 1, C,D,G,H), ce qui revient à faire deux lambeaux triangulaires à base tournée en dedans. Je dois ajouter qu'en opérant ainsi, Roux lui-même a sectionné une fois le nerf cubital. Maisonneuve me semble avoir été mieux inspiré en prenant le contre-pied du procédé de Roux, c'est-à-dire en conservant l'incision transversale et l'incision interne de Moreau; cette dernière permet, en effet, de découvrir le nerf cubital de prime abord et de le faire recliner par un aide, pendant qu'on procède aux autres temps de l'opération(voy. pl. 18, fig. 1, E,F,G,H).

Le procédé de Nélaton unit la simplicité à la sécurité; il se compose d'une incision longitudinale externe descendant jusqu'au niveau du col du radius et d'une incision horizontale aboutissant au même point (voy. pl. 18, fig. 1, C,K,L). Ces deux incisions circonscrivent un large lambeau triangulaire que l'on rabat en haut et en dedans. Ce qui rend surtout la conservation du nerf cubital difficile, c'est qu'on veut d'abord scier l'humérus, comme le faisait Moreau et comme on l'a fait après lui. Nélaton commence par ouvrir l'articulation huméro-radiale et resèque la tête du radius, puis il plie l'avant-bras sur son côté interne, détruit l'articulation huméro-cubitale, fait saillir l'extrémité supérieure du cubitus et en retranche la portion malade. Rien n'est plus simple, après cela, que de dénuder l'humérus jusqu'au point où l'on veut en pratiquer la résection, tout en respectant le nerf cubital.

Quel que soit le procédé suivi, il faut, autant que possible, ne pas enlever une portion trop considérable des deux os de l'avant-bras, afin de ménager les insertions inférieures du biceps et du brachial antérieur.

On sait que c'est principalement à l'articulation du coude qu'ont été appliqués, dans ces derniers temps, par Ollier, les principes de la résection sous-périostée. Il me serait difficile d'apprécier, quant à présent, la valeur de cette méthode, surtout au point de vue de l'usage ultérieur du membre ; tout ce que je puis en dire, c'est que par le procédé du chirurgien de Lyon, c'est-à-dire en faisant une incision en Z sur la face externe du coude, on arrive sans trop de difficulté à énucléer les extrémités osseuses sur le cadavre ; à plus forte raison la chose doit-elle être facile sur le vivant, car le périoste est incomparablement moins adhérent pendant la vie.

En raison du peu d'épaisseur des parties molles, en arrière de l'articulation, il ne faut pas songer à faire un lambeau postérieur, lorsqu'on veut amputer le membre dans la contiguïté. La méthode circulaire donne d'assez bons résultats, malheureusement l'état de la peau ne permet pas souvent de l'employer. Dans tous les cas, il faut se rappeler que l'interligne articulaire est situé à 25 ou 28 millimètres au-dessous de l'épitrochlée et tailler la manchette cutanée en conséquence (voy. pl. 25, CD). Quant au procédé à lambeau antérieur, je crois n'avoir pas à y revenir, après ce que j'en ai dit en décrivant la région du pli du coude. Quelques chirurgiens hésitent à pratiquer la désarticulation huméro-cubitale, prétendant que cette opération n'offre aucun avantage sur l'amputation du bras, et qu'elle guérit moins bien; c'est là une assertion contre laquelle on ne saurait trop s'élever : au bras comme à la jambe, l'opération est d'autant moins dangereuse qu'elle porte plus loin du tronc. Il suffit, d'ailleurs, d'un simple coup d'œil jeté sur les statistiques pour voir que la désarticulation du coude est moins funeste que l'amputation du bras, et y eût-il parité dans les chiffres, elle mériterait encore la préférence sur cette dernière, parce qu'elle donne un moignon plus long et, partant, plus utile.

Vaisseaux. — Je dois, en terminant, mentionner la disposition extrêmement remarquable qu'affectent les branches artérielles sur la face postérieure de l'articulation du coude.

La branche postérieure de la *collatérale interne* [1], après avoir traversé, d'avant en arrière, l'aponévrose intermusculaire interne, descend sur la face postérieure de cette aponévrose et fournit : 1° des rameaux musculaires destinés au triceps ; 2° des rameaux périostiques qui passent transversalement au-dessus du sommet de l'olécrâne, entre l'humérus et la face profonde du triceps, et vont s'anastomoser avec les récurrentes radiales, au niveau de l'épicondyle.

La branche postérieure de l'artère *humérale profonde* [2] suit la face postérieure de l'aponévrose intermusculaire interne, et se subdivise d'une façon analogue à la collatérale interne.

La *récurrente cubitale postérieure* [3] monte au-dessous des muscles épitrochléens, et se termine en s'anastomosant avec la collatérale interne; des branches transversales l'unissent latéralement à la récurrente radiale postérieure. Celle-ci [4] provient, non point de la radiale, comme son nom semble l'indiquer, mais de l'interosseuse postérieure. Elle remonte dans un espace celluleux compris entre l'anconé et le cubital antérieur, d'une part, et le court supinateur, d'autre part. Arrivée au côté externe de l'articulation du coude, elle se fusionne avec les rameaux terminaux de l'humérale profonde.

Toutes ces branches forment, autour de l'articulation, un cercle artériel, analogue à celui que nous rencontrerons plus loin, autour de l'articulation du genou, et dans lequel la circulation se fait également bien dans tous les sens. C'est grâce à la présence de ces nombreuses anastomoses que le cours du sang se rétablit si vite dans l'avant-bras, après la ligature de l'artère humérale.

DE L'AVANT-BRAS.

L'*avant-bras* est compris entre le coude et le poignet; il se termine donc en haut, à la limite inférieure du coude, c'est-à-dire à une ligne conventionnelle menée horizontalement à deux travers de doigt au-dessous de l'épitrochlée. En bas, il s'étend jusqu'au premier pli cutané que l'on rencontre sur sa face antérieure ; ce pli correspond au bord supérieur de la tête du cubitus. Il résulte de cette délimitation que, pour l'anatomiste, l'avant-bras est beaucoup moins étendu qu'on ne le comprend généralement, puisque le langage ordinaire désigne, sous le nom d'avant-bras, toute la portion du membre supérieur comprise entre le bras et la main.

La forme de l'avant-bras est celle d'un tronc de cône à grande base supérieure. Chez les individus fortement musclés, il est aplati d'avant en arrière, à cause de la saillie latérale des masses charnues venues de l'épicondyle et de l'épitrochlée. Chez les sujets débiles, au contraire, chez les femmes et surtout chez les enfants, les muscles font peu de relief, le tissu adipeux sous-cutané s'accumule principalement en avant et en arrière, de sorte que cette portion du membre supérieur devient sensiblement arrondie.

Lorsqu'on s'occupe de l'anatomie de l'homme, il est convenu qu'on étudiera l'avant-bras dans la supination, le sujet étant supposé debout et la paume de la main tournée en avant. Cette convention établie par les anatomistes anciens, à une époque où l'étude de l'anatomie comparée était encore dans l'enfance, cette convention, dis-je, a servi de règle à tous les auteurs qui se sont succédé jusqu'à nos jours, et je l'adopterai moi-même, mais seulement pour me conformer à l'usage, et en faisant observer qu'elle ne repose sur aucune donnée rationnelle. Personne ne contestera que la supination ne soit un mouvement forcé, nécessitant un effort musculaire assez énergique, et amenant la fatigue au bout de peu de temps. Si l'on relâche ses muscles et qu'on laisse pendre naturellement le membre supérieur le long du tronc, la main se place dans une position intermédiaire à la supination et à la pronation. Toutefois, ce n'est pas encore cet état du membre qu'il faudrait choisir comme type d'étude; car, de même que la supination, il est exclusivement propre à l'espèce humaine et à quelques singes supérieurs. En embrassant d'un seul coup d'œil la classe entière des mammifères, on voit que, chez la presque totalité de ces animaux, les membres antérieurs sont naturellement en pronation; aussi, est-il nécessaire de placer l'avant-bras de l'homme dans la même position, pour constater les différences ou les analogies, ainsi qu'on le fait en anatomie comparée.

Cette réserve faite, j'étudierai donc l'avant-bras dans la supination et je le subdiviserai en deux régions : une région *antibrachiale antérieure* et une région *antibrachiale postérieure*, dont la délimitation, peu apparente à l'extérieur, se trouve surtout justifiée par la disposition des cloisons intermusculaires.

Région antibrachiale antérieure.

Pl 20. 1er *Plan.* — La région *antibrachiale antérieure* regarde directement en avant pendant la supination. Pendant la pronation, elle subit un mouvement de torsion, en vertu duquel sa partie supérieure devient interne, tandis que son extrémité inférieure regarde tout à fait en arrière.

Les éminences musculaires de la face antérieure de l'avant-bras sont importantes à connaître, car elles servent de guide au chirurgien pour aller à la recherche des artères de cette région, soit qu'il veuille les comprimer, soit qu'il désire en pratiquer la ligature. Sur un assez grand nombre de sujets, ces éminences ne sont pas toujours bien visibles; mais il suffit, pour les rendre apparentes, d'en exagérer le relief, en faisant contracter les muscles qui se rendent au poignet.

On remarque, dans la moitié supérieure de la région, deux saillies oblongues situées, l'une en dedans, l'autre en dehors du membre. La saillie interne est formée par les muscles épitrochléens, mais elle correspond surtout au rond pronateur, au grand et au petit palmaire, le fléchisseur sublime étant trop profondément situé pour soulever le tégument d'une façon bien sensible. Elle se dirige de haut en bas et de dedans en dehors. La saillie externe est constituée par le long supinateur et les deux radiaux; elle suit à peu près le bord radial de l'avant-bras. Il est superflu d'ajouter que ces deux proéminences sont d'autant plus développées que les muscles le sont davantage. Sur les individus très-vigoureux, elles débordent notablement le cubitus et le radius; mais elles disparaissent toujours vers la partie moyenne ou vers le tiers inférieur de la région et laissent les deux os de l'avant-bras presque à nu sous la peau. Dans toute cette partie supérieure, il est assez difficile de sentir les battements des artères à travers les masses musculaires qui les recouvrent. Les deux saillies épitrochléenne et épicondylienne sont séparées, sur la ligne médiane, par une gouttière, ou plutôt par un méplat longitudinal.

Dans la moitié inférieure de la région, les éminences sont plus nombreuses, mais elles sont en général facilement appréciables, presque toutes étant constituées par des tendons qu'on fait saillir comme des cordes, lorsqu'on fléchit la main sur l'avant-bras. On y rencontre, immédiatement au-dessus du poignet, et en allant de dehors en dedans: 1° une crête osseuse verticale formée par le bord externe du radius; 2° tout contre cette crête, et limitée par elle en dehors, une gouttière correspondant à la face antérieure du radius, et dans laquelle on sent aisément les battements de l'artère radiale. L'artère est tellement superficielle, chez certains individus, qu'elle soulève la peau, à chacun de ses battements. Personne n'ignore que c'est en ce point que l'on explore le pouls radial; 3° les tendons du grand, puis du petit palmaire; 4° une gouttière longitudinale, dont le fond répond au fléchisseur sublime; 5° enfin le tendon du cubital antérieur formant le bord interne de la région. En appliquant le doigt dans la gouttière limitée en dehors par le petit palmaire, et en dedans par le cubital antérieur, on perçoit les battements de l'artère cubitale, située sous le dernier de ces deux muscles, et toujours un peu plus profonde que la radiale.

La *peau* est glabre, souple, très-mobile. Sa finesse permet d'apercevoir, par transparence, un lacis bleuâtre formé par le réseau veineux superficiel. On sait que chez les sujets maigres ces veines font un relief plus ou moins considérable sous le tégument.

[Pl. 21. 2e *Plan.*—La couche sous-cutanée se subdivise en portion aréolaire et en portion lamelleuse. La portion aréolaire forme un pannicule adipeux [BB] d'épaisseur variable, suivant les individus, et qui, chez les sujets obèses, arrondit les formes et cache presque complétement les veines superficielles. La portion lamelleuse ou *fascia superficialis* se compose de deux lames distinctes, entre lesquelles cheminent les vaisseaux et les nerfs superficiels, et au milieu desquelles les inflammations diffuses se propagent avec la plus grande facilité. Grâce à la mobilité de cette couche, la peau glisse aisément sur les parties sous-jacentes; aussi est-il possible d'affronter les lèvres de solutions de continuité très-étendues, ou de combler de larges pertes de substance avec des lambeaux empruntés au tégument.

L'*aponévrose antibrachiale* [*a*,*a*] est toujours plus épaisse dans la moitié supérieure de la région qu'au voisinage du poignet, où je l'ai quelquefois trouvée réduite à une lamelle celluleuse. Continue, sans aucune ligne de démarcation avec les aponévroses du poignet et du coude, elle est principalement constituée par des fibres circulaires auxquelles viennent s'adjoindre, en haut, des fibres obliques venues de l'épicondyle et de l'épitrochlée; une bonne partie de ces fibres obliques provient aussi de l'expansion aponévrotique du biceps. On y remarque quelques petites ouvertures, sans position bien déterminée, destinées au passage de vaisseaux et de filets nerveux d'ordre secondaire. Par sa face superficielle, cette aponévrose est partout en contact avec le *fascia superficialis*. Par sa face profonde, elle prend insertion sur l'épicondyle, sur l'épitrochlée, sur la crête du cubitus, et fournit des gaînes aux différents muscles que je vais énumérer, en parlant du troisième plan. Une de ces lamelles intermusculaires, plus forte que les autres, se fixe au radius et limite la loge antibrachiale antérieure.

Bien que très-mince sur certains sujets, l'aponévrose d'enveloppe présente, dans la plupart des cas, une résistance suffisante pour brider les épanchements purulents situés au-dessous d'elle, et les empêcher de se porter sous la peau. Il importe donc de constater avec soin la présence du pus, et de lui donner issue le plus tôt possible, sans quoi on s'expose à voir ces collections profondes décoller les muscles au loin et fuser, soit du côté du coude, soit du côté du poignet, dont aucune barrière ne les sépare. On évitera pourtant de faire des incisions trop étendues, car la section d'un trop grand nombre de veines sous-cutanées peut déterminer une hémorrhagie grave et même mortelle, ainsi que l'ont observé A. Bérard et Demarquay.

VAISSEAUX. — Les *artérioles* sans importance qui perforent l'aponévrose pour se distribuer à la peau ont été négligées dans la préparation.

Les *veines* superficielles [8-8] sont comprises dans l'épaisseur du *fascia superficialis :* elles présentent une telle variété dans leur disposition, qu'on obtient rarement deux préparations identiques, même sur les deux membres du même sujet. Celles qui montent sur le bord externe de l'avant-bras portent le nom de *veines radiales* [2-2] ; elles vont former, au coude, la veine céphalique. Celles qui suivent le bord interne sont appelées *veines cubitales* [3-3] ; elles forment la basilique. Au milieu de la région, la *médiane commune* [4-4] monte verticalement jusqu'au pli du coude, où elle se subdivise en *médiane céphalique* [5] et *médiane basilique* [6]. Tous ces troncs veineux sont unis entre eux par des branches anastomotiques. Ce qu'il importe surtout de remarquer, c'est que les veines radiales et cubitales ramènent le sang de la face dorsale du poignet et de la main, tandis que la médiane tire son origine d'un plexus veineux situé à la partie antérieure du poignet. Les veines antibrachiales sont garnies, à l'intérieur, de nombreuses valvules qui s'opposent absolument au cours rétrograde du sang, et dont la résistance est telle qu'il est impossible de pousser une injection des troncs vers les branches, quelque force que l'on y mette. J. L. Petit, Velpeau, Laugier et Demarquay ont observé des dilatations variqueuses de ces veines ; mais il faut reconnaître que ce sont là des cas infiniment rares, car le membre supérieur se trouve dans de tout autres conditions que le membre inférieur, au point de vue de la stagnation du sang veineux.

Les *lymphatiques* superficiels forment un réseau très-abondant, dont les principales branches suivent la direction des troncs veineux. Ils deviennent apparents, sous forme de traînées rougeâtres, et constituent de petits cordons durs, parfaitement appréciables sous le doigt, dans l'angioleucite, conséquence fréquente des inflammations phlegmoneuses du poignet et de la main.

NERFS. — Ils sont tous sensitifs. Sur le bord externe de la région, on voit, en haut, les branches tégumenteuses du nerf *musculo-*

cutané [9-9] ; en bas le rameau perforant du *radial* [10] qui traverse l'aponévrose et se dirige verticalement le long du bord radial de l'avant-bras. Du côté interne, on rencontre les rameaux du *brachial cutané interne* [11-11], et, très-souvent, un rameau perforant du *cubital*, qui n'existait pas sur ce sujet. Enfin, tout à fait en bas et sur la ligne médiane, le rameau *palmaire cutané* [12] du nerf médian traverse l'aponévrose à une hauteur variable, et passe à la face antérieure du poignet. Ces différentes branches nerveuses s'anastomosent entre elles sur plusieurs points.

Pl. 22. 3e *Plan*. — Après avoir enlevé l'aponévrose d'enveloppe, on découvre un premier plan musculaire constitué par le long supinateur et par les muscles épitrochléens, c'est-à-dire le rond pronateur, le grand palmaire, le petit palmaire et le cubital antérieur.

Le *long supinateur* [a] longe le bord radial de l'avant-bras ; il naît, en haut, du tiers inférieur de la face externe de l'humérus. Son corps charnu ne descend ordinairement pas au-dessous de la partie moyenne de la région ou un peu au-dessus du poignet ; son tendon est croisé par les muscles *long abducteur* [b] et *court extenseur* du pouce.

Le *rond pronateur* [c] se détache, par une double insertion, de l'épitrochlée et de l'apophyse coronoïde du cubitus ; il se dirige en bas et en dehors, et disparaît bientôt entre le grand palmaire et le long supinateur. Nous le retrouverons dans le plan suivant.

Le *grand palmaire* [d] est très-légèrement oblique en bas et en dehors. Séparé, en haut, du long supinateur, par toute la largeur du rond pronateur, il s'en rapproche sensiblement en bas, de telle sorte que, dans la moitié inférieure de la région, son tendon et celui du long supinateur forment les deux côtés d'une gouttière étroite dans laquelle on aperçoit à découvert l'artère radiale et ses deux veines collatérales.

Le *petit palmaire* [e] suit le bord externe du précédent. On sait que ce muscle, sans importance, n'existe pas sur tous les sujets.

De tous les muscles de cette région, le *cubital antérieur* [f] est le plus interne. Son tendon fait, au devant du cubitus, un relief très-appréciable ; mais, alors même qu'il ne ferait aucune saillie sous les téguments, il serait toujours facile d'en déterminer exactement la direction, en menant une ligne droite de l'épitrochlée au pisiforme.

En bas, les espaces restés libres entre les tendons du grand palmaire, du petit palmaire et du cubital antérieur sont remplis par les tendons du *fléchisseur sublime* [*g*,*g*], recouverts d'une lame celluleuse qui les sépare des muscles du premier plan. Ceux-ci sont isolés les uns des autres par des gaînes extrêmement minces, qui disparaissent au niveau de la portion tendineuse, à tel point qu'il n'y a plus, en réalité, qu'une simple atmosphère conjonctive autour de chaque tendon, dans le tiers inférieur de l'avant-bras.

VAISSEAUX. — Une seule artère, la *radiale* [1], occupe ce plan. Elle apparaît à découvert, dans le sillon longitudinal interposé aux tendons du long supinateur et du grand palmaire; mais elle est seulement visible dans la moitié ou le tiers inférieur de la région, selon les sujets. Verticale et rectiligne dans ce parcours, elle est immédiatement sous-aponévrotique par sa face antérieure. J'ai déjà insisté plus haut sur cette situation; mais je ferai remarquer ici que, lorsque le grand palmaire se contracte, la saillie de son tendon empêche de percevoir les battements de l'artère. En arrière, la radiale repose sur une surface un peu concave, formée par la face antérieure du radius; toutefois, elle n'est pas immédiatement en contact avec l'os et s'en trouve séparée par différents organes appartenant aux plans profonds de la région antibrachiale antérieure. Si donc, on voulait lier ce vaisseau dans la moitié inférieure de l'avant-bras (voy. pl. 20, A), il faudrait faire saillir les tendons du long supinateur et du grand palmaire, inciser dans leur interstice la peau, puis l'aponévrose, et chercher l'artère qu'on trouverait entre ses deux veines, sans avoir à se préoccuper du nerf radial, situé bien en dehors. Dans le cas où il ne serait pas possible de faire proéminer les tendons, il suffirait d'inciser la peau sur le bord externe de la région, et de chercher sur l'aponévrose le premier interstice musculaire, en allant du radius vers le cubitus. Rien de plus facile que cette ligature. Au reste, l'artère est tellement superficielle que ses battements en indiqueront la situation, sur le vivant, mieux que toutes les données linéaires.

Plus haut, la radiale s'engage au-dessous du bord interne du long supinateur, qui sert toujours de point de repère pour aller à sa recherche. J'indiquerai la règle à suivre pour pratiquer la ligature au tiers supérieur de la région, lorsque j'aurai fait connaître les rapports de l'artère dans le tiers supérieur de l'avant-bras.

Il est rare que la *cubitale* soit visible dans le plan musculaire sous-aponévrotique; ce n'est que très-exceptionnellement qu'on l'aperçoit un peu au-dessus du poignet, immédiatement en dehors du tendon du cubital antérieur. Le plus souvent, elle est recouverte par ce muscle, mais, en fléchissant fortement le poignet, on peut déjeter le cubital antérieur en dedans, et rendre l'artère sous-aponévrotique.

Point de nerf à signaler dans ce plan.

Pl. 23. 4e *Plan.* — Le grand palmaire, le petit palmaire et le cubital antérieur étant enlevés, on découvre une lame celluleuse décorée par certains auteurs du nom d'aponévrose, mais, la plupart du temps, extrêmement mince et tout à fait négligeable au point de vue pratique. Lorsqu'elle est bien développée, ce qui, je le répète, est tout à fait exceptionnel, cette lame est toujours un peu plus épaisse en haut qu'en bas; elle s'étend du bord interne du cubitus au bord externe du radius et subdivise la loge antibrachiale antérieure en deux loges secondaires, l'une superficielle, contenant les organes que je viens de passer en revue, l'autre profonde, renfermant ceux qu'il me reste encore à décrire. Il va de soi que la loge profonde est limitée, en arrière, par le ligament interosseux et les deux os de l'avant-bras.

Au-dessous de cette lame celluleuse apparaît le *fléchisseur sublime* [L,L], muscle assez peu intéressant par lui-même, et pour lequel je n'ai pas cru devoir faire une préparation spéciale, bien qu'il constitue à lui seul un plan intermédiaire. Tout ce que j'en veux dire ici, c'est qu'il s'insère, en haut, à l'épitrochlée, à l'apophyse coronoïde, à la face antérieure du radius, et qu'il se termine, en bas, par quatre tendons que nous aurons occasion d'étudier au poignet et à la main.

Vient ensuite une couche de tissu conjontif adipeux, au milieu de laquelle sont compris les vaisseaux et les nerfs; puis, un plan musculaire constitué par le *fléchisseur profond des doigts* [*c*,*c*] et le *long fléchisseur propre du pouce* [*d*], accolés sur la ligne médiane. Le premier de ces deux muscles recouvre presque toute la face antérieure du cubitus, tandis que le second ne recouvre que la moitié inférieure de la face antérieure du radius, l'autre moitié étant occupée par l'extrémité inférieure du *rond pronateur* [*a*,*b*]. Je n'insiste pas plus longuement sur ces détails, et je passe à l'étude, beaucoup plus importante, des troncs vasculaires et nerveux compris dans la couche conjonctive intermédiaire aux deux fléchisseurs communs.

VAISSEAUX. — L'artère *radiale* [1] passe du coude à l'avant-bras, en suivant la face antérieure du rond pronateur. Elle est d'abord située entre ce muscle et le long supinateur [E], puis, plus bas, entre ce dernier et le grand palmaire [H], d'autant plus cachée sous le long supinateur qu'on se rapproche davantage de la limite inférieure du coude. Par sa face profonde, elle repose, en allant de haut en bas, sur le court supinateur, le rond pronateur, les insertions radiales du fléchisseur sublime, le carré pronateur, et enfin, directement sur la face antérieure du radius. Il est bien évident que, si l'on veut lier la radiale dans le tiers supérieur de l'avant-bras, l'incision devra être faite, non plus sur le trajet même de l'artère, mais plus en dedans, le long du bord interne du long supinateur, que l'on réclinera ensuite pour découvrir le vaisseau. C'est donc au niveau du premier interstice musculaire, en marchant du radius vers le cubitus, qu'il faudra diviser la peau. Ajoutons cependant que cet interstice n'est pas toujours aisé à déterminer sur le vivant; aussi a-t-on dû chercher un moyen de suppléer à l'absence des reliefs musculaires, lorsqu'ils viennent à manquer. Si l'on se rappelle que, dans le tiers supérieur de son trajet, l'artère décrit une très-légère courbe à convexité supéro-externe, dont le point de départ est à la terminaison de l'humérale, on admettra que la direction générale des incisions cutanées est assez exactement indiquée par une ligne partant de 13 millimètres en dehors du milieu du pli du coude, pour aboutir à égale distance entre le tendon du grand palmaire et l'apophyse styloïde du radius (voy. pl. 20, B). On aura soin de ménager les veines superficielles dont la section est toujours très-gênante pour l'opérateur.

La *cubitale* [2], plus profonde que la radiale, s'enfonce, dès son origine, derrière le rond pronateur, dont elle traverse presque perpendiculairement la face postérieure; elle est donc séparée de la radiale par toute l'épaisseur de ce muscle. A partir de sa naissance, elle est oblique en bas et en dedans, et décrit une courbe à concavité tournée vers l'axe du membre. Arrivée à l'union du tiers supérieur avec le tiers moyen du bord interne de l'avant-bras, elle se dirige verticalement en bas. Dans sa portion oblique, elle est recouverte, d'abord, par le rond pronateur, puis par le fléchisseur sublime. Dans sa portion verticale, elle correspond à l'intervalle qui sépare le cubital antérieur du fléchisseur sublime; mais, ainsi que je l'ai dit, elle est toujours un peu cachée sous le bord externe du premier de ces deux muscles. Par sa face postérieure, elle repose, dans presque toute son étendue, sur le fléchisseur profond des doigts, excepté en bas, où elle est séparée de la face antérieure du cubitus par le carré pronateur.

Il résulte de ces rapports que l'artère cubitale est d'autant plus superficiellement située qu'elle se rapproche davantage du poignet. Toutefois, même dans sa partie inférieure, elle est toujours un peu plus profonde que la radiale, car cette dernière est immédiatement ous-aponévrotique, tandis que la cubitale est recouverte, outre l'aponévrose d'enveloppe, par le feuillet cellulo-fibreux placé en avant du fléchisseur sublime.

On peut lier l'artère cubitale dans tout son trajet, mais il s'en faut de beaucoup que la ligature soit également facile à toutes les hauteurs. En haut, la direction du vaisseau est indiquée par une ligne qui, du milieu du pli du coude, irait tomber sur le bord interne du cubitus, à l'union du tiers moyen avec le tiers supérieur. La profondeur de l'artère, à ce niveau, rend l'opération extrêmement pénible, surtout chez les individus fortement musclés. Pour arriver à la découvrir, Guthrie fut obligé de couper en travers toute la masse musculaire épitrochléenne. Marjolin a pu la lier une fois, en évitant de sectionner les muscles, mais au prix de difficultés considérables. Comme exercice d'amphithéâtre, cette opération peut être conservée (voy. pl. 20, E), mais je ne conseillerais pas de l'employer sur le vivant. Malle a proposé d'aller lier l'artère à sa naissance, avant son passage sous le rond pronateur, c'est-à-dire au pli du coude; là, l'opération est relativement facile; seulement, elle ne présente aucune garantie de succès, parce qu'on atteint le vaisseau précisément sur le point où il donne toutes ses collatérales importantes.

Dans ses deux tiers inférieurs, la cubitale suit la direction d'une ligne menée de l'épitrochlée au bord externe du pisiforme (voy. pl. 20, CD). On fera l'incision de la peau suivant cette ligne, et l'on cherchera, sous l'aponévrose, le bord externe du cubital antérieur, c'est-à-dire le premier interstice musculaire, à partir du cubitus. L'aponévrose divisée le long de cet interstice, si l'on agit dans le tiers inférieur de la région, on apercevra l'artère et ses deux veines à travers la lame celluleuse profonde; si l'on opère près du tiers supérieur de l'avant-bras, on devra, pour l'apercevoir, récliner en dehors le fléchisseur sublime qui la recouvre. Dans aucun cas on n'éprouvera de bien grandes difficultés, pas plus pour lier la cubitale à sa partie inférieure, que pour lier la radiale. Il resterait à savoir si la ligature des artères de l'avant-bras est une bonne opération. Dans une plaie, cela ne fait pas le moindre doute, à la condition, bien entendu, qu'on liera les deux bouts du vaisseau, sans quoi, le sang continuerait à couler, comme auparavant, par le bout inférieur. Mais, en raison même des larges communications qui unissent ces deux artères, est-il rationnel de compter sur une ligature faite, à peu de distance, au-dessus d'une tumeur anévrysmale? Je ne le pense pas. Un homme se présente avec un anévrysme de la cubitale au poignet; on lie l'artère à sa partie moyenne et l'on n'obtient pas la moindre diminution dans les battements de la tumeur. Quelques jours après, on lie la radiale sans plus de succès, et l'on est, enfin, contraint de lier l'humérale (ce qu'il eût peut-être fallu faire de prime abord) pour guérir le malade. Ce fait, dont j'ai été témoin, n'est pas le seul que je pourrais citer ; les conséquences en sont faciles à déduire.

J'ai signalé, plus haut, les anomalies de la cubitale et notamment la plus fréquente, celle dans laquelle l'artère est sous-aponévrotique dans tout son trajet ; on comprend combien les plaies superficielles peuvent être graves en pareil cas. Les anomalies de la radiale sont beaucoup plus rares. Chez les vieillards, cette artère devient ordinairement très-flexueuse, mais sans présenter jamais de bien grandes modifications dans ses rapports. Sur quelques sujets, pourtant, on la voit contourner le radius, vers la partie moyenne de l'avant-bras, et passer dans la région antibrachiale postérieure ; elle est alors continuée, en avant, par une branche qui va former la radio-palmaire.

La cubitale et la radiale ne donnent, à l'avant-bras, que de petits rameaux musculaires sans importance. Elles sont accompagnées par deux *veines* collatérales, de calibre sensiblement égal ; aussi, a-t-on seulement à se préoccuper de la présence du nerf satellite pour introduire la sonde cannelée, dans une ligature. J'indiquerai, dans un instant, les rapports des nerfs avec les vaisseaux.

Les *lymphatiques* profonds se groupent autour des vaisseaux sanguins ; ils traversent plusieurs petits ganglions situés sur le trajet de la cubitale et de la radiale.

NERFS. — Trois cordons nerveux occupent cette couche : le médian, le cubital et le radial.

Le nerf *médian* [3] passe du coude à l'avant-bras, en s'insinuant entre les deux faisceaux du rond pronateur. Je rappelle que de ces deux faisceaux, l'un, superficiel, plus épais, s'insère à l'épitrochlée ; l'autre, profond, se fixe à l'apophyse coronoïde. Or, comme l'artère radiale passe en avant du rond pronateur et l'artère cubitale en arrière du même muscle, il s'ensuit que le nerf occupe une position intermédiaire, c'est-à-dire qu'il est séparé de la radiale par le faisceau épitrochléen, et de la cubitale par le faisceau coronoïdien. En outre, il croise la direction de l'artère cubitale, car il est, à l'avant-bras, situé bien en dehors de cette artère, tandis qu'au pli du coude il longe le côté interne de l'humérale.

A partir du bord inférieur du rond pronateur, le nerf médian chemine entre le fléchisseur sublime et le fléchisseur profond des doigts; mais, à la partie inférieure de la région, il devient un peu plus superficiel et passe entre le fléchisseur sublime et le tendon du grand palmaire. Logé dans le sillon de séparation du fléchisseur profond et du long fléchisseur du pouce, il suit assez exactement l'axe du membre et reçoit de l'interosseuse antérieure une artériole plus ou moins volumineuse qui l'accompagne jusqu'au poignet; c'est du reste le seul vaisseau avec lequel il soit immédiatement en rapport, à l'avant-bras. J'ai, dernièrement, disséqué un sujet sur lequel l'artère du nerf médian descendait jusqu'à la paume de la main et allait remplacer la radio-palmaire, en formant, avec la cubitale, l'arcade palmaire superficielle. Les rameaux musculaires du médian animent le rond pronateur, le grand palmaire, le fléchisseur sublime, le long fléchisseur propre du pouce et la moitié externe du fléchisseur profond des doigts. Ce nerf donne encore, dans cette région, le nerf *interosseux*, plus profondément situé, et le rameau *palmaire cutané* [4], principalement destiné au poignet et à la paume de la main.

Le nerf *cubital* [5] arrive à la région brachiale antérieure en traversant l'espace compris entre les deux chefs supérieurs du muscle cubital antérieur. Il est situé dans la même couche conjonctive que le médian, au-dessous du fléchisseur sublime et du cubital antérieur, en avant du fléchisseur profond. Sensiblement rectiligne dans toute son étendue, il suit la ligne menée de l'épitrochlée à la face externe du pisiforme. Nous savons, d'autre part, que l'artère cubitale ne suit la même direction que dans les deux tiers inférieurs de la région, tandis que, dans le tiers supérieur, elle se dirige très-obliquement, du milieu du coude vers le bord cubital du membre. Il suit de là que, dans le tiers supérieur de l'avant-bras, l'artère et le nerf sont d'autant plus éloignés que l'on se rapproche davantage du pli du coude. Dans les deux tiers inférieurs, au contraire, ils sont accolés, le nerf occupant le côté interne de l'artère. La présence du nerf cubital est donc un très-bon point de ralliement; car, dès qu'on l'aura aperçu, il suffira de se rapprocher de l'axe du membre pour découvrir l'artère. Il va sans dire que c'est entre le nerf et le vaisseau que le bec de la sonde cannelée devra être introduit.

Les branches musculaires du nerf cubital, à l'avant-bras, sont destinées au cubital antérieur et à la moitié interne du fléchisseur profond des doigts. Son rameau cutané [6] a été mentionné dans la description du plan superficiel.

Le *radial* peut rarement être aperçu, quand on a laissé les vaisseaux en place, parce qu'il est ordinairement recouvert par l'artère et ses deux veines satellites. Plus profond que les vaisseaux, il n'affecte avec eux que des rapports très-peu étendus, et se dévie en dehors, dans la gaîne des radiaux, à partir du milieu de l'avant-bras. On comprend que la présence de ce nerf ne soit pas d'un bien grand secours pour la ligature de la radiale.

5e *Plan.* — Avant de passer à l'étude du squelette, il ne me reste plus à signaler, dans le plan profond, qu'un petit nombre de muscles peu importants. En dehors, les deux *radiaux externes* [d,e] suivent le bord externe du radius; ils recouvrent le *court supinateur* [f], et sont eux-mêmes croisés, en bas, par les tendons du long abducteur [O] et du court extenseur [P] du pouce. Vers le milieu de la région, le muscle *rond pronateur* [g] vient se fixer à la face externe du radius. Enfin, en bas, le *carré pronateur* [h] n'occupe guère que le cinquième inférieur de l'avant-bras; il s'étend transversalement entre le bord interne du cubitus et le bord externe du radius autour duquel il s'enroule. Par sa face antérieure, il est en rapport avec les muscles décrits jusqu'ici, notamment avec le long fléchisseur du pouce, le fléchisseur profond des doigts et le tendon du long supinateur [N]. Profondément, il repose sur les deux os et sur le ligament interosseux. Pl. 24.

Le *radius* [a] et le *cubitus* [b] forment le squelette de l'avant-bras. A vrai dire, ces deux os sont compris à la fois dans les deux loges antibrachiales, puisqu'ils font partie de la cloison ostéo-fibreuse qui les sépare. Je préfère cependant les décrire ici, parce que les principales considérations qui s'y rattachent, relativement au déplacement, dans les fractures, se tirent surtout de la présence et de la disposition des muscles pronateurs et supinateurs, contenus dans la région antérieure de l'avant-bras.

Examinés sous le rapport de leur forme générale, le cubitus et le radius se distinguent l'un de l'autre, en ce que le premier a sa grosse extrémité tournée en haut, tandis que le second a la sienne tournée en bas; les différences se compensant ainsi, de part et d'autre, le squelette de l'avant-bras conserve sensiblement la même largeur du côté du coude et du côté du poignet. Remarquons, toutefois, que les deux os n'ont pas leur point de plus faible résistance à la même hauteur, d'où il résulte que, dans les fractures indirectes de l'avant-bras, la solution de continuité siége à un niveau différent pour chacun d'eux. Le cubitus est le plus long des deux; il est un peu concave en avant et en dehors, mais presque rectiligne. Le radius, fortement convexe en dehors, vient appuyer sur le cubitus par ses deux extrémités seulement, mais il s'en écarte à sa partie moyenne ; de telle sorte que les deux os circonscrivent un espace irrégulièrement elliptique, un peu plus large en bas qu'en haut, dans lequel ils se regardent par un bord tranchant qui donne insertion au ligament interosseux. L'ensemble de ce système est légèrement concave sur sa face antérieure, disposition qui permet d'y comprimer aisément les artères ; cette concavité est, d'ailleurs, entièrement comblée par les muscles de la loge antérieure, sauf en bas et en dehors, où l'on peut sentir le radius à travers les téguments. En arrière, les couches musculaires sont beaucoup moins épaisses, surtout du côté interne, et le bord postérieur du cubitus reste sous-cutané dans toute sa longueur. C'est grâce à cette situation superficielle du cubitus qu'il est si facile d'explorer cet os et d'y constater la crépitation, dans une fracture. On s'explique ainsi comment les fragments osseux arrivent à perforer la peau, pour peu que la violence du choc ait été considérable. Une conclusion pratique découle tout naturellement de l'exposé de ces rapports, c'est que si l'on veut reséquer l'un quelconque des deux os de l'avant-bras, dans sa continuité, il faudra, de préférence, l'attaquer par sa face postérieure.

L'espace interosseux n'est pas également étendu dans les différentes positions du membre. Il est plus étroit pendant la pronation et s'élargit d'autant plus que le mouvement de supination est plus prononcé. Cependant, d'après Richet, cet espace aurait son maximum de largeur lorsque l'avant-bras est dans la position intermédiaire entre la pronation et la supination, tandis qu'il paraîtrait se rétrécir un peu, dans la supination forcée. Je dois dire que cette opinion n'est pas généralement adoptée. Dans la pronation forcée, l'espace interosseux disparaît complétement ; la partie moyenne du radius vient appuyer sur le cubitus, et l'on comprend que si, pendant ce mouvement, une cause quelconque vient encore exagérer la pronation, le radius jouera le rôle d'un levier du premier genre et tendra à faire basculer son extrémité supérieure en arrière et en dehors. Il ne faudrait cependant pas croire que les luxations de l'extrémité supérieure du radius, produites de cette façon, soient aussi fréquentes qu'on l'a cru pendant longtemps. Un des auteurs qui avaient le plus contribué à répandre cette croyance, Goyrand, avait autrefois publié un mémoire dans lequel il insistait beaucoup sur le danger de soulever les enfants par la main, l'avant-bras étant en pronation, et sur les luxations de l'extrémité supérieure du radius, qui peuvent résulter de ce soulèvement. Or, dans un nouveau mémoire publié en 1859, Goyrand lui-même s'est appliqué à réfuter cette assertion, en prouvant que ces prétendues luxations ne sont autre chose, le plus souvent, que des entorses de l'articulation radio-cubitale inférieure.

Le ligament interosseux occupe l'espace compris entre le radius et le cubitus, mais il n'en remplit pas toute la hauteur, car il présente, en haut et en bas, des solutions de continuité qui font communiquer les deux loges antibrachiales et qui servent au passage de ramifications vasculaires. Ses fibres, fortes, resplendissantes, dirigées obliquement de haut en bas, du radius vers le cubitus, sont renforcées, à la partie supérieure, par un trousseau fibreux nommé *corde de Weitbrecht*, sorte de ligament étendu du bord externe de l'apophyse coronoïde du cubitus à la face interne du radius, au-dessous de la tubérosité bicipitale. Comme on le voit, la direction de la corde de Weitbrecht croise perpendiculairement les fibres du ligament interosseux. Celui-ci présente toujours une résistance suffisante pour s'opposer efficacement au déplacement suivant la longueur, lorsqu'il est resté intact dans une fracture des deux os de l'avant-bras. Mais il est une autre espèce de déplacement contre laquelle il est tout à fait sans effet, je veux parler du rapprochement des fragments vers l'axe du membre. On peut même dire que la membrane interosseuse est en partie cause de ce rapprochement, parce qu'elle est incessamment tendue par les nombreuses fibres musculaires auxquelles elle donne insertion ; toutefois, il faut reconnaître que les agents les plus actifs de la diminution de l'espace interosseux, sont les muscles rond et carré pronateur, si admirablement disposés pour opérer le rapprochement des deux os de l'avant-bras.

Lorsque le cubitus est seul fracturé, le fragment supérieur reste immobile, car il est incapable de mouvements de latéralité; mais le fragment inférieur, attiré par le carré pronateur, marche librement à la rencontre du radius. Si la solution de continuité porte sur ce dernier seul, les deux fragments étant également mobiles, rien ne s'oppose à leur déviation en dedans. Il est évident que les deux actions s'ajoutent, quand la fracture atteint à la fois les deux os de l'avant-bras. La consolidation des fragments, dans cette position vicieuse, aurait pour résultat infaillible la gêne plus ou moins grande ou la suppression absolue des mouvements de pronation et de supination. De là, l'indication de rétablir, autant que possible, l'intégrité de l'espace interosseux, en refoulant, vers l'axe du membre, les parties molles de la face antérieure et de la face postérieure de l'avant-bras, de manière à éloigner les deux os l'un de l'autre. Pour arriver à ce but, on emploie, le plus généralement, des compresses graduées ; mais il faut avoir le soin de ne point leur donner une trop grande hauteur, car c'est seulement à la partie moyenne de la région qu'il faut agir, et non point aux deux extrémités, où l'espace interosseux n'existe pas. Aussi Nélaton a-t-il substitué, avec avantage, aux compresses graduées deux demi-bouchons qui présentent une longueur bien suffisante, tout en donnant un point d'appui plus solide à l'appareil. Une importante précaution, c'est de ne point trop serrer le bandage et d'explorer attentivement le pouls radial, au moins pendant quelques jours ; on en comprendra la valeur quand on saura qu'une compression trop énergique a plusieurs fois déterminé la gangrène par arrêt de circulation. Quant à la position à donner au membre, la meilleure est encore l'état intermédiaire entre la pronation et la supination, non parce que c'est dans cette position que l'espace interosseux a son maximum d'ampleur, ce qui, je crois, est une erreur, mais parce qu'elle est la plus commode, la plus facile à supporter, et qu'elle met dans le relâchement les muscles qui ont de la tendance à déplacer les fragments. Je m'étonne que Malgaigne, si expert en la matière, ait proposé de placer le membre dans la supination, et je me demande s'il a retiré de bien notables avantages de cette espèce de torture imposée à ses malades.

VAISSEAUX. — La seule artère de ce plan est l'*interosseuse antérieure* [1]. Née de la cubitale, au pli du coude, par un tronc commun avec l'interosseuse postérieure, elle s'enfonce, presque dès son origine, sous le fléchisseur profond des doigts, et descend verticalement au devant du ligament interosseux, derrière l'interstice celluleux que forment, en s'accolant, le fléchisseur profond et le long fléchisseur du pouce. Elle fournit, chemin faisant, quelques branches musculaires de très-petit calibre. Arrivée à la partie inférieure de l'avant-bras, elle disparaît sous le carré pronateur auquel elle donne des rameaux, puis elle reparaît au-dessous de ce muscle et s'épuise dans l'articulation radio-cubito-carpienne. Les anomalies de cette artère sont rares ; la plus remarquable a été figurée par Dubreuil. Dans ce cas, il existait deux humérales, dont l'une normale, donnait, comme à l'ordinaire, la radiale et la cubitale, pendant que l'autre se continuait à l'avant-bras et devenait l'interosseuse antérieure. On comprend qu'à cause de sa situation profonde, ce vaisseau doit presque toujours échapper à l'action des instruments vulnérants qui atteignent la face antérieure de l'avant-bras. J'ai constamment trouvé l'artère interosseuse antérieure accompagnée de deux veines satellites.

Nerfs. — Le nerf *interosseux* [2] se détache du médian, presque immédiatement au-dessous du rond pronateur; il s'accole à l'artère interosseuse antérieure et l'accompagne dans tout son trajet, fournissant des filets au fléchisseur sublime, au fléchisseur profond, au long fléchisseur du pouce et au carré pronateur. Parvenu au devant du poignet, il s'y termine par quelques rameaux articulaires. Pour résumer d'un seul mot la distribution du nerf médian à l'avant-bras, je dirai que ce nerf anime les muscles fléchisseurs et pronateurs.

Je mentionnerai enfin, sur cette préparation, la présence de la branche antérieure du nerf *radial* [3], devenue visible après l'ablation de l'artère radiale et du muscle long supinateur. Ainsi que nous l'avons vu plus haut, le radial se divise en deux branches, au devant de l'articulation du coude. La branche postérieure pénètre dans le court supinateur et passe dans la région antibrachiale postérieure. La branche antérieure continue le trajet du tronc; elle se dirige en bas et en dehors, se loge dans la gaîne des radiaux et contourne bientôt le bord externe du radius, en croisant obliquement la face profonde du long supinateur. Située en arrière et en dehors de l'artère radiale, dont elle est séparée par une lamelle aponévrotique, cette branche nerveuse est rarement aperçue quand on pratique la ligature de la radiale, à moins qu'on ne se soit porté trop en dehors. Il faut néanmoins tenir compte de sa présence, au moment de charger le vaisseau, et toujours introduire la sonde cannelée par le côté externe de l'artère.

Région antibrachiale postérieure.

1er *Plan.* — Envisagée dans son ensemble, la face postérieure de l'avant-bras est convexe ; mais cette convexité générale peut être subdivisée en éminences arrondies ou linéaires, en dépressions plus ou moins profondes qui, sans être d'un bien grand secours pour la pratique des opérations chirurgicales, n'en doivent pas moins être mentionnées brièvement. En suivant le bord radial de cette face, de haut en bas, on y rencontre, d'abord, une proéminence arrondie formée par les corps charnus du long supinateur et des radiaux. Vers le milieu de l'avant-bras, cette proéminence disparaît et fait place à une gouttière oblique au-dessous de laquelle se montre un nouveau relief dû aux muscles long abducteur et court extenseur du pouce. Plus bas, nouvelle gouttière aboutissant à une dernière éminence anguleuse constituée par l'extrémité inférieure du radius ; mais celle-ci appartient plus spécialement au poignet. Pl. 25.

Au milieu de la région, apparaît une saillie longitudinale arrondie dont le point de départ est à l'épicondyle ; elle répond au muscle extenseur commun des doigts.

En dedans, les proéminences musculaires sont peu apparentes, mais on sent distinctement, sous le doigt, une crête osseuse étendue de l'olécrâne au poignet. Cette crête appartient au bord postérieur du cubitus ; elle doit toujours être explorée lorsqu'on veut constater l'existence d'une fracture de cet os.

La *peau* est plus épaisse et plus rugueuse que celle de la région antibrachiale antérieure. Il est rare qu'elle ne se recouvre pas de poils, même chez la femme.

Pl. 26. 2e *Plan.* — Le pannicule adipeux [B] est toujours moins développé qu'en avant, toutes choses égales d'ailleurs.

Le *fascia superficialis*, bien apparent, est mobile sur l'aponévrose et se prête à d'assez grands déplacements ; les infiltrations purulentes et sanguines l'envahissent avec la plus grande facilité.

L'*aponévrose* [E] est environ deux fois plus épaisse que sur la face antérieure de l'avant-bras. Elle est principalement constituée par des fibres circulaires ou un peu obliques auxquelles viennent s'adjoindre, à la partie supérieure de la région, des trousseaux fibreux partis de l'épicondyle. Elle est percée, sur plusieurs points, de petites ouvertures, pour le passage des artérioles tégumenteuses. En bas, elle s'épaissit notablement et forme le ligament annulaire postérieur du carpe [F], que nous étudierons avec la face dorsale du poignet. Comme toutes les aponévroses d'enveloppe des membres, elle fournit, par sa face profonde, des cloisons destinées à isoler les muscles sous-jacents ; je note en passant l'extrême variété de ces gaînes musculaires, suivant la force des sujets.

VAISSEAUX. — Les *artères* [1,1] tégumenteuses ne méritent pas de fixer notre attention.

Les *veines* [2,2] superficielles sont assez nombreuses en bas. Elles suivent, en général, deux directions différentes : les unes gagnent le bord externe de l'avant-bras, et vont former les veines *radiales* [3,3], origines de la céphalique ; les autres atteignent le bord interne où elles constituent les *cubitales*, origines de la basilique. Un peu au-dessous du coude, on n'en rencontre plus aucune, la circulation veineuse superficielle se trouvant reportée, tout entière, du côté de la flexion, à ce niveau.

Les *lymphatiques* superficiels se comportent comme les veines dont ils suivent le trajet ; très-nombreux au-dessus du poignet, ils passent tous, ou presque tous, dans la région antibrachiale antérieure. Je dis presque tous, car il en existe encore quelques-uns derrière l'olécrâne.

Nerfs. — Du côté interne, la peau est innervée, en haut, par des rameaux de la branche épitrochléenne du *brachial cutané interne* [4,4] ; en bas, par la branche cutanée du nerf *cubital* [5]. Du côté externe, on trouve les branches de terminaison du *musculo-cutané* [6,6], et, plus bas, le rameau cutané dorsal du *radial* [7]. Entre autres anastomoses de ces rameaux nerveux, on signale, comme constante, une union transversale entre le cubital et le radial, soit près du poignet, soit au milieu de la hauteur de l'avant-bras ; le lecteur pourra remarquer que cette anastomose n'existait pas sur le sujet qui m'a servi pour cette description.

3° *Plan.* — L'aponévrose enlevée, on découvre un premier plan musculaire comprenant l'anconé, le cubital postérieur, l'extenseur propre du petit doigt, l'extenseur commun, et tout à fait en dehors, le long abducteur et le court extenseur propre du pouce, mais ces deux derniers ne sont visibles qu'en partie et sont, à proprement parler, compris dans la couche profonde. Pl. 27.

L'*anconé* [*a*] a déjà été décrit avec la région olécrânienne, à laquelle il appartient presque en totalité.

Le *cubital postérieur* [*b*] recouvre une portion de la face postérieure du cubitus. L'*extenseur propre du petit doigt* [*c*] et l'*extenseur commun des doigts* [*d*] peuvent, à la rigueur, être considérés comme un seul et même muscle en rapport, par son bord externe, avec les deux radiaux [*f*,*g*]. Il serait hors de propos de m'étendre davantage sur la description de ces faisceaux musculaires dont l'étude ne peut avoir quelque intérêt qu'au point de vue de l'anatomie descriptive.

Vers la partie inférieure de l'avant-bras, les muscles, réduits à leurs tendons, sont tellement bien bridés par les fibres transversales de l'aponévrose, qu'ils ne font aucune saillie sous la peau, pendant le mouvement d'extension du poignet, alors même qu'ils se contractent très-énergiquement.

Point de nerfs, point d'artères à signaler dans ce plan ; aussi, les plaies qui ne le dépassent pas ne s'accompagnent-elles jamais d'hémorrhagies. Elles peuvent cependant avoir une conséquence fâcheuse, lorsqu'elles divisent complétement en travers les faisceaux musculaires ou leurs tendons. On devra donc, pour éviter cet accident, diriger longitudinalement les incisions qui doivent pénétrer au-dessous de l'aponévrose.

Pl. 28. 4e *Plan.* — La couche musculaire superficielle est séparée du plan profond par une cloison cellulo-fibreuse, étendue transversalement du radius au cubitus, et subdivisant la loge antibrachiale postérieure en deux loges secondaires : l'une comprise entre cette cloison et l'aponévrose d'enveloppe, l'autre limitée profondément par les deux os et le ligament interosseux. Je m'empresse d'ajouter que, dans aucun cas, cette cloison n'est assez solide pour opposer la moindre résistance à la marche des épanchements.

Au-dessous de cette lame, on aperçoit, en haut, l'extrémité inférieure du *court supinateur* [c] enroulé autour du radius et ne descendant pas plus bas que la partie moyenne de la région. Plus en dehors, les deux *radiaux* [O,N] et le *long supinateur* [M]. En bas, quatre muscles recouvrent presque entièrement le squelette et le ligament interosseux ; ce sont : en allant de dehors en dedans, le *long abducteur du pouce* [d], le *court extenseur du pouce* [e], le *long extenseur du pouce* [f] et l'*extenseur propre de l'index* [g]. Les deux premiers sont contenus dans la même gaîne ; ils se confondent à leur insertion supérieure, marchent accolés, et contournent le bord externe du radius, vers le tiers inférieur de l'avant-bras, formant comme une sorte de sangle oblique qui bride les tendons des deux radiaux et du long supinateur. Le long extenseur du pouce et l'extenseur propre de l'index sont également renfermés dans une même enveloppe celluleuse ; intimement unis en haut, ils se dissocient, après un court trajet, et gagnent la face dorsale du poignet. Plus profondément, on rencontrerait le radius, le cubitus et le ligament interosseux qui les unit.

Vaisseaux. — L'artère *interosseuse postérieure* [1] provient du tronc commun des interosseuses, et traverse le ligament interosseux d'avant en arrière. Elle parvient dans la région antibrachiale postérieure, soit immédiatement au-dessous de l'anconé, soit au-dessous du court supinateur, soit en traversant ce dernier muscle. Elle descend ensuite, entre le court supinateur et le long abducteur du pouce, puis entre les deux plans musculaires de la région, et s'épuise dans tous ces muscles. Je rappelle qu'elle donne, en haut, la récurrente radiale postérieure.

Cette artère est généralement d'assez petit calibre, aussi est-il bien rare qu'on ait à la lier dans une amputation. Il n'y aurait guère à se préoccuper de sa présence que si l'on devait faire des incisions très-profondes ; la direction de son trajet indique suffisamment que le meilleur moyen de l'éviter est de conduire l'instrument tranchant longitudinalement.

Nerfs. — La branche postérieure du nerf *radial* [2,2], après avoir traversé le court supinateur, vient se placer dans la même couche que l'artère interosseuse postérieure et donne des rameaux à tous les muscles, superficiels et profonds, de la face postérieure de l'avant-bras. Si nous nous rappelons, d'autre part, que le radial fournit au triceps, aux deux supinateurs et aux deux radiaux, nous en conclurons que ce nerf anime les muscles extenseurs et supinateurs.

Coupes de l'avant-bras.

Coupe transversale sur la limite du coude. — La surface de section de l'avant-bras, à sa partie supérieure, présente la forme d'une ellipse dont le grand axe, transversal, l'emporte notablement sur l'axe antéro-postérieur. Ainsi que j'ai déjà eu l'occasion de le faire remarquer, dans le courant de la description précédente, cet aplatissement d'avant en arrière tient au développement plus ou moins considérable des muscles, sur les parties latérales ; il est en rapport avec la vigueur du sujet, et la même coupe, exécutée sur un individu émacié par la maladie ou sur une femme, se rapprocherait beaucoup plus de la forme d'un cercle. Pl. 29.—

Les deux os n'occupent pas l'axe du membre, mais sont beaucoup plus rapprochés de la face postérieure ; le *cubitus* [A] même est immédiatement sous-cutané par celui de ses bords qui fait suite à l'olécrâne ; son extrémité supérieure est plus volumineuse que celle du *radius* [B]. Celui-ci, scié près de son col, affecte une forme arrondie, sans apparence de bord proéminent. L'espace interosseux n'existe, pour ainsi dire, pas à cette hauteur.

Les muscles peuvent être subdivisés en deux groupes latéraux séparés, sur la ligne médiane, par un espace adipeux figurant assez exactement l'axe antéro-postérieur de la coupe ; espace dans lequel on rencontre la plupart des vaisseaux et des nerfs. Le groupe interne comprend, d'avant en arrière : 1° une masse *épitrochléenne* [*a*] commune au rond pronateur, au grand et au petit palmaire ; 2° le *cubital antérieur* [*b*] ; 3° le *fléchisseur sublime* [*c*] ; 4° le *fléchisseur profond des doigts* [*d*] ; 5° enfin, sur la face antérieure du cubitus, l'extrémité inférieure du *brachial antérieur*. Les muscles du groupe radial sont, en allant dans le même sens : 1° le *long supinateur* [*f*] ; 2° le *premier radial externe* [*g*] ; 3° le *second radial externe* [*h*] ; 4° l'extrémité supérieure de la masse *épicondylienne* [*m*], commune aux extenseurs et au cubital postérieur ; 5° plus profondément sur le radius, le *court supinateur* [*k*] en dehors, le tendon du *biceps* [*l*] en dedans ; 6° enfin, en arrière des deux os, la portion inférieure de l'*anconé* [*e*].

L'aponévrose enveloppe le tout ; elle prend un point d'appui sur le bord postérieur du cubitus et fournit, par sa face profonde, des gaînes sur la disposition desquelles je crois m'être suffisamment expliqué.

Vaisseaux. — L'artère *radiale* [1] est entre le rond pronateur et le long supinateur ; elle n'est même pas recouverte par ce dernier muscle, et, sur ce sujet, rien n'eût été plus facile que d'en pratiquer la ligature à ce niveau, puisqu'elle était immédiatement sous-aponévrotique.

La *cubitale* [2], plus profonde, va s'engager sous le rond pronateur. En dehors d'elle, on aperçoit une *récurrente radiale antérieure* [4] très-volumineuse. Quand j'aurai mentionné l'*interosseuse antérieure* [3] et la *récurrente cubitale antérieure* [5], on se rendra compte du grand nombre de branches artérielles réunies à la partie inférieure du coude ; c'est là une bien favorable disposition pour le rétablissement du courant sanguin après l'oblitération de l'humérale, mais en revanche, c'en est une bien fâcheuse dans les cas de plaies profondes et étendues.

Je ne dirai rien des *veines collatérales* des artères, pas plus que des *veines superficielles* [7,8], dont le trajet a été longuement décrit ci-dessus.

Nerfs. — Le *médian* [9] occupe une position intermédiaire entre l'artère radiale et l'artère cubitale ; il passe en avant de celle-ci et va s'engager entre les deux chefs du rond pronateur.

Le *radial* [10] est placé en dehors de l'artère et se trouve recouvert par le long supinateur et le premier radial.

Le *cubital* [11] est compris entre les deux fléchisseurs ; il est, à cette hauteur, en arrière et bien en dedans de l'artère cubitale.

Nous trouverions encore, dans la couche sous-cutanée, les rameaux du *musculo-cutané* [12] et du *brachial cutané interne* [13,13].

Pl. 29.—Fig. 2. *Coupe transversale au tiers supérieur de l'avant-bras.* — Cette coupe est plus arrondie que la précédente. Les deux os ont un volume sensiblement égal ; le *cubitus* [A] est très-rapproché de la peau ; le *radius* [B] est entouré de muscles sur toutes ses faces. L'espace interosseux a beaucoup augmenté de largeur.

Les muscles forment trois groupes distincts : un antérieur, un postérieur et un externe.

1° En avant, on trouve dans un premier plan : le *petit palmaire* [*a*], le *grand palmaire* [*b*], le *fléchisseur sublime* [*d*], le *cubital antérieur* [*e*] et le *rond pronateur* [*c*], celui-ci, devenu plus profond, repose sur la face antérieure du radius ; dans un second plan, le *fléchisseur profond des doigts* [*f*] et le *long fléchisseur du pouce* [*g*].

2° En arrière deux plans encore, le premier comprenant l'*extenseur commun des doigts* [*h*], l'*extenseur propre du petit doigt* [*k*] et le *cubital postérieur* [*l*] ; le second constitué par le *long abducteur du pouce* [*m*] et la partie inférieure du *court supinateur* [*q*].

3° En dehors, le *long supinateur* [*n*] et les deux *radiaux* [*o*,*p*].

La forme cylindrique du membre, à cette hauteur, permet de relever sans difficulté, la manchette cutanée, dans une amputation circulaire.

VAISSEAUX. - L'artère *radiale* [1] repose sur la face antérieure du rond pronateur et correspond au sillon de séparation du long supinateur et du grand palmaire. J'ai indiqué comment il fallait procéder pour en pratiquer la ligature, à la partie supérieure de l'avant-bras.

La *cubitale* [2] s'est rapprochée du bord interne du membre. Pour la découvrir, il faudrait passer entre le cubital antérieur et le fléchisseur sublime, et soulever un peu le dernier de ces deux muscles, qui la recouvre.

L'*interosseuse antérieure* [3] est sur la face antérieure du ligament interosseux, derrière l'interstice du fléchisseur profond et du long fléchisseur du pouce. Elle est presque toujours assez volumineuse, à ce niveau, pour nécessiter l'apposition d'un fil ; seulement, il faut se rappeler qu'elle est contenue dans une gaîne celluleuse assez lâche, et qu'elle se rétracte parfois de plusieurs millimètres, après sa section, ce qui peut obliger à fendre son enveloppe conjonctive, pour pouvoir la saisir.

Quant à l'*interosseuse postérieure*, elle s'est déjà ramifiée et ne présente plus qu'un calibre insignifiant.

En résumé, dans les circonstances normales, on n'a guère que trois artères à lier, lorsqu'on ampute l'avant-bras à son tiers supérieur ou au-dessous. Mais ce serait une erreur de croire qu'il en sera toujours ainsi ; une prédisposition spéciale, une affection diathésique de l'opéré, peuvent diminuer la plasticité du sang et donner lieu à des hémorrhagies par des vaisseaux qui, chez tout autre individu, passeraient inaperçus. Parmi ces affections, le scorbut doit être placé au premier rang. Pendant la guerre d'Orient où tous les sujets, indistinctement, étaient scorbutiques, c'était une véritable pluie de sang qui s'écoulait de chaque plaie d'amputation, et j'ai vu Lustreman obligé de lier douze artères, après une simple amputation d'avant-bras.

Nerfs. — Le *médian* [6] chemine dans l'espace celluleux compris entre le fléchisseur sublime et le fléchisseur profond, reposant, en arrière, sur l'interstice de ce dernier muscle et du long fléchisseur du pouce. Il occupe à peu près le milieu du membre et se trouve, par conséquent, bien éloigné des deux artères principales, situées sur les parties latérales.

Le seul vaisseau avec lequel il soit en rapport est la petite artère du nerf médian, branche émanée de l'interosseuse antérieure.

Le *radial* [7] est en arrière de l'artère de même nom; je ferai toutefois remarquer que, sur ce sujet, il se déviait un peu plus haut qu'à l'ordinaire.

Le *cubital* [8] est accolé au côté interne de l'artère cubitale; il est directement placé au-dessous de l'interstice du fléchisseur sublime et du cubital antérieur, de sorte qu'en pénétrant entre ces deux muscles, c'est lui qu'on apercevrait tout d'abord.

Je ne mentionne que pour mémoire le nerf *interosseux* [9], les rameaux du *musculo-cutané* [10] et ceux du *brachial cutané interne* [11].

29.—Fig. 3. *Coupe transversale au tiers moyen de l'avant-bras.* — En raison de la forme conique de l'avant-bras, dans ses deux tiers inférieurs, la surface de section de la coupe présente de moins en moins d'étendue, à mesure qu'on se rapproche du poignet. J'ai déjà dit combien cette conicité rendait difficile le renversement de la manchette cutanée; aussi beaucoup de chirurgiens ont-ils voulu substituer aux amputations circulaires les amputations à lambeaux; malheureusement, celles-ci ont un autre inconvénient sur lequel je vais appeler l'attention.

Le *cubitus* [A] et le *radius* [B], réduits à de petites dimensions, ne diffèrent pas sensiblement entre eux, quant au volume. Ils sont rejetés sur les parties latérales du membre et placés à peu de distance des téguments, ce qui les rend aisément accessibles à l'exploration et aux instruments du chirurgien. De leur écartement plus grand résulte une augmentation d'ampleur dans l'espace interosseux, qui devient assez large pour qu'on puisse y faire librement manœuvrer un couteau ordinaire, sans qu'il soit nécessaire d'avoir recours au couteau interosseux. Le radius étant beaucoup plus mobile que le cubitus, on recommande de scier les deux os de manière à ce que le cubitus ne soit divisé que le dernier, et, par conséquent, serve de point d'appui jusqu'à la fin de la section; mais il n'y a pas grand inconvénient à faire autrement, pourvu que les aides maintiennent solidement le segment inférieur du membre, afin d'éviter les esquilles. Ce qui est beaucoup plus important, c'est de ne placer l'avant-bras ni dans la supination, ni dans la pronation complète pendant qu'on fera agir la scie, autrement les deux extrémités osseuses ne seraient plus sur le même niveau, lorsqu'après l'opération on mettrait le membre dans la demi-pronation.

Les muscles ont un volume relativement peu considérable, si on les compare à ceux des deux coupes précédentes; quelques-uns même ne sont plus représentés que par leurs tendons terminaux. Il serait superflu de les énumérer, et je renvoie le lecteur à la légende explicative placée en regard de la figure. On remarquera que les masses charnues sont rassemblées en avant et en arrière de l'avant-bras, et qu'il n'en existe que des traces insignifiantes sur les parties latérales. Rien n'est donc plus commode que de tailler soit en avant, soit en arrière, des lambeaux destinés à recouvrir la surface de section; mais si l'on réfléchit qu'aux deux extrémités du diamètre transversal, c'est-à-dire précisément au point de réunion des lambeaux, les os sont situés presque immédiatement sous la peau, on concevra sans peine que l'on s'expose à laisser à nu les deux extrémités osseuses. Voilà pourquoi l'amputation circulaire est généralement préférée. En la pratiquant, on aura le soin de bien détacher les muscles profonds de leurs adhérences, car il y a peu à compter sur leur rétraction.

Les vaisseaux et les nerfs ne donnent lieu à aucune considération qui n'ait été déjà mentionnée dans le courant de la description.

Coupe transversale au tiers inférieur de l'avant-bras. — Ici, la coupe présente des dimensions encore plus réduites, le membre ayant été sectionné presque dans son point le plus étroit. Les deux os sont situés en arrière et sur les côtés; le *radius* [B] l'emporte notablement sur le *cubitus* [A] pour le volume. La largeur de l'espace interosseux est moindre qu'à la partie moyenne de l'avant-bras. Pl. 29.—

Les parties molles sont, en grande partie, constituées par des tendons dont j'indiquerai brièvement la disposition en les examinant d'abord en avant, puis en arrière, enfin en dehors de la coupe.

En avant, le tendon du *petit palmaire* [*a*], presque confondu avec l'aponévrose d'enveloppe, occupe un plan tout à fait superficiel. Au-dessous, on aperçoit en dehors le *grand palmaire* [*b*], en dedans le *cubital antérieur* [*c*], et au milieu le *fléchisseur sublime* [*d*]. Plus profondément, le *fléchisseur profond* et le *long fléchisseur du pouce* [*e*] forment une même couche. Enfin le *carré pronateur* [*f*] placé en travers de l'avant-bras, remplit l'espace interosseux et recouvre la face antérieure du cubitus et du radius. En arrière, on trouve, dans un premier plan, les tendons de l'*extenseur commun* [*g*], de l'*extenseur propre du petit doigt* et du *cubital postérieur* [*h*], ce dernier accolé à la face postérieure du cubitus ; dans un second plan, le *long extenseur du pouce* [*k*] et l'*extenseur propre de l'index* [*l*], celui-ci recouvrant la face externe du cubitus et une portion du ligament interosseux, celui-là cachant le reste du même ligament et la face interne du radius.

En dehors, on aperçoit successivement, d'avant en arrière, les tendons du *long supinateur* [*m*], des *deux radiaux* [*n*,*o*] et une masse tendineuse [*p*] appartenant au *long abducteur* et au *court extenseur du pouce*.

La plupart de ces tendons sont entourés de gaînes synoviales qui remontent plus ou moins haut et dont l'inflammation est toujours à craindre, lorsqu'elles sont largement ouvertes. La possibilité de ce fâcheux accident était déjà connu des anciens chirurgiens, et Petit, Garengeot, Bertrandi n'avaient pas hésité à manifester leurs appréhensions à ce sujet. Larrey est allé plus loin, en proscrivant absolument l'amputation à la partie inférieure de l'avant-bras ; mais son opinion n'a pas prévalu, et l'on ampute généralement le plus loin possible du tronc, quitte à faire les débridements nécessaires, dans le cas où les gaînes synoviales viendraient à s'abcéder.

Malgaigne fait observer qu'en amputant l'avant-bras dans son tiers inférieur, on éprouve quelque difficulté à couper les tendons qui fuient sous l'instrument et se laissent déprimer vers l'espace interosseux. De là, le conseil de relever, d'abord, la manchette cutanée et de faire ensuite, par transfixion, deux petits lambeaux musculaires longs de 3 centimètres, en rasant bien les os pour éviter de couper trop haut les artères qui, en ce point, sont très-superficielles. Il est incontestable qu'on obtient, de cette façon, des chairs beaucoup moins mâchées et un moignon parfaitement matelassé. A ce point de vue, la modification est utile. Est-elle indispensable ? C'est ce qui reste à démontrer. Sur le cadavre, en effet, les muscles sont relâchés et ramollis, et les tendons échappent parfois à la section ; ajoutons que le tranchant des instruments dont on se sert à l'amphithéâtre laisse souvent à désirer. Mais, sur le vivant, on n'observe rien de pareil ; même pendant le collapsus chloroformique, le ton musculaire suffit pour tendre les tissus, et je ne sache pas que l'on ait généralement constaté la petite difficulté en question.

Vaisseaux et nerfs. — L'artère *radiale* [1] repose sur le carré pronateur qui la sépare du radius ; elle est immédiatement sous-aponévrotique, entre les tendons du grand palmaire et du long supinateur. Aucun nerf ne l'accompagne.

La *cubitale* [2] répond à l'interstice du cubital antérieur et du fléchisseur sublime ; elle est aussi très-rapprochée de l'aponévrose, mais n'oublions pas qu'elle est, en outre, recouverte par la lame celluleuse qui passe en avant du fléchisseur sublime. Le nerf *cubital* [7] occupe son côté interne.

Le nerf *médian* [6], beaucoup plus superficiel qu'à la partie supérieure de l'avant-bras, est compris entre les tendons du fléchisseur profond et du long fléchisseur du pouce.

DU POIGNET ET DE LA MAIN.

Je réunis dans un même paragraphe les deux dernières portions du membre supérieur, le *poignet* et la *main*, et je procéderai ici comme je l'ai déjà fait en plusieurs endroits de ce livre, étudiant successivement les tissus couche par couche, depuis la peau jusqu'au squelette. Le lecteur a, sans doute, déjà pu constater que cette manière d'agir ne présente aucun inconvénient sérieux ; car, il faut bien l'avouer, si l'on excepte quelques parties du corps dont les contours sont nettement accusés par des lignes naturelles, la délimitation de la plupart des régions dépend, le plus souvent, du libre arbitre de chaque auteur. Peut-être, même, y a-t-il avantage à procéder ainsi pour le poignet et la main, ces deux parties étant, pour ainsi dire, réunies dans une sorte de communauté pathologique, notamment en ce qui touche les bourses séreuses annexées aux tendons et les synoviales articulaires.

Tout cet ensemble commence, en haut, à la limite inférieure de l'avant-bras, c'est-à-dire au pli cutané transversal qui correspond à la partie supérieure de la tête cubitale. En bas, il se prolonge jusqu'à l'extrémité des doigts, et n'a, par conséquent, d'autres limites que celles du membre supérieur lui-même. Que si l'on voulait aller plus loin et chercher une ligne de démarcation entre le poignet et la main, on verrait que cette délimitation n'est pas aussi aisée à établir qu'on pourrait le croire de prime-abord; il me suffira, pour le démontrer, d'invoquer les divergences d'opinion des anatomistes à cet égard. Ainsi, Pétrequin rattache au poignet la première rangée du carpe et en distrait la seconde; au contraire, Blandin, Velpeau et Malgaigne, y font rentrer le carpe tout entier. Pour Malgaigne et pour Jarjavay, le poignet se termine, en bas, à une ride cutanée, visible seulement sur la face dorsale et lorsque la main a été portée dans une extension extrême; or, remarquons que cinq ou six fois sur dix, peut-être davantage, il est absolument impossible de faire apparaître ce sillon. La limite donnée par Richet est une ligne circulaire transversale, passant à la racine du pouce, au-dessous des saillies du scaphoïde et du pisiforme, ligne purement conventionnelle, qui ne peut être déterminée que lorsque les reliefs osseux sont bien apparents, ce qui n'est pas toujours le cas.

Le poignet présente un aplatissement antéro-postérieur plus prononcé encore que celui de l'avant-bras, à tel point que ses faces latérales sont presque réduites à des bords. On sait que l'épaississement du pannicule adipeux sous-cutané l'arrondit et le rend presque cylindrique, chez la femme et chez l'enfant. Par contre, l'exercice de professions manuelles pénibles en augmente le volume général et accroît, surtout, les dimensions du diamètre transversal. Au-dessous du poignet, l'aplatissement s'exagère encore, et la main prend la forme d'une palette irrégulièrement quadrilatère, un peu plus large à son milieu qu'à ses deux extrémités, légèrement concave en avant, convexe en arrière, et terminée en bas par cinq appendices allongés, les doigts. Ceux-ci sont désignés sous les noms de *pouce*, *index*, *médius*, *annulaire* et *auriculaire* ou *petit doigt;* ils sont de longueur inégale. L'extrémité du pouce n'atteint guère que le milieu de la première phalange de l'index; celle de l'index correspond à la partie la plus élevée de l'ongle du médius; celle de l'annulaire arrive à peu près au milieu de cet ongle; enfin, l'extrémité du petit doigt est au même niveau que la dernière articulation phalangienne de l'annulaire.

Dans l'exposé qui va suivre, je décrirai deux régions : une région *palmaire* et une région *dorsale*, expressions dont il est inutile, je pense, d'expliquer la signification.

Région palmaire.

1er *Plan.* — Cette région tire son nom de la *paume* de la main Pl. 30.–
qui s'y trouve contenue. On y observe, au niveau du poignet, trois plis transversaux, d'autant plus marqués que la flexion est plus prononcée. Le supérieur établit la limite entre le poignet et l'avant-bras ; ainsi que nous le savons, il correspond au point le plus élevé de la tête du cubitus, et se trouve situé à un centimètre au-dessus de l'articulation radio-carpienne. Le pli moyen est au-devant de cette articulation. Quant au pli inférieur, il est rarement bien accusé et répond à l'articulation médio-carpienne. Connaissant ces relations, on pourrait, avec avantage, se guider sur la présence de ces plis pour pénétrer entre les surfaces articulaires ; malheureusement, l'utilisation de ces données n'est possible qu'à l'amphithéâtre ; car, à la moindre tuméfaction, toute trace de plis disparaît, sur le vivant. Il vaut donc mieux prendre pour point de repère les saillies latérales formées par les apophyses styloïdes du cubitus et du radius, reliefs osseux qu'on peut toujours retrouver, même à travers un gonflement considérable des parties molles.

A part ces rides transversales, le poignet présente encore une proéminence longitudinale médiane, due aux tendons fléchisseurs, et deux gouttières latérales, assez peu apparentes pendant l'extension. Mais pendant la flexion, les tendons soulèvent la peau et l'on retrouve les éminences et les dépressions que nous avons déjà rencontrées à la partie inférieure de l'avant-bras, c'est-à-dire : 1° le tendon du cubital antérieur ; 2° une gouttière où l'on perçoit, assez souvent, les battements de l'artère cubitale ; 3° les tendons du fléchisseur superficiel ; 4° le tendon du petit palmaire ; 5° celui du grand palmaire ; 6° la gouttière occupée par l'artère radiale ; 7° une crête osseuse formée par le bord externe du radius et sur laquelle vient s'implanter le tendon du long supinateur ; cette crête se termine, en bas, par l'apophyse styloïde du radius.

Au-dessous du poignet, on rencontre une éminence transversale, le *talon* de la main, formée par la racine des éminences thénar et hypothénar. Le doigt, comprimant les parties molles à ce niveau, perçoit, en dehors, la saillie du scaphoïde, et, en dedans, celle du pisiforme.

La paume de la main est concave, plus large en bas qu'en haut ; l'éminence *thénar*, qui la limite en dehors, a la forme d'un triangle dont le sommet se continue avec le pouce, et dont la base regarde l'axe du membre. L'éminence *hypothénar*, assez régulièrement cylindrique, occupe le bord cubital depuis le pisiforme jusqu'à la racine du petit doigt.

On observe, dans toute cette portion palmaire, un grand nombre de plis sur lesquels je veux un instant appeler l'attention. A l'éminence thénar, ce ne sont que de légères rides qui, toutes, convergent vers la base du pouce et n'offrent, d'ailleurs, pas d'autre intérêt; mais, dans la paume de la main et sur l'éminence hypothénar, ce sont des plis de locomotion parfaitement arrêtés, et dont la disposition diffère bien peu d'un individu à l'autre. Je ne m'occuperai que des principaux, et je ne ferai guère que rappeler ici ce que tout le monde connaît. Il n'est personne qui n'ait remarqué, dans la paume de la main, trois grands sillons tellement disposés qu'ils représentent une espèce d'M majuscule, si c'est la main gauche que l'on regarde, et une figure symétrique, si c'est la main droite.

Le plus élevé de ces trois plis commence, en haut, dans le sillon de séparation des éminences thénar et hypothénar; il empiète, même, un peu sur la face antérieure du poignet. Il se dirige en bas et en dehors, décrivant une courbe régulière à convexité inféro-interne, et vient aboutir sur le bord externe de la main, à 2 centimètres et demi, environ, au-dessus de la racine de l'index, sur l'homme adulte. Ce pli sépare l'éminence thénar de la paume de la main ; il est déterminé par les mouvements d'opposition du pouce avec les trois doigts qui suivent.

Le second pli part du bord externe de la main, précisément au même point où le pli supérieur se termine. Il se porte transversalement vers le milieu du bord cubital de la main; mais il ne l'atteint pas, car il cesse ordinairement vers la limite externe de l'éminence hypothénar. Légèrement concave en haut, mais beaucoup moins que le précédent, il est dû à la flexion simultanée de l'index, du médius et de l'annulaire. De sa partie moyenne se détache un sillon secondaire, moins apparent, qui monte verticalement vers le poignet, et aboutit à 5 ou 6 millimètres en dedans de l'origine du pli supérieur; il est déterminé par l'opposition du pouce au petit doigt.

Le troisième et le plus inférieur, naît dans l'espace qui sépare l'index du médius, et se termine sur le bord cubital de la main, où il coupe transversalement l'éminence hypothénar à l'union de son quart inférieur avec ses trois quarts supérieurs. A l'inverse des deux autres, celui-ci est concave inférieurement; il est dû à la flexion simultanée des quatre derniers doigts.

L'intervalle compris entre les deux premiers plis, correspond à la portion convexe de l'arcade palmaire superficielle, dont on sent parfaitement les battements avec le doigt. C'est assez dire que les blessures, même superficielles, faites à ce niveau, pourraient intéresser ce tronc artériel; aussi doit-on se garder d'y porter le bistouri pour pratiquer des débridements. C'est en s'appuyant sur ce rapport des plis palmaires avec l'arcade superficielle, que l'on a voulu établir des procédés opératoires pour découvrir ce vaisseau et en pratiquer la ligature; ces tentatives ingénieuses ne me paraissent pas répondre à un besoin bien pressant de la pratique chirurgicale.

La face palmaire de la main présente encore, à sa partie inférieure, une série d'éminences et de dépressions alternatives, bien apparentes lorsque les doigts sont étendus et rapprochés. Les éminences correspondent aux espaces interdigitaux; elles ne sont constituées que par de petits coussinets adipeux, refoulés par la tension des brides de l'aponévrose palmaire. Les dépressions sont longitudinales et surmontent directement la racine de chaque doigt; on y sent l'extrémité supérieure des premières phalanges, pendant l'extension.

Chaque doigt porte, sur sa face antérieure, des plis transversaux situés en avant de chaque jointure; entre ces plis sont des éminences sillonnées de rides longitudinales sans aucune importance. Les plis transversaux, au contraire, affectent, avec les interlignes articulaires, des relations qu'il est bon de connaître. Le supérieur est unique à l'index et au petit doigt; il est double au médius et à l'annulaire; mais, c'est seulement au sillon le plus rapproché de la paume de la main que s'applique ce qui suit. Ce pli correspond à 22 ou 25 millimètres au-dessous de l'articulation métacarpo-phalangienne; il suffira donc d'y faire passer transversalement le bistouri, dans l'amputation d'un doigt par la méthode ovalaire, pour se ménager assez de téguments pour recouvrir la tête du métacarpien. La première et la seconde phalange sont séparées par deux plis dont l'inférieur correspond exactement à l'interligne articulaire. Entre la phalangine et la phalangette, pli unique placé à 1 ou 2 millimètres au-dessus de l'article. Au pouce, il n'existe en tout que deux sillons, dont chacun recouvre directement l'interligne articulaire sous-jacent.

La *peau* est glabre, assez peu mobile et extrêmement fine au poignet, où elle est parcourue par des lignes bleuâtres, dues à la présence du plexus veineux sous-cutané qui donne naissance à la médiane commune. A la main, elle reste glabre, mais elle devient très-adhérente, en même temps qu'elle s'épaissit notablement; toutefois, elle conserve une certaine mobilité, sur l'éminence thénar, et y est assez mince pour laisser voir, par transparence, quelques ramuscules veineux, origine de la céphalique du pouce. L'absence des poils implique celle des glandes sébacées, mais en revanche, les glandes sudoripares y sont développées en abondance.

Outre les plis de locomotion que je viens d'indiquer, on observe, à la main et aux doigts, une quantité innombrable de petites lignes parallèles, très-régulièrement espacées, ondulées dans différents sens et se prolongeant jusqu'à l'extrémité de la pulpe des doigts, où elles forment des courbes concentriques très-élégantes. Les saillies, comprises entre ces lignes, correspondent aux rangées des papilles dermiques, et leur développement est en rapport avec le haut degré de sensibilité de l'organe du tact. On sait combien les papilles de la main et des doigts sont relativement riches en corpuscules de Meissner. Malgré sa délicatesse, toute cette portion du tégument est recouverte d'un épiderme épais qui, dans certaines circonstances, sous l'influence de pressions, de frottements répétés, devient calleux, et forme les durillons. Les petites suppurations superficielles, qui s'établissent parfois sous ces durillons, sont connues des artisans sous le nom de *durillon forcé*.

Pl. 30.—Fig. 2. 2e *Plan.* — La face profonde du derme est unie, presque partout, à l'aponévrose d'enveloppe, par des tractus plus ou moins résistants qui brident le tégument, assurent son immobilité et s'opposent au développement d'un fascia superficialis distinct. Au poignet, ces tractus vont, principalement, aux tendons du petit palmaire et du cubital antérieur. De là, la permanence de ces plis cutanés dont j'ai, plus haut, signalé l'existence. Grâce à la présence de ces adhérences, les suffusions sanguines ou purulentes sus-aponévrotiques, ne peuvent passer de l'avant-bras à la main, et réciproquement. De même pour le pannicule adipeux qui, chez les femmes et les enfants potelés, forme des bourrelets saillants au-dessus du poignet.

A la paume de la main, les adhérences dermiques sont encore plus nombreuses et plus serrées; elles donnent, à cette partie, sa forme concave; on les trouve assez développées, sur le bord interne de l'éminence hypothénar; mais elles sont beaucoup moins apparentes sur le reste de cette éminence et sur l'éminence thénar, où l'on constate l'existence d'un pannicule adipeux médiocrement épais. Au niveau de la racine des doigts, ou plutôt au niveau des commissures interdigitales, la graisse acquiert son maximum d'épaisseur; les pelotons adipeux, interposés à la peau de la face palmaire et à celle de la face dorsale, sont traversés et bridés par des prolongements de l'aponévrose palmaire. Sur les doigts, disposition analogue; les trabécules dermiques s'unissent à la gaîne des tendons fléchisseurs, et rendent la peau extrêmement adhérente, à la hauteur des plis articulaires; dans les intervalles de ces plis, les tractus fibreux sont moins serrés, et le tégument est doublé d'une assez grande quantité de graisse. A l'extrémité des doigts, les tissus sous-cutanés constituent la *pulpe*, espèce de coussinet adipeux traversé, dans tous les sens, par des cloisons conjonctives émanées du derme.

Comme je le faisais observer plus haut, on ne saurait démontrer l'existence d'un fascia superficialis dans toute cette portion palmaire; aussi ne se produit-il jamais d'épanchements sanguins entre la peau et l'aponévrose, à la suite de contusions; non pas que des ruptures vasculaires ne puissent avoir lieu dans une partie si abondamment pourvue de vaisseaux, mais parce que les collections sanguines se développent toujours plus profondément, au-dessous de l'aponévrose. A un point de vue pratique, ces adhérences de la peau ont un avantage, c'est qu'elles maintiennent les lèvres des solutions de continuité et les empêchent de s'écarter, ce qui leur permet souvent de se réunir par première intention. En revanche, tous ces tractus fibreux rendent très-difficile la formation des lambeaux cutanés, dans les opérations chirurgicales, et principalement dans la désarticulation du poignet, par la méthode à lambeau antérieur.

L'*aponévrose* d'enveloppe se modifie tellement, en passant d'une partie à l'autre, qu'il est indispensable de l'étudier séparément dans chacune des portions de la région. Confondue, en haut, avec l'aponévrose antibrachiale [*a*], elle est constituée, au *poignet*, par des fibres transversales, et reçoit des faisceaux de renforcement des tendons du *cubital antérieur* [*b*] et du *petit palmaire* [*c*]. Son bord supérieur n'existe pas, à proprement parler. En bas, elle fait suite aux aponévroses thénar et hypothénar sur les côtés, tandis qu'au milieu, elle se continue avec le ligament annulaire antérieur du carpe, voûte fibreuse dont la description sera faite dans un instant. Latéralement, elle passe sur la face dorsale du membre, en prenant un point d'appui sur le bord externe du radius. En avant, elle est recouverte et croisée par le tendon du petit palmaire qu'elle enveloppe dans un dédoublement celluleux. Ce dédoublement ne descend pas au-dessous de l'articulation radio-carpienne; à partir du carpe, le tendon du petit palmaire adhère, par sa face postérieure, à l'aponévrose et au ligament annulaire; plus bas, il s'épanouit et se jette tout entier dans l'aponévrose palmaire moyenne.

Le revêtement aponévrotique de la face antérieure de la main se rattache, comme nous venons de le voir, à l'enveloppe fibreuse du poignet, mais il se divise en trois parties parfaitement distinctes, sous le rapport de la structure; au milieu, l'aponévrose palmaire moyenne, et, sur les côtés, les deux aponévroses des éminences thénar et hypothénar.

L'aponévrose *palmaire moyenne* [*d*] se fait, tout d'abord, remarquer par son aspect brillant et par la disposition régulière de ses fibres; elle recouvre la paume de la main et affecte la forme d'un triangle, ou, si l'on veut, d'un éventail dont le sommet, tourné en haut, n'est autre chose que le tendon du petit palmaire, et dont la base correspond à la racine des doigts. Les fibres qui la constituent sont de deux ordres: des fibres longitudinales et des fibres transversales. Les premières sont les plus superficielles; elles résultent de l'épanouissement du tendon du petit palmaire. Divergentes de haut en bas, elles forment un plan continu dans presque toute leur hauteur, mais elles se dissocient au devant de la tête des métacarpiens, et forment alors quatre languettes [*e*,*e*], dont une partie se termine dans la peau du pli digito-palmaire, et dont l'autre partie contourne la racine des doigts et va se perdre sur la face dorsale de la première phalange, quelquefois même jusque sur les parties latérales de la phalangine. Les fibres transversales [*f*,*f*] sont plus profondes; très-peu apparentes dans la moitié supérieure de l'aponévrose, elles deviennent d'autant plus nombreuses et d'autant plus superficielles qu'on les examine plus bas, et sont surtout bien visibles dans les espaces restés vacants entre les bandelettes longitudinales. Unies à ces dernières, elles forment, entre les têtes des métacarpiens, des arcades à concavité inférieure, sous lesquelles s'engagent les vaisseaux et les nerfs collatéraux des doigts. Dans les interstices de ces arcades, elles passent directement au devant des tendons fléchisseurs. Leurs deux extrémités se fixent: en dehors, au côté externe du deuxième métacarpien; en dedans, au bord antérieur du cinquième métacarpien.

Superficiellement, l'aponévrose palmaire moyenne fournit un très-grand nombre de prolongements qui la rattachent solidement à la face profonde du derme, notamment dans les points qui répondent aux plis de locomotion. Par sa face profonde, elle adhère, en haut, à la face antérieure du ligament annulaire, et se continue, en bas, avec les gaînes [*g*] des tendons fléchisseurs. En outre, il s'en détache des cloisons verticales très-solides, qui vont se fixer à l'aponévrose interosseuse et au ligament transverse antérieur du métacarpe. Ces cloisons n'existent, d'ailleurs, que dans la moitié inférieure de la paume de la main; elles isolent les tendons fléchisseurs et forment sept canaux distincts, quatre pour ces tendons et trois, intermédiaires, pour les muscles lombricaux, les vaisseaux et les nerfs collatéraux des doigts.

Le bord externe de l'aponévrose palmaire moyenne s'unit au bord interne de l'aponévrose thénar, puis se replie dans la profondeur des tissus, en s'amincissant beaucoup, recouvre la face antérieure du muscle adducteur du pouce, et va s'insérer sur le bord antérieur du troisième métacarpien. Au-dessous de l'éminence thénar, cette aponévrose se fixe au bord externe du second métacarpien et de la première phalange de l'index. Son bord interne fournit, dans son tiers supérieur, des insertions au muscle *palmaire cutané* [*m*], réunion de petits faisceaux très-variables dans leur nombre, manquant même assez souvent, étendus transversalement au devant de la racine de l'éminence hypothénar et fixés, d'autre part, à la face profonde du derme, le long du bord cubital de la main. Sur la plupart des sujets, on peut s'assurer que quelques-uns des faisceaux du palmaire cutané s'insinuent au-dessous de l'aponévrose palmaire moyenne, et vont aboutir à la face antérieure du ligament annulaire. Au-dessous du palmaire cutané, le bord interne de l'aponévrose palmaire moyenne se confond avec le bord externe de l'aponévrose hypothénar, et va s'insérer sur le bord antérieur du cinquième métacarpien et sur la partie supérieure du bord interne de la première phalange du petit doigt.

Si l'on tient compte des expansions fibreuses que l'aponévrose palmaire envoie sur les parties latérales et postérieures des doigts, on concevra sans peine qu'une rétraction de cette aponévrose, dans un point donné, puisse déterminer une flexion permanente de la première phalange du doigt correspondant, et même de la seconde, ainsi que l'a démontré Goyrand. On se gardera bien de confondre cette flexion avec celle qui résulte de la rétraction des muscles fléchisseurs. En effet, dans ce dernier cas, la ténotomie, lorsqu'elle n'est pas dangereuse, est au moins inutile; elle peut abolir les mouvements du doigt, mais non les rétablir. Pour les rétractions de l'aponévrose, on a retiré parfois d'assez bons avantages de la section des brides fibreuses, soit par la méthode sous-cutanée, soit à ciel ouvert; cependant, je dois dire que l'on a souvent échoué, d'abord parce que les expansions aponévrotiques sont si nombreuses, qu'il est quelquefois bien difficile de couper toutes les brides, et ensuite parce que, sur certains sujets, le derme lui-même participe à la rétraction, et forme comme un véritable tissu inodulaire, contre lequel la section simple est tout à fait impuissante.

L'aponévrose de l'éminence *thénar* [*l*] est beaucoup plus mince que l'aponévrose moyenne; elle se fixe à tout le bord externe du premier métacarpien, recouvre les muscles de l'éminence thénar, en leur fournissant des gaînes celluleuses, par sa face profonde; puis, elle s'unit au bord externe de l'aponévrose moyenne, et va, par conséquent, s'insérer au bord antérieur du troisième métacarpien, après avoir tapissé la face antérieure du muscle adducteur du pouce.

L'aponévrose de l'éminence *hypothénar* [*n*] n'est pas plus forte que la précédente; fixée, en dedans, au pisiforme et au bord interne du cinquième métacarpien, elle recouvre les muscles sous-jacents et se confond avec le bord interne de l'aponévrose moyenne, un peu avant d'arriver au bord antérieur du cinquième métacarpien. Inutile d'ajouter qu'elle envoie des lames isolantes aux muscles de l'éminence hypothénar.

En résumé, ces trois aponévroses subdivisent la face palmaire de la main en trois loges distinctes. En dehors, la loge de l'éminence thénar contenant les muscles du pouce, c'est-à-dire le court abducteur, le court fléchisseur, l'opposant et l'adducteur. En dedans, la loge hypothénar, commune à l'adducteur, au court fléchisseur et à l'opposant du petit doigt. Enfin, la loge moyenne, plus étroite en haut qu'en bas, limitée latéralement par les deux autres loges, en avant par l'aponévrose moyenne, et en arrière par le troisième et le quatrième espace interosseux. Les deux loges latérales sont complétement closes dans tous les sens. La loge médiane n'est fermée que latéralement, mais elle est ouverte en haut et en bas. Elle communique largement avec le poignet, par un canal dont j'aurai à m'occuper plus loin. D'autre part, elle présente, à son extrémité inférieure, deux sortes d'ouvertures, dont le mode de formation nous est déjà connu : les unes, en forme d'arcades, servent au passage des vaisseaux et des nerfs digitaux; les autres conduisent dans les gaînes des tendons fléchisseurs.

Si l'on sait que l'aponévrose palmaire moyenne est une des lames fibreuses les plus résistantes du corps humain, on en conclura que les phlegmons sous-aponévrotiques sont très-solidement bridés dans cette loge, et qu'ils ne peuvent se porter ni en avant, ni en arrière. Le plus souvent, c'est du côté du poignet que le pus chemine, décollant les tendons et produisant, parfois, des désordres d'une certaine gravité. D'autres fois, et l'on peut dire fort heureusement, l'aponévrose s'éraille en un point, ou bien le pus s'engage dans une des ouvertures destinées au passage des vaisseaux et des nerfs ; de sorte qu'une portion de l'abcès devient sus-aponévrotique, les deux collections n'étant en communication que par un orifice étroit. Cette forme d'abcès n'est pas exclusivement propre à la main ; j'ai déjà eu l'occassion de la mentionner dans différentes régions du corps, et je me bornerai à rappeler ici qu'on la désigne, depuis Velpeau, sous le nom d'*abcès en bissac* ou en *double bouton de chemise.*

L'aponévrose palmaire moyenne, s'épuisant à la hauteur du pli digito-palmaire, il s'ensuit que, dans toute la longueur des doigts, la couche aponévrotique proprement dite fait défaut. En réalité, c'est la gaîne des fléchisseurs [*h*] qui tient lieu d'aponévrose. Cette gaîne représente une sorte de gouttière longitudinale, insérée, de chaque côté, sur les bords latéraux des deux premières phalanges, et formant, avec elles, un canal ostéo-fibreux, demi-cylindrique, complétement fermé sur les côtés. Ce canal est occupé par les tendons du fléchisseur sublime et du fléchisseur profond ; son extrémité supérieure commence au devant de la tête des métacarpiens et contracte, en ce point, des adhérences avec les fibres transversales profondes de l'aponévrose palmaire moyenne. En bas, il accompagne le tendon du fléchisseur profond jusqu'à sa terminaison à l'extrémité supérieure de la dernière phalange des quatre derniers doigts ; on voit donc que, dans sa presque totalité, cette phalange en est dépourvue, et que la pulpe du doigt repose directement sur le périoste. Les gaînes des fléchisseurs sont constituées par des fibres transversales arciformes, très-serrées et très-épaisses, ce qui leur donne une consistance presque cartilagineuse ; aussi restent-elles béantes lorsqu'elles sont complétement sectionnées en travers, circonstance qui favorise singulièrement la pénétration du pus dans leur intérieur, après une amputation de doigt ou une plaie profonde. Ces fibres arciformes présentent quelquefois des éraillures, à travers lesquelles fait hernie la synoviale qui tapisse les gaînes ; elles manquent au devant des interlignes articulaires et sont remplacées par des fibres [*k*,*k*] entrecroisées en X, toujours moins épaisses et moins résistantes que les fibres transversales.

La connaissance des différentes couches constituant le doigt, va nous permettre de comprendre, en peu de mots, quel est le siége et la marche des inflammations connues sous les noms de *tournioles* et de *panaris*. La tourniole (*panaris superficiel*, *mal blanc*, *mal d'a-*

venture), se développe dans la couche sous-épidermique, ordinairement à la troisième phalange; elle envahit très-souvent la matrice unguéale et fait le tour de l'ongle, dont elle détermine la chute, dans la plupart des cas. Le panaris, inflammation plus profonde, siége dans la couche sous-cutanée; il occupe la pulpe du doigt au devant de la troisième phalange, et donne lieu à des douleurs extrêmement vives, causées par l'inextensibilité des trabécules conjonctives qui traversent la pulpe en tous sens. Pour peu que l'inflammation s'étende, elle se propage au périoste sur lequel repose le coussinet adipeux, et la phalange se nécrose; mais il est très-rare que la mortification de ce petit os soit complète, parce que sa partie supérieure se trouve préservée par l'adhérence du tendon fléchisseur. En outre, comme la gaîne de ce tendon est solidement fermée de ce côté, elle se laisse très-difficilement pénétrer par le pus. Remarquons enfin que l'inflammation reste circonscrite à la face palmaire du doigt, parce qu'elle ne peut envahir les tissus sous-unguéaux, très-compacts, de la face dorsale.

Bien que le panaris sous-dermique occupe, le plus ordinairement, la face palmaire de la troisième phalange, il peut aussi siéger en avant de la première ou de la seconde. Dans ces cas, le pus arrive difficilement à perforer le derme épais qui le recouvre; il se répand de tous côtés, mais il ne peut passer d'une phalange à l'autre, en suivant la face palmaire, à cause des adhérences très-solides qui forment les plis articulaires. Latéralement, aucun obstacle ne l'arrête; aussi passe-t-il très-facilement du côté de la face dorsale; là, plus d'adhérences sous-dermiques pour gêner sa marche; le tégument se laisse aisément décoller, et l'on voit les collections purulentes fuser ainsi, de proche en proche, jusqu'à la main. Dans d'autres cas plus fâcheux, et malheureusement trop fréquents, le pus pénètre dans la gaîne des tendons fléchisseurs, à travers une des éraillures que nous y avons constatées; ai-je besoin d'ajouter qu'il peut cheminer ainsi jusqu'au poignet ou à l'avant-bras, et donner lieu aux plus graves désordres. Quant à savoir si l'inflammation phlegmoneuse de la gaîne des fléchisseurs peut se développer d'emblée et constituer une troisième variété de panaris, il se peut que cela arrive quelquefois; mais, à l'exemple de la plupart des chirurgiens de nos jours, je pense que cette inflammation est, le plus souvent, consécutive au développement d'un panaris sous-dermique.

VAISSEAUX. — Les artères collatérales des doigts seront décrites avec le plan suivant. Je mentionnerai seulement quelques petites branches artérielles [1-1] qui traversent des éraillures de l'aponévrose palmaire et arrivent à la peau.

Les *veines* superficielles manquent dans la paume de la main; mais on rencontre, sur les éminences thénar et hypothénar, un réseau veineux composé de ramuscules assez grêles. Les veines de l'éminence thénar [3] vont se jeter dans la *céphalique* du pouce, tandis que celles de l'éminence hypothénar [4] aboutissent à la *salvatelle.* On trouve encore, sur la face antérieure du poignet, le plexus d'origine de la veine médiane commune.

Les *lymphatiques*, très-clair-semés au milieu de la région, sont un peu plus abondants sur les parties latérales.

Nerfs. — On connaît toute la sensibilité de l'organe préhenseur et les vives douleurs occasionnées par la section de la peau; on ne sera donc pas étonné de rencontrer, dans l'épaisseur des téguments de la région palmaire, un très-grand nombre de branches nerveuses sensitives, à part les nerfs collatéraux des doigts que je laisse de côté pour le moment. L'éminence thénar est recouverte de rameaux émanés de la branche *cutanée dorsale* du nerf *radial;* on y rencontre aussi, mais pas toujours, des filets du *musculo-cutané.* Le milieu de la région est parcouru par le rameau *cutané palmaire* [7] du *médian*, et par plusieurs petites branches [8-8] du même tronc nerveux. Enfin, on trouve, sur le bord cubital du poignet et de la main, les filets de terminaison du *brachial cutané interne* et les rameaux *cutanés palmaires* [15-15] du nerf *cubital.*

3e *Plan.* — Si l'on enlève les différentes aponévroses que nous ve- Pl. 31.—
nons de passer en revue, tout en conservant en place le ligament annulaire du carpe, on aperçoit une couche d'une extrême complication, et dans laquelle il semble impossible, au premier coup d'œil, de grouper avec ordre des corps charnus, des tendons, des vaisseaux et des nerfs entrecroisés dans toutes les directions. Quelques mots d'explication suffiront, je l'espère, pour débrouiller ce chaos plus apparent que réel. Remarquons d'abord que le ligament annulaire antérieur du carpe coupe transversalement ce plan et le subdivise en deux parties : une supérieure, appartenant au poignet; une inférieure, formée par la main. Étudions chacune de ces parties.

Au *poignet*, les muscles, réduits à leur portion tendineuse sont, pour la plupart, enveloppés de bourses synoviales importantes, dont j'aurai bientôt à m'occuper. On y remarque, en dehors, le *court extenseur* [a] et le *long abducteur du pouce* [b], muscles dont l'extrémité supérieure remonte dans la couche profonde de la face postérieure de l'avant-bras, et dont l'insertion inférieure se voit, surtout, à la face dorsale de la main. Tous deux, accolés à ce niveau, croisent le tendon du *long supinateur*, et le dérobent à la vue. Celui-ci, immédiatement appliqué sur la face antérieure du radius, se prolonge jusqu'à l'apophyse styloïde; mais comme il adhère à l'os, dans l'étendue de plusieurs centimètres au-dessus de son insertion, il ne fait aucune saillie au poignet lorsque l'on contracte le corps charnu du muscle. Plus en dedans est la gouttière parcourue par l'artère radiale. Vient ensuite le tendon du *grand palmaire* [c], qui s'engage dans un dédoublement du ligament annulaire; puis, les tendons du *fléchisseur sublime* [d,d], recouverts eux-mêmes par celui du *petit palmaire*; puis, la gouttière de l'artère cubitale, et enfin le tendon du *cubital antérieur* [e], fixé en bas au pisiforme, où il confond ses insertions avec celles du ligament annulaire.

Au-dessous du poignet, le ligament *annulaire antérieur du carpe* [B] occupe la partie supérieure de la paume de la main, et forme une bandelette transversale très-épaisse, haute d'environ 3 centimètres, dont le bord supérieur se continue avec l'aponévrose du poignet et dont le bord inférieur est uni, par des prolongements, à l'aponévrose palmaire moyenne. Sa face antérieure, superficielle, est séparée de la peau par le tendon du petit palmaire auquel elle adhère intimement. Sa face profonde, concave et disposée en voûte, convertit en canal complet la gouttière verticale constituée par les deux os de l'avant-bras et la face antérieure du carpe; il est incontestable que cette voûte, bridant fortement les muscles fléchisseurs pendant leur contraction, empêche leurs tendons de faire, en avant, une saillie disgracieuse et très-gênante pour la préhension. Latéralement, le ligament annulaire se fixe d'un côté au pisiforme et à l'os crochu; de l'autre au scaphoïde, au trapèze et un peu au radius. Très-épais, formé par plusieurs plans de fibres superposées, il est creusé, dans son épaisseur même, d'une gaîne spéciale destinée au tendon du grand palmaire. La paroi postérieure de cette gaîne cesse au devant du scaphoïde; le tendon, devenu plus profond, s'engage alors dans un canal formé en avant par le ligament annulaire, en arrière par le scaphoïde et le trapèze, et le suit jusqu'à son insertion à l'extrémité supérieure du deuxième métacarpien.

A la *main*, il convient d'examiner à part l'éminence thénar, l'éminence hypothénar et le creux intermédiaire à ces deux éminences.

L'éminence thénar est occupée seulement par deux muscles, et encore l'un des deux, le faisceau superficiel du *court fléchisseur du pouce* [*h*], peut-il très-bien être étudié avec le plan suivant. Quant à l'autre, le *court abducteur du pouce*, il se compose de deux faisceaux. Le faisceau supérieur ou externe [*f*] part du ligament annulaire, du scaphoïde et d'une expansion fibreuse fournie par le long abducteur. Le faisceau inférieur ou interne [*g*] naît du ligament annulaire et de l'aponévrose palmaire. Ces insertions sont constantes, mais la force relative des deux faisceaux est très-variable. Quoi qu'il en soit, le corps charnu se dirige en bas, en dehors et se loge dans une espèce de gouttière que lui forment le court fléchisseur et l'opposant. Son tendon inférieur, très-court, aboutit au tendon du long extenseur du pouce et à l'os sésamoïde externe, ou bien, lorsque cet os n'existe pas, au côté externe de la première phalange du pouce. En se reportant à ces insertions, il est facile de voir que ce muscle n'est abducteur que par ses fibres les plus externes, tandis qu'il est adducteur par toutes les autres.

L'éminence hypothénar nous offre également deux muscles : 1° l'*adducteur du petit doigt* [*g*], étendu du pisiforme au côté interne de la première phalange ; 2° le *court fléchisseur du petit doigt* [*r*] fixé, en haut, au ligament annulaire du carpe et à l'apophyse unciforme de l'os crochu, confondu en bas avec l'adducteur.

Entre ces deux éminences, c'est-à-dire dans la partie qui correspond à la paume de la main, bornons-nous à constater la présence des quatre tendons [*n*,*n*] du *fléchisseur sublime*, car ils sont seuls contenus dans le plan musculaire superficiel. Si, maintenant, nous poursuivons un de ces tendons jusqu'à l'extrémité de l'un quelconque des quatre derniers doigts, en ouvrant la gaîne fibreuse qui le recouvre, nous verrons que le tendon du fléchisseur sublime cache d'abord complétement celui du *fléchisseur profond* [*o*], en avant duquel il est situé. Arrivé au niveau de la première phalange, le tendon superficiel se bifurque ; chacune de ses branches se porte en dehors et un peu en bas, de manière à former une gouttière concave inférieurement, une sorte d'arcade sous laquelle passe le tendon du fléchisseur profond. Celui-ci, devenu alors superficiel, continue son trajet en ligne droite jusqu'à l'extrémité supérieure de la troisième phalange où il se fixe en s'épanouissant. Quant au tendon du fléchisseur sublime, ses deux chefs se réunissent au-dessous du fléchisseur profond, de telle sorte que l'arcade qu'ils formaient se trouve transformée en boutonnière ; puis, ils s'écartent de nouveau et vont s'insérer sur les parties latérales de l'extrémité supérieure de la seconde phalange. Par sa face postérieur, le tendon du fléchisseur profond repose sur le squelette du doigt dans toute sa longueur; mais, en raison de la forme des phalanges, il n'est en contact avec les os qu'au devant des interlignes articulaires, tandis qu'il en est séparé, dans les intervalles, par un tissu conjonctif très-fin.

VAISSEAUX. — D'une manière générale, les *artères* sont plus superficielles que les muscles; sur bien des points, en effet, elles sont interposées au plan musculaire et à la face profonde de l'aponévrose.

La *radiale* [1] est comprise entre le tendon du long supinateur et celui du grand palmaire, ainsi que je l'ai déjà noté en décrivant la région antibrachiale antérieure. Elle repose sur le carré pronateur, et, plus bas, sur la face antérieure du radius. Sur la limite inférieure du poignet, elle contourne le bord radial du membre et passe sur la face dorsale, où nous la retrouverons. Avant de se dévier en arrière, elle donne la *radio-palmaire* [2], branche d'un volume très-variable, qui se dirige en bas et un peu en dedans, traverse ordinairement une portion des insertions supérieures du court abducteur du pouce, et va concourir à la formation de l'arcade palmaire superficielle.

La *cubitale* [3] conserve, au poignet, les rapports qu'elle affecte à la partie inférieure de l'avant-bras, c'est-à-dire qu'elle est, le plus souvent, cachée sous le tendon du cubital antérieur, et quelquefois sous-aponévrotique, dans la gouttière de séparation du cubital antérieur et du fléchisseur sublime. En passant du poignet à la main, elle s'engage parfois sous les insertions supérieures du court fléchisseur du petit doigt; d'autres fois, elle glisse en avant de ces insertions. Elle est alors limitée en arrière par le ligament annulaire antérieur, en dedans par le pisiforme, et en dehors par l'os crochu. Sur le plus grand nombre des sujets, elle se réunit à la radio-palmaire, et constitue avec elle l'arcade palmaire superficielle; mais cette disposition est loin d'être constante. L'anomalie la plus fréquente consiste dans l'absence de la radio-palmaire, la cubitale formant un arc à convexité inféro-externe, une espèce de crosse d'où se détachent toutes les branches qui naissent ordinairement de l'arcade palmaire. Plus rarement, c'est la radio-palmaire qui forme cette arcade, pendant que la cubitale se borne à fournir isolément sa branche profonde et une ou deux collatérales internes. Enfin, sur deux sujets, on a vu les artères de la paume de la main et des doigts fournies par l'interosseuse antérieure prolongée jusqu'au-dessous du carpe, et présentant un calibre relativement énorme.

Lorsqu'elle est normalement constituée, l'*arcade palmaire superficielle* [4] décrit un arc dont la convexité correspond, ainsi que nous l'avons vu, à l'intervalle compris entre les deux plis supérieurs de la paume de la main. Sa situation superficielle l'expose à être facilement intéressée, et son volume est parfois assez considérable pour occasionner une abondante hémorrhagie. Essayer d'abord la compression directe, et si elle ne réussit pas, chercher à lier les deux bouts de l'artère dans la plaie; telle est la seule règle vraiment pratique à suivre en pareil cas. Cependant, il peut se faire que la ligature dans la plaie ne soit pas aussi commode qu'on se l'imagine, surtout lorsque la solution de continuité n'est pas nette, et que les tendons ont été divisés. Je crois qu'avec du sang-froid et de la patience on peut généralement en venir à bout. En supposant un échec, on pourra essayer la compression de la radiale et de la cubitale à la partie inférieure de l'avant-bras; mais il ne faut pas se dissimuler que, chez certains individus, cette compression est très-difficilement supportée, aussi a-t-on vu des opérateurs contraints d'aller lier l'humérale, pour arrêter le sang.

L'arcade palmaire superficielle ne fournit aucune branche par sa concavité. Elle donne, par sa convexité, les artères *collatérales des doigts* [5-5], rameaux peu volumineux qui traversent les arcades fibreuses de l'aponévrose, gagnent l'extrémité inférieure des espaces interosseux et s'y subdivisent en deux branches. Celles-ci se portent au doigt le plus voisin, et en suivent, d'un bout à l'autre, la face latérale correspondante. En raison de leur petit calibre, les artères collatérales des doigts n'ont pas ordinairement besoin d'être liées après une amputation de phalange, et même après la désarticulation d'un doigt; la compression exercée par le pansement suffit pour arrêter l'écoulement sanguin; on y joindrait, au besoin, un peu d'eau froide. On pourrait, se basant sur ce fait, s'imaginer que les doigt sont pauvrement pourvus de vaisseaux artériels. Ce serait une erreur. Les artères sont petites, soit, mais elles sont doubles et les organes auxquels elles se distribuent n'ont pas un volume bien considérable; leurs branches forment, dans la pulpe des doigts, un plexus tellement serré qu'il est peu de parties de la face aussi richement douées, sous ce rapport, aussi paraît-il bien démontré, par des observations authentiques, que l'extrémité d'un doigt, après avoir été complétement détachée, a pu être remise en place avec succès.

Dans certains cas, dont les conditions d'existence sont encore indéterminées, les artères de la main et des doigts deviennent le siége d'une dilatation anormale, d'une artériectasie plus ou moins prononcée. Tout le monde connaît, certainement, la figure publiée autrefois par Breschet et reproduite par tous les auteurs classiques, figure qui représente le membre supérieur d'un sujet atteint d'anévrysme cirsoïde de toutes les artères de l'avant-bras et de la main.

Je n'ai rien de particulier à dire des *veines* collatérales.

Nerfs. — On en rencontre deux, le médian et le cubital, nerfs mixtes destinés à la fois aux muscles et aux téguments.

Le *médian*, assez superficiel au poignet, est situé entre le fléchisseur sublime et le long fléchisseur du pouce. En passant sous le ligament annulaire, il se subdivise en plusieurs branches ; les unes, motrices, vont aux muscles de l'éminence thénar et aux deux lombricaux externes ; les autres, sensitives, fournissent au tégument et vont, en définitive, constituer sept nerfs *collatéraux palmaires* [7-7], deux pour le pouce, deux pour l'index, deux pour le médius et un pour l'annulaire.

Le *cubital* [6] suit le côté interne de l'artère cubitale ; il passe, avec elle, dans le canal qui sépare le pisiforme de l'os crochu, donne des rameaux à l'adducteur, au fléchisseur du petit doigt, aux deux lombricaux internes et se termine par trois collatéraux palmaires, un pour l'annulaire et deux pour le petit doigt.

Outre les corpuscules de Meissner, compris dans l'épaisseur des papilles dermiques, chaque rameau nerveux porte, sur son trajet, un plus ou moins grand nombre de petits corps ovoïdes, appelés *corpuscules de Pacini.* Ces corpuscules sont visibles à l'œil nu, et, par conséquent, beaucoup plus gros que ceux de Meissner ; leur rôle physiologique n'est pas encore connu ; mais il est probable que leur présence est en rapport avec le développement de la sensibilité tactile.

. 31.—Fig. 2. 4e *Plan.* — La seconde couche musculaire est constituée, au poignet, par le fléchisseur profond des doigts et le long fléchisseur du pouce, muscles dont la disposition est absolument la même qu'à la partie inférieure de l'avant-bras.

A l'éminence thénar, après avoir enlevé le court abducteur [H], on aperçoit le *court fléchisseur* [*b*] et l'*opposant* [*c*] du pouce. Le premier se compose de deux faisceaux, un faisceau superficiel, venu du trapèze, du ligament annulaire [*a*], de l'apophyse de l'os crochu et confondu, en bas, avec les insertions du court abducteur, sur l'os sésamoïde externe ; un faisceau profond, invisible dans ce plan et placé dans la même couche que l'adducteur [*e*] du pouce. Ces deux faisceaux laissent, entre eux, une gouttière parcourue par le tendon du *long fléchisseur du pouce* [*d*]. L'opposant, recouvert en grande partie par le court abducteur, cache à son tour le faisceau profond du court fléchisseur et la portion externe de l'adducteur ; né du trapèze, de l'os crochu et du pisiforme, il se termine au bord externe du métacarpien du pouce, dans toute la hauteur de cet os.

Du côté de l'éminence hypothénar, l'*opposant* [*m*] du petit doigt présente la plus grande analogie avec l'opposant du pouce ; il se détache du ligament annulaire et du crochet de l'unciforme, pour aboutir au bord interne du cinquième métacarpien. De même que l'adducteur et le court fléchisseur du petit doigt, ce muscle est innervé par le cubital.

La paume de la main est occupée par les tendons du *fléchisseur profond* [*g*,*g*] et par les muscles *lombricaux* [*k*,*k*] qui leur sont annexés. Ceux-ci sont au nombre de quatre : le premier et le second naissent du bord radial des tendons de l'index et du médius ; le troisième part des tendons du médius et de l'annulaire ; le quatrième provient du tendon de l'annulaire et de celui du petit doigt. Par son extrémité inférieure, chacun d'eux contourne le côté externe du doigt correspondant et va se confondre avec les interosseux, dont nous verrons bientôt les insertions et le mode d'action. Je rappelle que les deux lombricaux externes et les deux faisceaux externes du fléchisseur profond reçoivent leurs filets moteurs d'un même nerf, le médian, tandis que les deux lombricaux internes et les deux autres faisceaux du fléchisseur profond sont animés par le cubital.

Maintenant que nous connaissons la situation des tendons fléchisseurs à la paume de la main, il ne sera pas sans intérêt de compléter cette étude, en jetant un coup d'œil sur la disposition des gaînes synoviales qui accompagnent ces tendons et favorisent leurs glissements. C'est là, très-certainement, un des points les plus importants de l'anatomie topographique de la main, à cause des applications chirurgicales qu'il comporte ; on n'ignore pas combien sont fréquentes les affections de ces bourses synoviales. On peut dire que cette étude est de date toute récente, car, jusqu'aux recherches de Gosselin, de Michon et de Legouest, on ne possédait que des données assez vagues sur ce sujet.

Examinées en elles-mêmes et indépendamment de leurs rapports, les bourses séreuses radio-carpiennes et digitales ne se distinguent par aucun caractère particulier des autres bourses séreuses de l'économie; elles forment des cavités closes qu'on peut rendre facilement évidentes par l'insufflation ou par l'injection d'un liquide coloré. Un feuillet pariétal, seul distinct, circonscrit ces espaces; quant au feuillet tendineux, admis autrefois, il n'est représenté que par une simple couche d'épithélium, et encore cette couche est-elle toujours interrompue sur plusieurs points.

Deux de ces bourses enveloppent les tendons, au devant des articulations carpiennes; elles sont ordinairement indépendantes et ne communiquent pas entre elles. L'une appartient au long fléchisseur propre du pouce; l'autre est commune aux tendons du fléchisseur sublime et du fléchisseur profond. La première remonte, sur le poignet, à 3 ou 4 centimètres au-dessus du ligament annulaire du carpe; en passant, sous ce ligament, elle en occupe le côté externe et s'accole, d'autre part, à la face interne du scaphoïde et du trapèze. Elle accompagne le tendon du long fléchisseur du pouce jusqu'à son insertion à la seconde phalange; par conséquent, elle appartient à la fois au poignet, à la main et au doigt.

La gaîne commune aux tendons fléchisseurs remonte un peu plus haut que la précédente; il n'est pas rare de la voir s'élever jusqu'à 5 centimètres au-dessus du ligament annulaire. Dans cette première portion, elle est sous-jacente à l'aponévrose et repose, en arrière, sur la face antérieure du carré pronateur et sur le ligament antérieur radio-carpien; d'un côté à l'autre, elle s'étend depuis le tendon du cubital antérieur jusqu'au nerf médian. En s'engageant sous le ligament annulaire, elle se rétrécit notablement; elle occupe alors la partie interne du canal limité en avant par ce ligament, et en arrière par les articulations carpiennes, et se trouve séparée de la gaîne du long fléchisseur du pouce par le nerf médian. Il serait plus juste de dire qu'à ce niveau les deux gaînes sont adossées, et que le nerf se loge dans un canal formé par leur adossement. Arrivée à la paume de la main la bourse synoviale des fléchisseurs s'étale en largeur, comme les tendons qu'elle accompagne; elle est située en arrière des vaisseaux et des nerfs, en avant de l'aponévrose interosseuse, et se termine en cul-de-sac au niveau du pli cutané moyen, mais en fournissant trois prolongements infundibuliformes qui descendent plus ou moins bas, suivant le côté que l'on examine. Les deux premiers accompagnent les tendons de l'index et du médius; ils n'ont pas plus d'un centimètre de long. Le troisième est commun aux tendons de l'annulaire et du petit doigt; il se prolonge à 1 centimètre 1/2, environ, sur le tendon de l'annulaire, tandis qu'il descend beaucoup plus bas du côté du petit doigt, et accompagne les tendons fléchisseurs de ce doigt jusqu'à leur terminaison à l'extrémité supérieure de la troisième phalange.

Bien que, dans sa partie moyenne, cette bourse séreuse s'arrête au-dessus des plis digito-palmaires, les trois doigts du milieu ne sont cependant pas dépourvus de gaînes synoviales. Ils en possèdent chacun une qui favorise les glissements des fléchisseurs et accompagne les tendons jusqu'à leur insertion sur l'extrémité supérieure de la troisième phalange. Mais, à l'inverse de celles du pouce et du petit doigt, ces trois gaînes ne remontent pas dans la paume de la main et se terminent en cul-de-sac à 1 centimètre environ au-dessus de l'articulation métacarpo-phalangienne; elles sont donc complétement indépendantes de la grande synoviale radio-palmaire. En outre, elles présentent, à leur surface interne, des replis en forme de mésentère, qui unissent l'un à l'autre les tendons du fléchisseur superficiel et du fléchisseur profond, et les fixent à l'extrémité inférieure de la première phalange; un repli semblable unit le tendon du fléchisseur profond à la partie inférieure de la phalangine.

En résumé, chacun des trois doigts du milieu possède une gaîne synoviale indépendante et exclusivement *digitale;* le pouce en possède une qui accompagne le tendon du long fléchisseur propre, depuis son insertion inférieure jusqu'au-dessus du poignet; enfin, la grande synoviale commune à tous les tendons fléchisseurs superficiels et profonds remonte au-dessus du poignet, descend dans la paume de la main, mais fournit un seul prolongement digital, celui du petit doigt. Telle est la disposition que l'on rencontre le plus ordinairement. Quelquefois, la gaîne du petit doigt conserve son indépendance et reste séparée de la grande synoviale par une cloison plus ou moins épaisse; d'autres fois, mais beaucoup plus rarement, la synoviale du pouce communique avec la synoviale commune.

Il n'est pas nécessaire d'insister bien longuement, je pense, pour faire comprendre tout l'intérêt qui s'attache à l'étude de ces bourses séreuses. Les gaînes synoviales offrent, à la migration du pus, une voie toute tracée. Qu'elles soient ouvertes pendant une amputation ou envahies par un panaris profond, elles conduiront la suppuration vers la paume de la main et l'y laisseront pénétrer d'autant plus loin qu'elles se prolongeront elles-mêmes plus haut. Si la lésion atteint l'un des trois doigts du milieu, la fusée purulente s'arrêtera au niveau de l'articulation métacarpo-phalangienne et n'arrivera, pour ainsi dire, pas à la paume de la main. Au pouce, le pus peut remonter jusqu'au poignet, mais en restant circonscrit dans la gaîne du long fléchisseur, au moins dans le plus grand nombre des cas. Au petit doigt, la suppuration envahira la grande synoviale commune et pourra donner lieu à des accidents très-sérieux, ce qui justifie la crainte qu'inspirait aux anciens l'amputation de ce doigt.

Lorsque la grande bourse synoviale se remplit de sérosité, elle donne lieu à une des variétés de kystes du poignet connus sous le nom de *ganglions;* ainsi constituées, ces tumeurs sont, le plus souvent, disposées en bissac, à cause de l'étranglement qu'elles subissent au-dessous du ligament annulaire antérieur du carpe. De plus, il est toujours possible, dans ces cas, de faire passer le liquide de la portion carpienne du kyste dans la portion palmaire et réciproquement. Cette manœuvre s'accompagne, parfois, d'une sorte de crépitation particulière bien décrite par Dupuytren et nommée *bruit de chaînon*, crépitation liée à l'existence de petits corps hordéiformes au sein du kyste, et causée par leur collision, au moment de leur passage à travers l'ouverture relativement étroite, qui relie l'une à l'autre les deux portions de la tumeur. On trouve encore, au poignet et à la paume de la main, des tumeurs très-analogues à celles-ci par leurs symptômes, mais essentiellement différentes par leur siége et par leur constitution anatomique. Je veux parler de certains lipomes développés dans le tissu adipeux interposé aux tendons fléchisseurs. Ces lipomes sont mous, fluctuants en apparence, crépitants à la manière des kystes séreux, et quelquefois disposés en bissac; la dépression et la translation qu'on leur fait subir, en les comprimant alternativement au-dessus et au-dessous du ligament annulaire, rendent l'analogie tellement frappante, dans certains cas, que l'on a vu les chirurgiens les plus habiles s'y laisser tromper, et les ponctionner, croyant avoir affaire à des kystes.

. 32.—Fig. 1. 5ᵉ *Plan.* — Lorsqu'on a incisé longitudinalement le ligament annulaire antérieur du carpe et extrait tous les tendons fléchisseurs, on pénètre dans une gouttière aplatie d'avant en arrière, plus étroite et plus profonde en bas qu'en haut, limitée en dedans par le pisiforme et l'os crochu, en dehors par le scaphoïde et le trapèze. Cette gouttière forme la partie postérieure du canal complété en avant par le ligament annulaire; elle est parcourue par les tendons fléchisseurs et tapissée par les deux bourses synoviales décrites ci-dessus. Le fond en est constitué par les fibres les plus inférieures du muscle carré pronateur, et, plus bas, par le ligament antérieur [*c*] de l'articulation radio-carpienne. Du bord inférieur de ce ligament part une aponévrose, l'aponévrose *interosseuse*, qui s'étend sur toute la portion métacarpienne de la main et va s'insérer, en bas, sur le ligament transverse antérieur du métacarpe, ou plutôt va directement se continuer avec ce ligament, qui n'en est qu'un épaississement. En dedans, l'aponévrose interosseuse se fixe au bord externe du cinquième métacarpien [*d*]; en dehors, elle passe en avant du muscle adducteur du pouce et se confond avec la portion réfléchie des aponévroses thénar et palmaire moyenne, ainsi que nous l'avons vu plus haut (voy. page 797).

Cette aponévrose enlevée, on découvre le faisceau profond du court fléchisseur du pouce, l'adducteur du même doigt et les muscles interosseux palmaire.

Le faisceau *profond* du *court fléchisseur du pouce* [*g*] s'insère, en haut, au devant de la tête du grand os, et en bas, au côté interne de la première phalange du pouce. Il est séparé du faisceau *superficiel* par le tendon du long fléchisseur du pouce.

L'*adducteur du pouce* [*h*] est transversal; il se fixe à toute la hauteur du bord antérieur du troisième métacarpien, et remonte même un peu au devant du carpe, jusqu'à la tête du grand os, où il confond ses insertions avec celles du faisceau profond du court fléchisseur. Ses fibres, convergentes en dehors, se portent, d'autre part, au côté interne de l'extrémité supérieure de la première phalange du pouce ou à l'os sésamoïde interne, quand il existe.

Les muscles *interosseux palmaires* sont au nombre de trois seulement, quoiqu'il y ait quatre espaces interosseux; mais, cette anomalie apparente tient à ce que l'on étudie à part l'adducteur du pouce, qui est bien en réalité l'interosseux du premier espace. Un seul mot suffira pour faire comprendre la disposition de ces muscles. Dirigés de l'extrémité supérieure des métacarpiens aux faces latérales des premières phalanges, les interosseux palmaires ou dorsaux ont pour action de porter en dedans ou en dehors le doigt sur lequel ils s'insèrent, et, par suite, de l'éloigner ou de le rapprocher de l'axe de la main, cet axe étant supposé passer par le médius. Les trois interosseux palmaires sont *adducteurs* des doigts par rapport à l'axe de la main, d'où il résulte que le premier [*l*] de ces trois muscles se rend à l'index, le second [*n*] à l'annulaire, et le troisième [*p*] au petit doigt; et en effet le médius ne saurait en recevoir aucun, car, de quelque côté que ce muscle fût situé, sa contraction aurait toujours pour résultat d'éloigner le doigt de l'axe de la main. Par leur extrémité supérieure, les interosseux palmaires ne s'insèrent que sur un seul métacarpien, de sorte qu'ils n'occupent qu'une portion de l'espace interosseux, et qu'en faisant une préparation de la face palmaire on aperçoit, à la fois, les interosseux palmaires et les dorsaux. Par leur extrémité inférieure, ils se confondent avec les lombricaux et les tendons extenseurs, se fixent sur les parties latérales de la base des premières phalanges, et envoient une expansion qui accompagne le tendon extenseur jusqu'à la seconde phalange. Il en résulte, comme l'ont fait voir Parise et Duchenne, que ces muscles sont extenseurs de la seconde phalange sur la première, et fléchisseurs de celle-ci sur le métacarpe. Nous verrons plus loin que cette action sur les phalanges leur est commune avec les interosseux dorsaux, tandis qu'ils agissent en sens inverse sur les mouvements de latéralité des doigts. Remarquons enfin que le premier interosseux palmaire est recouvert par l'adducteur du pouce dans ses deux tiers supérieurs; au contraire, le second et le troisième interosseux sont dans le même plan que l'adducteur.

Vaisseaux. — Je mentionnerai, seulement en passant, la *transverse antérieure du carpe*, petite branche horizontale couchée sur le ligament antérieur de l'articulation radio-carpienne.

L'artère réellement importante de ce plan est la *radiale* [1]. Située à la face dorsale du poignet, elle parvient à la région palmaire en traversant, d'arrière en avant, la partie supérieure du premier espace interosseux. Dans cette portion de son trajet, elle longe l'articulation métacarpo-phalangienne du pouce, rapport qu'il ne faut pas perdre de vue, lorsqu'on pratique la désarticulation du premier métacarpien, et qui fait une loi au chirurgien de raser, avec le plus grand soin, les surfaces osseuses, s'il ne veut s'exposer à léser l'artère. Cette situation profonde de la radiale la garantit, en partie, de l'action des violences extérieures; aussi ses blessures, au niveau du métacarpe, sont-elles relativement bien moins fréquentes que celles de la cubitale. Dans un cas où la radiale avait été ouverte entre les deux premiers métacarpiens, Bobillier a eu l'ingénieuse idée d'exercer une compression directe, en maintenant le pouce rapproché de l'index et fléchi dans la paume de la main; ce moyen lui suffit pour arrêter définitivement l'hémorrhagie.

Arrivée à la paume de la main, la radiale croise la partie supérieure du muscle adducteur du pouce et marche transversalement à la rencontre de la branche *profonde* de l'*artère cubitale* [2]. Celle-ci descend obliquement, entre l'adducteur et le court fléchisseur du petit doigt; puis, elle passe en dehors de l'opposant et vient s'anastomoser à plein canal avec la radiale. De la réunion de ces deux vaisseaux résulte la formation d'une arcade à concavité supérieure, l'*arcade palmaire profonde* [3], dont la convexité descend rarement au-dessous de la partie moyenne du troisième métacarpien et s'arrête ordinairement plus haut; parfois même, il n'y a pas d'arcade à proprement parler, la radiale et la branche profonde de la cubitale se réunissant transversalement. Le volume de ces deux branches est, d'ailleurs, très-variable; mais, en somme, les anomalies de l'arcade profonde sont toujours beaucoup plus rares que celles de l'arcade superficielle.

L'arcade palmaire profonde ne fournit aucune branche par sa concavité. Elle donne, par sa convexité, les *interosseuses palmaires* [4,4], petites branches qui suivent, de haut en bas, les trois derniers espaces interosseux, et vont s'anastomoser avec les collatérales des doigts. Elle communique, d'autre part, avec les interosseuses dorsales par les perforantes; or, si l'on sait que les interosseuses dorsales se réunissent elles-mêmes avec les collatérales des doigts, à la partie inférieure du métacarpe, on comprendra qu'il résulte de toutes ces anastomoses une circulation extrêmement active, se faisant également bien dans tous les sens, et pouvant donner lieu à des écoulements sanguins beaucoup plus abondants que ne pourrait le faire supposer, à priori, le volume des vaisseaux intéressés. Il est juste d'ajouter que la compression réussit, le plus souvent, à arrêter ces hémorrhagies; mais, si elle ne réussissait pas, il faudrait absolument lier les deux bouts du vaisseau dans la plaie.

Nerfs. — On ne rencontre, à cette profondeur, qu'une seule branche nerveuse; c'est la branche *profonde* ou *interosseuse* [7] du nerf *cubital;* elle est destinée à tous les muscles interosseux dorsaux et palmaires, ainsi qu'à l'adducteur du pouce. Qu'il me soit permis de ne pas me borner à cette indication sommaire, et d'entrer dans quelques détails, au point de vue des conséquences physiologiques de cette distribution, car, c'est par la physiologie, et par la physiologie seule, qu'on peut arriver au diagnostic des lésions nerveuses. Reportons-nous à la description des plans qui précèdent, et jetons un coup d'œil comparatif sur la distribution du médian et du cubital aux muscles qui vont à la main. Le premier de ces deux nerfs anime le grand palmaire, le petit palmaire, le fléchisseur sublime, les deux faisceaux externes du fléchisseur profond, les deux lombricaux externes, le long fléchisseur du pouce et trois muscles de l'éminence thénar, le court abducteur, le court fléchisseur et l'opposant du pouce (je laisse de côté les deux pronateurs qui restent à l'avant-bras). D'un autre côté, le cubital fournit au cubital antérieur, aux deux faisceaux internes du fléchisseur profond, aux deux lombricaux internes, aux muscles de l'éminence hypothénar, c'est-à-dire à l'adducteur, au court fléchisseur et à l'opposant du petit doigt, aux trois interosseux palmaires, aux quatre interosseux dorsaux et à un muscle de l'éminence thénar, l'adducteur du pouce. La section d'un nerf entraînant la paralysie, au moins temporaire, des muscles auxquels ce nerf se distribue, qu'arrivera-t-il si le nerf médian vient à être coupé en travers? La flexion directe de la main ne s'exécutera plus, mais la flexion avec adduction pourra continuer à se produire, par la contraction du cubital antérieur resté intact; la flexion de l'index et du médius sera abolie, celle de l'annulaire et du petit doigt sera seulement moins énergique. Mais, c'est au pouce surtout que les résultats de cette section méritent d'être constatés; là, plus de flexion directe, plus d'opposition, mais persistance du mouvement d'adduction *dans toute son intégrité*, et j'insiste sur ce point pour qu'on ne confonde pas ce rapprochement du pouce et de l'index avec un mouvement d'opposition; je le répète, après la section du médian, tous les mouvements de latéralité des doigts sont conservés, même ceux du pouce, car ces mouvements sont sous la dépendance des muscles interosseux et de l'adducteur, tous innervés par la branche profonde du nerf cubital. Il n'entre point dans mon plan de me laisser entraîner dans de trop longues digressions; j'arrêterai donc là ces quelques remarques, d'autant que le lecteur pourra lui-même déterminer aisément quelles peuvent être les conséquences de la section du nerf cubital. A part les paralysies musculaires, il va sans dire que l'on observerait encore la perte de sensibilité des téguments, dans les portions correspondantes aux branches du nerf intéressé.

1. 32. — Fig. 2. 6e *Plan*. — SQUELETTE ET ARTICULATIONS. — Comme charpente osseusse, j'aurai successivement à examiner l'extrémité inférieure des deux os de l'avant-bras, le carpe, le métacarpe et les phalanges des doigts.

Le *radius* [*a*] se termine, en bas, par une extrémité renflée, beaucoup plus volumineuse et plus importante que celle du cubitus. En même temps qu'il s'élargit, il s'incurve en avant et présente, dans ce sens, une surface concave; de sorte que le plan de la face antérieure du corps de l'os, prolongé jusqu'à la surface articulaire, laisserait, en avant de lui, le tiers environ de l'extrémité inférieure. La concavité de cette face est remplie par l'extrémité inférieure du muscle rond pronateur et par les tendons des fléchisseurs. Du côté du cubitus, le radius est concave et donne attache au ligament interosseux par un bord tranchant; toutefois, ce bord s'élargit en bas, et se termine par une petite cavité articulaire dans laquelle roule la tête du cubitus. Son bord externe, convexe, aboutit à une éminence peu saillante, l'apophyse *styloïde*. Son extrémité articulaire, tournée en bas, est large, triangulaire, et plus étendue du côté du cubitus que vers l'apophyse styloïde; destinée à s'articuler avec le scaphoïde et le semi-lunaire, elle forme une surface concave, subdivisée par une petite crête antéro-postérieure qui correspond à l'interstice des deux os avec lesquels elle s'unit.

Le corps du radius reste compact et très-dur jusqu'à 2 centimètres au-dessus de l'articulation; mais à partir de ce point, l'épiphyse devient molle et spongieuse; aussi arrive-t-il très-souvent que, dans les fractures de cette extrémité, le cylindre résistant, formé par le fragment supérieur, s'enfonce dans le fragment inférieur et y reste enclavé, circonstance qui nous explique pourquoi la crépitation manque si fréquemment dans ce genre de fractures. Cette pénétration des deux fragments a été surtout mise en lumière par les expériences de Voillemier et de Nélaton; elle est, du reste, la conséquence toute naturelle de la poussée de bas en haut produite par une chute sur la paume de la main. Je reviendrai plus loin sur le mécanisme suivant lequel se produit cette fracture.

L'extrémité inférieure du *cubitus* [*b*] est beaucoup moins volumineuse que celle du radius; elle descend aussi un peu moins bas que cette dernière. Elle s'incurve en dehors, pour aller à la rencontre du radius, et se termine par un petit renflement appelé *tête* du cubitus. Au-dessus de la tête, le corps de l'os ne présente pas la moindre apparence de rétrécissement. La tête elle-même est convexe en dehors, pour s'adapter à la petite cavité sigmoïde du radius; en dedans, elle est prolongée par une apophyse styloïde plus apparente et un peu plus élevée que celle du radius.

Quoi qu'en disent certains auteurs, la saillie des apophyses styloïdes du cubitus et du radius n'est généralement pas bien gênante, lorsqu'on pratique la désarticulation du poignet, surtout si l'on opère par la méthode circulaire. Quand on emploie la méthode à lambeau, il y a seulement à craindre que ces apophyses ne restent à découvert après l'opération; aussi, devra-t-on avoir le soin de faire descendre la base du lambeau au moins à 6 ou 7 millimètres au-dessous de ces éminences osseuses. Le cubitus étant beaucoup moins renflé que le radius, à son extrémité inférieure, renferme, par cela même, une moins grande quantité de tissu spongieux. Il est rare que cette épiphyse soit soudée au corps de l'os avant la dix-huitième ou la vingtième année. J'en dirai autant de celle du radius, et j'ajouterai que je les ai trouvées toutes deux encore indépendantes sur un sujet de vingt-trois ans, d'où il résulte qu'on peut observer jusqu'à cet âge le décollement de ces épiphyses, à la suite d'une contusion ou d'une chute.

Le *carpe* forme un massif osseux constitué par huit pièces bizarrement configurées et agencées de telle façon que la face palmaire de l'ensemble est concave dans tous les sens; cependant, comme les parties latérales de ce massif sont très-sensiblement projetées en avant, la forme qui prédomine est celle d'une gouttière verticale dans laquelle sont logés les tendons fléchisseurs. Les huit os du carpe sont disposés sur deux rangées superposées, une rangée supérieure, antibrachiale, et une rangée inférieure, métacarpienne. La première rangée comprend quatre os qui sont, en allant de dedans en dehors : le *scaphoïde* [*c*], le *semi-lunaire* [*d*], le *pyramidal* [*e*], et le *pisiforme* [*f*]. Toutefois, ce dernier os se trouve en réalité placé en dehors de la rangée; appliqué sur la face antérieure du pyramidal, il ne contracte aucune connexion, ni avec les os de l'avant-bras, ni avec ceux de la seconde rangée du carpe; son seul usage paraît être de donner insertion au cubital antérieur, à l'adducteur et au fléchisseur du petit doigt, et aux deux ligaments annulaires du carpe. Quant aux trois autres os de la première rangée, ils forment, par leur réunion, une sorte de tête saillante et arrondie, un *condyle*, dont le grand axe est transversal et dont la convexité s'adapte à l'espèce de cavité sigmoïde constituée par les deux os de l'avant-bras et leurs apophyses styloïdes. Le scaphoïde et le semi-lunaire répondent à la face inférieure du radius. Le pyramidal correspond au cubitus, mais il est tellement incliné en dedans qu'il ne participe que très-peu à la formation du condyle carpien; nous verrons d'ailleurs, dans un instant, que cet os n'est pas directement en rapport avec la face inférieure du cubitus.

La seconde rangée du carpe comprend le *trapèze* [*g*], le *trapézoïde* [*h*], le *grand os* [*k*] et l'*os crochu* [*l*]. Ces quatre os présentent, du côté de la première rangée, une surface articulaire irrégulièrement sinueuse, dont la description serait sans aucune utilité pratique, car, même dans les exercices d'amphithéâtre, on ne cherche jamais à pénétrer dans cet interstice. Je rappellerai seulement que le grand os porte une tête arrondie qui s'enfonce dans une cavité glénoïde formée par le scaphoïde et le semi-lunaire. En bas, cette seconde rangée s'unit au métacarpe. La structure spongieuse de tous ces petits os y favorise le développement de l'ostéite et, par suite, la carie et la nécrose.

Avant de passer à l'étude ostéologique du métacarpe et des doigts, jetons un coup d'œil rapide sur les articulations formées par le cubitus, le radius et les os du carpe.

L'articulation *radio-cubitale inférieure* doit être considérée plutôt comme une arthrodie que comme une véritable articulation condylienne. La tête du cubitus, bien loin d'être reçue dans la cavité sigmoïde du radius, ne fait que s'appuyer sur cette petite surface à peine creusée, et n'y exécute que de simples mouvements de glissement favorisés, de part et d'autre, par la présence d'un cartilage d'encroûtement. Comme moyens d'union, un ligament antérieur et un ligament postérieur s'étendent transversalement du cubitus au radius, en avant et en arrière des deux surfaces articulaires. En bas, cette articulation est complétement close et tout à fait indépendante de la grande synoviale radio-carpienne; mais elle se prolonge au-dessous de la surface articulaire du cubitus. Voici, du reste, comment les choses sont disposées : le radius descend un peu plus bas que le cubitus et le déborde de 2 millimètres environ; son bord externe donne attache à un fibro-cartilage, sorte de ménisque interarticulaire qui se dirige horizontalement en dedans, et va s'insérer à une petite dépression creusée sur le côté externe de la base de l'apophyse styloïde du cubitus. Ce fibro-cartilage est plan et triangulaire; sa base adhère au bord externe du radius; son sommet à l'apophyse styloïde du cubitus: sa face supérieure, légèrement convexe, s'adapte à la forme concave de la surface articulaire du cubitus et ferme, en bas, l'articulation radio-cubitale inférieure; sa face inférieure est en rapport avec le pyramidal et complète, en dedans, la cavité glénoïde destinée à loger le condyle carpien : enfin, son pourtour est très-intimement uni aux ligaments de l'articulation cubito-carpienne. De là résulte, comme il est facile de le comprendre, la formation d'une petite cavité tapissée par une synoviale propre, et tellement indépendante de la grande articulation du poignet qu'il est possible d'enlever l'extrémité inférieure du cubitus sans ouvrir cette articulation, ainsi que l'a pratiqué avec succès Blandin sur le vivant. Je dois dire que cette opération s'exécute sans la moindre difficulté sur le cadavre.

Tous les moyens d'union de cette articulation sont disposés de façon à permettre le passage de la supination à la pronation et *vice versâ*. Dans le premier de ces deux mouvements, les deux os sont sur le même plan. Lorsque le membre se porte dans la pronation, le cubitus reste immobile, mais le radius tourne sur lui d'arrière en avant, et entraîne le fibro-cartilage triangulaire. Malgré la solidité des ligaments, on observe quelquefois des luxations de cette articulation, à la suite de mouvements exagérés de pronation ou de supination; mais ces déplacements ne s'opèrent, en général, que sous l'influence de violences considérables, et très-souvent ils se compliquent d'une fracture plus ou moins étendue des extrémités articulaires.

La condylarthrose radio-cubito-carpienne nous est déjà connue, au moins en ce qui touche la forme des surfaces articulaires en contact. La mortaise radio-cubitale est presque entièrement constituée par le radius; le fibro-cartilage triangulaire la complète en dedans, mais seulement dans une étendue de 9 millimètres environ. L'apophyse styloïde du radius descendant plus bas que celle du cubitus, la ligne droite qui joint le sommet de ces deux apophyses n'est pas horizontale, mais oblique de haut en bas et de dedans en dehors; cette ligne correspond au point le plus bas de l'interligne articulaire et représente la corde de l'arc figuré par cet interligne. La distance de cette corde au fond de la mortaise varie un peu selon les sujets; elle est ordinairement de 6 ou 7 millimètres; mais on la voit parfois s'élever jusqu'à 1 centimètre.

Quatre ligaments assurent l'union du carpe avec les deux os de l'avant-bras.

Le ligament *antérieur* est très-large et recouvre toute la face antérieure de l'articulation. Il est formé par plusieurs plans de fibres obliques allant, les unes du radius au scaphoïde, au grand os, à l'os crochu et au pyramidal; les autres, du cubitus au pyramidal et au grand os. Ce ligament est soutenu et en quelque sorte renforcé par tous les tendons des muscles fléchisseurs; mais il présente, par lui-même, une certaine épaisseur et une résistance considérable.

Le ligament *postérieur* est beaucoup moins fort; il occupe toute la face dorsale de l'article.

Les ligaments *latéraux* sont des faisceaux aplatis, rubanés, médiocrement solides. L'externe se porte de l'apophyse styloïde du radius au tubercule saillant du scaphoïde. L'interne part de l'apophyse styloïde du cubitus, s'étale et se subdivise en deux faisceaux, un pour le pyramidal, l'autre pour le pisiforme.

La synoviale qui tapisse cette articulation est très-lâche; elle traverse des éraillures que présentent, sur un assez grand nombre de points, les ligaments périphériques et forme, au dehors de l'articulation, de petits diverticulums, petites bourses séreuses dont le développement anormal occasionne les tumeurs désignées sous les noms de *kystes synoviaux*, *kystes folliculaires*, ou sous celui beaucoup plus impropre de *ganglions* du poignet. Nul doute qu'il ne puisse se développer, au voisinage de cette articulation, des cavités séreuses complément fermées et sans communication avec l'intérieur de l'article; mais, dans l'immense majorité des cas, les ganglions, alors même qu'ils paraissent indépendants, se rattachent, par une ouverture étroite, à la synoviale articulaire. La seule possibilité de cette communication suffit pour rendre le chirurgien très-réservé, relativement à l'ouverture de ces tumeurs.

En somme, l'articulation radio-cubito-carpienne jouit d'une assez grande mobilité, soit dans le sens latéral, soit dans le sens antéro-postérieur; l'extension peut y être poussée jusqu'à ce que la main fasse angle droit avec l'avant-bras; la flexion y est presque aussi étendue. A ne tenir compte que du peu de résistance et de la laxité des ligaments, en réfléchissant surtout aux causes nombreuses d'accidents dont est sans cesse menacée l'extrémité du membre supérieur, telles que coups, chutes, violences de toute sorte, il semblerait que les luxations de cette articulation dussent être extrêmement fréquentes. C'était là, en effet, l'opinion des anciens chirurgiens; mais Pouteau, le premier, fit voir que ce que l'on avait pris jusque-là pour des luxations du poignet, n'était autre chose que des fractures de l'extrémité inférieure du radius. Depuis le siècle dernier, les travaux de Desault, de Dupuytren, de Goyrand, de Voillemier, de Jarjavay, de Lecomte, etc., tout en démontrant l'extrême fréquence de ces fractures, en ont établi, de la façon la plus complète, les causes et le mécanisme. Dupuytren était même tombé, à cet égard, dans l'exagération, car il supposait que les fractures de l'extrémité inférieure du radius formaient, à elles seules, le tiers du nombre total des fractures, et il niait absolument les luxations du poignet. Une observation plus rigoureuse des faits cliniques a rectifié, depuis, ce que cette assertion avait d'excessif, et l'on connaît aujourd'hui huit exemples bien authentiques de luxations du poignet dus à Marjolin, à Padieu, à Cruveilhier, à Voillemier, à Scoutetten et à Boinet. Dans la plupart de ces cas, il est vrai, le déplacement s'accompagnait d'une fracture plus ou moins étendue des extrémités articulaires; mais un fait de Marjolin prouve incontestablement que la luxation peut avoir lieu sans solution de continuité des os. S'il était permis de tirer une conclusion générale d'un aussi petit nombre de faits, on arriverait à ce résultat que le déplacement du condyle carpien s'opère plus facilement en arrière qu'en avant.

On ne sera pas étonné de la fréquence des fractures et de la rareté relative des luxations, si l'on analyse ce qui se passe dans une chute sur la paume de la main, celle-ci étant préalablement étendue. Dans cette position, le carpe est placé presque à angle droit sur l'extrémité inférieure des deux os de l'avant-bras ; c'est lui qui supporte la pression verticale exercée par le radius. Le premier effet de cette pression est d'augmenter encore l'inclinaison des surfaces osseuses et de les placer dans une situation rigoureusement perpendiculaire, l'une par rapport à l'autre. Il n'y a plus, dès lors, aucune raison pour que le condyle carpien se déplace ni en avant, ni en arrière. La première rangée du carpe, se trouvant directement comprimée entre le radius et le sol, cède d'abord un peu et tend à devenir plane. Elle pourrait être écrasée si la violence du choc était assez considérable ; mais, avant que ce résultat soit atteint, le radius se fracture, et cela se conçoit aisément, car cet os, infiniment moins résistant que les petits osselets carpiens, reçoit, de bas en haut, une poussée égale à celle qu'il exerce lui-même de haut en bas. Cette production de la fracture de l'extrémité inférieure du radius, par une pression directe, ne saurait être contestée ; elle est d'ailleurs prouvée par la pénétration de la diaphyse dans l'épiphyse, et par l'éclatement assez fréquent de cette dernière en plusieurs fragments. Toutefois, il convient de mentionner une autre cause de fracture que les recherches de Voillemier, de Bonnet et de Lecomte ont mise hors de doute, je veux parler de l'arrachement de l'extrémité inférieure du radius par la distension exagérée du ligament antérieur radio-carpien. Le plus ordinairement, cette cause s'ajoute seulement à la pression directe ; mais, dans certains cas, elle joue le principal rôle, ainsi que l'a bien établi Lecomte. Lorsque la main se dévie en dehors pendant la chute, il n'est pas rare d'observer, en même temps que la fracture du radius, un arrachement de l'apophyse styloïde du cubitus par le ligament latéral interne.

Les os du carpe sont réunis entre eux par des ligaments palmaires et dorsaux, dont la description détaillée n'offrirait aucun intérêt. Notons seulement, en passant, que les ligaments palmaires sont beaucoup plus serrés et plus résistants que les ligaments dorsaux. En outre, les faces latérales de ces osselets sont jointes par des ligaments interosseux qui font de ces articulations autant de véritables symphyses, mais qui ne sont pas assez hauts pour séparer complétement les surfaces articulaires, de telle sorte que toutes ces jointures sont tapissées par une synoviale commune. Il faut pourtant excepter l'articulation du pisiforme avec le pyramidal, petite arthrodie indépendante et dépourvue de ligament interosseux. Au reste, bien que toutes les articulations carpiennes communiquent entre elles, leur synoviale ne se prolonge que très-exceptionnellement jusque dans l'article radio-carpien; des ligaments très-forts, interposés au scaphoïde, au semi-lunaire et au pyramidal, empêchent cette communication. En raison de la petitesse et de l'emboîtement exact des surfaces articulaires, en raison surtout de la solidité et du peu de longueur de leurs moyens d'union, les os du carpe, considérés isolément, n'exécutent que des mouvements extrêmement bornés. La seconde rangée, prise en masse, se déplace légèrement sur la première dans le sens antéro-postérieur et se prête à quelques mouvements de flexion et d'extension. Quoi qu'il en soit, tout semble disposé pour prévenir les luxations; aussi ces os se laissent-ils écraser sous le choc plutôt que de se disjoindre. Seule, la tête du grand os a pu, quelquefois, abandonner sa cavité de réception et se porter en arrière, ainsi que l'ont observé Chopart, Boyer et A. Cooper, et encore dans tous ces cas le déplacement n'était-il qu'incomplet. On doit à Maisonneuve l'unique exemple connu de luxation de la seconde rangée du carpe sur la première.

Le *métacarpe* comprend cinq os formant une espèce de grillage, une gouttière à claire-voie concave en avant et remplie par les parties molles de la paume de la main. Tous les métacarpiens n'ont pas la même longueur; sous ce rapport, le troisième l'emporte sur tous les autres. Le premier est le plus court, le plus gros et le plus mobile, conditions en vertu desquelles il résiste beaucoup mieux que les autres aux violences extérieures. Par contre, le second et le cinquième, situés sur les deux bords latéraux de la main, sont exposés à tous les chocs et bien plus sujets à se fracturer.

Chaque métacarpien a la forme d'un os long, présentant à l'étude un corps prismatique et deux extrémités renflées. Le corps est surmonté, en avant, par une arête tranchante. L'extrémité carpienne ne m'arrêtera pas longtemps, parce que je décrirai plus loin la disposition des interlignes carpo-métacarpiens, en m'occupant de la face dorsale du poignet. L'extrémité inférieure est une tête ou plutôt un condyle dont le grand axe est antéro-postérieur; sauf pour le premier métacarpien, dans lequel la plus grande dimension est transversale. Ces cinq os s'articulent, en haut, avec ceux de la seconde rangée du carpe. Le premier correspond au trapèze, le second au trapézoïde, le troisième au grand os, et les deux derniers à l'os crochu.

L'articulation du premier métacarpien avec le trapèze se distingue, au point de vue physiologique, en ce qu'elle permet au pouce des mouvements étendus dans tous les sens, mouvements grâce auxquels ce doigt peut être successivement opposé à tous les autres. C'est cette possibilité d'*opposition* qui constitue le caractère fondamental de ce qu'on appelle la *main* en zoologie. Cette articulation appartient à la classe des articulations par *emboîtement réciproque;* elle est formée par la juxtaposition de deux surfaces osseuses alternativement concaves et convexes en sens opposé. Les extrémités articulaires en contact sont revêtues d'un cartilage d'encroûtement qui facilite leur glissement; mais elles ne sont pas séparées par un ménisque interarticulaire, comme cela a lieu dans d'autres articulations du même genre, notamment à l'union de la clavicule et du sternum. Des fibres ligamenteuses, disséminées sur tout le pourtour de l'article, forment une véritable capsule interrompue en dehors, mais complétée, en ce point, par le tendon du long abducteur du pouce. L'articulation est encore renforcée, en arrière, par les tendons du court et du long extenseurs; mais en somme, la capsule reste assez lâche pour que les deux os soient très-médiocrement serrés l'un contre l'autre; aussi est-il toujours facile de trouver l'interligne articulaire et de sectionner les ligaments périphériques, en un mot de pratiquer la désarticulation du premier métacarpien. On se rappellera, toutefois, que l'artère radiale est immédiatement appliquée contre le côté interne de la capsule orbiculaire, et que l'instrument tranchant est exposé à l'intéresser, si l'on n'y prend garde.

La laxité des fibres ligamenteuses, l'étendue des mouvements que peut décrire le pouce, nous expliquent la fréquence relative des luxations du premier métacarpien; ces luxations se font en avant ou en arrière, jamais latéralement. Chose remarquable, bien que la capsule soit renforcée, à sa partie postérieure, par trois tendons, c'est le plus ordinairement dans ce sens que le déplacement s'effectue; ce qu'il faut attribuer bien plus à la direction du choc qu'à la disposition des surfaces articulaires ou de leurs ligaments. Les luxations en arrière sont généralement très-faciles à réduire, mais on ne les maintient réduites qu'avec la plus grande difficulté. Quant aux luxations en avant, leur histoire est pour ainsi dire à faire, car on n'en connaît jusqu'ici qu'un seul exemple.

Les quatre derniers métacarpiens s'unissent à la seconde rangée du carpe par des surfaces planes, arthrodiales. Ainsi que je l'ai dit ci-dessus, le second métacarpien correspond au trapézoïde, le troisième au grand os, et les deux derniers à l'os crochu. Il ne faudrait pas croire, cependant, qu'il y ait là autant d'articulations distinctes que de surfaces osseuses. Un ligament interosseux, parti de l'espace qui sépare le troisième métacarpien du quatrième, va s'insérer entre le grand os et l'os crochu, subdivisant ainsi la grande cavité carpo-métacarpienne en deux articulations indépendantes : l'une formée par les second et troisième métacarpiens d'une part, le trapèze et le grand os d'autre part; l'autre commune à l'os crochu au quatrième et au cinquième métacarpiens. Ce ligament, très-fort, n'arrive pas tout à fait jusqu'à la face dorsale du carpe, mais sa hauteur est néanmoins suffisante pour séparer complétement les deux synoviales articulaires. Qu'on ne s'y trompe pas, c'est là une disposition extrêmement importante à connaître et dont il faut tenir grand compte lorsqu'il s'agit de se décider à pratiquer la désarticulation de telle ou telle portion du métacarpe. En effet, tandis que l'articulation du quatrième et du cinquième métacarpiens avec l'os crochu reste indépendante de toutes les autres, au contraire l'articulation du second et du troisième métacarpien avec le trapézoïde et le grand os communique toujours ou presque toujours avec la grande synoviale carpienne. De là une contre-indication formelle à la désarticulation, soit isolée, soit simultanée du second et du troisième métacarpien, en raison des accidents auxquels cette opération pourrait donner lieu, accidents sur la gravité desquels je pense qu'il est inutile de m'appesantir ici. On conçoit, en revanche, qu'il soit possible d'enlever le cinquième métacarpien sans courir aucun risque de ce genre; mais il faudrait bien se garder de toucher au quatrième, car on couperait forcément, alors, le ligament interosseux dont j'ai parlé plus haut, et l'on ouvrirait, par cela même, toutes les articulations comme dans le cas précédent. En résumé, les trois métacarpiens du milieu ne doivent jamais être désarticulés sur le vivant; à l'amphithéâtre, c'est tout autre chose, et je ne connais pas de meilleur exercice pour rompre les commençants à toutes les difficultés de la pratique opératoire.

Les ligaments palmaires s'étendent de chacun des os du carpe au métacarpien correspondant, à l'exception du second, pour lequel ce ligament est remplacé par le tendon du grand palmaire. Le ligament palmaire du troisième métacarpien est assez faible et bien moins résistant que les ligaments dorsaux, c'est le contraire que l'on observe pour les articulations du quatrième et du cinquième métacarpiens avec l'os crochu. Tous ces ligaments maintiennent les os tellement serrés, que la seconde rangée du carpe fait réellement corps avec le métacarpe; aussi, est-il extrêmement rare de voir ces deux portions du squelette se disjoindre. En outre, les extrémités supérieures des métacarpiens sont unies transversalement, entre elles, par des ligaments très-forts dont la section est un des temps les plus difficiles de la désarticulation.

Le métacarpien du pouce est entièrement libre dans toute son étendue; mais les quatre autres ne sont pas absolument indépendants par leur extrémité inférieure. Bien qu'ils ne se touchent pas, ils sont réunis par un ligament *métacarpien transverse inférieur*, qui se continue, en haut, avec l'aponévrose interosseuse dont il n'est, pour ainsi dire, qu'un épaississement. Ainsi maintenus à leurs deux extrémités, les métacarpiens sont tellement solidaires, qu'ils se font mutuellement attelle, et s'opposent au déplacement des fragments lorsque l'un d'entre eux vient à être fracturé; si donc, on a quelquefois observé le raccourcissement du doigt correspondant après la fracture d'un métacarpien, il est juste d'ajouter que ce raccourcissement est exceptionnel.

Abstraction faite du pouce, qui n'a que deux phalanges, chacun des quatre autres doigts en possède trois, désignées sous les noms de *phalange*, *phalangine* et *phalangette*. Leur longueur va en diminuant de la base du doigt vers son extrémité. Les deux premières sont des os longs, qui, au lieu d'être prismatiques, comme les métacarpiens, représentent plutôt autant de demi-cylindres fendus dans le sens de leur axe. Leur face antérieure, presque plane, est légèrement incurvée de haut en bas et transversalement; elle forme une gouttière sur laquelle reposent les tendons des fléchisseurs. Quant à la phalangette, ou phalange *unguéale*, chacun connaît la forme particulière qu'elle revêt pour s'adapter, d'un côté, à la face profonde de l'ongle, et de l'autre à la pulpe du doigt, organe tactile par excellence.

Les articulations *métacarpo-phalangiennes* sont de véritables condylarthroses, constituées, du côté des métacarpiens, par les *têtes* de ces os, et, du côté des phalanges, par une cavité glénoïde à peine suffisante pour coiffer la moitié de la tête osseuse. Il convient, du reste, d'étudier isolément l'articulation métacarpo-phalangienne du pouce et celles des quatre derniers doigts.

L'extrémité inférieure du premier métacarpien porte quatre tubercules placés, deux en avant, deux en arrière, au point de jonction du corps de l'os avec la tête et sur la limite du cartilage d'encroûtement de cette dernière. Les deux tubercules postérieurs sont moins saillants et plus arrondis que les deux antérieurs. La tête a son grand axe dirigé transversalement. L'extrémité articulaire de la phalange présente une cavité glénoïde en rapport avec le volume du condyle qu'elle est destinée à recevoir. Très-renflée au niveau de l'interligne articulaire, elle se rétrécit brusquement et forme ainsi un rebord très-appréciable, au-dessus duquel on est certain de pénétrer dans l'articulation. Comme moyens d'union, on rencontre : en avant, un ligament glénoïdien assez fort, contenant souvent, dans son épaisseur, deux os sésamoïdes; sur les côtés, deux ligaments latéraux, fixés d'une part au métacarpien, et d'autre part au ligament glénoïdien et aux parties latérales de la phalange. En arrière, il n'y a pas de ligament proprement dit, mais la synoviale est soutenue et renforcée par les tendons des deux muscles extenseurs. Cette articulation jouit de mouvements de flexion et d'extension assez prononcés; en revanche, les mouvements de latéralité y sont très-bornés; sous ce rapport, elle est moins bien douée que les autres articulations métacarpo-phalangiennes, mais nous savons que le pouce trouve une large compensation dans la mobilité de l'articulation trapézo-métacarpienne.

De toutes les luxations des phalanges des doigts, la plus fréquente est sans contredit celle de la première phalange du pouce sur le métacarpien; dans ces cas, c'est presque toujours en arrière que le déplacement s'effectue, et l'on n'ignore pas combien il est parfois difficile d'en obtenir la réduction. Dupuytren, qui avait eu plusieurs fois l'occasion de constater ce fait, l'attribuait, de même que Hey et Shaw, à la tension des ligaments latéraux, ce qui n'est guère possible, d'abord, à cause de la direction et du peu d'épaisseur de ces ligaments, et ensuite parce que l'un des deux, au moins, se trouve presque toujours déchiré. L'explication donnée par Vidal est beaucoup plus rationnelle et plus admissible. D'après lui, lorsque la phalange se déplace en arrière, la tête du métacarpien se porte en avant et passe entre les muscles qui s'insèrent aux deux os sésamoïdes; le col du condyle métacarpien se trouve donc étreint dans une boutonnière contractile, constituée d'un côté par le court abducteur et le faisceau superficiel du court fléchisseur, de l'autre, par le faisceau profond de ce dernier muscle et le tendon de l'adducteur. Reprenant une opinion autrefois émise par Pailloux, Richet ne nie pas que le resserrement de la boutonnière musculaire ne soit pour quelque chose dans la difficulté; mais il fait justement observer que le ligament glénoïdien, entraîné par la phalange déplacée, s'accroche aux deux petits tubercules de la face postérieure de l'os, et forme le principal obstacle à la réduction.

Les quatre dernières articulations métacarpo-phalangiennes ne sont pas placées sur une même ligne horizontale; ceci résulte de la longueur relative des os du métacarpe. Les têtes des métacarpiens sont oblongues dans le sens antéro-postérieur, et aplaties sur leurs faces latérales; le cartilage d'encroûtement qui les recouvre se prolonge plus loin sur leur face palmaire que sur leur face dorsale. Le second métacarpien porte, seul, quatre petits tubercules analogues à ceux du pouce, mais moins prononcés; du côté de la phalange, la cavité glénoïde est surmontée, en avant, par deux tubercules séparés par une rainure médiane. Les ligaments antérieurs, *glénoïdiens*, très-solides, sont reliés entre eux par le ligament transverse du métacarpe, avec lequel ils se confondent par leurs bords; on y rencontre parfois un petit sésamoïde au deuxième et au cinquième métacarpiens. Les ligaments latéraux ne présentent rien de particulier. En arrière, la synoviale, très-lâche, se trouve directement en rapport avec les tendons extenseurs. Rien n'est plus facile que de reconnaître et d'attaquer ces articulations sur le vivant; l'interligne articulaire se trouve à 24 ou 25 millimètres au-dessus de la commissure interdigitale, et les os sont si lâchement unis, qu'en tirant sur le doigt, on peut écarter les surfaces articulaires de 2 ou 3 millimètres. Les luxations des quatre derniers doigts sont fort rares.

Les articulations *phalangiennes* sont des ginglymes parfaits. La phalange supérieure présente une poulie; la phalange inférieure porte deux petites cavités séparées par une crête antéro-postérieure, reçue, elle-même, dans la gorge de la poulie. Le ligament antérieur, ou glénoïdien, est assez lâche; le ligament postérieur n'existe pas, c'est le tendon de l'extenseur qui en tient lieu. Les ligaments latéraux sont très-serrés et assez solides pour s'opposer absolument à tout mouvement de latéralité; il est impossible de pénétrer entre les surfaces articulaires si l'on n'a pas, préalablement, divisé ces ligaments. Les phalanges des doigts se luxent assez rarement, mais elles peuvent se déplacer en avant, en arrière et même sur les côtés. Les luxations de la dernière phalange du pouce sont plus fréquentes, à elles seules, que toutes les autres; la réduction en est parfois très-difficile, ce qui peut tenir, soit à l'interposition du ligament glénoïdien entre les surfaces articulaires, ainsi que l'a démontré Michel, soit à la torsion des ligaments latéraux, comme l'a établi Jarjavay. Remarquons enfin, qu'en raison de la plus grande épaisseur des parties molles sur la face antérieure des doigts, c'est toujours en avant qu'il convient de tailler les lambeaux, lorsqu'on désarticule les phalanges.

Région dorsale du poignet et de la main.

Pl. 33. —

1er *Plan.* — Si la délimitation entre le poignet et la main est difficile à établir, dans la région palmaire, cette séparation est tout à fait impossible dans la région dorsale. Lorsque la main est dans la rectitude, on n'observe pas le moindre sillon apparent au niveau de l'interligne radio-carpien; il s'y forme quelques plis transversaux, pendant l'extension, mais ces plis, très-variables dans leur nombre et dans leur situation, ne peuvent devenir le point de départ d'aucune application pratique.

Au milieu du poignet, les tendons extenseurs ne font jamais une saillie comparable à celle des tendons fléchisseurs sur la face palmaire. En dedans, la petite tête du cubitus forme, sous la peau, une tumeur arrondie, terminée en bas par l'apophyse styloïde, et au-dessous de laquelle on sent facilement l'interligne articulaire. En dehors, le bord tranchant du radius devient une véritable face qui surmonte l'apophyse styloïde de cet os, toujours moins longue et moins saillante que celle du cubitus, mais placée sur un plan un peu plus inférieur. En portant le pouce dans l'extension et dans l'abduction, on voit se dessiner, au-dessous du radius, une petite fossette triangulaire, au fond de laquelle on perçoit les battements de l'artère radiale. Cette fossette, nommée *tabatière anatomique*, est limitée par deux saillies tendineuses; la saillie externe est formée par le tendon du long extenseur du pouce; la saillie interne comprend deux tendons, celui du court extenseur et celui du long abducteur du pouce.

La *main*, proprement dite, paraît moins haute sur sa face dorsale que sur sa face palmaire; cette différence tient à ce que la naissance des éminences thénar et hypothénar empiète un peu sur le poignet, et aussi à ce que le commissures interdigitales descendent plus bas en avant qu'en arrière. Elle est convexe transversalement et verticalement. Comme il n'y a, de ce côté, qu'une faible épaisseur de parties molles, on sent très-bien, à travers les téguments, une série de saillies longitudinales, formées par la face postérieure des métacarpiens; les tendons extenseurs suivent ces saillies et en augmentent le relief lorsque les muscles se contractent. Entre les métacarpiens, des dépressions, en forme de gouttières verticales, correspondent aux espaces interosseux; toutefois, lorsque le pouce est rapproché des autres doigts, le premier espace interosseux est occupé par une proéminence musculaire due à la présence du premier interosseux dorsal. La face postérieure des éminences thénar et hypothénar déborde, de chaque côté, les parties latérales de la région et en augmente la largeur.

Si la main semble plus courte sur sa face dorsale, en revanche les doigts paraissent plus longs; ils le sont en effet, car ils remontent, non pas jusqu'au pli digito-palmaire seulement, mais à 25 millimètres plus haut, jusqu'à l'interligne métacarpo-phalangien. Ils présentent, au niveau des articulations phalangiennes, un très-grand nombre de plis assez irrégulièrement disposés, principalement entre la phalangine et la phalangette. Ceux qui recouvrent la première articulation sont presque réguliers; ils sont de deux espèces : les uns rectilignes et transversaux, répondent aux interlignes articulaires, les autres, curvilignes, entourent les premiers et se regardent par leur concavité. On peut, à l'amphithéâtre, se guider sur la situation des plis transversaux pour pratiquer la désarticulation des phalanges; mais, sur le vivant, on n'en pourrait tirer aucun parti, car la peau est tellement lâche que tous les plis disparaissent à la moindre tuméfaction.

D'une manière générale, la *peau* de la face dorsale est plus mobile que celle de la face palmaire. Elle devient pourtant très-adhérente à l'extrémité de la phalangette, où elle se confond avec le périoste et où elle forme le *lit* de l'ongle. Elle est épaisse au poignet, mais elle s'amincit beaucoup à la main et aux doigts. Le réseau veineux superficiel la soulève et se dessine en relief, depuis la racine des doigts jusqu'à l'extrémité inférieure de l'avant-bras. Sur tous les sujets, le tégument se recouvre de poils clair-semés, plus abondants et plus forts vers le bord cubital de la main; avec ces poils reparaissent les glandes sébacées, dont nous avons constaté l'absence à la région palmaire. Au reste, les poils ne descendent jamais au-dessous de la première phalange des doigts, et les glandes sébacées cessent au même niveau.

33.—Fig. 2. 2e *Plan.* — Le pannicule adipeux [B.B] ne prend un développement considérable que chez les femmes et les enfants, mais il est rarement épais chez l'homme adulte; alors même qu'on l'observe sur des individus obèses, il ne forme jamais, sur la face dorsale du poignet, ces bourrelets graisseux dont j'ai signalé l'existence sur la face palmaire, à cause du peu d'adhérence de la peau et de l'aponévrose d'enveloppe. On trouve, en effet, entre ces deux membranes, un *fascia superficialis* lamelleux bien distinct, qui donne au tégument une grande mobilité et favorise l'extension des suppurations diffuses de l'avant-bras du côté de la main et réciproquement ; aussi est-ce toujours exclusivement à la région dorsale que se développe l'œdème. Une autre conséquence de cette mobilité c'est que, dans la désarticulation du poignet, il faut toujours donner plus de longueur aux lambeaux que l'on prend sur la face dorsale, parce que la peau se rétracte plus en arrière qu'en avant.

En raison de la laxité du tissu conjonctif sous-cutané, on voit assez souvent se développer des bourses séreuses, principalement dans les points qui supportent des frottements répétés. C'est ainsi que Bourgery et Velpeau ont rencontré plusieurs fois de ces bourses séreuses au niveau des apophyses styloïdes du cubitus et du radius. On en trouve encore, mais plus rarement, sur le dos des articulations métacarpo-phalangiennes et phalangiennes. Comme il est aisé de le comprendre, les professions ont la plus grande influence sur leur développement ; chez les ouvriers en papiers peints, par exemple, ces cavités closes existent presque constamment sur la face postérieure du deuxième et du cinquième métacarpiens de la main droite.

L'*aponévrose* fait directement suite à l'aponévrose antibrachiale [*a*], avec laquelle elle se confond sur la limite des deux régions ; mais elle s'épaissit bientôt, et forme une bandelette transversale, désignée sous le nom de *ligament annulaire postérieur* [*b*] du carpe. Cette bandelette correspond à l'extrémité inférieure des 2 os de l'avant-bras, dans une hauteur de deux centimètres environ ; elle est constituée par des fibres horizontales ou un peu obliques et ascendantes du cubitus vers le radius. En dedans, le ligament annulaire postérieur prend quelques insertions sur la tête du cubitus, mais, il se fixe surtout au pyramidal et au pisiforme ; en dehors, il ne fait que prendre un point d'appui sur le bord externe du radius et se continue avec l'aponévrose antibrachiale antérieure. Son bord supérieur fait suite à l'aponévrose antibrachiale postérieure, son bord inférieur est directement continué par l'aponévrose dorsale de la main. Enfin, par sa face profonde, le ligament annulaire postérieur fournit des cloisons qui séparent les tendons sous-jacents et convertissent en autant de canaux distincts, les gouttières osseuses dans lesquelles glissent ces tendons. Je ferai remarquer que ce ligament descend toujours moins bas que le ligament annulaire antérieur, et qu'il ne saurait nullement être comparé à ce dernier, sous le rapport de l'épaisseur et de la résistance.

A partir du bord inférieur du ligament annulaire, l'aponévrose dorsale [*c*] devient très-mince ; elle recouvre toute la face dorsale de la main et, malgré son peu d'épaisseur, se compose de deux feuillets qui comprennent les tendons extenseurs dans leur écartement ; il va sans dire que ces deux feuillets sont impossibles à démontrer dans l'intervalle des tendons où l'on ne rencontre qu'une simple lame constituée par des fibres transversales [*d-d*]. Latéralement, cette aponévrose s'insère, en dedans, au bord interne du cinquième métacarpien, en dehors, au bord externe du premier et du second. En bas, elle se confond avec les tendons extenseurs et s'étale, avec eux, sur la face postérieure des articulations métacarpo-phalangiennes.

Les muscles, ou plutôt les tendons qui les représentent, sont d'abord placés au-dessous du ligament annulaire postérieur, puis dans l'épaisseur de l'aponévrose dorsale ; je ne ferai que mentionner, en dehors, les deux *extenseurs*, le *long abducteur du pouce* et les deux *radiaux*, en dedans le *cubital postérieur*, et je m'occuperai plus spécialement des tendons de l'*extenseur commun* des doigts. Ces tendons, au nombre de quatre, passent ensemble sous le ligament annulaire, puis ils divergent sur le dos de la main et gagnent la racine du doigt auquel ils sont destinés. Dans ce trajet, le tendon de l'index [*e*] reste ordinairement indépendant, mais les trois autres [*g*,*m*,*n*] sont reliés entre eux par des tractus fibreux qui les rendent solidaires et les empêchent de se mouvoir isolément. Chacun connaît l'extrême difficulté que l'on éprouve, en général, à faire exécuter des mouvements à chacun de ces trois doigts, principalement à l'annulaire ; il faut souvent plusieurs années d'études assidues pour faire acquérir au pianiste l'indépendance des doigts qui lui est nécessaire.

Arrivé au niveau de la tête du métacarpien, chaque tendon envoie, par sa face profonde, une expansion fibreuse [*h*] resplendissante qui s'étale sur la partie postérieure et supérieure de la première phalange, contracte des adhérences avec la face postérieure de la capsule métacarpo-phalangienne, et se rattache par ses bords à la gaîne des tendons fléchisseurs, après avoir contourné l'articulation. Il en résulte que le tendon de l'extenseur commun forme ainsi une gouttière qui embrasse l'articulation métacarpo-phalangienne et la face postérieure de la première phalange. Cette gouttière se confond avec les fibres transversales de l'aponévrose dorsale de la main ; en outre, elle reçoit, sur les côtés, les tendons des lombricaux et des interosseux.

Plus bas, l'aponévrose, toujours confondue avec le tendon de l'extenseur, accompagne ce tendon jusqu'à son insertion inférieure, et se fixe latéralement sur le périoste des phalanges ; de telle sorte que la face postérieure des doigts est embrassée, dans toute sa hauteur, par une lame fibreuse, mais sans présenter rien d'analogue à la gaîne des tendons fléchisseurs. Quant aux tendons de l'extenseur commun des doigts, chacun d'eux se divise en trois languettes, sur la face postérieure de la première phalange. La languette moyenne [*k*] s'insère à la base de la seconde phalange ; les deux languettes latérales [*l*,*l*], plus fortes, se réunissent sur le dos de la seconde phalange, et vont se fixer à la base de la troisième.

VAISSEAUX. — Les artérioles tégumenteuses ne méritent pas même une simple mention.

Les *veines superficielles* [2,2] sont, presque toutes, réunies à la face dorsale du poignet et de la main. On comprend, en effet, que, de ce côté, elles échappent plus facilement aux causes incessantes de compression qui ne manqueraient pas de les atteindre à la région palmaire. Nées au niveau des phalanges unguéales, elles cheminent longitudinalement sur les faces latérales des doigts et s'envoient, d'un côté à l'autre, de nombreuses anastomoses transversales. Arrivées sur la face dorsale de la main, elles s'unissent de différentes façons, suivant les sujets, et forment, en définitive, plusieurs troncs qui se dirigent vers le poignet. D'après la plupart des descriptions anatomiques, il existerait, sur le dos de la main, une arcade veineuse dont la convexité, tournée en bas, recevrait les veines collatérales des doigts, et dont la concavité fournirait les troncs destinés au poignet ; mais cette disposition est loin d'être générale. Ces veines ne portent point de noms particuliers, à l'exception de la collatérale externe du pouce et de la collatérale interne du petit doigt ; la première est la *céphalique du pouce* [3] ; la seconde se nomme *salvatelle* [4]. Ces dénominations avaient une certaine importance, à l'époque où l'on pratiquait la phlébotomie sur la face dorsale de la main ; mais, aujourd'hui que l'on a abandonné l'opération et les singulières hypothèses qui la motivaient, toutes les veines collatérales des doigts sont également insignifiantes pour l'anatomiste et pour le médecin.

Les *lymphatiques*, de même que les veines, sont en très-grand nombre à la région dorsale, ce qui nous explique pourquoi les inflammations du dos de la main sont beaucoup plus souvent accompagnées d'angioleucite que celles de la face palmaire. Ils forment, à l'extrémité des doigts, un très-beau réseau dont les branches se continuent à la main et au poignet. Les troncs, qui suivent le bord interne de la région, vont ordinairement gagner les ganglions sus-épitrochléens; aussi, voit-on fréquemment ces ganglions s'engorger dans les affections phlegmoneuses du bord cubital de la main. Tous les autres arrivent jusqu'au creux de l'aisselle sans rencontrer de ganglions.

Nerfs. — On peut souvent poursuivre jusqu'au poignet les derniers filets de la branche épitrochléenne du nerf *brachial cutané interne* [5,5]; mais, la plupart des rameaux [7,10] tégumentaires de la face dorsale viennent du nerf *radial* et du nerf *cubital*, ou, pour parler plus exactement, des branches cutanées dorsales de ces deux nerfs. Le radial se termine en fournissant cinq collatéraux dorsaux, deux pour le pouce, deux pour l'index et un pour le médius. Les cinq autres collatéraux [11,11] émanent du cubital. En outre, il existe constamment, entre ces deux nerfs et sur la face dorsale du carpe, une anse anastomotique fort remarquable. Je rappelle enfin que tous les muscles dont les tendons sont compris dans ce plan, reçoivent leurs filets moteurs du nerf radial.

. 34.—Fig. 1. 3e *Plan.* — Les parties molles de la région dorsale sont très-peu épaisses, de sorte qu'après l'ablation de l'aponévrose et des tendons extenseurs, on arrive directement sur les muscles interosseux et sur la face dorsale du squelette. Une mince couche de tissu conjonctif lâche établit seule la séparation entre le second et le troisième plans.

Au poignet, on rencontre une série de gouttières ostéo-fibreuses dans lesquelles sont contenus les tendons que nous venons de passer en revue et les bourses séreuses qui les enveloppent. Ces gouttières, creusées sur la face postérieure des deux os de l'avant-bras, sont converties en canaux complets par le ligament annulaire postérieur du carpe et par des cloisons qui s'étendent de ce ligament au cubitus et au radius. Au niveau de l'interligne articulaire, elles deviennent entièrement fibreuses, car elles sont alors complétées profondément par le ligament postérieur radio-cubito-carpien [*c*]. Si l'on marche du bord radial vers le bord cubital de la région, la première coulisse qui se présente est occupée par les tendons réunis du *long abducteur* et du *court extenseur* [B] du pouce (cette gouttière est placée trop en dehors pour pouvoir être visible dans la figure). Elle est située sur la face externe de l'apophyse styloïde du radius, et se dirige obliquement de haut en bas et d'arrière en avant. Une petite crête osseuse la subdivise en deux rainures distinctes, mais les deux tendons qu'elle contient n'en restent pas moins intimement accolés, et sont enveloppés d'une gaîne synoviale commune. Celle-ci remonte, du côté de l'avant-bras, jusqu'à 2 ou 3 centimètres au-dessus du ligament annulaire postérieur ; en bas, elle ne dépasse pas l'interligne articulaire radio-carpien. On sait que l'inflammation de cette bourse séreuse donne lieu à d'assez vives douleurs et à une crépitation toute particulière, désignée sous les noms d'*aï douloureux*, *ténosite crépitante*. A vrai dire, cette affection peut se développer dans toutes les gaînes synoviales du poignet ; mais elle siége, le plus souvent, dans celle du long abducteur et du court extenseur du pouce.

La gouttière des deux *radiaux* [C,D], située en arrière et en dedans de la précédente, occupe la face postérieure du radius et se dirige verticalement. La synoviale qui accompagne les deux tendons est unique supérieurement et s'élève à 2 centimètres environ au-dessus du ligament annulaire. En bas, elle est bifide et forme deux culs-de-sac séparés, qui se prolongent jusqu'au point d'insertion des muscles radiaux sur le second et le troisième métacarpiens. Une petite crête osseuse du radius établit la séparation entre les deux tendons.

Immédiatement en dedans, se voit une coulisse oblique de haut en bas et de dedans en dehors. Celle-ci loge le tendon du *long extenseur du pouce* [E, E], lequel, comme nous l'avons vu, croise les deux radiaux au niveau de l'articulation radio-carpienne. La bourse séreuse du long extenseur communique, assez souvent, avec celle des radiaux, par une petite ouverture.

Les tendons de l'*extenseur commun des doigts* [F,F] et de l'*extenseur propre de l'index* [H] sont réunis dans une large gouttière comprise entre les deux os de l'avant-bras, et limitée profondément par les ligaments postérieurs des articulations radio-cubitale et radio-carpienne. La gaîne synoviale, commune à tous ces tendons, dépasse à peine le bord supérieur du ligament annulaire. En bas, il est rare qu'elle atteigne le métacarpe du côté de l'index ; mais, en dedans, elle descend jusqu'à la partie moyenne et même, parfois, jusqu'à l'extrémité inférieure du quatrième métacarpien.

Derrière la tête du cubitus, existent deux coulisses tendineuses qui se distinguent de toutes les autres, en ce qu'elles sont entièrement fibreuses et creusées dans l'épaisseur même de l'aponévrose. L'une est destinée au tendon de l'*extenseur propre du petit doigt* [G], dont la séreuse s'étend depuis la limite supérieure de la tête du cubitus, jusqu'à la partie moyenne du cinquième métacarpien. L'autre loge le tendon du *cubital postérieur* [K]; la bourse synoviale de ce dernier part du bord supérieur de la tête cubitale et accompagne le tendon usqu'à son insertion à l'extrémité supérieure du cinquième métacarpien.

La disposition des muscles *interosseux dorsaux* sera facilement comprise, si l'on veut bien se rappeler ce qui a été dit plus haut, à propos des interosseux palmaires. Les interosseux dorsaux sont au nombre de quatre; ils remplissent entièrement les espaces intermétacarpiens, et cachent les interosseux palmaires. Leur extrémité supérieure se fixe aux deux métacarpiens voisins, par deux faisceaux distincts, entre lesquels s'engagent les artères perforantes. Leur extrémité inférieure se termine par un petit tendon qui gagne les parties latérales de la première phalange des doigts, se confond avec le lombrical correspondant, et envoie une expansion au tendon de l'extenseur. Les interosseux dorsaux étant abducteurs des doigts, par rapport à l'axe de la main, il en résulte que le premier de ces muscles doit se rendre au côté externe de l'index; le second et le troisième, aux deux faces latérales du médius, et le quatrième, au côté interne de l'annulaire. Ainsi donc, le médius possède deux interosseux dorsaux et point d'interosseux palmaires, l'index et l'annulaire un interosseux dorsal et un interosseux palmaire, le petit doigt un interosseux palmaire seulement. Outre leur action sur les mouvements de latéralité des doigts, les muscles interosseux dorsaux sont encore extenseurs de la seconde phalange, par l'expansion qu'ils envoient au tendon de l'extenseur commun.

Situé dans l'espace le plus large, le premier interosseux dorsal se distingue des trois autres par son volume plus considérable ; il fait, sur la face dorsale de la main, une remarquable saillie, lorsque le pouce se rapproche de l'index. L'intervalle compris entre ses deux faisceaux supérieurs, est traversé, non plus par une artère perforante, mais par le tronc même de l'artère radiale. Il me suffira, je pense, de rappeler brièvement ici que les muscles interosseux dorsaux et palmaires sont tous animés par la branche palmaire profonde du nerf cubital.

Vaisseaux. — L'artère *radiale* [1], arrivée au devant de l'extrémité inférieure du radius, contourne le bord externe de cet os et passe sur la face dorsale du poignet; puis, elle se dirige un peu obliquement en bas et en dehors, pour gagner l'extrémité supérieure du premier espace interosseux, où elle s'enfonce entre les deux chefs du premier interosseux dorsal. Dans ce court trajet, elle croise d'abord les tendons réunis du long abducteur et du court extenseur du pouce qui la recouvrent, traverse la tabatière anatomique où elle est immédiatement sous-jacente à la peau et à l'aponévrose; puis, elle s'engage sous le tendon du long extenseur du pouce, et enfin redevient superficielle dans une très-petite étendue, jusqu'à ce qu'elle abandonne la région. Par sa face profonde, elle repose sur le scaphoïde et sur le trapèze. Rien ne serait plus facile que d'aller lier cette artère dans l'espace compris entre les tendons extenseurs du pouce. Cette ligature s'exécute journellement dans les amphithéâtres ; mais je ne sache pas qu'elle ait, jusqu'à présent, trouvé son application sur le vivant.

Les branches collatérales fournies par la radiale à ce niveau sont :

1° La *transverse postérieure du carpe* [2] qui se dirige horizontalement, et s'anastomose par inosculation avec une branche transverse venue de la cubitale ; elle donne assez souvent les artères *interosseuses* [5,6,6] des trois derniers espaces ;

2° L'*interosseuse du second espace* [5], qui naît fréquemment par un tronc commun avec la précédente ;

3° La *collatérale externe du pouce*, branche fournie tantôt par la radiale, tantôt par l'arcade palmaire superficielle;

4° Enfin, au moment de traverser le premier interosseux dorsal, l'*interosseuse du premier espace* [4].

Il n'y aurait aucun intérêt, au point de vue de l'anatomie topographique, à décrire en détail le trajet de chacune de ces artères.

Sauf quelques petits rameaux [7] destinés aux tissus périarticulaires, on ne rencontre aucun tronc nerveux dans ce plan.

4° *Plan. — Squelette et articulations.* — Ce qui frappe, à première vue, lorsque l'on examine les os du poignet et de la main par la face dorsale, c'est que dans l'ensemble comme dans les détails, le squelette présente partout des surfaces convexes. Nous savons, au contraire, que la région palmaire se distingue par une concavité générale. Après l'étude que nous avons faite précédemment des os et des articulations, je n'aurai que très-peu de chose à ajouter sur ce sujet. Pl. 34.—

Le *radius* [a], recouvert d'un périoste beaucoup plus épais que celui de la face palmaire, se termine, en bas, par un bord postérieur un peu tranchant, qui descend plus bas que le bord antérieur correspondant. On y constate la présence de deux gouttières séparées par une crête verticale, la gouttière des extenseurs et celle des radiaux.

Une troisième rainure occupe le bord externe, immédiatement au-dessus de l'apophyse styloïde ; elle loge les tendons du long abducteur et du court extenseur du pouce.

La tête du *cubitus* [*b*] fait, en arrière, une saillie d'autant plus apparente que le mouvement de pronation est plus exagéré. Les deux gouttières de l'extenseur du petit doigt et du cubital postérieur y sont à peine marquées.

Du côté du carpe, convexité très-sensible. Le *pisiforme* [*f*] étant appliqué sur la face antérieure du pyramidal, il en résulte que la première rangée, vue par la face dorsale, ne se compose que de trois os : le *scaphoïde* [*c*], le *semi-lunaire* [*d*] et le *pyramidal* [*e*], c'est-à-dire les trois os qui, par leur réunion, constituent le condyle carpien. Il est à remarquer que le cartilage d'encroûtement descend plus bas, sur la face dorsale de ces trois os, que sur leur face palmaire ; de sorte que l'extension peut être poussée beaucoup plus loin que la flexion, à l'articulation radio-cubito-carpienne. Le ligament postérieur de cette articulation est formé de fibres obliquement étendues du radius et du cubitus aux os de la première rangée ; ces fibres laissent entre elles des intervalles dans lesquels s'engagent de petits diverticulums de la synoviale, qui deviennent souvent le point de départ des kystes séreux du poignet.

Les résections de l'articulation radio-cubito-carpienne ont été peu pratiquées jusqu'à ce jour, et je dois dire que les résultats connus ne sont pas très-encourageants, au moins en ce qui concerne les lésions traumatiques. Dans la plupart des cas, la résection ne saurait être mise en parallèle avec la conservation ; car on voit tous les jours guérir les plaies par armes à feu, les écrasements du poignet et de la main, alors même que ces lésions paraissent avoir déterminé des désordres considérables. On ne saurait donc songer à reséquer que si l'amputation est formellement indiquée ; or, il résulte des statistiques que la résection guérit moins souvent que l'amputation de l'avant-bras. Au point de vue de l'exécution, l'opération ne laisse pas que de présenter d'assez grandes difficultés, à cause de la nécessité où l'on se trouve de ménager les tendons et les vaisseaux. L'articulation étant recouverte de moins de parties molles en arrière, c'est par la face dorsale qu'il faudra l'attaquer. Les deux incisions latérales de Dubled ne sont généralement pas suffisantes ; il vaut mieux, pour se donner du jour, suivre le procédé de Roux et transformer les deux incisions longitudinales en incision en L, au moyen de deux petits traits horizontaux. Il est indispensable de commencer par scier le cubitus, autrement l'opération deviendrait extrêmement laborieuse. Bien que l'on doive conserver, autant que possible les tendons, on peut, sans inconvénient, sacrifier ceux qui meuvent le poignet, c'est-à-dire le grand palmaire, les deux radiaux et les deux cubitaux devenus désormais inutiles; car il est bien certain que l'ankylose surviendra fatalement après la résection.

La seconde rangée du carpe est plus large en arrière qu'en avant. On n'y observe aucune proéminence apparente, lorsque la main est dans l'extension; mais, pendant la flexion, la tête du grand os fait, sur la face dorsale du poignet, une saillie plus ou moins marquée, suivant les sujets. On sait combien il est fréquent de trouver cette tête à demi luxée en arrière, sans que les mouvements du poignet en soient gênés. Je ne m'étendrai pas plus longtemps sur ces articulations carpiennes, et je me bornerai à cette seule remarque qui s'applique du reste à toutes les articulations du poignet et de la main : c'est que les ligaments dorsaux y sont généralement beaucoup moins résistants et bien plus faciles à atteindre que les ligaments palmaires.

Les articulations carpo-métacarpiennes représentent, dans leur ensemble, une ligne horizontale dans son milieu et légèrement recourbée en haut à ses deux extrémités; mais cette ligne est elle-même composée de plusieurs petites portions réunies sous différents angles. Je ferai remarquer, toutefois, que la connaissance de tous les interlignes articulaires n'est pas également importante pour le chirurgien, car le premier et le cinquième métacarpiens peuvent seuls être enlevés sans que les articulations carpiennes soient ouvertes. J'ai dit plus haut quels dangers pouvait entraîner la désarticulation du second, du troisième ou du quatrième métacarpiens.

L'articulation du premier métacarpien avec le trapèze est au moins aussi lâche en arrière qu'en avant. Lorsque le pouce est rapproché de l'index, l'interligne articulaire prolongé irait couper la racine du petit doigt. Cet interligne est ordinairement très-facile à déterminer, à cause de la saillie que présente l'extrémité supérieure du métacarpien. Si le gonflement des parties molles ne permettait pas de sentir ce point de repère, on trouverait l'article à 3 centimètres au-dessous de l'apophyse styloïde du radius.

Pour les quatre derniers métacarpiens, les interlignes articulaires sont un peu plus difficiles à reconnaître; mais, en règle générale, si l'on suit la face dorsale du métacarpien, de bas en haut, on se trouve arrêté par un petit tubercule situé à 2 millimètres au-dessous de l'article. Voici d'ailleurs quelle est la direction de ces articulations.

Le deuxième métacarpien s'unit, en haut, avec le trapézoïde, et présente, de ce côté, une surface en forme de V ouvert supérieurement. Latéralement, il s'articule par deux surfaces planes, avec les deux métacarpiens voisins, de telle sorte que l'articulation tout entière ressemble à un M majuscule; mais avec cette différence, cependant, que la facette interne est seule verticale, tandis que la facette tournée vers le premier métacarpien est oblique de haut en bas et de dedans en dehors.

Le troisième métacarpien porte deux surfaces latérales sensiblement verticales. Supérieurement, il s'articule avec le grand os et présente, dans sa moitié externe, une apophyse saillante qui s'enfonce dans la seconde rangée du carpe, et qui rend la désarticulation de ce métacarpien très-difficile sur le cadavre.

Le quatrième et le cinquième métacarpiens s'unissent avec l'os crochu par deux surfaces planes. Celle du quatrième est horizontale; mais celle du cinquième est inclinée, de façon que son prolongement irait couper la partie moyenne du métacarpien de l'index. Un ligament interosseux, très-fort, rattache ces deux os l'un à l'autre.

Quant aux ligaments carpo-métacarpiens dorsaux, ils sont médiocrement épais et faciles à sectionner, pourvu que l'on fasse agir l'instrument bien exactement dans le sens des interlignes articulaires.

La face postérieure des phalanges a la forme d'un demi-cylindre convexe. J'ai décrit plus haut les articulations de ces petits os entre eux, et j'ai indiqué les moyens de reconnaître, à travers les téguments, les interstices métacarpo-phalangiens et interphalangiens. Je n'y reviendrai pas.

Coupes du poignet et de la main.

.. 35.—Fig. 1. *Coupe transversale dans l'extrémité inférieure des deux os de l'avant-bras, immédiatement au-dessus de l'articulation radio-carpienne.* — Une section transversale faite à la partie supérieure du poignet, donne une figure ellipsoïde qui, pour les dimensions et pour la forme, ne diffère pas sensiblement de la coupe pratiquée à l'extrémité inférieure de l'avant-bras. Le *radius* [B], intéressé dans sa partie la plus volumineuse, présente une forme triangulaire. Une de ses faces regarde en arrière, une autre en avant, et la troisième, plus petite que les deux autres, est tournée du côté du cubitus; la première est convexe, les deux dernières légèrement concaves. Son bord externe, le plus aigu des trois, correspond à l'apophyse styloïde. Le *cubitus*, beaucoup moins large, se compose de deux portions : une portion arrondie, représentant la coupe de la tête cubitale [C], et tout à fait en dedans du membre, un petit fragment quadrangulaire constitué par l'apophyse styloïde [D]. Lorsque la section a porté au-dessus du point d'implantation de cette apophyse sur la tête cubitale, ces deux portions forment un seul tout; mais lorsque la scie a divisé le cubitus à très-peu de distance au-dessus du cartilage articulaire, l'apophyse styloïde, complétement détachée de la tête, semble être un troisième os indépendant.

On ne rencontre plus, à ce niveau, de fibres musculaires. Les tendons occupent la face antérieure, la face postérieure et la face externe du poignet; mais il n'en existe pas sur la face interne, car l'apophyse styloïde du cubitus est immédiatement sous-cutanée.

En avant, on trouve sur un premier plan, le *petit palmaire* [*a*], presque confondu avec l'aponévrose. Sur un second plan, le *grand palmaire* [*b*] en dehors, les tendons du *fléchisseur sublime* [*c*,*c*] au milieu, et le *cubital antérieur* [*f*] en dedans. Plus profondément, le *long fléchisseur du pouce* [*e*] et le *fléchisseur profond* [*d*,*d*] des doigts.

En arrière, les tendons sont disposés sur deux couches. La première couche renferme les tendons de l'*extenseur commun* [*g*] des doigts, de l'*extenseur propre du petit doigt* [*h*] et du *cubital postérieur* [*k*]; la seconde ne comprend que deux muscles, l'*extenseur propre de l'indicateur* [*l*] et le *long extenseur du pouce* [*m*].

En dehors, la coupe ayant porté au-dessous de l'insertion du long supinateur, il est impossible de distinguer le tendon de ce muscle au milieu des tissus fibreux qui recouvrent l'apophyse styloïde du radius; les autres tendons appartiennent au *long abducteur du pouce* [*n*] au *court extenseur* [*o*] du même doigt et aux deux *radiaux* [*p*,*q*].

VAISSEAUX ET NERFS. — L'*artère radiale* [1], un peu déjetée en dehors, est située au devant de l'apophyse styloïde; elle est sur le point de contourner le bord externe de la région pour s'engager au-dessous du long abducteur du pouce. Aucun nerf ne l'accompagne, mais elle est comprise entre deux veines satellites.

La *cubitale* [2] correspond au côté externe du cubital antérieur; ses rapports sont les mêmes qu'à la partie inférieure de l'avant-bras.

Deux nerfs seulement méritent de fixer notre attention, et encore n'aurai-je qu'un mot à en dire. Ce sont le *médian* [4] et le *cubital* [5]. Le premier occupe la même couche que le fléchisseur sublime; il est compris dans un espace celluleux, limité en dedans par les deux fléchisseurs communs, et en dehors par le grand palmaire et le long fléchisseur du pouce. Le cubital suit le côté interne de l'artère de même nom.

Toutes les considérations pratiques auxquelles ces divers organes peuvent donner lieu, ont été exposées dans le courant de la description.

5. — Fig. 2. *Coupe transversale dans la première rangée du carpe.* — Lorsqu'on arrive au niveau du carpe, les parties molles perdent encore de leur importance, et le squelette occupe la plus grande partie de la coupe. Il se compose de trois os placés sur le même plan : le *scaphoïde* [B], le *semi-lunaire* [C], le *pyramidal* [D], et d'un quatrième, le *pisiforme* [E], surajouté à la face antérieure du pyramidal. Ces quatre os forment un arc concave antérieurement, qu'il suffit d'avoir vu une fois pour prendre une bonne idée de la forme générale du carpe. La concavité de cet arc constitue une gouttière, un véritable canal carpien dans lequel sont réunis et comme entassés tous les tendons de la région antérieure, sauf celui du *petit palmaire*, déjà passé en avant du ligament annulaire antérieur. Tous ces tendons nous sont connus et je crois inutile de les énumérer. Je passerai également sous silence ceux de la face dorsale du poignet.

Il est seulement un rapport sur lequel je veux brièvement appeler l'attention du lecteur : c'est celui des tendons qui occupent le côté externe de la coupe. Ces tendons sont divisés en deux groupes. Un premier groupe, antérieur, est appliqué sur la face externe du scaphoïde ; il se compose de deux tendons : le *long abducteur* [*l*] et le *court extenseur* [*m*] du pouce. Le second groupe correspond à la face postérieure du scaphoïde ; il est constitué par trois tendons, un superficiel et deux profonds, le premier est le *long extenseur du pouce* [*n*], les deux autres sont les deux *radiaux* [*o,p*]. L'espace celluleux compris entre ces deux groupes tendineux est précisément celui que l'on désigne sous le nom de *tabatière anatomique ;* on y remarque l'*artère radiale* [1] et ses veines satellites séparées du tégument par l'aponévrose d'enveloppe.

Les rapports de l'*artère cubitale* [2], du nerf *cubital* [4] et du *nerf médian* [5] ne sont point sensiblement modifiés.

35.—Fig. 3. *Coupe transversale dans la seconde rangée des os du carpe.* — Ainsi que je l'ai déjà fait remarquer, il est impossible d'établir une ligne de démarcation bien tranchée entre le poignet et la main. Nous en avons une nouvelle preuve dans l'examen d'une section transversale pratiquée dans la seconde rangée du carpe, c'est-à-dire à travers le poignet. En effet, nous retrouvons sur cette coupe la naissance des éminences thénar et hypothénar, parties qui appartiennent incontestablement à la main.

A mesure que l'on se rapproche des doigts, l'étendue transversale de la région augmente, en même temps que ses dimensions antéro-postérieures diminuent. Le squelette y est représenté par cinq os, ce qui peut paraître surprenant, au premier abord, puisque la seconde rangée du carpe ne renferme que le *trapèze* [B], le *trapézoïde* [C], le *grand os* [D] et l'*os crochu* [E]. On s'expliquera facilement cette particularité, si l'on sait que cette rangée présente une convexité inférieure plus prononcée en dedans qu'en dehors, de telle façon que la ligne horizontale menée à travers le trapèze, coupe en même temps l'extrémité supérieure du cinquième métacarpien [F].

Je ne m'arrêterai pas à décrire les tendons situés en arrière et en dehors de la préparation; leur disposition est à peu près la même que sur la coupe précédente. En avant, tout est changé. Deux petites masses musculaires aplaties, appartenant à l'éminence *thénar* [*a*] et à l'éminence *hypothénar* [*b*], occupent le plan superficiel de la région. Au-dessous d'elles, et sur la ligne médiane, se voit un canal ostéo-fibreux, parfaitement distinct des parties voisines, limité en avant par le ligament annulaire antérieur, et en arrière par la concavité du carpe. Dans ce canal carpien sont contenus les tendons du *fléchisseur sublime* [*d*,*d*], du *fléchisseur profond* [*e*,*e*], et du *long fléchisseur du pouce* [*f*]. Le tendon du *grand palmaire* [*c*] est plus en dehors, dans un petit canal spécial, constitué d'un côté par le ligament annulaire, et de l'autre par la face antérieure du trapèze; il y est entouré d'une petite synoviale qui ne remonte pas au-dessus du scaphoïde et qui descend jusqu'à l'extrémité supérieure du second métacarpien.

Coupe transversale au milieu du métacarpe. — Ici prédominence considérable du diamètre transverse sur le diamètre antéro-postérieur. La section intéresse la paume de la main, aussi présente-t-elle, en avant, une dépression médiane, tandis qu'en arrière elle est convexe sur toute sa largeur, ce qui lui donne un faux air de ressemblance avec la coupe longitudinale d'un rein, dont la paume représenterait le hile. Pl. 35.—F

Le premier métacarpien [B] se distingue des autres par son volume et par la largeur considérable de l'espace qui le sépare du second. Son bord antérieur est mousse et arrondi, tandis que le même bord, examiné sur les quatre derniers métacarpiens, figure, à la coupe, un angle saillant plus ou moins aigu; cette différence tient, en partie, à la forme propre des os, et aussi à ce que le premier métacarpien étant plus court que les autres, se trouve sectionné beaucoup plus près de son articulation métacarpo-phalangienne.

Les muscles interosseux (trois palmaires [*g*,*h*,*k*] et quatre dorsaux [*s*,*t*,*u*,*v*]), réunis aux métacarpiens, forment une sorte de cloison transversale, intermédiaire à la région palmaire et à la région dorsale. On ne remarque dans cette dernière région que quelques veines sous-cutanées et les tendons des muscles extenseurs des doigts. La région palmaire est, comme nous le savons, subdivisée en trois loges. La loge externe ou loge *thénar* est limitée en avant par l'aponévrose de l'éminence thénar; en dedans, par cette même aponévrose qui, après s'être confondue avec le bord externe de l'aponévrose palmaire moyenne, pénètre dans la profondeur de la région et va se fixer au bord antérieur du troisième métacarpien; en arrière, par l'aponévrose qui recouvre la face antérieure du premier interosseux palmaire et du premier interosseux dorsal; en dehors, par le premier métacarpien. Les organes qu'elle renferme sont, en allant des parties superficielles aux parties profondes : 1° le muscle *court abducteur du pouce* [*a*]; 2° l'*opposant* [*b*] du même doigt; 3° les deux faisceaux [*c*,*d*] du court fléchisseur; 4° entre ces deux faisceaux un espace celluleux dans lequel on remarque le tendon du *long fléchisseur du pouce* [*e*], l'artère *radiale* [1] et ses deux veines acolytes; 5° enfin le muscle *adducteur* [*f*] du pouce.

La loge interne correspond à l'éminence hypothénar. Elle est circonscrite, en dedans, en avant et en dehors par l'aponévrose de cette éminence, et en arrière par la face interne du cinquième métacarpien; on y trouve les trois muscles moteurs du petit doigt, l'*adducteur* [*n*], le *court fléchisseur* [*o*] et l'*opposant* [*p*].

La loge moyenne ou loge palmaire proprement dite a été longuement décrite dans le paragraphe relatif à la région palmaire. Sa paroi antérieure est formée par l'aponévrose palmaire; sa paroi postérieure répond au troisième et au quatrième espaces interosseux, ou plutôt à l'aponévrose placée sur la face antérieure des deux derniers interosseux palmaires; latéralement, elle est limitée par les deux éminences thénar et hypothénar. Outre les tendons des *fléchisseurs* [*l*,*l*] et les muscles *lombricaux* [*m*,*m*]; elle renferme l'arcade palmaire superficielle et les branches collatérales des doigts fournies par cette arcade. Le nerf médian est aussi contenu dans cette loge.

CHAPITRE II

DU MEMBRE INFÉRIEUR.

Destiné à servir de support au corps humain dont il constitue, à proprement parler, la base de sustentation, le membre inférieur est solidement attaché au tronc par son extrémité supérieure. Il se distingue du membre thoracique par des dimensions plus considérables dans tous les sens et par sa structure générale, dont la disposition a surtout pour résultat la stabilité, soit pendant la station, soit pendant la marche ; comme compensation, il jouit d'une moins grande mobilité que le membre supérieur ; il est aussi plus exposé que ce dernier aux contusions, aux plaies, aux fractures, en un mot aux violences de toute espèce. La gêne presque continuelle qu'y subit la circulation de retour, fait que certaines affections s'y développent de préférence ; telles sont l'œdème, les ulcères, la gangrène sénile, les varices, etc.

Au point de vue de l'étude, le membre abdominal peut être subdivisé en plusieurs segments, dont chacun correspond rigoureusement à une des portions du membre thoracique. Ces segments, au nombre de six, sont : la *hanche*, la *cuisse*, le *genou*, la *jambe*, le *cou-de-pied* et le *pied*.

DE LA HANCHE.

La *hanche* est l'analogue de l'épaule. Elle forme, comme celle-ci, la racine du membre et se confond avec le bassin qui en constitue presque tout le squelette. Elle est limitée, en haut, par un plan rasant les crêtes iliaques, en bas, par un plan horizontal mené au niveau du pli de la fesse, et vers la ligne médiane par la limite externe de la région périnéale. Trois régions sont contenues dans cet espace : en avant, la région de l'*aine*, en arrière, la région *fessière ;* entre les deux, c'est-à-dire au milieu même des parties molles de la hanche, un ensemble ostéo-fibreux auquel on peut certainement contester le nom de *région*, bien que certains auteurs l'appellent région *pelvi-trochantérienne*, mais qui n'en mérite pas moins, en raison de son importance, d'être décrit dans un paragraphe spécial. Cette troisième portion de la hanche sert de soutien aux deux régions inguinale et fessière; elle renferme l'articulation coxo-fémorale et les parties osseuses avoisinantes. J'en parlerai après avoir étudié l'aine et la fesse.

Région de l'aine.

Pl. 36. 1er *Plan*. — *Côté droit de la figure*. — La région de '*aine* est, sans contredit, l'une des plus intéressantes du corps humain, au double point de vue du diagnostic chirurgical et des applications opératoires. Cependant, bien que tous les auteurs s'accordent à lui reconnaître ce haut degré d'importance, il s'en faut que tous comprennent de la même façon la forme de cette région. C'est qu'en effet, les limites n'en sont rien moins que naturelles. Pour les uns, l'aine n'est autre chose que ce pli obliquement étendu de l'épine iliaque antéro-supérieure à l'épine du pubis, espèce de ligne mathématique qui sépare l'abdomen du membre inférieur, et qu'on désigne vulgairement sous le nom de *pli de l'aine*. Il ne m'est pas possible de voir là une véritable région, comme on l'entend en anatomie topographique.

Reprenant une délimitation établie autrefois par Bérard, Jarjavay définit l'aine : une région comprise entre une ligne fictive, qui, de l'épine antéro-supérieure de l'os des iles, passerait au niveau du petit trochanter et remonterait à la symphyse des pubis, et une seconde, parallèle au ligament de Fallope, et placée à deux travers de doigt environ au-dessus de lui sur la paroi abdominale antérieure. Cette délimitation manque peut-être un peu de précision dans les termes; mais, je ne vois aucun inconvénient à la conserver, car elle suffit pour donner une juste idée de l'étendue de la région inguinale. A s'en tenir à ces termes mêmes, il est facile de voir que cette région se compose de deux parties séparées par le pli de l'aine; une partie supérieure, qui se rattache à la paroi abdominale, et une partie inférieure qu'on pourrait, à la rigueur, faire rentrer dans la région fémorale antérieure. Cette considération a conduit quelques anatomistes, Richet entre autres, à subdiviser l'aine en deux régions complétement distinctes, qu'ils décrivent, l'une avec l'abdomen et l'autre avec le membre inférieur. Mais, ainsi que j'ai déjà eu l'occasion de le faire observer, si une pareille subdivision semble justifiée par la disposition anatomique, elle ne présente, au contraire, que des inconvénients au point de vue pratique. Que l'on étudie le diagnostic différentiel des tumeurs de cette région. ou les diverses opérations que l'on peut y pratiquer, et l'on comprendra la nécessité de grouper, dans une description d'ensemble, des parties si intimement connexes sous le rapport pathologique. Malgaigne avait tenu compte de cette relation en réunissant aux parois abdominales le canal inguinal et le canal crural, ce qui est parfaitement admissible ; mais, on s'explique difficilement pourquoi il en a séparé les parties molles du triangle de Scarpa, pour les rejeter à la fin de son livre et les décrire, avec le membre inférieur, sous le nom de région de l'aine.

Pour moi, l'aine ou la région *inguino-crurale* se compose de deux portions, séparées par le pli inguinal. La portion supérieure à ce pli remonte jusqu'au niveau d'une ligne horizontale, menée de l'épine iliaque antéro-supérieure au bord externe du muscle droit ; on peut l'appeler, si l'on veut, portion *abdominale*. La portion inférieure comprend les parties molles situées au devant de l'articulation coxo-fémorale, et descend jusqu'au point de rencontre des muscles couturier et moyen adducteur, c'est-à-dire jusqu'au sommet du triangle de Scarpa ; je la désignerai sous le nom de portion *crurale*.

Ainsi comprise, la région de l'aine est bornée, en haut, par la région costo-iliaque ; en bas, par la région fémorale antérieure ; en arrière et en dehors, par la région fessière ; en dedans, par les régions sterno-pubienne, pénienne, scrotale et périnéale ; profondément, enfin, par le squelette de la hanche. Appartenant à la fois au tronc et au membre inférieur, elle a été quelquefois comparée à l'aisselle ; mais il faut reconnaître que si cette comparaison semble justifiée par l'analogie de situation, elle ne l'est nullement par la structure anatomique.

Le *pli de l'aine* s'étend de l'épine iliaque antéro-supérieure à l'épine du pubis ; il occupe à peu près le milieu de la région. Situé à la jonction de la portion abdominale et de la portion crurale, il forme comme l'arête d'un angle dièdre, à ouverture antérieure, dont ces deux portions représenteraient les deux faces. Cet angle est constant ; il diminue par l'extension de la cuisse, mais il est rare qu'il disparaisse complétement, à moins que le sujet ne soit très-maigre, auquel cas le pli cutané, soulevé par l'arcade crurale, fait une saillie au niveau de laquelle on sent le ligament de Fallope comme une corde tendue. La flexion de la cuisse sur le bassin augmente la profondeur du pli inguinal. Chez les individus obèses, la dépression de ce sillon se trouve encore exagérée par la saillie de l'abdomen ; le pli devient une rainure profonde dont les parois arrivent au contact ; aussi le tégument y est-il fréquemment le siége d'écorchures, d'éruptions eczémateuses, occasionnées non-seulement par le frottement réciproque des deux surfaces cutanées, mais encore, chez les sujets malpropres, par le séjour et l'accumulation des liquides irritants, fournis par les glandes sébacées que la peau renferme en abondance. Mentionner la cause de cette incommodité, c'est indiquer en même temps les moyens de la prévenir; quelques soins de propreté, l'interposition d'un linge fin ou de poudres absorbantes, suffisent, en général, pour supprimer l'éruption et l'odeur repoussante qui l'accompagne ordinairement. Il est très-important, pour le diagnostic des tumeurs de l'aine, de diminuer autant que possible la profondeur du sillon inguinal, afin de bien mettre en relief les parties que l'on examine. On y parvient en portant le membre inférieur dans l'extension et dans la rotation en dehors.

Si l'on applique le doigt sur la partie moyenne du pli de l'aine, on sent battre l'artère crurale presque immédiatement sous la peau, excepté lorsque l'embonpoint du sujet est par trop considérable. Sur les personnes maigres, il n'est même pas nécessaire d'employer le toucher pour constater la présence du vaisseau; car, en mettant la cuisse dans l'extension, on voit le tégument soulevé à chaque battement artériel.

La portion située au-dessus du pli inguinal est généralement arrondie; on n'y observe ni reliefs, ni enfoncements bien sensibles. De même, dans la portion crurale, ce n'est guère que chez les individus vigoureux et dépourvus de graisse, que l'on peut apercevoir les saillies musculaires constituant les limites du triangle de Scarpa. On arrive cependant à rendre les muscles plus apparents, en faisant reposer la cuisse sur sa face externe. La palpation permet de suivre le trajet de l'artère crurale dans une certaine partie de sa longueur; on sent, en même temps, de petits corps ronds et ovoïdes, plus ou moins mobiles, formés par les ganglions lymphatiques superficiels. Enfin, quand l'état de maigreur du sujet le permet, on peut, en exerçant une pression assez énergique en dedans des vaisseaux cruraux, apprécier la forme et les mouvements de rotation de la tête fémorale.

La *peau* est glabre dans la moitié externe de la région, recouverte de poils dans la moitié interne. Grâce à son extensibilité, elle subit, sans se rompre, une distension considérable et longtemps prolongée; mais, elle ne revient qu'incomplétement sur elle-même lorsque la distension a cessé, et se recouvre de vergetures. Elle est fine, adhérente par sa face profonde, seulement au niveau du ligament de Fallope, mais très-mobile sur les parties sous-jacentes dans tout le reste de son étendue: aussi, recommande-t-on de ne jamais l'inciser parallèlement au pli inguinal, sous peine de voir les lèvres de la solution de continuité se renverser en dedans, et la cicatrisation indéfiniment retardée. Sans aucun doute, les incisions perpendiculaires au pli inguinal ont l'avantage de guérir un peu plus vite, et sans jamais présenter le renversement en question ; mais elles ont aussi l'inconvénient de laisser, après la guérison, une cicatrice très-apparente. C'est là une considération dont on ne tient peut-être pas assez compte. J'ajouterai que lorsque le foyer purulent est superficiel, que l'ouverture faite à la peau a des dimensions modérées et soutout que l'on a le soin de maintenir la cuisse étendue et d'empêcher les mouvements du membre, ce renversement du tégument ne s'observe presque jamais. A moins d'abcès profonds et très-étendus, j'ai, pour ma part, toujours incisé parallèlement à l'arcade crurale, et je n'ai jamais eu à m'en plaindre. On obtient, par ce moyen, une cicatrice linéaire qui se dissimule aisément dans le pli inguinal.

2e *Plan.* — *Côté gauche de la figure.* — Le pannicule adipeux [F], parfois à peine développé, acquiert, chez certains individus, une épaisseur qui peut aller jusqu'à 4 ou 5 centimètres ; mais, quelque prononcé que soit l'embonpoint, la graisse ne s'accumule jamais au-devant du pli inguinal, parce que la face profonde du derme adhère à l'arcade crurale dans toute la longueur de ce pli. C'est à cette adhérence qu'il faut attribuer la formation de ces deux bourrelets graisseux, qui rendent le sillon inguinal si profond dans l'obésité, et qui masquent les parties sous-jacentes, au point de gêner sensiblement le chirurgien dans le diagnostic des tumeurs de l'aine. Du côté de la ligne médiane, le pannicule sous-cutané se confond avec le tissu adipeux du pénil.

Le *fascia superficialis* [a] est facile à isoler dans la portion supérieure de la région ; il fait suite au fascia superficialis de la paroi abdominale, et se compose de deux lames distinctes entre lesquelles sont compris les vaisseaux et les nerfs. La lame superficielle se continue au-devant, puis au-dessous du pli de l'aine, et peut être aisément suivie jusque dans la région fémorale antérieure. La lame profonde présente la même étendue, mais elle affecte une disposition différente, suivant qu'on l'examine au-dessus du pli inguinal, au niveau même de ce pli, ou bien dans la portion crurale de l'aine.

Sur la paroi abdominale, c'est une couche d'épaisseur variable, mince et presque celluleuse sur les sujets jeunes ou chargés de graisse, plus résistante et franchement fibreuse, chez les individus maigres ou avancés en âge. Elle est unie à l'aponévrose sous-jacente par un tissu conjonctif très-fin et très-lâche, qui en favorise les glissements plutôt qu'il ne les limite. Ses fibres, dirigées de dehors en dedans et de haut en bas, suivent un trajet sensiblement parallèle aux fibres de l'aponévrose du grand oblique; elles s'entrecroisent avec celles du dartos, au voisinage de la ligne médiane, se prolongent sur la verge et sur le cordon des vaisseaux spermatiques, mais disparaissent vers le collet des bourses, et ne peuvent être poursuivies jusque dans le scrotum. En renversant de haut en bas la lame profonde du fascia superficialis, on constate que cette lame adhère à la face antérieure du ligament de Fallope, par des tractus fibreux [*b*] qui remplissent tout l'espace compris entre l'épine iliaque antéro-supérieure et l'épine du pubis. Ces tractus, rattachés, d'autre part, à la face profonde du derme, déterminent, par leurs adhérences, la dépression du pli inguinal, mais ils ne me paraissent mériter, en aucune façon, le nom de *ligament suspenseur de l'aine* que leur a imposé Pétrequin, par comparaison avec le ligament suspenseur de l'aisselle. Quoi qu'il en soit, les fibres par lesquelles le fascia superficialis prend un point d'appui sur la face antérieure de l'arcade crurale sont assez serrées pour constituer une véritable cloison, qui s'oppose, dans la plupart des cas, à ce que les collections sanguines ou purulentes sous-cutanées passent de la portion abdominale dans la portion crurale de l'aine, et *vice versa*. Ces insertions empêchent aussi les hernies inguinales ou crurales de franchir la face antérieure du ligament de Fallope.

Au-dessous du pli de l'aine, le fascia superficialis, très-adhérent aux nombreux vaisseaux artériels et veineux qui parcourent la région, devient moins facile à isoler. On en vient cependant à bout avec un peu d'attention, et l'on constate que la couche lamelleuse se compose, ici encore, de deux feuillets entre lesquels cheminent les vaisseaux et les nerfs; seulement, le feuillet profond présente, dans la partie moyenne de la région, un assez grand nombre d'ouvertures par lesquelles pénètrent les ramifications artérielles et nerveuses.

C'est avec ce plan que doit être décrit le *dartos* [*g*] dont les fibres se prolongent au-devant du pubis et peuvent être suivies plus ou moins haut dans la région sterno-pubienne, ainsi que cela a déjà été noté (voy. p. 418). Peu apparent, à peine visible même, sur les cadavres émaciés, le dartos forme, sur les sujets vigoureux, une espèce de membrane jaunâtre, indépendante du fascia superficialis. Ses fibres se fixent sur la ligne blanche abdominale, sur l'aponévrose du grand oblique, au pourtour de l'anneau inguinal externe, et sur la partie interne de l'arcade crurale. Du côté de la ligne médiane, elles se confondent avec celles du dartos opposé, et vont concourir à la formation du ligament suspenseur de la verge.

Au-dessous du dartos et immédiatement en dedans du pilier interne de l'anneau inguinal, on découvre un faisceau de fibres verticales, légèrement concaves en arrière et en dedans, qui descendent au-devant du pubis et du ligament de Gimbernat, pour aller se perdre sur la partie interne et supérieure de l'aponévrose fémorale. Leur extrémité supérieure se prolonge quelquefois jusqu'à la ligne blanche abdominale. Thompson, qui les a le premier décrites sous le nom de *fascia femorali-abdominalis*, leur faisait jouer un grand rôle dans le resserrement de l'anneau inguinal externe et les considérait comme un des agents actifs de l'étranglement herniaire; mais on sait que la plupart des idées ingénieuses qu'il a émises à ce sujet, après avoir joui d'une certaine vogue, sont tombées dans un discrédit complet. Ce faisceau jaunâtre et élastique, sans usages bien déterminés, a reçu de Velpeau le nom de *ventrier* [*h*], sous lequel on le désigne généralement aujourd'hui.

J'étudierai dans un instant l'aponévrose d'enveloppe de la portion crurale [*k*] et l'aponévrose d'insertion [*c*] du grand oblique; toutefois, avant de passer à la description du troisième plan, je dois faire remarquer que le tissu conjonctif lâche, placé entre le fascia superficialis et l'aponévrose du grand oblique, forme, en quelque sorte, une nouvelle couche interposée aux deux autres, couche très-peu apparente et difficilement démontrable au niveau des fibres aponévrotiques du grand oblique, mais s'organisant en membrane distincte sur les fibres charnues [*f*] et leur constituant une gaîne cellulo-fibreuse [*d*,*e*] dont l'épaisseur et la résistance sont en rapport avec le développement musculaire.

VAISSEAUX. — Toutes les ramifications vasculaires, comprises entre les deux feuillets du fascia superficialis, ont un point de départ commun, situé au dessous de l'arcade crurale, et à peu près à égale distance de l'épine iliaque antéro-supérieure et de la symphyse pubienne. Ainsi que nous le verrons plus loin, c'est en ce point qu'est situé l'une des lames aponévrotiques les plus intéressantes de la région inguino-crurale, le fascia cribriformis.

Parmi les artères, je mentionnerai :

1° La *sous-cutanée de l'abdomen* ou *tégumenteuse abdominale* [1,2], branche peu volumineuse qui naît sur la face antérieure de l'artère crurale, à une petite distance au-dessous du ligament de Fallope, perfore l'aponévrose, se loge dans l'épaisseur du fascia superficialis, et remonte vers l'ombilic en croisant perpendiculairement la face antérieure de l'arcade fémorale. Au-dessus de cette arcade, la tégumenteuse se subdivise en deux ou trois branches divergentes qui s'épuisent dans les tissus sous-cutanés et s'anastomosent avec les rameaux perforants des artères lombaires;

2° Les *honteuses externes* [3,3], ordinairement au nombre de deux. Celles-ci se dirigent de dehors en dedans pour gagner le pannicule adipeux du pubis, le scrotum chez l'homme et la grande lèvre chez la femme;

3° Quelques petits rameaux *cutanés* et *ganglionnaires* sans position bien déterminée et dont le trajet ne paraît soumis à aucune règle fixe.

Le petit calibre de tous ces vaisseaux nous explique pourquoi les blessures superficielles de l'aine ne s'accompagnent ordinairement pas d'écoulements sanguins bien abondants. Il est rare que les hémorrhagies artérielles ne s'arrêtent pas d'elles-mêmes ou après une légère compression. Cependant, Verneuil a rapporté un cas qui lui a été communiqué par Le Fort, et dans lequel la section de l'artère sous-cutanée abdominale faillit entraîner la mort du blessé. En pareille circonstance, s'il devenait indispensable d'appliquer une ligature, vu la position superficielle du vaisseau lésé, on n'éprouverait aucune difficulté à le saisir et à l'étreindre d'un fil.

Chacune de ces branches artérielles est longée par deux *veines* satellites qui la suivent dans tout son trajet. Remarquons cependant que les *veines sous-cutanées abdominales* [4-4] s'éloignent assez notablement des artères correspondantes. A l'état physiologique, les veines tégumenteuses ne sont pas très-volumineuses; mais lorsque la circulation de retour se trouve interrompue ou seulement gênée dans un des gros troncs abdominaux, comme pendant l'ascite, pendant le cours de la grossesse, on les voit se dilater, devenir parfois énormes et constituer, au moyen de leurs anastomoses avec les veines des parois thoraciques, une voie collatérale qui supplée, en partie, à l'insuffisance de la circulation centrale. J'ai déjà noté ce fait en parlant de la région sterno-mammaire (voy. p. 336). Comme toutes les veines du membre inférieur, les veines sous-cutanées abdominales peuvent devenir le siége de dilatations variqueuses; elles forment alors de petites tumeurs mollasses, fluctuantes, qui soulèvent la peau de la paroi abdominale antérieure.

Dans la partie inférieure de la région, la veine *saphène interne* [5] monte obliquement sur la face antérieure de la cuisse et disparaît au milieu des ganglions lymphatiques. J'aurai plus d'une fois à revenir sur le trajet de cette veine et sur son mode d'abouchement dans la veine crurale.

Le système lymphatique est largement représenté dans la région inguinale. Après avoir enlevé la peau et le fascia superficialis, on découvre, au-dessous du ligament de Fallope, au point même d'où semblent partir tous les vaisseaux sanguins, une masse adipeuse de forme triangulaire, et au milieu de laquelle sont comme enchatonnés les *ganglions lymphatiques superficiels* [*l*], dont le nombre varie de huit à douze ou quinze. Ces ganglions n'ont pas tous le même volume ; les uns arrondis, roulant sous le doigt, donnent à travers la peau la sensation d'un pois ; les autres, allongés, atteignent assez souvent les dimensions d'un très-gros haricot. On sait combien ils s'hypertrophient chez les sujets syphilitiques, où ils forment des tumeurs indurées, très-circonscrites, indolores, constituant l'*adénopathie inguinale spécifique.*

En examinant les ganglions inguinaux superficiels en place, on remarque, dans leur direction, certaines particularités qu'il est bon de connaître, à cause des applications pratiques qui en découlent. L'ensemble de toute cette masse ganglionnaire a la forme d'un triangle dont la base, tournée en haut, correspond au pli de l'aine, et dont le sommet se dirige vers l'extrémité inférieure de la cuisse. Ceux de ces ganglions qui occupent les deux angles supérieurs du triangle ont leur grand axe dirigé dans le sens du pli inguinal ; ceux qui forment l'angle opposé à la base ont, au contraire, leur plus grande dimension parallèle à l'axe du membre. Quant aux ganglions moyens, ils sont le plus ordinairement arrondis et n'ont pas d'orientation bien déterminée. On peut également les diviser en quatre groupes, sous le rapport de leurs vaisseaux afférents : un groupe interne, un externe, un inférieur et un moyen. Le groupe interne reçoit les lymphatiques de l'anus, du périnée, des téguments de la verge et des enveloppes scrotales (on n'a sans doute point oublié que les lymphatiques du testicule vont aux ganglions lombaires). Les vaisseaux afférents du groupe externe viennent principalement de la région fessière ; ceux du groupe inférieur suivent la face antéro-interne de la cuisse et tirent leur origine du membre inférieur. Enfin, les lymphatiques de la paroi abdominale sont loin d'avoir une direction aussi constante que tous les autres ; mais on peut dire, d'une manière générale, qu'ils accompagnent les veines tégumenteuses et viennent aboutir vers la partie moyenne du triangle ganglionnaire. Il en résulte que d'après le siége d'une adénite inguinale, et même d'après la forme seule de la tumeur, on peut, à première vue, reconnaître dans quelle région siége la lésion dont l'inflammation ganglionnaire est la conséquence. Cette ingénieuse remarque, établie en principe par A. Bérard et Velpeau, se trouve vérifiée par l'observation dans l'immense majorité des cas.

Il arrive parfois que les hernies crurales soulèvent les ganglions superficiels ; ceux-ci, placés directement en avant du sac, gênent l'exploration et peuvent rendre le diagnostic très-difficile. Combien les difficultés ne sont-elles pas augmentées lorsque les ganglions sont en même temps le siége d'une adénite !

J'ai trouvé, sur la plupart des sujets, deux ou trois petits ganglions superficiels au-dessus du ligament de Fallope. Ces ganglions reçoivent le plus souvent, sinon toujours, des lymphatiques du fourreau de la verge ; car, il n'est pas rare de les voir se prendre et s'abcéder à la suite des chancres mous du prépuce.

La région inguinale est une de celles où les vaisseaux lymphatiques atteignent le calibre le plus considérable. Sur un cadavre pris au hasard, il est toujours possible, facile même, de reconnaître et de préparer, sans injection préalable, les troncs situés au voisinage de la veine saphène interne, tellement ces troncs sont volumineux. Dans certaines circonstances, cette région devient le siége de véritables *varices lymphatiques sous-cutanées*, et l'on a vu les vaisseaux dilatés égaler les dimensions d'une plume à écrire. Outre ces varices sous-cutanées, on a encore signalé, dans ces derniers temps, une autre variété de dilatation variqueuse lymphatique, dont le siége paraît être le réseau sous-dermique. C'est à des cas de ce genre que se rapportent les observations de Demarquay, de Thilesen, de Camille Desjardins, de Gubler et de Michel. Enfin, on peut dire que la région inguinale est le siége de prédilection des varices lymphatiques, car nous verrons plus bas que les vaisseaux profonds peuvent, à leur tour, être affectés de la même ectasie.

Nerfs. — Ils sont tous sensitifs et situés dans la même couche que les vaisseaux. Ceux qui se distribuent à la portion abdominale de la région proviennent des derniers nerfs *intercostaux* [7-7], et des branches *abdominales* [8] du plexus lombaire. Les rameaux destinés aux téguments de la portion crurale sont fournis : en dehors par la branche *inguinale externe* [9] du même plexus, et au milieu par les rameaux *perforants* [11-11] du nerf crural.

3ᵉ *Plan.* — *Côté gauche de la figure.* — Après l'ablation du fascia superficialis, du dartos et des ganglions lymphatiques, on arrive sur un plan fibreux qui semble constitué par une seule et même aponévrose, occupant la région inguinale dans toute son étendue. Cependant, bien qu'il y ait continuité manifeste, incontestable entre toutes les parties de cette lame aponévrotique, il suffit du plus léger examen pour constater qu'elle présente, sur certains points, dans son épaisseur et sa consistance, dans la direction de ses fibres, et dans leur enchevêtrement, en un mot dans sa texture propre, des différences qui justifient amplement sa subdivision en plusieurs sections distinctes. Pour me servir d'une comparaison qui tombe sous le sens, elle ressemble à un de ces tapis formés de plusieurs pièces d'étoffes diverses, cousues ensemble par leurs bords, et dont les morceaux ont été taillés dans des sens différents. Étudions successivement ces aponévroses au-dessus, puis au-dessous du ligament de Fallope. Pl. 37.

La lame fibreuse qui occupe la portion abdominale a déjà été, en grande partie, décrite dans les régions sterno-pubienne et costo-iliaque : c'est l'*aponévrose du grand oblique* [*b*]. Nous savons que cette aponévrose est un véritable tendon d'insertion, dont les fibres font directement suite aux fibres musculaires [*a*], et qu'elle va rejoindre la ligne blanche abdominale en passant au devant du grand droit [*c*], et en formant la *gaîne du pyramidal* [*d*], lorsque ce petit muscle existe. Ses fibres nacrées, resplendissantes, se dirigent obliquement de haut en bas et de dehors en dedans, formant des faisceaux parallèles entre eux, mais présentant, de place en place, quelques éraillures dans lesquelles s'engagent des vaisseaux et des nerfs. Un de ces écartements, plus large que les autres, constitue l'anneau inguinal. Vers la partie inférieure de l'aponévrose, ces fibres obliques sont croisées par d'autres fibres transversales, indifféremment appelées *fibres arciformes* ou *fibres collatérales* [*e*], qui peuvent être suivies au delà de la ligne blanche, jusque dans l'aponévrose du côté opposé. Ces dernières sont généralement peu marquées chez la femme et chez l'enfant; elles sont surtout apparentes, chez l'homme adulte, au voisinage de l'anneau inguinal externe. J'y reviendrai en décrivant le plan suivant, car l'orifice externe du canal inguinal n'est pas immédiatement visible après que l'on a enlevé le fascia superficialis et le dartos, sans intéresser l'aponévrose du grand oblique. On voit, en effet, que cette aponévrose fournit, au cordon des vaisseaux spermatiques, une gaîne celluleuse [*f*] qui se détache du pourtour de l'anneau inguinal et se prolonge jusqu'au scrotum, où elle se perd entre le dartos et la tunique fibreuse commune. Il en résulte qu'en réalité l'aponévrose du grand oblique ne présente pas, en ce point, des bords tranchants, nettement arrêtés, comme on semble le croire généralement, et que l'anneau externe, tel qu'on le prépare dans les amphithéâtres, est un produit artificiel de la dissection. Ne nous dissimulons pas, pourtant, que la lame celluleuse dont il s'agit n'a que très-peu d'épaisseur; mais il faut néanmoins en tenir compte, car elle forme nécessairement une enveloppe à toute hernie qui s'échappe de l'abdomen par l'anneau inguinal externe.

Le bord inférieur de l'aponévrose du grand oblique, celui qui correspond au pli de l'aine, vient se confondre avec l'arcade crurale. Y a-t-il fusion complète entre ces deux parties? En d'autres termes, l'aponévrose du grand oblique et le ligament de Fallope sont-ils une seule et même lame fibreuse, ainsi qu'on l'a avancé pendant longtemps? Ou bien y a-t-il simple soudure de deux aponévroses différentes comme pour ces morceaux d'étoffes joints par leurs bords, dont je parlais tout à l'heure. La question, toute de fait, est facile à résoudre. Thompson a fait voir, et l'exactitude de sa description a été confirmée bien des fois depuis, que l'arcade crurale [*k*] se compose de fibres propres, formant une bandelette insérée d'une part à l'épine et au corps du pubis, de l'autre à l'épine iliaque antéro-supérieure, et par conséquent sans connexion avec les fibres musculaires du grand oblique. C'est sur le bord antérieur de cette bandelette *ilio-pubienne* que viennent se rendre les fibres de l'aponévrose abdominale antérieure.

Du ligament de Fallope se détache une nouvelle lame fibreuse qui descend sur la portion crurale de l'aine et semble prolonger, à la cuisse, l'aponévrose du grand oblique. Partout continue à elle-même, mais bien différente d'aspect suivant le point que l'on examine, cette portion de l'aponévrose fémorale doit être divisée en trois parties : 1° une partie externe ou *fascia lata;* 2° une partie interne ou *gaîne du moyen adducteur et du pectiné;* 3° une partie moyenne ou *fascia cribriformis*.

Le *fascia lata* [*l*] est une aponévrose épaisse, la plus forte du corps humain, principalement constituée par des faisceaux de fibres verticales qui descendent de l'épine iliaque antéro-supérieure et se prolongent à la cuisse où nous aurons occasion de les poursuivre jusque sur les côtés de l'articulation du genou. On y rencontre aussi des fibres transversales, mais moins résistantes et moins nombreuses que les premières. Soulevée par la saillie du psoas, cette lame fibreuse prend une forme convexe en avant et en dehors; elle se dédouble et enveloppe le couturier dans une gaîne complétement close.

A la partie interne de la région, l'aponévrose [*n*], beaucoup moins épaisse, recouvre les muscles pectiné et moyen adducteur, fournissant, par sa face profonde, des cloisons qui complètent les gaînes de ces muscles. Immédiatement au-dessous de l'arcade crurale, elle est séparée du fascia lata par toute la largeur du fascia cribriformis ; mais plus bas, en même temps qu'elle s'épaissit, elle gagne vers la ligne médiane du membre, de telle sorte que, lorsque le fascia cribriformis a cessé, c'est-à-dire au-dessous de l'embouchure de la saphène interne, la gaîne du moyen adducteur et le fascia lata se confondent pour constituer l'aponévrose de la cuisse.

Le *fascia cribriformis* ou *lame criblée* [*m*] tire son nom des nombreux orifices dont il est percé, orifices par lesquels les artères, les veines, les lymphatiques et plusieurs rameaux nerveux superficiels communiquent avec le plan sous-aponévrotique. Cette lame mince, presque toujours chargée d'une certaine quantité de graisse qui masque ses fibres propres, affecte la forme d'un triangle à sommet inférieur et à base supérieure adhérente à l'arcade crurale. Sa face antérieure est recouverte par les ganglions lymphatiques superficiels et le tissu adipeux qui les englobe; il s'en détache des tractus fibreux qui adhèrent au fascia superficialis et se prolongent jusqu'au derme. Sa face profonde est en rapport avec les vaisseaux fémoraux et forme la paroi antérieure du canal crural ; elle en serait pourtant séparée, d'après Thompson, par un mince feuillet fibro-celluleux émané du fascia transversalis ; je reviendrai plus bas sur cette disposition qui n'est point admise par tous les anatomistes. Son bord externe s'unit intimement au fascia lata. Son bord interne, moins solidement joint au reste de l'aponévrose, vient s'implanter sur la gaîne du pectiné, mais après s'être replié sur lui-même, de manière à former une espèce de rebord saillant, arciforme, à concavité inférieure et interne, connu sous le nom de *ligament falciforme* d'Allan Burns. On rencontre ordinairement deux trous le long de ce repli ; l'un, supérieur, est toujours bouché, en partie, par un ganglion lymphatique [*o*] ; l'autre, inférieur, donne passage à la veine saphène interne ; mais ce dernier n'est pas un trou à proprement parler, en ce sens que l'aponévrose forme, à ce niveau, un prolongement infundibuliforme qui se confond avec la tunique externe du vaisseau.

Malgré la présence des nombreuses ouvertures dont est percé le fascia cribriformis, on peut reconnaître que cette lame fibreuse est principalement constituée par deux ordres de fibres. Les unes, obliques de haut en bas et de dehors en dedans, proviennent de l'arcade crurale; les autres, dirigées de haut en bas et de dedans en dehors, naissent de l'épine du pubis, du ligament de Gimbernat et de la crête pectinéale. Ces fibres sont ordinairement peu résistantes chez la femme; les orifices qu'elles circonscrivent se laissent aisément distendre et traverser par les anses intestinales, de sorte que les hernies crurales prennent très-rapidement, chez elle, la forme globuleuse. Chez l'homme, les ouvertures sont moins facilement dilatables; les hernies ne s'y engagent presque jamais que partiellement, ce qui leur donne une forme lobulée ou en sablier.

Vaisseaux et nerfs. — Les branches vasculaires et nerveuses contenues dans cette couche sont précisément celles que j'ai mentionnées dans le plan précédent. J'ai dit comment toutes ces ramifications traversent les ouvertures du fascia cribriformis pour devenir sous-aponévrotiques. Je n'ajouterai ici qu'un mot, relativement au trajet de la veine *saphène interne* [4]. Cette veine n'est pas toujours unique, mais alors même qu'elle est représentée par deux troncs, je crois qu'il est sans exemple que ceux-ci ne se fusionnent pas en un seul, un peu avant d'atteindre le fascia cribriformis. Une fois arrivée à la partie inférieure du bord interne de ce fascia, la saphène interne se recourbe pour s'engager dans l'orifice qui lui est destiné, de sorte qu'elle se trouve comme à cheval sur la corne inférieure du ligament falciforme d'Allan Burns. Partant de ce principe que les varices du membre inférieur reconnaissent pour cause la compression de la saphène interne par l'anneau qu'elle traverse, Hérapat a eu l'idée de débrider cette ouverture pour faire cesser l'étranglement; mais il ne paraît pas avoir eu jusqu'ici beaucoup d'imitateurs. Après avoir pratiqué une fois cette opération sur le vivant, Malgaigne nous apprend que les résultats immédiats en ont été satisfaisants; malheureusement, il ajoute qu'au bout de peu de temps les dilatations veineuses étaient revenues à leur état primitif.

4e *Plan.* — *Côté droit de la figure.* — Enlevons maintenant la petite lame celluleuse qui cache l'orifice du canal inguinal, dégageons le cordon des vaisseaux spermatiques [*k*], et étudions l'*anneau inguinal externe*. Voici comment on peut comprendre le mode de formation de cette ouverture. Vers la partie inférieure et interne de l'abdomen, deux des faisceaux de l'aponévrose du grand oblique, tout en continuant leur trajet de haut en bas et de dehors en dedans, s'écartent un peu et vont s'insérer en divergeant, l'un sur l'épine du pubis, l'autre à côté de la symphyse. De là résulte une lacune dont la base mesure l'espace compris entre la symphyse et l'épine du pubis, et dont la partie supérieure, dirigée en haut et en dehors, formerait un triangle à sommet très-aigu, s'il ne venait s'y adjoindre de nouvelles fibres qui en diminuent les dimensions et en modifient complétement la forme. Celles-ci sont perpendiculaires aux premières ; je les ai indiquées précédemment sous le nom de *fibres collatérales*, qui leur a été imposé par Winslow. Velpeau les avait nommées *fibres en sautoir*, Thompson en a fait son *fascia pectinéo-oblique;* on les appelle encore quelquefois *fascia intercolumnaris*. Les plus inférieures, celles qui participent à la formation de l'anneau inguinal, sont bien loin d'être rectilignes. Parties de la ligne blanche et disposées en arcs concentriques, concaves inférieurement, elles passent au-dessus de l'anneau, contournent la face inférieure du pilier externe et vont se perdre, les unes dans le ligament de Gimbernat, les autres dans le ligament de Fallope. On en rencontre jusqu'au voisinage de l'épine iliaque.

En somme, l'anneau inguinal externe a la forme d'un ovale, ou, plus exactement, d'une porte à plein cintre; il est osseux à sa base et fibreux dans tout le reste de son étendue. Sa partie la plus large mesure 12 à 15 millimètres. Son grand axe, oblique en haut et en dehors, varie de 1 centimètre à 25 millimètres. Il est même fréquent de le voir dépasser cette dernière dimension et atteindre 3 centimètres. J. Cloquet en a rencontré un de 5 centimètres. Chez la femme, il est toujours beaucoup moins grand et s'applique à peu près exactement sur le ligament rond qui le traverse. Chez l'homme, au contraire, il n'est que très-incomplétement rempli par le cordon des vaisseaux spermatiques, et ses dimensions permettent, sur la plupart des individus, d'y introduire le doigt en y refoulant le scrotum. D'ailleurs, il faut remarquer que l'ampleur de l'anneau inguinal externe varie, sur un même sujet, selon l'état de contraction ou de relâchement des muscles abdominaux et selon la position de la cuisse. L'action musculaire, principalement celle du grand oblique, l'abduction ou la rotation en dehors du membre inférieur, déterminent le resserrement de cet orifice. L'absence congénitale ou acquise du cordon spermatique amène parfois, à la longue, une véritable oblitération de l'anneau inguinal externe. Malgaigne a vu un vieillard de soixante et onze ans qui avait eu le testicule droit enlevé dans sa première enfance, pour la guérison d'une hernie; la hernie était demeurée guérie. L'anneau était si rétréci qu'on eut beaucoup de peine à le reconnaître.

Les deux faisceaux fibreux qui limitent, de chaque côté, l'anneau inguinal externe, portent le nom de *piliers*. Le pilier *interne* ou *supérieur* [*g*] est aplati et plus large que l'autre; il passe au devant de la symphyse pubienne et s'entrecroise avec le pilier interne du côté opposé. Le pilier *externe* ou *inférieur* [*h*] fait, pour ainsi dire, partie de l'arcade crurale; il est replié sur lui-même et forme, supérieurement, une gouttière longitudinale dans laquelle repose le cordon des vaisseaux spermatiques. Ses fibres les plus internes s'entrecroisent, au devant de la symphyse pubienne, avec celles du côté opposé; ses fibres moyennes s'insèrent à l'épine du pubis; les plus externes se confondent avec le ligament de Fallope et concourent à la formation du ligament de Gimbernat [*o*].

Outre ces deux piliers, on découvre, à la partie inférieure et interne de l'anneau inguinal, derrière le cordon spermatique, un faisceau de fibres obliques de haut en bas et de dedans en dehors, c'est-à-dire perpendiculaires à la direction du pilier interne. On les désigne quelquefois sous le nom de *pilier postérieur*. Elles proviennent des fibres les plus internes du pilier supérieur du côté opposé, qui, s'entrecroisant avec leurs congénères, derrière la ligne blanche, forment le *ligament de Colles*, dont le pilier postérieur n'est qu'une portion. J'aurai à revenir plus loin sur cette disposition; car le ligament de Colles ne peut être aperçu que lorsqu'on étudie la paroi abdominale par sa face profonde.

Derrière l'aponévrose du grand oblique, se trouvent les fibres inférieures du *petit oblique* [*e*], fibres un peu obliques de haut en bas et de dehors en dedans, qui naissent de l'épine iliaque antéro-supérieure et du tiers externe de l'arcade crurale. Nous savons que, vers le bord externe du muscle droit [*c*], le petit oblique s'insère sur une aponévrose qui passe en avant de ce muscle, dans le quart ou le cinquième inférieur de la paroi abdominale; tandis que, dans tout le reste de la région sterno-pubienne, l'aponévrose du petit oblique se divise en deux feuillets qui passent, l'un en avant, l'autre en arrière du grand droit. La description du canal inguinal devant être faite avec le cinquième plan, je ne m'étendrai pas davantage, pour le moment, sur les rapports des muscles abdominaux avec l'arcade crurale, et je passe immédiatement à l'étude de cette arcade et des organes contenus dans la moitié inférieure de l'aine.

L'*arcade crurale* [*l*], connue encore sous les noms de *ligament de Fallope*, *ligament de Poupart*, *arcade fémorale*, est comme un centre auquel viennent aboutir toutes les lames fibreuses de la région inguino-crurale; aussi, convient-il d'en étudier soigneusement les connexions avec les aponévroses voisines. Obliquement tendue dans la direction du pli inguinal, depuis l'épine iliaque antéro-supérieure jusqu'à l'épine du pubis, elle aurait, d'après A. Cooper, une longueur moyenne de 16 centimètres chez la femme, et de 15 centimètres seulement chez l'homme, différence qui s'explique par l'étroitesse relative du bassin chez ce dernier. Le ligament de Fallope n'est pas absolument rectiligne; il présente, principalement dans sa moitié externe, une concavité supérieure occasionnée par la traction qu'exerce le fascia lata. L'extension et l'abduction de la cuisse exagèrent cette courbure et augmentent la tension de l'arcade crurale, d'où il suit que pour pratiquer le taxis dans les meilleures conditions et relâcher cette arcade, il faut porter la cuisse dans la flexion et dans la rotation en dedans.

Ainsi que nous l'avons vu plus haut, le ligament de Fallope n'est pas la continuation directe de l'aponévrose du grand oblique. Il est essentiellement constitué par la bandelette *ilio-pubienne;* celle-ci, beaucoup plus épaisse dans sa moitié externe que dans sa moitié interne, reçoit sur son bord antérieur l'aponévrose du grand oblique, sur son bord postérieur le fascia transversalis, et forme, par sa face supérieure, la paroi inférieure du canal inguinal. Du côté du triangle de Scarpa, l'arcade crurale contracte aussi des adhérences avec la plupart des aponévroses, mais elle reste libre dans une petite portion que nous allons chercher à préciser, en suivant le bord inférieur de la bandelette ilio-pubienne, depuis l'épine iliaque antéro-supérieure jusqu'à l'épine du pubis.

A partir de l'épine iliaque et dans tout son tiers externe, cette bandelette se confond avec la *gaîne aponévrotique du psoas* [*m*], qui n'est elle-même qu'une dépendance du fascia iliaca. Il résulte de cette adhérence que dans toute cette portion externe, la cavité pelvienne est complétement fermée. A l'union du tiers externe avec le tiers moyen de la région, l'arcade crurale et la gaine du psoas se séparent en formant un angle aigu à ouverture interne. La gaîne du psoas se porte de haut en bas, d'avant en arrière, et va s'insérer à l'éminence iléo-pectinée. Quant à la bandelette ilio-pubienne, libre par son bord inférieur, elle passe comme un pont au-dessus des vaisseaux cruraux, sans contracter avec eux aucune adhérence. Puis, arrivée en dedans de la veine crurale, elle s'épanouit en éventail, se recourbe en bas et en arrière, et se fixe à l'épine du pubis et à la *gaîne du pectiné* [*n*]. C'est à cette portion élargie de l'arcade crurale que l'on donne le nom de *ligament de Gimbernat* [*o*].

Si l'on suppose le sujet debout, on reconnaîtra que le ligament de Gimbernat représente un plan sensiblement horizontal, de forme triangulaire, dont la face inférieure regarde un peu en avant, la face supérieure un peu en arrière. La première de ces deux faces est tournée vers la cuisse ; la seconde vers la cavité abdominale. Le bord antérieur de ce triangle se confond, dans toute son étendue, avec la bandelette ilio-pubienne. Le bord postérieur s'implante, non pas sur la crête pectinéale, mais au-dessous de cette crête, sur la gaîne du pectiné qui présente, au point de jonction, une épaississement linéaire très-apparent, déjà signalé par A. Cooper, et désigné aujourd'hui sous le nom de *ligament pubien* ou *ligament de Cooper*. Ce ligament pubien forme lui-même une arcade nacrée, très-résistante, qui passe au-dessus des fibres du pectiné et se fixe en dedans à l'épine du pubis, en dehors à l'éminence iléo-pectinée; on sait que Verpillat a conseillé, dans les cas de hernie étranglée, de faire porter le débridement sur cette arcade fibreuse, pour relâcher le ligament de Gimbernat, et il est incontestable que la section du ligament de Cooper agrandit notablement les dimensions de l'anneau crural.

Le sommet du ligament de Gimbernat correspond à l'épine du pubis. La base, tournée en dehors, vers les vaisseaux cruraux, affecte la forme d'un croissant concave, tranchant sur son arête ; de là, le nom de *ligament falciforme*, employé quelquefois comme synonyme de ligament de Gimbernat. Enfin, en arrière, cette lame fibreuse est renforcée par le fascia transversalis et par une portion du ligament de Colles.

Chacun connaît le rôle important qu'on faisait autrefois jouer au ligament de Gimbernat, dans l'étranglement de la hernie crurale. Il est aujourd'hui bien démontré que, dans la plupart des cas, l'irréductibilité de la hernie tient à une autre cause qu'à la tension du ligament falciforme. Au reste, rien de plus variable que l'étendue et l'épaisseur de ce ligament. Il est parfois à peine accusé ; d'autres fois, bien que présentant des dimensions normales, il est tellement mince qu'il ne saurait opposer aucune résistance sérieuse. Sur certains sujets, ses fibres sont dissociées et laissent, entre elles, des lacunes, des espèces de trous à travers lesquels on a vu se produire des hernies, ainsi qu'il résulte des observations de Laugier, de Cruveilhier et de Demeaux. Demarquay a rencontré, dans une de ces ouvertures, une hernie graisseuse.

Avant de passer à la description du canal crural, et pour rendre cette description plus facilement intelligible, il convient, maintenant, de jeter un coup d'œil sur les organes mis à découvert dans la moitié inférieure de la région inguinale, lorsque l'on a enlevé le fascia lata, le fascia cribriformis et la gaîne du moyen adducteur.

Le muscle *couturier* [q], en dehors, et le *moyen abducteur* [r], en dedans, descendent obliquement sur la face antérieure de la cuisse, et marchent à la rencontre l'un de l'autre. En se rejoignant, ils délimitent les deux côtés d'un triangle, dit *triangle de Scarpa*, dont la base, tournée en haut, est constituée par l'arcade crurale, et dans lequel l'artère fémorale figure une ligne droite, menée du milieu de la base au sommet opposé. Le couturier, qui limite ce triangle en dehors, naît de l'épine iliaque antéro-supérieure; il est contenu dans une gaîne formée par un dédoublement de l'aponévrose fascia lata. Le moyen adducteur est un peu moins oblique que le couturier, de sorte que ces deux muscles se rencontrent en dedans de l'axe du membre et que le triangle de Scarpa n'est pas un triangle isocèle. Leur point de jonction correspond, à peu près, au bas du tiers supérieur de la cuisse. Sur un homme adulte, la perpendiculaire, menée de ce point sur le ligament de Fallope, mesure 12 ou 13 centimètres. Notons, en passant, et seulement pour mémoire, la présence du muscle *droit interne* [s] en dedans du moyen adducteur.

Dans l'aire du triangle de Scarpa sont contenus deux muscles, le *psoas* et le *pectiné*, recouverts, tous deux, d'une gaîne aponévrotique qui se relie au ligament de Fallope. La gaine du psoas [m], très-épaisse, adhère fortement à l'arcade crurale, par sa partie supérieure; en bas, elle accompagne le muscle jusqu'à son insertion au petit trochanter. En dehors, elle se confond avec le fascia lata, dans le point où les deux feuillets de la gaîne du couturier se sont réunis le long du bord interne de ce dernier muscle. En dedans, elle passe au-dessous des vaisseaux cruraux et va se continuer avec l'aponévrose du pectiné. Il est à remarquer que le psoas et le pectiné sont beaucoup moins épais à la partie moyenne du triangle de Scarpa, que vers ses parties latérales. Ils représentent donc deux espèces de plans inclinés qui forment, par leur réunion, un angle dièdre à ouverture antérieure, et dont l'arête, verticale, est précisément occupée par l'artère fémorale. Sur certains sujets, les deux muscles ne se rejoignent pas tout à fait, et laissent entre eux un interstice de 4 ou 5 millimètres, dans lequel l'artère n'est séparée de l'articulation coxo-fémorale que par un simple feuillet fibreux.

La gaîne du pectiné [*n*] est beaucoup moins épaisse que celle du psoas; elle se continue en dehors avec cette dernière, et en dedans avec la lame fibro-celluleuse qui recouvre le moyen adducteur. En bas, elle devient de plus en plus mince, et peut néanmoins être suivie jusqu'aux insertions fémorales du pectiné. En haut, elle remonte jusqu'à la crête pectinéale; nous savons qu'elle présente, un peu audessous de cette crête, un épaississement linéaire transversal, le ligament de Cooper, sur lequel vient s'implanter le bord postérieur du ligament de Gimbernat.

Ceci posé, il va nous être facile de concevoir comment les vaisseaux cruraux passent du bassin à la cuisse, et de circonscrire exactement l'ouverture dans laquelle ils s'engagent.

Si l'on examine un os iliaque de face, on remarque que cet os porte, à sa partie antéro-supérieure, une vaste échancrure, limitée en dedans par l'épine du pubis, et en dehors par les deux épines iliaques antérieures. Que l'on imagine une corde tendue de l'épine iliaque supérieure à l'épine du pubis. Cette corde figurera l'arcade crurale et l'échancrure en question se trouvera convertie en un trou dont la forme se rapproche un peu de celle d'un segment de cercle, avec cette différence, toutefois, que dans le tiers interne de cet orifice, le ligament de Fallope est assez rapproché de la surface osseuse, tandis qu'il en est très-éloigné dans le tiers externe. Supposons maintenant une cloison placée de champ, entre l'arcade crurale et l'éminence iléo-pectinée, immédiatement en dehors du point où passe l'artère crurale, il est clair que cette cloison subdivisera en deux parties l'ouverture que nous étudions. La partie externe, celle qui correspond à la portion la plus large de l'échancrure iliaque, a une forme quadrilatère; elle est limitée en haut (en avant, si le sujet est supposé debout) par l'arcade fémorale, en bas, par toute la surface de l'os des îles située en dehors de l'éminence iléo-pectinée, en dehors, par les deux épines iliaques antérieures, en dedans, par la cloison tendue entre le ligament de Fallope et l'éminence iléo-pectinée. Or, remarquons que cette cloison n'est autre chose que la portion interne de l'aponévrose du psoas, et que l'espace quadrilatère dont je viens d'indiquer la circonférence, se trouve rempli par les fibres musculaires du psoas, réunies à celles du muscle iliaque. Le bassin est donc complétement fermé de ce côté, non-seulement par le corps charnu du psoas-iliaque, mais encore par les adhérences que la gaîne de ce muscle contracte avec toute la portion externe de l'arcade crurale.

Cette espèce de canal ostéo-fibreux, qui loge le psoas, forme environ les deux tiers de l'espace compris entre l'épine iliaque antéro-supérieure et l'épine du pubis. Outre les fibres musculaires, il contient en même temps le nerf crural. Il se continue, en bas, jusqu'au petit trochanter, et remonte jusque sur les parties latérales du corps des vertèbres lombaires. Si l'on veut bien se rappeler ce qui a été dit (voy. p. 473) à propos du fascia iliaca et de la région lumbo-iliaque, on s'expliquera qu'il soit matériellement impossible qu'aucun des viscères abdominaux puisse s'y engager pour aller former une hernie au-dessous du ligament de Fallope. Seuls, les liquides contenus dans la gaîne du psoas, peuvent ainsi passer au-dessous de l'arcade crurale, faire tumeur dans le triangle de Scarpa, et fuser jusqu'au niveau du petit trochanter. Telle est la marche ordinaire des abcès par congestion. Que le pus provienne d'une carie vertébrale, d'une lésion de l'os iliaque ou d'une psoïtis, il suit de haut en bas le canal formé par cette gaîne, et, après avoir franchi le ligament de Fallope, apparaît à la région inguinale, en dehors des vaisseaux cruraux. Il peut arriver pourtant que, dans certains cas extrêmement rares, et comme j'ai eu l'occasion d'en observer un exemple, le pus, d'abord contenu dans la gaîne du psoas, vienne se montrer dans la moitié interne du triangle de Scarpa ; mais c'est qu'alors il existe, sur le fascia iliaca, une perforation qui permet au liquide de passer dans le tissu conjonctif sous-péritonéal.

La partie interne de l'ouverture comprise entre l'arcade crurale et l'os des iles est fermée, dans une petite étendue, par le ligament de Gimbernat. Il reste donc, entre le bord externe de ce ligament et l'aponévrose du psoas, un espace libre dans lequel s'engagent les vaisseaux cruraux. Cet espace porte le nom d'*anneau crural*.

L'anneau crural n'est point une ouverture ronde ni elliptique, comme on pourrait le croire ; il est même assez difficile d'en préciser exactement la forme, car elle se prête peu à la comparaison avec un objet connu. Ce à quoi il ressemble le plus, c'est à un triangle dont la base serait tournée en avant, le sommet en arrière, et dont l'angle interne serait tronqué et fortement arrondi. La base est constituée par l'arcade crurale qui présente, à ce niveau, un bord presque tranchant; elle n'est pas tout à fait rectiligne, mais un peu concave en bas et en arrière, du côté des vaisseaux cruraux. Les deux côtés postérieurs répondent, l'externe au psoas, l'interne au pectiné, ou, plus exactement, au feuillet aponévrotique qui recouvre ces deux muscles. L'angle formé par la rencontre de ces deux derniers côtés est très-ouvert; c'est sur lui que repose l'artère fémorale. L'angle externe est aigu; il résulte de la jonction du fascia iliaca avec le bord inférieur du ligament de Fallope. L'angle interne n'est pas un angle à proprement parler; comme je viens de le dire, il est arrondi et n'est autre chose que le bord falciforme du ligament de Gimbernat.

La largeur de cette ouverture peut aller de 25 à 55 millimètres; elle varie évidemment avec l'ampleur du bassin et selon le plus ou moins de développement du ligament de Gimbernat; aussi est-elle toujours plus considérable chez la femme que chez l'homme. Cependant, quelque restreintes que soient ses dimensions, l'anneau n'est jamais entièrement rempli par les organes destinés à le traverser. L'artère occupe l'angle externe et se trouve en contact avec la gaîne du psoas qui la sépare du nerf crural. La veine, placée en dedans de l'artère, reste toujours à une certaine distance du ligament falciforme, de sorte qu'il existe, à la partie interne de l'anneau crural, un petit espace dans lequel on rencontre constamment un ganglion lymphatique signalé par J. Cloquet. Ce ganglion est assez souvent désigné par les anatomistes sous le nom de *ganglion de Cloquet* [*t*].

Une fois arrivés à la région inguinale, les vaisseaux cruraux sont logés dans une sorte d'étui aponévrotique nommé *canal crural*. Thompson et Demeaux, après lui, l'ont appelé *entonnoir fémorali-vasculaire*, en raison de sa forme évasée supérieurement. Pour bien comprendre la disposition de ce canal, suivons le fascia lata de dehors en dedans, et jetons un coup d'œil rétrospectif sur les différentes aponévroses décrites jusqu'ici. Examiné sur les limites de l'aine et de la région fessière, le fascia lata forme une lame unique, extrêmement épaisse, fixée en haut à l'épine et à la crête iliaque. En approchant de la ligne médiane, il se divise en deux feuillets qui comprennent le couturier dans leur écartement, et se réunissent en un seul, le long du bord interne de ce muscle. Après un très-court trajet, nouvelle subdivision en deux lames sur lesquelles j'appelle l'attention, parce que ce sont précisément celles qui circonscrivent le canal crural. La lame superficielle, mince, infiltrée de graisse, percée de trous, est le fascia cribriformis; elle passe en avant des vaisseaux cruraux et va se confondre, par son bord interne, avec la gaîne du pectiné qui se continue, elle-même, sur le moyen adducteur. La lame profonde, épaisse et résistante, n'est autre chose que la gaîne du psoas; elle passe en arrière des vaisseaux cruraux, adhère intimement à l'éminence iléo-pectinée et à la capsule coxo-fémorale; puis recouvre la face antérieure du pectiné, pour se réunir avec la lame superficielle. Il en résulte que le canal crural représente une espèce de prisme ou plutôt de pyramide triangulaire, à base supérieure, limitée en avant par le fascia cribriformis, en arrière par les aponévroses du psoas et du pectiné, et sur les côtés par la réunion de la lame criblée avec chacune de ces deux aponévroses. Les vaisseaux cruraux, n'ayant point de gaîne propre à cette hauteur, se trouvent directement en rapport avec les parois du canal qui les contient, ou avec les viscères herniés lorsqu'il en existe. Notons, cependant, la présence de deux cloisons celluleuses plus ou moins accusées, placées de champ, l'une entre l'artère et la veine, l'autre entre la veine et le ganglion de J. Cloquet.

Je viens de dire que la paroi antérieure du canal crural est constituée par le fascia cribriformis; telle n'était pas l'opinion de Thompson. D'après lui, le fascia transversalis, au lieu de se fixer au bord postérieur de la bandelette iléo-pubienne, passerait au-dessous du ligament de Fallope, en avant des vaisseaux, et viendrait doubler la paroi antéro-interne du canal. Je n'ai jamais rien rencontré de semblable dans mes dissections, et je m'en tiens à l'interprétation que je viens d'exposer; c'est la plus généralement adoptée. La préparation, toute artificielle d'ailleurs, connue sous le nom de *fosse ovale d'Allan Burns*, consiste à ouvrir le canal crural, en détachant le fascia cribriformis de ses adhérences aux aponévroses voisines.

L'extrémité supérieure du canal crural communique avec la cavité abdominale par l'anneau crural, que certains auteurs nomment anneau crural *supérieur*, pour le distinguer de deux autres orifices dont je vais dire un mot dans un instant. Toutefois, il ne faudrait pas croire que l'espace compris entre la veine crurale et le ligament de Gimbernat soit simplement fermé par le petit ganglion lymphatique de J. Cloquet. On sent, au contraire, en y introduisant le doigt de bas en haut, que cet espace est clos par une membrane cellulo-fibreuse, plus ou moins résistante suivant les sujets. Cette membrane a été d'abord décrite par A. Cooper; mais elle a été surtout bien étudiée, sous le nom de *septum crural*, par J. Cloquet. Elle forme comme un opercule à l'anneau crural, s'insère sur toute la circonférence fibreuse de cet anneau et vient se perdre sur la tunique externe des vaisseaux, en y contractant des adhérences assez intimes, principalement du côté de la veine. Entre celle-ci et le ligament falciforme, le septum crural est percé de trous pour le passage des vaisseaux lymphatiques. Le ganglion de Cloquet remplit une de ces ouvertures et se trouve, par conséquent, contenu en partie dans l'épaisseur de cette cloison. A. Cooper considérait le septum crural comme un prolongement du fascia transversalis; J. Cloquet et Malgaigne, après lui, ont voulu y voir une aponévrose complétement indépendante; mais, malgré ces assertions, il est difficile d'admettre que cette lame celluleuse soit autre chose que le tissu conjonctif sous-péritonéal, ou fascia propria, épaissi à ce niveau et étalé en membrane. Sa face abdominale est, du reste, en connexion directe avec le péritoine.

En bas, le canal crural se termine par deux orifices. L'un, situé sur la paroi antéro-interne du canal, est formé par le prolongement infundibuliforme que le fascia cribriformis envoie sur la veine saphène interne. C'est celui que J. Cloquet a appelé anneau crural inférieur. Mais, en réalité, il n'y a pas là d'ouverture, puisque l'aponévrose se confond avec la tunique externe de la veine. L'autre orifice correspond au point où commence la gaîne des vaisseaux cruraux, c'est-à-dire au-dessous du confluent de la saphène interne avec la veine crurale. L'abouchement de ces deux troncs veineux pouvant avoir lieu à une hauteur variable, il s'ensuit que le canal crural n'a pas la même longueur chez tous les sujets. Il peut aller de 6 ou 8 millimètres à 3 ou 4 centimètres. Quant à savoir s'il faut admettre un seul ou deux anneaux cruraux inférieurs, ou bien si l'on doit également les rejeter tous les deux, comme le veulent certains auteurs, il me semble qu'il n'y a là qu'une question de mots. Pourvu que l'on connaisse bien la disposition des parties, peu importe le nom qu'on leur impose. Dans l'espèce, la chose est d'autant plus indifférente, au point de vue des applications, que jamais les viscères herniés ne s'engagent dans aucune de ces deux ouvertures. Voyons, d'ailleurs, comment se produisent les hernies crurales et quels rapports elles contractent.

Une anse intestinale poussée, de haut en bas, au-dessous du ligament de Fallope, ne peut évidemment pas sortir de l'abdomen en dehors de l'éminence iléo-pectinée; j'en ai donné la raison plus haut. D'autre part, il est extrêmement rare de voir l'intestin passer à travers le ligament de Gimbernat. C'est donc par l'anneau crural que la hernie se produit; la largeur plus grande de cet orifice, chez la femme, nous rend compte de la fréquence relative des hernies crurales dans le sexe féminin. Mais, toutes les parties de l'anneau crural ne sont pas également disposées pour donner issue à l'intestin ; l'espace resté vacant entre la veine crurale et le ligament falciforme offre, pour ainsi dire, à la hernie, une voie toute tracée, qu'elle suit dans l'immense majorité des cas. Sans aucun doute, A. Cooper, Thompson, J. Cloquet, Velpeau, Malgaigne, Demeaux, ont vu des hernies se faire immédiatement en avant des vaisseaux, mais ces exemples, tout à fait exceptionnels, n'infirment en rien la règle générale ; aussi, est-il inutile de subdiviser les hernies crurales en hernies externes, moyennes et internes, comme le voulait Velpeau.

Ainsi donc, l'intestin tend à s'engager dans la portion de l'anneau crural destinée au passage des lymphatiques. Après s'être coiffé du péritoine, le premier obstacle qu'il rencontre est le septum crural, faible barrière qui cède facilement et se déchire assez souvent. Quelquefois le septum crural se laisse distendre et forme une enveloppe qui double le sac, et qui, en s'infiltrant de graisse, a pu donner le change et faire croire à l'existence d'une hernie épiploïque, alors que l'opérateur n'avait pas encore pénétré dans le sac herniaire.

Arrivée dans le canal crural, la hernie descend aisément jusqu'à l'embouchure de la saphène ; mais, en raison de la disposition infundibuliforme du canal, elle ne présente aucune tendance à l'étranglement, tant qu'elle ne va pas au delà de ce premier degré ; son sac est dépourvu de collet, et elle rentre dans l'abdomen avec la plus grande facilité, souvent toute seule.

A mesure qu'une nouvelle portion d'intestin franchit à son tour l'anneau crural, la portion déjà herniée exerce une pression excentrique de plus en plus forte contre les parois qui la maintiennent, et cherche à sortir du canal crural. Elle ne peut s'échapper par aucun des deux anneaux cruraux inférieurs, celui de la saphène n'étant nullement perméable, et celui de la gaîne des vaisseaux étant beaucoup trop étroit pour lui donner passage. Reste donc la paroi antérieure du canal crural, et principalement le côté interne de cette paroi, où le fascia cribriformis est moins résistant et percé d'orifices plus nombreux et plus dilatables. C'est, en effet, dans un de ces orifices que s'engage la hernie. A partir de ce moment, le collet du sac se forme, l'intestin, devenu sous-cutané et n'étant plus bridé dans aucun sens, s'épanouit sans obstacle et remonte presque toujours vers le pli inguinal. Scarpa attribuait cette ascension de la hernie aux mouvements de flexion de la cuisse ; mais il est plus juste de dire, avec Malgaigne, que la cause n'en est pas exactement connue, car on ne l'observe pas dans tous les cas. Il va de soi que, dans ces conditions, le taxis devra être pratiqué d'abord de haut en bas, puis de bas en haut, c'est-à-dire en sens inverse de la route suivie par la hernie. L'intestin peut s'engager à la fois dans plusieurs ouvertures aponévrotiques; c'est ainsi que Hesselbach a vu une hernie crurale qui sortait par cinq trous du fascia cribriformis. Dans deux faits rapportés, l'un par J. Cloquet, l'autre par Richet, le fascia cribriformis n'avait pas été traversé; mais la gaîne du pectiné avait cédé et la hernie était venue se mettre en rapport avec les fibres du muscle. Je ne rappelle ces cas que comme pures curiosités.

En tenant compte de la situation sous-cutanée de la hernie crurale, parvenue à tout son développement, il semblerait que, dans une opération de kélotomie, on doive arriver directement sur le sac, après avoir incisé les téguments; mais il suffit d'avoir assisté à quelques opérations de ce genre, pour savoir à quoi s'en tenir sur l'extrême variabilité du nombre de couches à diviser, avant d'ouvrir le péritoine. Sous l'influence des frottements incessants qu'occasionnent les mouvements du membre et la pression des bandages, le tissu conjonctif sous-dermique se feutre, se dispose en feuillets dont il est impossible de pouvoir indiquer, à priori, le nombre et l'épaisseur. Parfois même, ainsi qu'il résulte des intéressantes études de Verneuil, il se développe, dans les couches placées en avant du sac, une petite poche remplie de sérosité citrine, et dont l'incision peut faire croire au chirurgien qu'il a pénétré dans le sac herniaire, alors qu'il a tout simplement ouvert cette espèce d'hygroma accidentel.

Toutes les fois que l'on examine une hernie crurale un peu ancienne, on constate que le pourtour de l'ouverture qui lui a donné passage à travers le fascia cribriformis s'est épaissi, et qu'il est devenu d'autant plus franchement fibreux que la hernie est elle-même plus ancienne; aussi, est-ce presque toujours au niveau de cet orifice que siége l'étranglement, et seulement par exception au niveau de l'anneau crural.

Vaisseaux. — Après les détails dans lesquels je viens d'entrer, il me reste peu de chose à dire de la situation et des rapports de l'artère *crurale* [1]. Cette artère, qui fait directement suite à l'iliaque externe, n'a pas, à proprement parler, de limite supérieure distincte. On est convenu de la faire commencer au moment de son passage sous le ligament de Fallope; elle correspond alors sensiblement au milieu de l'intervalle compris entre l'épine iliaque antéro-supérieure et l'épine du pubis. A partir de ce point, elle est rectiligne, se dirige en bas, un peu en dedans et aboutit au sommet du triangle de Scarpa où elle disparaît sous le bord interne du couturier, d'autant plus profonde qu'on l'examine plus inférieurement. Sa face antérieure n'est séparée de la peau que par le fascia cribriformis et quelques ganglions lymphatiques superficiels, ce qui permet de sentir aisément les battements artériels avec le doigt; j'ai déjà dit que ces battements étaient parfois perceptibles à la vue, principalement au voisinage de l'arcade crurale. Sa face postérieure passe d'abord au-devant de la branche horizontale du pubis, qu'elle croise perpendiculairement; puis, elle correspond à l'interstice du psoas et du pectiné, et se trouve séparée du col du fémur par une très-faible épaisseur de parties molles. L'artère fémorale repose donc, à sa partie supérieure, sur un plan osseux, constitué par l'éminence iléo-pectinée, et contre lequel on peut facilement la comprimer, jusqu'à interruption complète du cours du sang. Cependant, il est indispensable de prendre quelques précautions, si l'on veut que la compression soit efficace et qu'elle puisse être supportée pendant quelque temps. Un premier point, c'est de ne pas trop s'éloigner du ligament de Fallope, autrement le vaisseau s'enfonce au milieu des masses musculaires et échappe au doigt ou à la pelote. En raison de la direction de l'éminence iléo-pectinée, la compresson doit être exercée perpendiculairement à la surface de cette éminence, c'est-à-dire en haut et en arrière, et non pas directement en arrière, comme on le fait la plupart du temps. En outre, on devra disposer les doigts en long, suivant l'axe de la cuisse; en les disposant en travers, on comprimerait, du même coup, la veine située en dedans de l'artère ou le nerf situé en dehors; ce qui pourrait occasionner, dans le premier cas, l'œdème du membre inférieur, voire même une phlébite, et dans le second, de vives douleurs qui persistent quelquefois pendant plusieurs jours. Nous savons, du reste, que l'artère fémorale est séparée de sa veine satellite par une petite cloison celluleuse; en dehors, ses rapports avec le nerf sont beaucoup moins immédiats, puisque ce dernier se trouve contenu dans la même gaîne que le muscle psoas.

Après la poplitée, la crurale est l'artère sur laquelle les tumeurs anévrysmales se développent le plus fréquemment; on explique généralement cette prédisposition par la direction rectiligne du vaisseau et par la distension qu'il subit dans l'extension forcée de la cuisse sur le bassin; comme causes déterminantes, on note les contusions, les blessures et même la simple compression exercée dans un but chirurgical. Dans un cas publié par Middleton Goldsmith, l'anévrysme était dû à la contusion de l'artère par la tête du fémur, dans une luxation non réduite. O'Pemberton, cité par Verneuil, raconte que dix mois après la guérison d'un anévrysme de la tibiale antérieure par la compression inguinale, on vit apparaître, dans cette région, un anévrysme variqueux, auquel la compression ne fut sans doute pas étrangère. A l'aine, comme dans toutes les régions où les gros troncs artériels et veineux sont en contact, il n'est pas très-rare de rencontrer des anévrysmes variqueux. Norris, entre autres, en a observé trois cas.

Exécutée sur le cadavre, la ligature de l'artère fémorale, dans la région inguino-crurale, est une opération des plus simples (voy. pl. 36, C D, et pl. 44, A B). Après avoir déterminé, d'après les données anatomiques, la situation et la direction du vaisseau, il suffit, pour le découvrir, d'inciser, dans cette direction, la peau, puis le fascia cribriformis. L'artère, dépourvue de gaîne propre, sera facilement isolée et chargée de dedans en dehors, à cause de la présence de la veine sur son côté interne. Sur le vivant et toutes choses égales d'ailleurs, les difficultés ne seraient pas beaucoup plus grandes: mais, si l'on réfléchit que la fémorale donne, dans le triangle de Scarpa, plusieurs collatérales importantes, on verra qu'il y a lieu de se demander si la ligature pratiquée au-dessous du pli inguinal offre des chances sérieuses de succès. Dans un espace relativement restreint, se trouvent resserrées les origines de la sous-cutanée abdominale, des honteuses externes, de plusieurs artérioles ganglionnaires et de la fémorale profonde, auxquelles il faut très-souvent ajouter l'épigastrique [2], la circonflexe iliaque [3] et l'une des deux circonflexes, quelquefois les deux. Aussi Blandin avait-il posé en principe que, dans les cas de plaie, il valait mieux lier d'emblée l'iliaque externe, dans la crainte des hémorrhagies consécutives, opinion contestable en ce sens que, lorsque la crurale est ouverte, on peut toujours essayer d'en lier les deux bouts dans la plaie, quitte à en venir à la ligature de l'iliaque, si l'écoulement sanguin se reproduit.

Parmi les branches de la crurale, il en est une surtout dont on doit chercher à s'éloigner autant que possible, à cause de son volume presque aussi considérable que celui du tronc dont elle provient, c'est la fémorale profonde. Malheureusement, il est impossible de savoir à l'avance à quelle hauteur elle se détache, et cette hauteur est tellement variable que l'on ne peut établir, à cet égard, aucune règle générale. On l'a vue naître dans la fosse iliaque, mais très-exceptionnellement. Sur 308 observations faites par Viguerie, la fémorale profonde naissait :

Immédiatement sous l'arcade et jusqu'à 2 centimètres au-dessous.	28 fois.
De 2 à 4 centimètres au-dessous........................	134 —
De 4 à 6 — —	136 —
De 6 à 8 — —	10 —

D'après Quain, sur 431 cas, elle se détachait :

De 0 à 13 millimètres au-dessous du ligament de Fallope...	13 fois.
De 13 à 25 — — — ...	146 —
De 25 à 37 — — — ...	183 —
De 37 à 50 — — — ...	109 —
De 50 à 62 — — — ...	19 —
De 62 à 75 — — — ...	72 —
A 10 centimètres..................................	1 —

Richet, mesurant la distance qui sépare les origines de l'épigastrique et de la fémorale profonde, a trouvé, sur 93 cas :

4 centimètres ou moins..................	58 cas.
De 4 à 5 centimètres....................	32 —
Plus de 5 —	3 —

Je n'ai pas besoin d'insister pour faire comprendre combien cette grande variabilité dans l'origine de la fémorale profonde rend incertaine, dangereuse même, la ligature de la crurale au-dessous du ligament de Fallope. Je sais bien que Roux a eu un très-beau succès, quoiqu'il eût appliqué son fil juste au-dessous de la bifurcation du tronc artériel; mais peut-on raisonnablement conclure de ce fait heureux, isolé d'ailleurs, et auquel on pourrait opposer un assez grand nombre de résultats funestes. Bégin lie la crurale très-haut, immédiatement au-dessous de l'arcade; on devait s'attendre à ce que le fil eût porté bien au-dessus de la naissance de la fémorale profonde; le malade meurt d'hémorrhagie le neuvième jour, et l'on constate, à l'autopsie, que cette collatérale naissait à très-peu de distance au-dessus de la ligature. Dans le but de laisser toujours un certain espace entre cette origine et le fil, Scarpa avait choisi comme lieu d'élection, pour la cure des anévrysmes poplités, le sommet du triangle qui porte son nom. Lier à 11 ou 12 centimètres au-dessous de l'arcade, lui paraissait suffisant pour se mettre sûrement à l'abri de l'hémorrhagie consécutive. Les faits ont prouvé qu'il n'en est rien, témoin celui de Mortier, dans lequel une hémorrhagie survenue par le bout inférieur emporta l'opéré le dix-neuvième jour, et où l'on trouva la fémorale profonde à 6 millimètres au-dessous de la ligature; témoin encore un cas tout semblable de Dubreuil et plusieurs autres que je pourrais citer si je ne craignais d'allonger outre mesure cet article. En résumé, la ligature de la fémorale dans le triangle inguinal ne vaut pas, à beaucoup près, la ligature de l'iliaque externe, et, chose singulière, la première de ces deux opérations détermine plus souvent la gangrène du membre inférieur que la seconde, lorsqu'on l'applique au traitement des anévrysmes poplités ; ce que j'expliquerai en disant, avec Broca, que, par l'oblitération du tronc artériel entre deux points si éloignés, la ligature et la tumeur anévrysmale, toutes les collatérales intermédiaires sont perdues et la circulation fortement compromise.

Deux faits, l'un de Manec, l'autre communiqué à Richet par Dumay, démontrent que le tronc de l'artère fémorale peut manquer.

Les *veines* satellites sont au nombre de deux pour chaque artère de second ordre; mais il n'y a qu'une seule *veine crurale* [4], placée en dedans du tronc artériel, au niveau du ligament de Fallope, en dedans et un peu en arrière, vers le sommet du triangle de Scarpa. Cette veine énorme transmet à la veine iliaque externe non-seulement le sang des parties profondes du membre inférieur, mais encore celui des parties superficielles que lui apporte la saphène interne. De là, l'œdème considérable qui envahit tout le membre, lorsque la veine fémorale est comprimée. Cependant, il est démontré que l'interruption du cours du sang dans cette veine n'entraîne pas fatalement la gangrène, comme on le croyait autrefois, et personne aujourd'hui ne serait d'humeur à suivre le conseil donné par Gensoul, dans le cas de blessure de la veine fémorale: ligature de l'artère ou désarticulation immédiate de la cuisse. Sappey, Verneuil, puis Richet ont fait voir, en effet, qu'il existe entre les veines honteuses externes, circonflexes et ischiatiques, d'une part, et les veines du bassin, d'autre part, des anastomoses suffisantes pour rétablir la circulation de retour au bout d'un certain temps. C'est en se fondant sur l'existence de ces branches anastomotiques que l'on peut espérer quelque résultat de la ligature de la veine crurale, opération préconisée par Blandin et exécutée par Roux avec succès.

La *saphène interne* [5] s'abouche dans la veine crurale à une hauteur variable au-dessous du ligament de Fallope. Les seules valvules que l'on rencontre sur tout le trajet de la veine crurale sont situées à ce niveau; elles sont au nombre de deux et oblitèrent complétement la lumière du vaisseau. On observe quelquefois, vers la partie inférieure et interne du triangle de Scarpa, des tumeurs molles, fluctuantes, réductibles par une douce compression, ou par la position horizontale du malade, augmentant de volume par les efforts de toux et constituées par une dilatation ampullaire de la saphène. On les a attribuées à la constriction exercée par l'orifice du fascia cribriformis, ce qui est loin d'être bien démontré. Quoi qu'il en soit de cette explication, il est certain que ces tumeurs ont pu être prises pour des hernies, par des praticiens ignorants.

Les *ganglions lymphatiques* profonds ne sont jamais ni bien nombreux, ni bien volumineux; on en compte ordinairement trois ou quatre, y compris celui qui sépare la veine crurale du ligament de Gimbernat. Theile en a vu une fois sept. Ils occupent le côté interne des vaisseaux, exceptionnellement leur face antérieure. Leurs vaisseaux afférents proviennent des troncs profonds du membre inférieur et des ganglions inguinaux superficiels. Leurs vaisseaux efférents traversent l'anneau crural en dedans de la veine; puis, ils pénètrent dans le bassin et enlacent les vaisseaux iliaques. On sait combien sont rebelles ces adénites inguinales indurées, à marche chronique, qui font le désespoir des malades et des chirurgiens par leur persistance indéfinie. Ici, comme pour les adénites cervicales, on a quelquefois essayé, en désespoir de cause, de recourir à un moyen radical, l'extirpation. C'est là une pratique contre laquelle on ne saurait trop s'élever, pour les raisons que j'ai déjà données à propos des ganglions cervicaux. Par suite de leur continuité avec les ganglions iliaques, il est extrêmement rare que les ganglions inguinaux soient seuls engorgés, de sorte que pour pratiquer une éradication complète, il faudrait pénétrer jusque dans le bassin, sans savoir au juste où l'on devrait s'arrêter. En second lieu, se borna-t-on à agir au-dessous du ligament de Fallope, que l'opération n'en serait pas moins dangereuse par elle-même, à cause du voisinage des gros vaisseaux; Malgaigne a blessé la veine crurale en faisant une tentative de ce genre.

Il est hors de doute que l'inflammation d'un des ganglions inguinaux profonds, principalement de celui qui remplit l'anneau crural, peut donner lieu à des symptômes qui simulent, à s'y méprendre, ceux d'une hernie étranglée. Malgaigne, parfois un peu partial en matière de hernies, prétend que la chose est impossible et que, lorsque les accidents d'étranglement surviennent, il existe toujours une épiplocèle enflammée, dont la présence passe inaperçue. Son opinion serait certainement soutenable s'il ne s'agissait que de cas dans lesquels, l'inflammation ganglionnaire ayant été diagnostiquée, aucune opération ne fut tentée; tels sont ceux de Pétrequin et de Richet. Mais la controverse devient impossible en présence des faits cités par Marjolin et A. Bérard. La maladie fut prise pour une hernie étranglée et la kélotomie pratiquée; l'erreur fut reconnue à la vue du ganglion enflammé, il n'existait d'ailleurs aucune hernie, et le débridement du ligament de Gimbernat fit immédiatement cesser tous les accidents.

Les varices des vaisseaux lymphatiques profonds avaient été autrefois signalées par Amussat et par Petit, médecin de la marine. Peu à peu, le nombre des observations s'est accru, et Nélaton, entre autres, a eu l'occasion de constater, sur quatre malades, cette affection jusque-là peu connue. Réunissant tous ces faits auxquels il a joint trois nouveaux cas vérifiés par l'autopsie, Trélat en a fait le sujet d'un travail intéressant. Ces varices forment des tumeurs qui, d'abord développées à la partie inférieure de l'aine, remontent ensuite sous l'arcade crurale, passent dans le bassin et deviennent bilobées. On n'y constate jamais de fluctuation bien franche, mais une mollesse pâteuse qui ressemble beaucoup à celle des lipomes. Elles disparaissent presque complétement dans le décubitus dorsal. L'ouverture de lymphatiques inguinaux dilatés donne assez souvent lieu à des fistules lymphatiques persistantes, fistules observées par Ruysch, Vidal (de Cassis), Chelius, Richet, Nasse.

Nerfs. — Les quelques branches nerveuses que l'on rencontre dans ce plan en constituent l'élément le moins important. Abstraction faite des rameaux destinés aux muscles abdominaux et de la branche *inguinale externe* [7] du plexus lombaire, tous les autres filets proviennent du nerf crural. Inutile d'ajouter qu'ils ne deviennent visibles qu'après avoir perforé l'aponévrose du psoas. Les uns vont directement à la peau, les autres n'y arrivent qu'en traversant le muscle couturier. Un petit rameau, l'*accessoire du saphène interne* [9], accompagne les vaisseaux cruraux dans leur gaîne et se prolonge avec eux dans la région fémorale antérieure.

Pl. 38. 5° *Plan.—Côté gauche de la figure.*— Après avoir étudié en détail le canal crural et ses annexes, pénétrons plus avant dans la région, et occupons-nous d'abord de la portion située au-dessus du ligament de Fallope. Nous y rencontrerons le canal inguinal, espèce de trajet oblique, dont l'importance chirurgicale n'a pas besoin d'être démontrée, mais dont l'étude est presque toujours pleine de difficultés pour les commençants.

Pour ouvrir le canal inguinal, il faut, en premier lieu, rabattre, de haut en bas, l'aponévrose du grand oblique [E], en la laissant adhérer au ligament de Fallope. Cela fait, on découvre le petit oblique [*b*], que l'on rabat à son tour pour apercevoir le *transverse* [*d*]. Celui-ci est recouvert d'une lame celluleuse qui l'isole parfaitement, dans toute la partie supérieure de la paroi abdominale ; mais, en bas, il se confond avec le petit oblique, à tel point qu'il est presque toujours impossible de l'en séparer. Ses insertions inférieures se font à la crête iliaque et à la moitié externe de l'arcade crurale. Nous savons qu'à ce niveau son aponévrose antérieure se fusionne avec celle du petit oblique, et qu'elle se comporte de la même façon que cette dernière, par rapport à l'extrémité inférieure du muscle droit.

La bandelette iléo-pubienne, ou si l'on veut, l'arcade crurale, forme une espèce de ruban horizontal dont la face supérieure est légèrement creusée en gouttière. Son bord antérieur reçoit le bord inférieur de l'aponévrose du grand oblique, dans tout l'intervalle compris entre l'épine iliaque antéro-supérieure et l'épine du pubis. Admettons, d'autre part, sauf à revenir sur ce point lorsque je décrirai la face abdominale de l'aine, que le bord postérieur de la bandelette iléo-pubienne se confonde de même avec le bord inférieur d'une aponévrose verticale, parallèle à celle du grand oblique, et située en arrière du muscle transverse ; appelons cette seconde aponévrose *fascia transversalis*. Il en résultera que l'aponévrose du grand oblique en avant, le fascia transversalis en arrière et l'arcade crurale en bas, représentent assez bien, par leur réunion, la couverture d'un livre ou d'un cahier, dont le dos serait situé à la partie inférieure. Dans cette enveloppe, sont contenus le petit oblique et le transverse; de telle sorte qu'en allant des parties superficielles aux parties profondes, de la peau au péritoine, on rencontre quatre couches superposées, indépendamment du tégument et de la séreuse abdominale : 1° l'aponévrose du grand oblique; 2° le muscle petit oblique; 3° le muscle transverse; 4° le fascia transversalis.

Remarquons, maintenant, que le bord inférieur des muscles petit oblique et transverse ne descend pas jusqu'au fond de la gouttière formée par la face supérieure du ligament de Fallope. D'où il suit, qu'immédiatement au-dessus du pli inguinal, il existe, dans l'épaisseur de la paroi abdominale, une sorte de canal, nommé *canal inguinal*, dont la paroi antérieure est constituée par l'aponévrose du grand oblique, la paroi postérieure par le fascia transversalis, et la paroi inférieure par l'arcade crurale. Quant à la paroi supérieure, elle répond au bord inférieur du petit oblique et du transverse. Ce canal, obliquement dirigé, comme le pli de l'aine, renferme le cordon des vaisseaux spermatiques chez l'homme, et le ligament rond chez la femme; mais il ne faudrait pas croire qu'il existe un espace libre entre le contenant et le contenu. A vrai dire, le canal est purement virtuel; toutes les parties se touchent, se confondent même, sur certains points, notamment en haut, où des fibres musculaires se détachent du petit oblique et du transverse, s'appliquent sur le cordon, et vont constituer une portion du crémaster [*c*].

Le canal inguinal s'ouvre, du côté de la peau, par l'anneau inguinal externe, orifice percé dans l'aponévrose du grand oblique, et dont j'ai indiqué la disposition. Sa paroi postérieure présente une autre ouverture en rapport avec le péritoine, l'anneau inguinal interne, dont la description sera faite plus bas. La distance qui sépare les deux anneaux, en d'autres termes, la longueur du canal varie de 4 à 6 centimètres, chez l'homme adulte. On conçoit que, par suite de l'éloignement de ces deux orifices, toute pression directe exercée d'avant en arrière, au-dessus du pli inguinal, aura pour effet d'appliquer la paroi antérieure contre la paroi postérieure, et de rétrécir considérablement le canal. Une autre conséquence de cet éloignement, c'est que l'intestin doit nécessairement parcourir un trajet oblique d'environ 5 centimètres, pour parvenir de l'abdomen dans les bourses. Chez l'enfant, la longueur du canal est bien moindre, et l'orifice abdominal est situé presque directement derrière l'orifice cutané, disposition qui, jointe à la persistance du trajet péritonéal jusque dans le scrotum, favorise singulièrement la production des hernies pendant les premiers temps de la vie. A mesure que l'enfant grandit, le bassin s'élargit, l'orifice péritonéal se reporte en dehors, et il est fréquent de voir les hernies guérir radicalement, si l'on a eu le soin de les bien maintenir par un bandage. Nous avons vu que les hernies inguinales sont relativement très-rares chez la femme, à cause du petit volume du ligament rond et de l'étroitesse du canal inguinal.

Le mécanisme suivant lequel se produisent les hernies inguinales, et le trajet qu'elles parcourent dans leurs différentes périodes, sont extrêmement faciles à comprendre, et je crois, à ce sujet, ne pouvoir mieux faire que de reproduire, en la résumant, l'excellente classification de Malgaigne. — Premier degré, *pointe de hernie ;* l'anneau inguinal interne est dilaté, l'intestin s'engage. — Second degré, *hernie interstitielle;* l'intestin parcourt le canal et tend à sortir par l'orifice extérieur; mais l'étroitesse de cet orifice l'arrête. L'anse herniée décolle alors les éléments de la paroi abdominale et remonte ordinairement entre l'aponévrose du grand oblique et la face antérieure du petit oblique. — Troisième degré, *bubonocèle;* la hernie fait issue par l'anneau inguinal externe. — Quatrième degré, *oschéocèle ;* l'intestin descend dans le scrotum. En donnant cette classification, Malgaigne a fait voir que les hernies du premier et du second degré étaient beaucoup plus fréquentes qu'on ne l'avait cru jusqu'alors.

Pour compléter l'étude du canal inguinal, il me resterait à en décrire le contenu; mais les détails dans lesquels je pourrais entrer n'ajouteraient rien aux notions exposées en d'autres endroits de ce livre. Que dire du ligament rond, à moins de répéter ce que j'en ai déjà dit plus haut? Quant au cordon des vaisseaux spermatiques, qu'il me suffise de rappeler sommairement les éléments divers dont il se compose : le canal déférent, l'artère spermatique, branche de l'aorte, l'artère déférentielle, branche de l'hypogastrique, l'artère funiculaire, branche de l'épigastrique, les veines des plexus pampiniformes, des lymphatiques qui vont aux ganglions lombaires, des branches nerveuses du grand sympathique, le rameau scrotal de la grande branche abdominale [5] et un autre rameau scrotal du nerf inguinal interne. La tunique fibreuse qui entoure le cordon est une dépendance du fascia transversalis; c'est sur elle que reposent les fibres du crémaster.

La portion crurale de la région, beaucoup moins intéressante, ne nous présente à considérer que des muscles dont la plupart nous sont déjà connus. En dehors, la section du couturier [G,G] a mis à découvert l'extrémité supérieure du *droit antérieur* [*l*] de la cuisse. Le *psoas* [*k*] et le *pectiné* [*h*], débarrassés de leur enveloppe aponévrotique, montrent leurs fibres musculaires dirigées, de part et d'autre, à peu près parallèlement aux côtés du triangle de Scarpa. Ils sont cachés en partie par l'*artère crurale* [3], par la *veine* [4] et par le *nerf crural*, dont les rameaux [8,8] s'épanouissent en un bouquet le long du côté externe des vaisseaux.

6° *Plan. — Côté droit de la figure.* — Le plan profond de cette portion crurale est résistant, en grande partie osseux, et constitué par la face antérieure de l'articulation coxo-fémorale. Il a été convenu que cette articulation serait étudiée dans un paragraphe séparé : je m'abstiendrai donc d'en parler ici.

Ce plan est limité en dehors par le muscle *tenseur du fascia lata* [*a*], et plus profondément par le *vaste externe* [*b*]. En dedans, il est constitué par les muscles *adducteurs* [*c*]. Un petit espace, resté libre entre le bord supérieur du grand adducteur et le carré crural, fait communiquer la face antérieure avec la face postérieure du membre. Toute la partie moyenne, formée par la capsule articulaire [*e*], est sous-jacente aux muscles droit antérieur [N], psoas [O] et pectiné [P]. Au-dessous du psoas, entre ce muscle et la capsule, on rencontre constamment une bourse séreuse [*d*] plus ou moins développée, manifestement destinée à favoriser les glissements. Cette bourse devient parfois le siége de véritables hygromas ; d'autre part, comme elle communique assez souvent avec l'intérieur de l'articulation coxo-fémorale, il en résulte que les collections séreuses ou purulentes, contenues dans une de ces deux cavités, peuvent facilement passer dans l'autre. C'est ainsi qu'on voit, dans ces cas, survenir des affections articulaires consécutivement à une psoïtis.

Chez les individus vigoureux, les masses musculaires situées au-devant de la capsule présentent une épaisseur assez considérable pour que des projectiles d'un certain volume puissent y séjourner et demeurer quelque temps ignorés. Rien de plus fréquent que les balles perdues dans la profondeur de cette région. Larrey raconte, et chacun connaît certainement ce fait, qu'il y découvrit un petit boulet jusque-là passé inaperçu. En faisant l'autopsie d'un homme mort plus de deux mois après sa blessure, j'ai rencontré, entre le droit antérieur et le fémur, un biscayen d'environ 3 centimètres de diamètre, dont personne n'avait soupçonné l'existence ; d'autant plus que le malade avait toujours affirmé que la blessure provenait d'une balle et que le projectile avait été extrait par le médecin chargé d'administrer les premiers secours. Malgré l'épaisseur de ces parties molles, on peut néanmoins explorer la face antérieure de l'articulation coxo-fémorale par le pli inguinal, et constater, soit les déplacements de la tête fémorale, soit même certaines fractures du col du fémur.

Des ossifications musculaires ont été observées à l'aine par Broca dans le psoas, et par Mascaret dans le premier adducteur. Je dois encore mentionner, parmi les affections des muscles de cette région, les ruptures qui se produisent après des efforts violents ou à la suite de chute. C'est encore dans ce plan que l'on rencontre assez souvent des tumeurs chondromateuses ou osseuses implantées sur le pubis.

Dans son excellent travail, Dolbeau a cité un assez grand nombre de cas d'enchondromes pubiens. De mon côté, j'ai présenté à la Société de chirurgie les pièces et l'observation d'une énorme exostose du pubis, dont j'ai pratiqué l'ablation. Sur un autre malade que je n'ai pas opéré, une exostose, semblable pour la forme et les dimensions, à l'apophyse coronoïde de l'omoplate, se détachait de l'éminence iléo-pectinée et se dirigeait en avant et en bas, de telle façon que la rencontre de son bec avec la face antérieure du fémur mettait obstacle au mouvement de flexion. Le cas le plus curieux d'exostose extra-pelvienne que je connaisse, est celui de Keardney Rodgers ; la tumeur implantée sur le pubis pesait, après son ablation, 40 livres. Le malade ne survécut que quelques heures à cette terrible opération.

VAISSEAUX. — L'artère *fémorale profonde* [1], passant en avant du pectiné, appartient en réalité au plan précédent. J'ai, du reste, mentionné longuement ses différentes variétés d'origine. Cependant, comme cette artère ne peut être bien vue qu'après l'ablation du muscle droit antérieur, je reviendrai brièvement sur son trajet, et j'indiquerai les principales branches qu'elle fournit dans la portion crurale de l'aine. Située en arrière de la fémorale, à laquelle elle est à peu près parallèle, la fémorale profonde se dirige d'abord en arrière, puis verticalement en bas, se rapprochant d'autant plus du fémur qu'elle devient plus inférieure. Placée en avant du muscle pectiné, elle s'insinue ensuite derrière le bord supérieur du moyen adducteur, entre ce muscle et le grand adducteur ; mais elle appartient alors à la région fémorale. Les anévrysmes de la fémorale profonde sont beaucoup plus rares que ceux de la crurale ; Erichsen et Briant en ont rapporté chacun un exemple.

Les deux artères *circonflexes* décrivent un cercle complet autour de l'extrémité supérieure du fémur, et établissent ainsi de nombreuses communications entre l'artère crurale et les branches de l'hypogastrique. La *circonflexe interne*, la plus volumineuse des deux, naît très-souvent du tronc même de la fémorale (87 fois sur 391, d'après Quain) ; elle s'enfonce presque immédiatement entre le pectiné et le col du fémur. La *circonflexe externe* se détache beaucoup plus souvent de la fémorale profonde, soit seule, soit par un tronc commun avec la grande musculaire. Sur 321 sujets, Quain l'a vue naître 255 fois de la fémorale profonde, 49 fois au-dessous ou au niveau de cette dernière, et 17 fois au-dessus. Elle se porte horizontalement en dehors, entre le psoas et le droit antérieur; puis elle contourne le grand trochanter et passe sur la face postérieure du fémur. La première *perforante* n'appartient presque jamais à la région inguino-crurale; car, dans l'immense majorité des cas, elle est située à 3 ou 4 centimètres au-dessous du petit trochanter.

NERFS. — Outre les branches du nerf crural et les rameaux inguinaux du plexus lombaire, la portion crurale de l'aine est traversée verticalement par le nerf *obturateur* [3]. Après être sorti du canal sous-pubien avec l'artère obturatrice, ce nerf se place sous le pectiné, puis sous le moyen adducteur: il suit la face antérieure du muscle petit adducteur [*c*], et donne des branches à l'obturateur externe, aux adducteurs et au droit interne. Ses filets cutanés descendent sur la face interne de la cuisse et peuvent être suivis jusqu'au voisinage du genou. C'est en invoquant ce trajet qu'on a voulu expliquer, par une lésion du nerf obturateur, la douleur du genou qui accompagne parfois la coxalgie. Mais, ainsi que le fait observer Malgaigne, outre que cette explication est passible de plus d'une critique sérieuse, il s'agirait d'abord d'établir que la douleur en question existe bien réellement dans un certain nombre de cas; or, c'est ce qui n'est rien moins que démontré.

Pl. 39. *Face postérieure. — 1er Plan. — Côté gauche de la figure.* — Bien que la description précédente soit suffisante, à la rigueur, pour donner une idée approximative de la région inguino-crurale, il serait impossible d'acquérir une connaissance complète de cette région, si l'on n'employait, comme corollaire indispensable, un autre mode de préparation. Procédons maintenant en sens inverse, des parties profondes vers les parties superficielles, et étudions la superposition des plans en marchant du péritoine vers la surface cutanée.

La première couche que l'on rencontre est formée par la séreuse abdominale, dont nous connaissons déjà la disposition à ce niveau. Nous savons en effet qu'après avoir tapissé la paroi abdominale antérieure, le péritoine se recourbe en bas et en arrière, à 15 millimètres environ au-dessus de l'arcade crurale, pour se porter dans la fosse iliaque. Au niveau de la portion inguinale de l'aine, il est soulevé et éloigné de la paroi abdominale par trois espèces de cordons saillants. L'un, le plus externe, est formé par les vaisseaux épigastriques [2]; il est oblique en haut et en dedans, mais reste toujours éloigné de la ligne médiane, à son extrémité supérieure. Le cordon moyen [*l*] n'est autre chose que le ligament fibreux qui remplace l'artère ombilicale après la naissance ; il monte vers la ligne médiane et se confond, à une distance variable au-dessous de l'ombilic, avec le troisième cordon. Celui-ci occupe le milieu de la paroi abdominale ; il est vertical et constitué par l'ouraque [*k*].

Le péritoine, soulevé par ces trois cordons, forme trois replis saillants, dans l'intervalle desquels il se déprime pour constituer trois fossettes dites *fossettes inguinales*. La fossette *inguinale externe* est située en dehors de l'artère épigastrique ; elle se termine, en bas, par un enfoncement infundibuliforme qui correspond à l'orifice péritonéal du canal inguinal. On la rend plus apparente en faisant saillir les vaisseaux épigastriques, ou mieux, en exerçant une traction sur le cordon des vaisseaux spermatiques. Le doigt, poussé à la partie inférieure de cette fossette, se coiffe du péritoine et pénètre dans le canal inguinal, simulant ainsi ce qui se passe lors de la production d'une hernie. On donne à cette espèce de déplacement le nom de hernies *inguinales externes*, parce que l'intestin s'engage en dehors de l'artère épigastrique ; on les appelle encore hernies *obliques*, parce qu'elles doivent parcourir, dans toute sa longueur, le trajet oblique formé par le canal inguinal, avant de se montrer à l'extérieur.

La fossette moyenne, ou fossette *inguinale interne*, est comprise entre l'artère épigastrique et l'artère ombilicale ; elle correspond à la paroi postérieure du canal inguinal. Les hernies qui se font par cette fossette portent le nom de hernies *inguinales internes*, à cause de leurs rapports avec l'artère épigastrique ; elles pénètrent directement dans le canal inguinal, par une perforation de sa paroi postérieure.

La troisième fossette, ou fossette *vésico-pubienne*, située en dedans de l'artère ombilicale, répond à peu près à l'orifice cutané du canal inguinal, bien que celui-ci soit souvent placé un peu plus en dehors. On appelle hernies *inguinales directes* celles qui se produisent à ce niveau, mais je dois ajouter que ce sont de beaucoup les plus rares. J. Cloquet a disséqué une hernie qui passait par une ouverture accidentelle du tendon du muscle droit, c'est là un fait exceptionnel et simplement curieux. Au point de vue pratique, la seule distinction importante à faire repose sur la présence de l'artère épigastrique en dedans ou en dehors du collet du sac ; car, il est bien évident qu'on n'a nullement à se préoccuper de l'artère ombilicale ; aussi est-il superflu d'établir une différence entre les hernies inguinales internes proprement dites et les hernies de la fossette vésico-pubienne.

Le tissu conjonctif sous-péritonéal, peu développé au voisinage de l'ombilic, devient d'autant plus abondant que l'on se rapproche davantage du ligament de Fallope. A la hauteur des fossettes inguinales, il est très-souvent chargé de pelotons adipeux que l'intestin pousse devant lui, ce qui peut faire croire à l'existence d'une hernie épiploïque, alors qu'il n'y a pas encore hernie à proprement parler. L'épaisseur de ce tissu conjonctif, au voisinage de l'arcade crurale, justifie sa subdivision en deux couches distinctes. L'une, lâche, aréolaire, immédiatement sous-péritonéale, est celle dans laquelle se développe le tissu adipeux; elle se prolonge au milieu des éléments du cordon. L'autre, plus profonde, lamelleuse, était considérée comme une aponévrose spéciale par J. Cloquet, qui lui a imposé le nom de *fascia propria;* elle favorise les glissements de la séreuse, mais elle adhère intimement au pourtour de l'anneau inguinal interne, adhérence qui nous explique pourquoi le fascia propria ne forme jamais de sac aux hernies inguinales, tandis qu'il se laisse très-souvent refouler et distendre par les hernies crurales. Les nombreux vaisseaux lymphatiques qui sillonnent le tissu sous-péritonéal aboutissent aux ganglions lombaires.

2e *Plan. — Côté droit de la figure.* — Après avoir enlevé le péritoine et le fascia propria, on se trouve en présence d'une lamelle aponévrotique dont la texture, la force, l'étendue même, diffèrent tellement d'un individu à l'autre, que l'on comprend sans peine les divergences des auteurs à cet égard. Cette aponévrose, démontrée d'abord, en 1806, par Hesselbach et par A. Cooper, a été successivement étudiée et bien décrite par J. Cloquet, Lawrence et Thompson. Elle est connue sous le nom de *fascia transversalis.*

Le *fascia transversalis* [*g*] ne doit pas être confondu avec la lame celluleuse [*b*] qui double la face profonde du muscle transverse. Celle-ci est directement appliquée sur les fibres musculaires et se confond, en avant et en arrière, avec les deux aponévroses d'insertion du muscle. Quant au fascia transversalis, il est franchement fibreux dans la portion inguinale de l'aine, et se compose de deux sortes de fibres, les unes transversales, les autres verticales. D'après la plupart des anatomistes, les premières l'emporteraient sur les secondes pour le nombre et pour la force. Je suis encore à me demander comment il se fait que je sois toujours arrivé à un résultat opposé, dans mes préparations.

Il est assez difficile de fixer une limite exacte au bord supérieur du fascia transversalis. S'il est possible d'isoler ce fascia jusqu'à l'ombilic et même jusqu'au diaphragme, sur certains sujets, il convient d'ajouter que, dans la plupart des cas, il ne commence à devenir bien visible qu'à 5 ou 6 centimètres au-dessous de l'ombilic. Plus haut, il se confond avec le tissu sous-péritonéal, de sorte que l'on pourrait, avec quelques auteurs, le considérer comme un simple épaississement du fascia propria; cependant, il en devient tellement distinct à sa partie inférieure, que cette manière de voir ne me paraît pas suffisamment justifiée. Son bord externe, aussi peu marqué que le bord supérieur, se perd insensiblement dans le tissu sous-péritonéal, aux environs de la crête iliaque ; pour mon compte, je n'ai jamais pu le suivre jusqu'à cette crête. Son bord interne se confond avec le tendon du muscle droit [*f*], aussi quelques anatomistes l'ont-ils regardé comme une expansion de ce tendon ; mais, en examinant attentivement les choses, on voit qu'immédiatement au-dessus de la symphyse pubienne, le fascia transversalis se prolonge jusqu'à la ligne médiane où il se continue avec celui du côté opposé. Néanmoins, il résulte de cette adhérence entre le tendon et l'aponévrose que les contractions du muscle droit doivent exercer un certain degré de traction sur le fascia transversalis et en déterminer la tension. C'est à cette tension que Velpeau attribuait, dans quelques cas, la production d'orchites ou d'étranglements herniaires, par suite du resserrement de l'anneau inguinal interne et de la compression exercée par cet anneau sur le canal déférent ou sur les viscères herniés. On sait aujourd'hui que rien de semblable ne se produit sur le vivant, et que les parties comprises dans l'anneau inguinal interne ne sauraient être comprimées, même pendant les contractions les plus énergiques du muscle droit.

C'est surtout à propos de l'extrémité inférieure du fascia transversalis que les opinions les plus diverses ont été émises. Bien qu'il s'agisse là d'une question de fait à constater, un pareil désaccord n'a rien qui doive surprendre, en raison de la diversité d'aspect que présente cette aponévrose sur différents individus. Peut-être faut-il aussi l'attribuer, en partie, à ce que certains anatomistes ont entrepris leurs recherches plutôt dans le but de vérifier une idée préconçue, que d'enregistrer un résultat vrai, quel qu'il fût; or, en pareil cas, rien n'est impossible, lorsqu'un esprit inventif est secondé par une grande habileté de main. En suivant, de dedans en dehors, le bord inférieur du fascia transversalis, on voit que les fibres les plus internes se fixent au bord supérieur du pubis, immédiatement en arrière du muscle droit. Plus en dehors, elles s'appliquent contre la face postérieure du ligament de Gimbernat qu'elles renforcent. Au niveau de l'anneau crural, le fascia transversalis forme la paroi postérieure du canal inguinal et vient adhérer solidement au bord postérieur de la bandelette iléo-pubienne; il concourt donc à former, avec l'arcade crurale, cette espèce de pont qui passe au-dessus des vaisseaux fémoraux. J'ai mentionné plus haut cette opinion, mise en avant par A. Cooper et Thompson, et d'après laquelle au lieu de se fusionner avec le bord postérieur du ligament de Fallope, le fascia transversalis ne ferait que s'y accoler pour se prolonger dans l'anneau crural, au devant des vaisseaux, et aller doubler le fascia cribriformis. Rien n'est moins exact que cette manière de voir. Enfin, dans l'espace compris entre l'anneau crural et la crête iliaque, le fascia transversalis se confond avec le bord postérieur de la bandelette iléo-pubienne, au point même où le fascia iliaca [*m*] vient adhérer à cette bandelette ; il en résulte que dans toute cette portion externe, la cavité abdominale est fermée par une sorte d'angle dièdre aponévrotique dont la bandelette iléo-pubienne forme l'arête, et dont les deux faces sont constituées, verticalement par le fascia transversalis, et horizontalement par le fascia iliaca.

A une petite distance au-dessus du ligament de Fallope, et immédiatement en dehors du coude décrit par l'artère épigastrique, le fascia transversalis présente une ouverture dans laquelle s'engage le cordon des vaisseaux spermatiques chez l'homme, et le ligament rond chez la femme. On la nomme indifféremment anneau abdominal, anneau péritonéal, ou bien encore *anneau inguinal interne*. Toutefois, il ne faut pas se méprendre sur le sens de cette dernière expression ; elle indique seulement que l'anneau inguinal interne s'ouvre à l'intérieur de la cavité abdominale, tandis qu'en réalité cet orifice est situé en dehors de l'axe du corps, par rapport à l'orifice cutané du canal inguinal. Les deux anneaux diffèrent encore l'un de l'autre par leur structure. L'anneau inguinal externe est comme taillé à l'emporte-pièce dans l'aponévrose du grand oblique. L'anneau abdominal, au contraire, n'est point un véritable trou ; en l'examinant avec un peu d'attention, on constate qu'il est formé par une dépression du fascia transversalis, lequel a été refoulé à ce niveau, puis entraîné jusque dans le scrotum, lors de la descente du testicule. On n'a sans doute pas oublié que c'est par le fait de ce refoulement, que se trouve constituée la tunique fibreuse commune au cordon spermatique et à la glande séminale.

Chez l'homme adulte, l'orifice interne du canal inguinal, distant de 4 à 6 centimètres de l'orifice cutané, occupe à peu près le milieu de la ligne qui joint l'épine iliaque antéro-supérieure à l'épine du pubis. Chez la femme, il se rapproche beaucoup plus de la crête iliaque.

Toujours mal circonscrit, dans sa moitié externe, il est limité en dedans par un bord tranchant, concave en haut et en dehors, qui forme comme une espèce de valvule susceptible de fermer complétement l'orifice, sous l'influence d'une poussée directe d'arrière en avant. Il est, du reste, facilement dilatable et, lorsqu'il est distendu par l'intestin hernié, il perd sa forme de fente verticale, s'arrondit et prend parfois des dimensions énormes. A l'état normal, il n'est jamais entièrement rempli par le cordon spermatique.

VAISSEAUX. — L'artère *iliaque externe* [1] déjà étudiée avec la région lumbo-iliaque, n'offre par elle-même qu'un intérêt secondaire; elle se dirige vers l'anneau crural, côtoyée, en dedans, par sa veine satellite [5], et en dehors, mais à une certaine distance, par le nerf crural [H]. Elle donne deux branches : la *circonflexe iliaque* et l'*épigastrique*. La première remonte en dehors, parallèlement à l'arcade crurale; puis, elle suit la crête iliaque, fournissant, dans ce parcours, des rameaux au psoas-iliaque et aux muscles de la paroi abdominale.

L'*épigastrique* [2] est de beaucoup la plus importante, à cause de ses rapports avec les hernies. Elle naît quelquefois plus ou moins haut dans la fosse iliaque; d'autres fois, elle se détache de la fémorale et pénètre dans l'abdomen en passant par l'anneau crural. Dans le plus grand nombre des cas, son origine est située à 5 ou 6 millimètres au-dessus du ligament de Fallope. Née sur la face interne de l'iliaque externe, elle se dirige d'abord en dedans, puis en haut, décrivant ainsi une anse à concavité supérieure qui répond à l'anse à concavité inférieure du cordon spermatique. Cette courbe suit exactement la même direction que la moitié interne de l'anneau abdominal; mais l'artère ne se trouve pas toujours à égale distance du contour de cet anneau. En moyenne, elle en est éloignée de 6 ou 8 millimètres; exceptionnellement, la distance peut s'élever à 10 millimètres ou s'abaisser à 4. Il est extrêmement rare de voir le vaisseau en contact avec le pourtour de l'orifice.

Au moment où elle se recourbe, l'épigastrique fournit trois branches, une par sa concavité et deux par sa convexité. La première est l'artère *funiculaire*, petit rameau qui pénètre dans l'anneau inguinal interne et accompagne le cordon spermatique ou le ligament rond. Des deux autres branches, l'une, horizontale, nommée rameau *pubien* [3], suit la face postérieure du pubis et va, derrière la symphyse, s'anastomoser avec sa congénère. L'autre [4], verticale, descend derrière le ligament de Gimbernat, croise la branche horizontale du pubis et s'unit à l'artère obturatrice. Dans les cas ordinaires, cette dernière branche n'a pas un volume bien considérable; mais, souvent elle n'est autre chose que le tronc même de l'obturatrice qui provient alors de l'iliaque externe, par une origine commune avec l'épigastrique. On comprend combien il est important de tenir compte de cette variété pour le débridement des hernies, et l'on se fera une idée de sa fréquence lorsqu'on saura que sur 250 sujets, J. Cloquet l'a rencontrée 150 fois des deux côtés et 28 fois d'un seul. Il résulterait même des chiffres de J. Cloquet que ce mode d'origine de l'obturatrice constituerait la règle et non pas l'exception. Toutefois, les évaluations données par Monro, par Scarpa et par Lawrence sont bien moins élevées; elles varient dans la proportion de 1 à 10 ou 15. Dans deux cas, observés l'un par Lauth, l'autre par Velpeau, il existait, d'un seul côté, deux artères épigastriques situées l'une en dehors, et l'autre en dedans de la fossette inguinale interne. Toutes ces branches artérielles sont accompagnées de deux veines satellites.

Lorsqu'on procède au débridement d'une hernie, il est évident que l'on doit surtout se préoccuper de la situation exacte des vaisseaux, par rapport au collet du sac. S'agit-il d'une hernie inguinale? Si l'étranglement siége au niveau de l'anneau externe, on n'a aucune artère à craindre, aussi peut-on indifféremment débrider dans tous les sens. Malheureusement, c'est presque toujours à l'orifice abdominal que la constriction s'exerce, et là, les difficultés sont nombreuses. Avant d'entreprendre l'opération, il serait certainement très-important de savoir si l'on a affaire à une hernie externe ou à une hernie interne; car, dans le premier cas, on serait sûr de ne courir aucun danger en débridant en haut et en dehors. Mais, en présence d'un étranglement herniaire, le diagnostic différentiel est loin d'être aussi commode que l'on serait tenté de le croire. Chopart et Desault avaient établi comme règle que, lorsque le cordon est en arrière ou en dedans de la tumeur, la hernie est externe; mais rien n'est moins certain que cette donnée. Il est bon de savoir que dans certaines hernies externes anciennes, on a trouvé quelquefois les éléments du cordon dissociés et les vaisseaux reportés au-devant du sac herniaire. Le plus ordinairement, il est vrai, le canal déférent occupe le côté interne du sac, mais on l'a aussi rencontré en avant de la tumeur.

Que la hernie soit interne ou externe, le débridement en bas est absolument impossible; on lèserait très-probablement le cordon spermatique dans le premier cas, et l'artère épigastrique dans le second. Le débridement en haut et en dehors conduira directement sur l'artère épigastrique si la hernie est interne; si elle est externe, le débridement en haut et en dedans aura le même résultat. Mieux vaut encore, à tout hasard, suivre la pratique de Petit, de Scarpa, de Richerand, de Dupuytren, de Cooper et débrider directement en haut. On peut, sans doute, en procédant ainsi, courir le risque de rencontrer encore l'artère épigastrique; mais, comme le bistouri suit un trajet très-oblique, par rapport à celui du vaisseau, on a beaucoup de chances pour que celui-ci échappe au tranchant de l'instrument. Pour plus de sûreté, on aura recours au débridement multiple recommandé par Scarpa et tant préconisé par Vidal; au besoin, on dilaterait l'ouverture en en dilacérant le pourtour avec le doigt.

S'il s'agit d'une hernie crurale, l'essentiel est d'abord de bien préciser quel est le siége de l'étranglement. Or, dans la presque totalité des cas, la hernie ne s'étrangle qu'après avoir franchi l'une des ouvertures du fascia cribriformis, et la bride à diviser est constituée par le pourtour de cette ouverture. On peut alors débrider sur toute la circonférence interne de l'anneau constricteur, en évitant de se rapprocher de la saphène interne dont il est toujours facile de déterminer la position. On pourrait même, à la rigueur, débrider en dehors, mais il vaut mieux s'en abstenir, dans la crainte de rencontrer les vaisseaux cruraux. Lorsque l'étranglement existe au niveau de l'anneau crural, il est presque toujours occasionné par le collet du sac, et l'incision de ce collet suffit généralement pour permettre la rentrée de l'intestin. Mais, quand il devient indispensable de débrider l'anneau lui-même, il y a lieu de se demander sérieusement dans quel sens doit être dirigé le tranchant de l'instrument, car le pédicule de la hernie est littéralement entouré de vaisseaux sanguins et d'organes importants. Débrider en haut et en dehors, comme le faisait Sharp, c'est aller tout droit sur l'artère épigastrique. Inciser directement en haut, comme Pott, c'est s'exposer à couper non-seulement cette artère, mais encore le cordon spermatique. Il ne saurait être question de diriger le bistouri horizontalement en dehors; on atteindrait sûrement les vaisseaux cruraux. Sabatier débridait en haut et en dedans, vers l'ombilic; Gimbernat, horizontalement en dedans; dans les deux cas, on risque d'intéresser l'artère obturatrice lorsqu'elle provient de l'épigastrique, ce qui, nous le savons, est assez fréquent. En incisant le ligament de Gimbernat, Mursina, Boyer, Jacquier et Pigeotte ont eu des hémorrhagies graves auxquelles trois opérés sur quatre ont succombé; le quatrième, celui de Boyer, a pu être sauvé par le tamponnement. Le seul sens dans lequel on puisse débrider sans danger est en arrière, vers le pubis, où la section du ligament de Cooper permet d'augmenter notablement les dimensions de l'anneau crural. Au reste, c'est ici, surtout, que la méthode des débridements multiples trouve son application ; de petites incisions, de simples éraillures mêmes, faites en nombre suffisant, permettent de lever l'étranglement sans faire courir au malade de trop grands dangers.

Pl. 40. 3e *Plan. — Côté droit de la figure.* — Après avoir enlevé le fascia transversalis, on met à nu la face postérieure du muscle transverse [*a*] et l'on ouvre largement le canal inguinal. On voit alors nettement que la bandelette iléo-pubienne [*m*] s'unit au fascia iliaca [*l*], dans tout l'intervalle compris entre l'anneau crural et la crête iliaque. En dedans, les fibres de cette bandelette s'étalent pour constituer le ligament de Gimbernat [*n*], mais elles ne sont pas immédiatement à découvert. D'autres fibres, venues du ligament de Colles, les croisent en arrière. Celles-ci se dirigent de haut en bas et de dedans en dehors, c'est-à-dire perpendiculairement à la direction de l'arcade crurale; elles deviennent horizontales à leur extrémité inférieure, et se continuent manifestement avec cet épaississement linéaire de la gaîne du pectiné auquel on donne le nom de ligament de Cooper [*o*], de sorte qu'on peut à volonté les considérer comme l'origine ou comme la terminaison de ce ligament.

Au-dessus du pubis et en arrière de l'extrémité inférieure du muscle droit [*g*], on remarque une sorte de ligament triangulaire, appelé ligament *sus-pubien* [*h*], dont la base, horizontale, se fixe au corps du pubis, dont le côté interne, adhérent à la ligne blanche, se confond avec celui du côté opposé, et dont le côté externe, complétement libre, est oblique de haut en bas et de dedans en dehors. Le ligament sus-pubien ne doit pas être confondu avec le ligament de Colles ; il en représente assez exactement la forme, mais sous des dimensions bien moindres; d'ailleurs, il est situé en arrière du muscle droit, tandis que le ligament de Colles, dépendance de l'aponévrose du grand oblique, est placé en avant du même muscle. Le ligament sus-pubien est formé par l'entrecroisement des fibres les plus internes des tendons des deux muscles droits.

4e *Plan. — Côté gauche de la figure.* — Pour bien voir le *ligament de Colles* [*m*] et se rendre un compte exact de la disposition de l'anneau inguinal externe [*e*], il est nécessaire d'enlever le transverse, puis le petit oblique et d'arriver directement sur la face postérieure de l'aponévrose du grand oblique [*b*]. Le pilier interne [*f*], le pilier externe [*g*] et les fibres arciformes [*h*] qui complètent l'anneau ne nous présentent rien que nous ne sachions déjà. Le pilier postérieur mérite de fixer notre attention. Si l'on suit les fibres du pilier interne, on constate que ces fibres s'entrecroisent, sur la ligne médiane, avec celles du côté opposé, et qu'elles se prolongent au delà de la ligne blanche. Là, elles continuent leur trajet oblique, croisent perpendiculairement le pilier interne opposé, constituent le pilier postérieur et vont, en définitive, se fixer au pubis ; les plus externes passent derrière le ligament de Gimbernat et se continuent avec le ligament de Cooper, comme je viens de le dire il n'y a qu'un instant.

De cet entrecroisement résulte la formation d'une membrane fibreuse triangulaire, dont le bord inférieur correspond au bord supérieur du pubis, depuis la symphyse jusqu'au ligament de Cooper, et dont le bord interne se joint à celui du côté opposé, sur la ligne blanche. Le bord externe, libre, fait saillie à la partie inférieure et interne de l'anneau inguinal ; il soulève le cordon et l'empêche de reposer sur le pubis. Il est incontestable que la contraction du muscle grand oblique tend le ligament de Colles et resserre un peu l'anneau inguinal externe du côté opposé ; mais il est impossible d'admettre, comme le voulait Velpeau, que ce resserrement puisse être poussé au point de comprimer le cordon ou de déterminer l'étranglement d'une hernie.

Région fessière.

1er *Plan. — Côté gauche de la figure.* — La région *fessière* est située en arrière et en dehors du bassin ; elle occupe la racine du membre inférieur. La crête iliaque marque sa limite supérieure, le pli de la fesse sa limite inférieure. Du côté de la ligne médiane, les deux régions fessières sont séparées par une gouttière verticale qui correspond à la crête sacrée. En dehors, chacune d'elles est bornée par une ligne dirigée de l'épine iliaque antéro-supérieure au grand trochanter ; cette ligne suit assez exactement le bord postérieur du muscle tenseur du fascia lata. Profondément, la région fessière recouvre toute la fosse iliaque externe, l'articulation coxo-fémorale et l'extrémité supérieure du fémur, jusqu'un peu au-dessous du grand trochanter. Ainsi limitée, cette région a la forme d'un quadrilatère dont le côté supérieur et le côté inférieur représentent deux arcs se regardant par leur concavité. Pl. 41.

Tout l'ensemble de la fesse forme une convexité dont le degré de développement est en rapport avec l'embonpoint de l'individu. On y constate, cependant, la présence de trois saillies osseuses plus ou moins apparentes. La première, située sur la limite supérieure de la région, est constituée par la crête iliaque. Les deux autres sont placées beaucoup plus bas ; elles sont formées, en dehors, par le grand trochanter et en dedans par la tubérosité de l'ischion. La saillie du grand trochanter est toujours facilement appréciable ; elle est mobile comme l'extrémité supérieure du fémur à laquelle elle appartient. Lorsque le sujet est debout, les jambes rapprochées, cette éminence se trouve à peu près sur le milieu d'une ligne menée de l'épine iliaque antéro-supérieure à la tubérosité sciatique. La saillie de l'ischion est fixe et profondément cachée sous les muscles et sous le tissu adipeux sous-cutané.

Entre le grand trochanter et la tubérosité sciatique, se voit une dépression verticale, surtout apparente pendant l'extension du membre, mais toujours assez peu prononcée chez les personnes très-grasses. Dans les luxations de la tête du fémur en avant, la saillie du grand trochanter disparaît et la fesse s'aplatit d'une manière remarquable. Dans les luxations en arrière, au contraire, le relief de la région s'exagère, et la gouttière post-trochantérienne se trouve remplacée par une tumeur dure formée par la tête fémorale. Quel que soit le sens du déplacement, le pli de la fesse ne s'efface jamais ; seulement, comme ce pli est formé par le bord inférieur du muscle grand fessier, et que le grand fessier se déplace lui-même avec le grand trochanter qui lui donne attache, il s'ensuit que le pli de la fesse change de position, qu'il monte ou qu'il descend, suivant que la tête fémorale est luxée en haut ou en bas.

La *peau* tient le milieu, pour l'épaisseur, entre celle de la région dorso-lombaire et celle de la face postérieure de la cuisse, c'est-à-dire qu'elle s'amincit peu à peu, en se rapprochant du pli de la fesse. Elle est doublée d'un pannicule adipeux parfois très-considérable, qui forme, au niveau de la tubérosité sciatique, le coussinet sur lequel porte le poids du corps, lorsqu'on est assis. Ce tissu est subdivisé en pelotons, séparés par des trabécules résistantes, émanées de la face profonde du derme. Ainsi se trouvent constituées des loges à parois rigides que l'inflammation a beaucoup de peine à distendre ; aussi les furoncles, si fréquents dans cette région, s'accompagnent-ils d'assez vives douleurs. Le pannicule sous-cutané devient souvent le siége de lipomes. On sait qu'en raison de sa situation, la région fessière est exposée aux chocs résultant de coups ou de chutes, et par conséquent aux ecchymoses, aux phlegmons, suite ordinaire des violences portées à un certain degré.

Sur le sacrum et dans la rainure interfessière, le tégument est épais, très-peu mobile, et presque immédiatement appliqué sur les os, auxquels il est uni par de nombreux tractus fibreux. L'absence presque complète ou du moins le peu d'épaisseur du tissu conjonctif sous-dermique permet de sentir nettement, à travers la peau, les tubercules osseux qui constituent la crête sacrée. Ceux-ci sont d'autant plus superficiels et, partant, d'autant plus aisément accessibles, que l'on se rapproche davantage du coccyx, disposition qui facilite beaucoup le diagnostic des lésions de la colonne sacro-coccygienne. En revanche, la peau qui recouvre ces parties se trouve dans d'assez mauvaises conditions de vitalité ; comprimée entre deux plans résistants, dans le décubitus dorsal prolongé, elle se mortifie et donne lieu à ces eschares que l'on observe si souvent pendant le cours des fièvres typhoïdes graves. Parfois même, la mortification peut s'étendre jusqu'aux os, et l'élimination des eschares laisse voir l'intérieur du canal rachidien.

Signalons encore la présence presque constante d'une bourse séreuse dans le tissu conjonctif qui recouvre le grand trochanter. Cette bourse séreuse est tout à fait indépendante d'une autre cavité close, du même genre, située au même niveau, mais au-dessous du muscle grand fessier, comme nous le verrons plus loin.

2e *Plan. — Côté droit de la figure.* — L'*aponévrose* d'enveloppe peut être subdivisée en deux portions bien différentes d'aspect. L'une située en avant et au-dessus du grand fessier, l'autre appliquée directement sur les fibres de ce muscle. Née supérieurement de la crête iliaque, cette aponévrose est d'abord épaisse, resplendissante, et recouvre le moyen fessier [*d*] auquel elle fournit de nombreux points d'attache, par sa face profonde. Arrivée au niveau du bord supérieur du grand fessier, elle se divise en trois feuillets minces et presque celluleux. Le feuillet superficiel passe sur le grand fessier et devient d'autant plus épais qu'on l'examine plus inférieurement. Le feuillet moyen suit la face profonde du même muscle, de telle sorte que, réuni au précédent, il constitue une gaîne complète pour le grand fessier. Ces deux lames aponévrotiques s'envoient des cloisons qui subdivisent les fibres musculaires en gros faisceaux distincts, et qui donnent au muscle cet aspect particulier bien connu de tous ceux qui ont fréquenté les amphithéâtres. D'autre part, le feuillet superficiel adhère à la face profonde du derme par des tractus qui traversent l'épaisseur du pannicule adipeux sous-cutané. Réduite à une seule lame, au-dessous du bord inférieur du muscle, l'aponévrose du grand fessier s'épaissit notablement et se confond avec l'aponévrose fémorale [*e*]. En bas et en dedans, elle remonte vers la région périnéale et va, comme nous l'avons vu, se fixer au grand ligament sacro-sciatique, avec l'aponévrose inférieure du releveur de l'anus. Du côté de la ligne médiane, elle s'insère au sacrum et au coccyx ; son feuillet superficiel semble faire suite à l'aponévrose de la masse commune sacro-lombaire (*b*). Quant au troisième feuillet, situé profondément au-dessous du grand fessier, il recouvre le moyen fessier et établit une ligne de démarcation entre les deux premiers plans musculaires de la région.

Le premier de ces plans est entièrement constitué par le *grand fessier* [*f*], muscle large, très-épais, relativement à sa largeur, et dont le développement est en rapport avec la destination de l'homme à l'attitude bipède. C'est à la présence de ce muscle que la fesse doit la plus grande partie de son relief. Le grand fessier s'insère, supérieurement, par de courtes fibres aponévrotiques, à l'épine iliaque postéro-supérieure, à une petite portion de la fosse iliaque située en arrière de la ligne courbe postérieure, à la crête sacrée, au coccyx et au grand ligament sacro-sciatique. Ses fibres, dirigées en bas et en dehors, aboutissent à un très-fort tendon qui se fixe au bord postérieur du grand trochanter, à la branche de bifurcation externe de la ligne âpre, et fournit une expansion à l'aponévrose de la cuisse. Comme ces fibres sont toutes parallèles entre elles, il en résulte que l'ensemble du muscle affecte la forme d'un parallélogramme dont le bord inférieur borne, en arrière, le creux ischio-rectal.

On recommande avec raison de ménager les fibres du grand fessier, lorsqu'on veut pratiquer l'ouverture d'un abcès profond de la fesse ; dans ce but, les incisions devront être faites sur le trajet d'une ligne menée de l'épine iliaque postéro-supérieure vers le grand trochanter, ou parallèlement à cette ligne.

Vaisseaux. — Les branches artérielles contenues dans ce plan sont nombreuses ; mais en raison de leur petit calibre, la plupart d'entre elles ne sauraient donner lieu à un écoulement sanguin bien sérieux ; aussi peut-on dire, d'une manière générale, que les blessures superficielles de la région fessière ne sont pas graves.

Je me bornerai à signaler : 1° au voisinage de la crête iliaque, quelques rameaux de l'*iléo-lombaire* [1,1] ; 2° plus bas, des branches [2,2] de la *fessière* et de l'*ischiatique* qui, après avoir fourni aux muscles, perforent l'aponévrose et se rendent à la peau ; 3° enfin, au-dessous et en arrière du grand trochanter, un gros rameau [3,3] venu de la *circonflexe postérieure ;* celui-ci est le seul dont la section pourrait, dans certains cas, nécessiter l'apposition d'une ligature.

Toutes ces branches artérielles sont comprises entre deux veines collatérales.

Les *lymphatiques* superficiels se rendent aux ganglions inguinaux les plus rapprochés de la crête iliaque. On sait combien il est fréquent de voir l'inflammation de ces ganglions succéder au développement des furoncles de la fesse, ou à l'application d'un vésicatoire sur le point d'émergence du grand nerf sciatique.

Nerfs. — Ils proviennent de deux sources : du plexus lombaire et du plexus sacré. Les premiers sont ordinairement fournis par la branche *inguinale externe* [4,4] ou *fémoro-cutanée ;* ils arrivent à la région fessière en passant au-dessous de l'épine iliaque antéro-supérieure, et en contournant le bord externe du membre. Sur certains sujets, la peau de la fesse reçoit un rameau descendant de la grande branche *abdominale*.

Les rameaux du plexus sacré appartiennent à la branche ascendante ou fessière du *petit nerf sciatique* [5,5] ; ils émergent au-dessous du bord inférieur du grand fessier, deviennent ascendants, et, après avoir perforé l'aponévrose, cheminent dans la couche sous-cutanée. La branche descendante [6] du même nerf apparaît également sous le bord inférieur du grand fessier, mais elle se rattache plus spécialement à la région fémorale postérieure.

Inutile d'ajouter que tous ces rameaux sont sensitifs. Le grand fessier reçoit, par sa face profonde, des filets moteurs du petit nerf sciatique.

3° *Plan. — Côté gauche de la figure.* — Après avoir enlevé complétement le grand fessier et sa gaîne aponévrotique, on rencontre le troisième feuillet cellulo-fibreux dont j'ai parlé ci-dessus. Celui-ci est extrêmement mince ; il se rattache, en haut, comme les deux autres, à l'aponévrose du moyen fessier, et se prolonge, en bas, jusqu'au bord supérieur du grand ligament sacro-sciatique. Toutefois, je dois noter qu'il existe constamment, entre la face profonde du grand fessier et le second plan musculaire, une couche de tissu conjonctif presque toujours infiltré de graisse. Cette couche, plus ou moins abondante suivant les sujets, acquiert une épaisseur considé- Pl. 42.

rable chez les individus obèses, principalement chez les femmes, à tel point que sa présence rend parfois la préparation de la région fessière très-pénible. Elle communique largement avec le tissu conjonctif intra-pelvien, par la grande échancrure sciatique, et se continue, en bas, avec le tissu intermusculaire de la partie postérieure de la cuisse, le long du nerf sciatique. C'est en suivant cette voie facilement perméable que le pus des abcès profonds de la fesse peut remonter dans le bassin, ou fuser jusque dans le creux poplité. Par contre, il arrive assez souvent qu'une collection purulente dont le point de départ est dans l'abdomen, sur le sacrum, à la région lombaire, à la région dorsale et même à la région cervicale du rachis, comme j'ai eu occasion d'en voir un exemple, descende de proche en proche et vienne faire saillie au-dessous du grand fessier, après avoir traversé l'échancrure sciatique. En pareil cas, c'est ordinairement par le point le plus déclive de l'échancrure, entre le bord inférieur du pyramidal et le jumeau supérieur, que le pus sort du bassin. On l'a vu, très-exceptionnellement, s'engager dans l'ouverture qui donne passage à l'artère fessière, au-dessus du pyramidal.

Je dois encore mentionner la présence d'une bourse séreuse constante, volumineuse, quelquefois multiloculaire, entre le tendon du grand fessier et le bord postérieur du grand trochanter. Il n'est pas rare d'observer des épanchements séreux ou sanguins de cette cavité close, à la suite de contusions. Une autre bourse séreuse, bien moins développée que la précédente, existe sur certains sujets seulement, entre le grand fessier et la tubérosité de l'ischion.

Le plan sous-jacent au grand fessier se compose de plusieurs muscles fixés au grand trochanter par une de leurs extrémités et rayonnant de ce point, comme un éventail, vers les différents os du bassin où ils s'insèrent, depuis la tubérosité de l'ischion jusqu'à l'épine iliaque antéro-supérieure ; de là, le nom de muscles *pelvi-trochantériens* sous lequel on les désigne.

En étudiant ces muscles de haut en bas, on rencontre d'abord le *moyen fessier* [*b*] qui recouvre la plus grande partie de la fosse iliaque externe, et prend ses attaches supérieures dans tout l'intervalle compris entre les deux lignes courbes de l'os des iles. La partie supérieure du moyen fessier adhère très-intimement, par sa face superficielle, à l'aponévrose qui forme la portion antérieure et supérieure du plan précédent. Depuis la crête iliaque jusqu'au bord supérieur du grand fessier, cette aponévrose du moyen fessier est épaisse et assez résistante pour brider très-fortement les collections liquides et même les tumeurs solides. Nous venons de voir qu'au-dessous de ce point, elle ne constitue plus qu'une mince lamelle, incapable d'arrêter la marche des épanchements. Toutes les fibres du moyen fessier convergent vers les deux faces d'un tendon aplati qui se fixe sur la face externe du grand trochanter, un peu au-dessous du bord supérieur de cette éminence osseuse. Recouvert par le grand fessier dans une notable portion de son étendue, le moyen fessier repose sur la fosse iliaque externe et cache entièrement le petit fessier. Son bord antérieur, contigu au muscle tenseur du fascia lata, établit la limite entre la fesse et la région inguino-crurale. Son bord inférieur, ou postérieur, est séparé du pyramidal par un interstice celluleux dans lequel s'engage l'artère fessière. On sait que ce muscle détermine, soit la rotation du membre en dedans, soit l'abduction, soit la rotation en dehors, suivant celles de ses fibres qui se contractent.

Le *pyramidal* [c] est situé immédiatement au-dessous du moyen fessier. Il sort du bassin par la grande échancrure sciatique, se rétrécit de plus en plus, en se portant en dehors, affecte une forme conoïde, et va se fixer, par sa pointe, à la face interne du grand trochanter. Je viens d'indiquer les rapports de son bord supérieur avec le moyen fessier; son bord inférieur est contigu au jumeau supérieur; c'est dans l'interstice qui le sépare de ce dernier muscle que s'engagerait la hernie ischiatique, si tant est que cette hernie ait jamais été réellement observée. Ce qui est plus certain, c'est que, dans certaines luxations de la tête du fémur en arrière, on a vu la tête luxée passer entre le pyramidal et les jumeaux, et y rester étranglée comme dans une boutonnière.

Les deux *jumeaux* se dirigent à peu près horizontalement, de l'ischion au grand trochanter. Le supérieur [d] part de l'épine sciatique, l'inférieur [e] de la tubérosité de l'ischion. Entre les deux se trouve compris le tendon de l'*obturateur interne* [f], sur lequel aboutissent une portion des fibres des jumeaux. Ce tendon pénètre dans la région fessière en se réfléchissant dans une gouttière qui surmonte la face postérieure de la tubérosité sciatique; une synoviale, toujours bien apparente, le sépare de la surface osseuse et favorise ses glissements. Les deux jumeaux et l'obturateur interne se fusionnent à leur extrémité externe, et s'insèrent ensemble à la face interne du grand trochanter, sur la partie supérieure et postérieure de la cavité digitale; il est même fréquent de les trouver, tous trois, confondus, avec le tendon du pyramidal.

Plus bas, le *carré crural* [g] s'étend transversalement de la tubérosité sciatique au bord postérieur du grand trochanter. Son bord inférieur est séparé du bord supérieur du grand adducteur par un espace celluleux qui, comme nous l'avons vu, fait communiquer la face postérieure du membre avec les parties profondes de l'aine.

Le *grand ligament sacro-sciatique* [*k*] est situé en dedans des muscles ; il établit une ligne de démarcation bien tranchée entre la région fessière et le périnée, et se dirige obliquement de haut en bas et de dedans en dehors, depuis les bords latéraux du sacrum et du coccyx jusqu'à la tubérosité sciatique. Lorsqu'on a poussé la préparation jusqu'à la ligne médiane, on aperçoit, entre ce ligament et le coccyx, l'aponévrose de l'obturateur interne, le releveur de l'anus et l'ischio-coccygien, c'est-à-dire les parois du creux ischio-rectal.

Enfin, signalons pour terminer, les insertions du biceps [*l*], du demi-membraneux et du demi-tendineux, à la face postérieure de la tubérosité sciatique, et celles du vaste externe à la base du grand trochanter.

VAISSEAUX. — Trois artères importantes parcourent la région fessière et viennent se montrer dans le plan sous-jacent au muscle grand fessier. Ce sont : la fessière, l'ischiatique et la honteuse interne.

La *fessière* [1] est la plus volumineuse des branches de l'hypogastrique ; elle naît sur la face postérieure du tronc, se dirige en bas et en arrière, passe entre le nerf lombo-sacré et le premier nerf sacré, sort du bassin par le point le plus élevé de la grande échancrure sciatique, et s'engage dans l'espace linéaire compris entre le bord inférieur du moyen fessier et le bord supérieur du pyramidal. De ses deux branches, la plus superficielle, seule visible dans ce plan, décrit une courbe parallèle à la crête iliaque et s'avance jusqu'à l'épine iliaque antéro-supérieure. Elle donne des rameaux au moyen fessier, au pyramidal et au grand fessier ; ses ramuscules, après avoir traversé le dernier de ces trois muscles, s'épuisent dans les téguments de la fesse. Lorsque la fessière ou l'une de ses branches principales est intéressée dans une plaie, l'hémorrhagie qui se déclare en pareil cas est ordinairement assez abondante pour nécessiter une intervention active, parfois même pour occasionner la mort. Ainsi qu'il est facile de le concevoir, la ligature dans la plaie n'est pas toujours chose commode, à cause de la profondeur du vaisseau lésé. Elle a cependant pu être pratiquée avec succès par Bouisson et par Baroni. Je conseillerai volontiers d'y avoir recours toutes les fois qu'il sera possible d'arriver au fond de la plaie sans faire trop de délabrements. Dans le cas contraire, l'application d'un hémostatique énergique, tel que le perchlorure de fer, jointe au tamponnement et à la compression directe, devra être employée de préférence à tout autre moyen. Il est bien entendu que, si la ligature est praticable, on devra nécessairement porter un fil sur les deux extrémités des vaisseaux divisés, car la fessière s'anastomose très-largement avec toutes les artères voisines.

Les anévrysmes de l'artère fessière sont assez fréquents. Ils se développent parfois spontanément; mais, le plus souvent, ils succèdent à une cause traumatique telle qu'une plaie par instrument piquant, un coup de feu, une forte contusion. Abandonnés à eux-mêmes, il est rare qu'ils guérissent; cependant Bouisson a trouvé, sur un cadavre, un anévrysme de la fessière guéri sans oblitération du tronc; c'est là un fait curieux, mais qui ne prouve rien, eu égard à la règle générale. On ne connaît jusqu'ici qu'un seul exemple d'anévrysme variqueux, rapporté par Riberi; et encore le cas est-il douteux, car les symptômes n'ont jamais été nettement accusés et il n'y a pas eu autopsie.

La profondeur à laquelle sont situées ces tumeurs anévrysmales rend leur diagnostic très-difficile, jusqu'à ce qu'elles aient acquis un certain volume. Alors même qu'elles ont atteint des dimensions considérables, comme les battements n'y sont pas toujours bien perceptibles, on a vu des chirurgiens, fort habiles d'ailleurs, les prendre pour des abcès et les inciser; un accident de ce genre est arrivé à White, qui lia l'artère hypogastrique et fut assez heureux pour réussir.

On a essayé plusieurs fois, dans ces dernières années, d'obtenir la guérison des anévrysmes de la fessière par la compression de l'aorte; mais, il est à remarquer que cette compression est difficile à appliquer, plus difficile à supporter, et qu'elle ne peut être maintenue que pendant un intervalle très-court. Au surplus, il est rare qu'au bout de peu de temps on ne soit pas obligé de la suspendre définitivement, à cause de la gêne intolérable qu'elle occasionne; aussi a-t-elle donné jusqu'à présent peu de résultats satisfaisants. J. Bell et Carmichaël ont opéré des anévrysmes de la fessière par la méthode ancienne; Campell a lié, par la méthode d'Anel, sans ouvrir le sac. Il y a des cas où ces deux opérations seraient également impraticables; c'est lorsque le sac remonte jusque dans le bassin, ce qui arrive assez souvent, principalement dans les cas d'anévrysmes spontanés. N'y remontât-il pas, qu'il sera toujours bien difficile d'atteindre le tronc artériel, tellement il est court. Dubreuil a mesuré la fessière sur 46 sujets et l'a trouvée longue de 26 à 60 millimètres, soit, en moyenne, 37 millimètres. Cette longueur serait certainement plus que suffisante, si l'on pouvait l'utiliser ; mais il faut songer que la presque totalité du vaisseau reste dans la cavité pelvienne et que le chirurgien ne peut compter, en dehors de l'échancrure sciatique, que sur un tronc de 5 ou 6 millimètres, souvent moins. Ajoutez à cela la présence de veines énormes, très-adhérentes, que l'on est exposé à déchirer en voulant isoler l'artère, et vous comprendrez que la ligature de la fessière, pratiquée sur le vivant, soit une opération des plus pénibles et des plus hasardeuses. Peut-être vaudrait-il mieux lier l'hypogastrique, comme l'ont fait Stevens, Atkinson, White, Mott et Nélaton. Dans le cas de Nélaton, la ligature de l'iliaque interne ne suffit même pas pour guérir l'anévrysme, et l'on fut obligé d'avoir recours à une injection de perchlorure de fer dans la tumeur. On est encore allé plus loin. Uhde, ayant blessé l'hypogastrique en cherchant à la lier, remonta jusqu'à l'iliaque primitive ; je dois ajouter que son malade mourut.

Toutes ces réserves faites, on peut conserver la ligature de la fessière comme un bon exercice d'amphithéâtre et à titre d'opération exceptionnelle sur le vivant. Si l'on mène une ligne de l'épine iliaque postéro-supérieure au sommet du grand trochanter, on détermine assez exactement la direction du bord supérieur du pyramidal. Le point d'émergence de l'artère correspond à la réunion du tiers supérieur avec le tiers moyen de cette ligne. Il faut surtout avoir le soin de placer préalablement le membre dans l'extension et dans la rotation en dedans.

Lizars et Harrison commencent leur incision à 3 centimètres audessous de l'épine iliaque postéro-supérieure, à 3 centimètres en dehors du sacrum, et la dirigent vers le grand trochanter, en lui donnant une longueur de 8 ou 10 centimètres ; ils suivent ainsi la direction des fibres du grand fessier. Diday tend un fil de la pointe du coccyx au point le plus élevé de la crête iliaque, et, du milieu de ce fil, il tire une perpendiculaire qui indique la direction à donner à l'incision pour suivre les fibres du grand fessier ; le point d'émergence de l'artère est à l'intersection de ces deux lignes.

Les procédés qui suivent la direction du grand fessier me paraissent difficilement praticables sur le vivant, à cause de la profondeur de la plaie et des contractions énergiques de la boutonnière musculaire, surtout si l'on avait affaire à un sujet gras et vigoureux. D'ailleurs, l'incision de 8 à 10 centimètres, recommandée par les auteurs, est de beaucoup trop petite. Après avoir fait une incision de 12 centimètres et demi, Carmichaël éprouva encore de très-grandes difficultés et fut forcé d'intéresser une portion du moyen fessier. Le procédé de Bouisson n'a pas cet inconvénient : il coupe transversalement les fibres du grand fessier qui s'écartent aussitôt et découvrent largement le fond de la plaie.

Quel que soit le procédé suivi, une fois que l'on est parvenu au-dessous du grand fessier, on déchire l'aponévrose qui recouvre la couche profonde, et l'on va directement chercher l'artère contre le point le plus élevé de l'échancrure sciatique. Il est indispensable de l'isoler avec les plus grandes précautions, pour ne pas blesser les branches veineuses qui l'avoisinent. Elle est ordinairement placée au-dessus du nerf fessier supérieur et de la veine fessière.

L'artère *ischiatique* [2], après avoir traversé le plexus sacré, sort du bassin entre le pyramidal et le jumeau supérieur. Elle est alors cotoyée en dedans par la honteuse interne et en dehors par le grand nerf sciatique. On peut diviser ses nombreuses ramifications en branches transversales et en branches descendantes. Les premières vont aux attaches internes du grand fessier et à la peau de la rainure interfessière ; quelques-unes passent à travers les fibres du grand ligament sacro-sciatique. Les branches descendantes sont destinées au grand fessier et à tous les muscles qui s'insèrent sur la face postérieure de la tubérosité de l'ischion. Une de ces dernières suit la face profonde du grand nerf sciatique dont elle est l'artère nourricière ; elle est presque toujours assez volumineuse pour qu'il soit nécessaire de la lier, lorsqu'on pratique la section du nerf. Par ses anastomoses avec les circonflexes et les perforantes supérieures, l'ischiatique communique largement avec la fémorale ; aussi prend-elle un développement considérable et sert-elle principalement au rétablissement du courant sanguin, après la ligature de la fémorale. Il peut arriver qu'elle présente un semblable développement par le fait d'une anomalie naturelle. Sur une pièce déposée par Manec, et que l'on trouve décrite partout, l'ischiatique, énorme, descend le long de la cuisse et va se continuer avec la poplitée, tandis que la crurale, très-petite, ne se prolonge pas au-dessous du genou.

On a souvent observé des anévrysmes de l'ischiatique ; mais cette artère n'a encore été liée qu'une seule fois, par Sappey, pour un anévrysme qui avait succédé à une contusion. A tout prendre, cette ligature, exécutée sur le vivant, ne doit pas être plus difficile que celle de la fessière ; peut-être même l'est-elle moins. Pour déterminer le point d'émergence de l'artère, il existe plusieurs procédés également exacts. D'après Lizars, l'ischiatique sort du bassin sur le milieu d'une ligne qui, partant de l'épine iliaque postéro-supérieure, aboutirait à un ou deux centimètres en avant de la tubérosité sciatique. Pétrequin conseille d'inciser sur le trajet d'une ligne allant de la même épine à la partie antérieure et inférieure de l'ischion. Il peut n'être pas toujours facile de se guider sur la tubérosité sciatique. En menant une droite de l'épine iliaque postéro-inférieure au bord supérieur du grand trochanter, on suit à peu près le bord inférieur du pyramidal, et l'on est certain de rencontrer l'artère dans l'incision. Pour plus de simplicité, il suffit de se rappeler que l'ischiatique est située à 4 ou 5 centimètres au-dessous de la fessière. On peut donc prendre tous ses points de repère comme si l'on voulait lier cette dernière artère, et faire l'incision de la peau à 4 ou 5 centimètres plus bas. Sappey a mené une incision verticale de 14 centimètres, à égale distance de la tubérosité sciatique et du grand trochanter. Il a pu atteindre le vaisseau et le lier au-dessus du sac, sans avoir à surmonter de bien grandes difficultés; malheureusement, les battements ont reparu au bout de trois jours.

Il suffirait de se porter à quelques millimètres en dedans de l'ischiatique, pour découvrir la *honteuse interne* [3]. Celle-ci sort, comme la précédente, au-dessous du pyramidal. Elle décrit, presque immédiatement, une courbe dont la concavité, tournée en avant, embrasse le petit ligament sacro-sciatique ; puis, elle traverse la petite échancrure sciatique et pénètre dans la région périnéale où nous l'avons étudiée. Pendant ce trajet, elle donne des branches aux muscles qui naissent de la tubérosité sciatique, et s'anastomose avec l'ischiatique, la fessière et les circonflexes. Les rapports de la honteuse interne avec l'ischion nous expliquent comment Travers a pu arrêter une hémorrhagie inquiétante, fournie par un ulcère gangréneux du gland, en comprimant cette artère contre la tubérosité sciatique. La honteuse interne parcourt un tissu conjonctif lâche qui se continue avec celui du périnée; elle est accompagnée de deux veines satellites et longée par le nerf honteux interne qui se trouve ordinairement en dedans, à ce niveau.

Si l'on ajoute, aux trois artères importantes que je viens de décrire, des rameaux fournis par la dernière lombaire, par l'iléo-lombaire, par les sacrées latérales, par l'obturatrice, par les musculaires superficielles de la cuisse, par les deux circonflexes et par les deux perforantes supérieures, on pourra se faire une idée du grand nombre de branches artérielles qui font communiquer la circulation du tronc avec celle du membre inférieur. Bien que ces branches n'atteignent pas toutes un calibre considérable, il n'en est pas moins vrai que les blessures profondes de la région fessière présentent toujours une certaine gravité, au point de vue de l'hémorrhagie, sans parler de la lésion des veines et de la possibilité d'intéresser l'articulation coxo-fémorale ou la cavité du bassin à travers ses parois.

Les *lymphatiques* profonds suivent le trajet des vaisseaux sanguins et aboutissent aux ganglions pelviens.

NERFS. — Ainsi que nous le savons, le plexus sacré est constitué par la réunion du nerf lombo-sacré, branche antérieure du cinquième nerf lombaire, avec les branches antérieures des quatre premiers nerfs sacrés. Il ne forme pas de réseau comparable à ceux des autres plexus nerveux ; mais, après avoir fourni quelques branches collatérales, il se résume en un seul tronc : le grand nerf sciatique.

Les seules branches collatérales que l'on puisse apercevoir dans ce plan sont le *nerf du pyramidal* [8] et le *petit nerf sciatique* [6]. Celui-ci sort du bassin entre l'artère ischiatique et le grand nerf sciatique. Il donne des rameaux moteurs au grand fessier ; mais il est principalement destiné à l'innervation des téguments de la fesse, du périnée et de la partie postérieure de la cuisse.

Le *grand nerf sciatique* [5], après son passage au-dessous du pyramidal, se dirige d'abord en bas et en dehors. Il devient vertical, à partir du bord supérieur du carré crural, et suit la dépression située entre le grand trochanter et la tubérosité de l'ischion, en se rapprochant un peu plus de cette dernière. Au niveau du pli de la fesse, il s'enfonce dans le tissu conjonctif profond de la région fémorale postérieure. Sous-jacent au grand fessier qui le sépare de la peau, il recouvre les deux jumeaux, l'obturateur interne et le carré crural. C'est entre la tubérosité sciatique et le grand trochanter que l'on a l'habitude d'appliquer les vésicatoires dans les cas de névralgie sciatique. C'est là, en effet, que se font surtout sentir les plus fortes douleurs. Il est à remarquer que ces douleurs sont presque toujours exagérées pendant les mouvements de rotation du membre, à cause de la compression exercée sur le nerf par les contractions du pyramidal.

J'ai parlé plus haut de ces luxations, assez rares il est vrai, dans lesquelles la tête du fémur s'engage entre le pyramidal et le jumeau supérieur ; la contusion du nerf sciatique par l'os luxé a quelquefois été observée après un semblable déplacement.

4e Plan. — Côté droit de la figure. — La dernière couche musculaire ne m'arrêtera pas longtemps, en raison du peu d'importance des parties qui la composent. On y remarque, en haut, toute la portion de la fosse iliaque externe sur laquelle se font les insertions du moyen fessier. Au-dessous de cette surface, le muscle *petit fessier* [*b*] se fixe en avant de la ligne courbe antérieure de l'os des iles et à la partie antérieure de la crête iliaque. Toutes ses fibres, disposées en éventail, aboutissent à un tendon qui glisse sur le bord supérieur du grand trochanter au moyen d'une bourse séreuse, et s'insère en avant de ce bord et à tout le bord antérieur de la même tubérosité. Il résulte de ces insertions que, comme le moyen fessier, ce muscle est rotateur en dedans par ses fibres antérieures, rotateur en dehors par ses fibres postérieures et abducteur par ses fibres moyennes.

Entièrement caché sous le moyen fessier, le petit fessier repose sur l'articulation coxo-fémorale dont il est séparé par une lamelle cellulo-fibreuse. Son bord postérieur s'accole au bord supérieur du pyramidal. Son bord antérieur se confond d'une façon si intime avec le bord correspondant du moyen fessier, qu'il est presque toujours impossible de les séparer.

On trouverait plus bas l'épine sciatique, le petit ligament sacro-sciatique et le tendon de l'obturateur externe, compris entre la face postérieure du col du fémur et la face profonde des muscles carré crural et jumeau inférieur. Je reviendrai sur la plupart de ces rapports, en décrivant le squelette et les articulations.

Vaisseaux et nerfs. — En fait d'artères, je n'aurai à signaler que la branche profonde de l'artère *fessière* [1]; cette branche, située entre le moyen et le petit fessier, suit le bord supérieur de ce dernier muscle, jusqu'à l'extrémité antérieure de la crête iliaque.

Un seul nerf mérite d'appeler notre attention, c'est le nerf *fessier supérieur* [4], branche collatérale du plexus sacré, qui sort du bassin avec l'artère fessière, se loge entre les muscles moyen et petit fessier qu'il anime, et se termine en envoyant un filet moteur au muscle tenseur du fascia lata.

Je rappelle que le pyramidal, l'obturateur interne, les deux jumeaux et le carré crural reçoivent leurs nerfs moteurs du plexus sacré, tandis que l'obturateur externe est animé par le nerf obturateur.

Articulations de la hanche.

Face antérieure. — Je décrirai sous ce titre non-seulement l'articulation coxo-fémorale, mais encore la symphyse sacro-iliaque et toute la portion du squelette étendue de la symphyse pubienne au sacrum, c'est-à-dire la charpente ostéo-fibreuse recouverte, en avant, par la région de l'aine, et, en arrière, par la région fessière. Pl. 43. —

En examinant le bassin, on remarque en avant le *corps du pubis* [H], partie superficielle et toujours facilement accessible à l'exploration ; plus en dehors, le trou *sous-pubien*, ou trou *ovale*, presque complétement fermé par la membrane *obturatrice* [*f*] et limité, en haut, par la *branche horizontale du pubis*, en bas, par la *tubérosité de l'ischion*, en dedans, par la branche *ischio-pubienne* [K], et en dehors, par la portion de l'os iliaque à laquelle appartient la cavité cotyloïde. Recouvert seulement de parties molles, le trou ovale semble laisser le bassin sans défense de ce côté, et l'on conçoit que des instruments vulnérants puissent, en suivant cette voie, pénétrer dans la cavité pelvienne. Toutefois, les chances de lésion sont considérablement diminuées par l'obliquité du bassin, car le trou sous-pubien, bien loin de se présenter de face, regarde au contraire fortement en bas. Remarquons encore que la branche horizontale du pubis et l'éminence iléo-pectinée sont presque immédiatement en contact avec l'artère fémorale, ce qui explique comment des anévrysmes inguinaux ont parfois déterminé une carie du pubis ou de l'ilium. Dans deux cas observés par James et par Syme, la carie s'accompagnait d'une destruction de la capsule coxo-fémorale.

En dehors de la tubérosité sciatique, l'os iliaque devient beaucoup moins haut, en même temps qu'il augmente un peu d'épaisseur. Puis vient une large surface, très-évasée, dont la partie inférieure constitue les parois latérales du petit bassin, et dont la partie supérieure répond aux fosses iliaques. Au niveau de la crête iliaque, l'os est très-superficiel et pour ainsi dire sous-cutané ; plus bas, il devient extrêmement mince et ne représente plus qu'une simple lame translucide, interposée aux fosses iliaques interne et externe. Les fractures de cette portion iliaque sont assez fréquentes, mais en général peu dangereuses, car il ne faut pas un effort bien considérable pour les produire. Par contre, les solutions de continuité de la partie inférieure du bassin sont toujours déterminées par une violence énergique ; aussi présentent-elles beaucoup plus de danger, surtout lorsqu'elles s'accompagnent d'une lésion des organes intra-pelviens. Pour éviter des répétitions inutiles, je renvoie le lecteur à ce que j'ai dit plus haut des fractures du bassin en général et des fractures doubles verticales en particulier (voy. page 537).

Le *sacrum* [D] limite le bassin en arrière ; sa face antérieure, profondément cachée dans la cavité pelvienne, peut néanmoins être explorée sans difficulté par le toucher rectal, dans les deux sexes, et par le toucher vaginal, chez la femme. Nous savons que les caries du sacrum, malheureusement assez fréquentes, deviennent souvent le point de départ de certaines fistules anales. Sur cette face, se voient les trous sacrés antérieurs, dans les intervalles desquels se fixent les faisceaux du muscle pyramidal. Des fibres transversales, étendues du sacrum à l'os des iles, ferment en avant la symphyse sacro-iliaque, et constituent le ligament *sacro-iliaque antérieur* [c] ; elles sont peu épaisses et incomparablement moins résistantes que les fibres situées en arrière de la même articulation. Un ligament *sacro-iliaque supérieur* [b], plus fort, unit la base du sacrum à la partie voisine de l'os coxal. Enfin, on peut encore rattacher à la symphyse sacro-iliaque le ligament *iléo-lombaire* [a], faisceau très-épais qui part de l'apophyse transverse de la cinquième vertèbre lombaire et se termine sur la crête iliaque, à 5 centimètres en avant de l'épine iliaque postéro-supérieure.

L'articulation *coxo-fémorale* est constituée, du côté de l'os iliaque, par la cavité cotyloïde, et, du côté du fémur, par la tête et les deux trochanters. Sa face antérieure est assez superficielle pour que l'on sente rouler la tête du fémur à travers les parties molles de l'aine, sur les sujets maigres.

La *cavité cotyloïde*, aussi nommée *acetabulum*, examinée sur un homme adulte, est située à 7 centimètres au-dessous de l'épine iliaque antéro-supérieure, à 3 centimètres et demi au-devant de l'échancrure sciatique, à 5 centimètres et demi au-dessus du sommet de la tubérosité de l'ischion et à 7 centimètres et demi de la symphyse pubienne. Chez la femme, le pubis étant plus long, la cavité se trouve un peu plus éloignée de la ligne médiane ; elle est aussi plus rapprochée de l'épine iliaque et de la tubérosité sciatique, à cause de la brièveté relative du diamètre vertical du bassin. Elle occupe le point de jonction de l'ilium, de l'ischion et du pubis, c'est-à-dire des trois os qui constituent l'os coxal chez le fœtus. On sait que ces trois pièces osseuses restent, en général, distinctes jusque vers l'âge de seize ou dix-huit ans, et même beaucoup plus tard, chez certains sujets.

L'acétabulum regarde en avant, en dehors et un peu en bas. Sa forme est celle d'une portion de sphère creuse. Son pourtour est circulaire ; il a, d'après Malgaigne, 5 centimètres et demi de diamètre en tout sens. Sa profondeur varie de 25 à 34 millimètres. Chez la femme, malgré l'ampleur du bassin, les cavités cotyloïdes sont toujours notablement plus petites que chez l'homme ; il n'y a là rien qui doive surprendre, car les dimensions de la cavité sont en rapport, non point avec l'étendue de l'os iliaque, mais avec la grosseur de la tête fémorale. En mesurant le cotyle sur trois femmes de 20 à 27 ans, Malgaigne a trouvé que le diamètre de la cavité variait de 38 à 43 millimètres et sa profondeur de 20 à 25.

Le fond de la cavité cotyloïde présente, sur les os secs, une dépression rugueuse et irrégulière qu'on nomme *arrière-fond*. Constitué par une lamelle osseuse criblée de trous vasculaires, l'arrière-fond correspond, du côté de la cavité pelvienne, à une surface quadrilatère lisse, recouverte elle-même par une portion du muscle releveur de l'anus. Il en résulte que l'articulation coxo-fémorale n'est séparée de la cavité du bassin que par une mince cloison, contre laquelle vient porter la tête du fémur, dans une chute sur les pieds. Cette cloison serait souvent brisée si elle n'était matelassée, à l'état frais, par un coussinet adipeux qui remplit tout l'arrière-fond, amortit la violence des chocs et protége contre toute compression les vaisseaux nourriciers de la tête du fémur. Néanmoins, et malgré la présence de ce coussinet, on a vu quelquefois le fond de l'acétabulum fracturé par un choc de la tête fémorale ou perforé par la carie. On comprend aisément que, dans toute la partie qui correspond au tissu adipeux, le contact des deux surfaces articulaires n'est que médiat ; tandis que, dans tout le reste de son étendue, la cavité cotyloïde est revêtue d'un cartilage d'encroûtement directement en rapport avec la tête du fémur. Ce cartilage est plus épais vers la circonférence de la cavité que vers le centre, disposition qui a pour résultat d'augmenter un peu la profondeur de l'acetabulum.

Le bord libre de la cavité cotyloïde porte le nom de *sourcil cotyloïdien* ; il est circulaire dans son ensemble ; mais, si on l'examine sur un os complétement desséché, on constate qu'il est interrompu par trois échancrures, par trois dépressions, au niveau desquelles la tête fémorale, moins bien retenue, peut plus facilement s'échapper de la cavité. La plus large de ces trois échancrures est située sur la moitié postérieure du sourcil cotyloïdien. Malgaigne lui a imposé le nom d'échancrure *ilio-ischiatique*, en raison de sa position ; elle présente 48 millimètres de large sur 10 de profondeur. L'échancrure antérieure, *ilio-pubienne*, correspond à l'éminence iléo-pectinée; elle est large de 30 millimètres et profonde de 6. La troisième, placée en bas, presque directement au-dessus de la tubérosité de l'ischion, s'appelle échancrure *ischio-pubienne* ; elle a 34 millimètres de large et 15 de profondeur ; elle répond, en dedans, au trou ovale dont elle n'est séparée que par un intervalle de 2 millimètres environ. Malgaigne fait justement observer que la situation des trois échancrures du sourcil cotyloïdien correspond, à peu près, aux points de réunion des trois os dont se compose l'os iliaque.

De la présence de ces trois dépressions découle nécessairement l'existence de trois saillies qui les séparent. La saillie supérieure, la seule qui mérite de nous intéresser, est placée à 18 millimètres en arrière et en dehors de l'épine iliaque antéro-inférieure. Elle surmonte directement l'articulation et supporte les efforts de la tête fémorale pendant la marche ou la station ; aussi est-elle assez souvent exposée à se fracturer, bien qu'elle soit unie au reste de l'os par une large base. C'est là un accident extrêmement fâcheux, car il détermine constamment une luxation de la tête du fémur, luxation qu'on peut réduire sans trop de difficulté, mais qui se reproduit sans cesse.

Le sourcil cotyloïdien est revêtu, à l'état frais, d'un bourrelet fibro-cartilagineux dont la base, adhérente, est large de 6 à 7 millimètres et dont le bord libre, tranchant, est légèrement incliné en dedans, vers le centre de l'acétabulum. Le *bourrelet cotyloïdien* forme donc un anneau plus étroit à son bord libre qu'à son bord adhérent. En même temps qu'il augmente la profondeur de la cavité, il s'applique très-exactement sur la tête fémorale ; mais il ne présente pas une résistance assez grande pour s'opposer bien efficacement aux luxations. Son rôle se borne à assurer le maintien du vide dans l'intérieur de la cavité articulaire. Le tissu fibro-cartilagineux dont il se compose comble les échancrures du sourcil cotyloïdien et en fait disparaître les inégalités ; mais, en définitive, malgré l'existence de ce moyen de renforcement, c'est toujours au niveau des trois dépressions que le pourtour de l'acétabulum présente son minimum de résistance, aussi est-ce toujours par l'un de ces trois points que la tête du fémur s'échappe de la cavité. L'échancrure ischio-pubienne n'est pas entièrement comblée ; les fibres du bourrelet cotyloïdien passant d'un côté à l'autre de cette échancrure, à la manière d'un pont, la convertissent en un trou dans lequel s'engagent les vaisseaux et les nerfs destinés à l'articulation.

L'étude des luxations de la hanche remonte incontestablement aux premiers temps de la chirurgie; mais, ici comme pour les luxations de l'épaule, les classifications admises ont été pendant longtemps vagues et confuses. Il faut arriver aux travaux de A. Cooper, de Gerdy et de Malgaigne, pour trouver une nomenclature précise et basée sur la connaissance exacte des rapports anatomiques.

Avant tout, et pour bien comprendre dans quel sens s'est produit le déplacement, il importe de tenir compte de l'inclinaison normale du bassin par rapport à la verticale. Ainsi que l'ont établi les mensurations de Malgaigne, l'angle sacro-vertébral est à 10 centimètres au-dessus d'une ligne horizontale menée par le bord supérieur de la symphyse pubienne. Une autre ligne horizontale, rasant le bord supérieur de l'échancrure sciatique, aboutit à l'épine iliaque antéro-supérieure et passe à 4 centimètres au-dessus de la cavité cotyloïde. Ces données, auxquelles on pourrait certainement en ajouter bien d'autres, me paraissent suffisantes pour fixer les idées.

La tête du fémur peut se luxer en arrière, en avant, en haut et en bas. Il est encore une autre variété de déplacement, dont on ne connaît, jusqu'à présent, que trois exemples. Je veux parler du passage de la tête dans le bassin, à travers le fond de la cavité cotyloïde; mais ce n'est pas là une luxation à proprement parler.

Les luxations en arrière sont de beaucoup les plus fréquentes. La tête du fémur s'échappe par l'échancrure ilio-ischiatique; une fois sortie de sa cavité, elle rencontre, en arrière et en dehors du sourcil cotyloïdien, un plan incliné sur lequel elle glisse avec la plus grande facilité, soit en haut, vers la fosse iliaque externe, soit en bas, vers les échancrures sciatiques. De là deux variétés de luxation en arrière: la luxation *iliaque* et la luxation *ischiatique*. Malgaigne a fait voir que le tendon de l'obturateur interne établit une ligne de démarcation entre ces deux variétés de déplacement, c'est-à-dire que dans la luxation en arrière, suivant que la tête fémorale passe au-dessous ou au-dessus de ce tendon, elle se place sur la face externe de l'ischion ou glisse vers l'échancrure sciatique. Au reste, la luxation ischiatique peut assez facilement se transformer en luxation iliaque, la tête passant d'abord au-dessous de l'obturateur interne, puis remontant derrière ce muscle. Les luxations en arrière sont complètes ou incomplètes.

Dans la luxation iliaque incomplète, la tête repose sur la partie supérieure de l'échancrure ilio-ischiatique. Lorsque le déplacement est complet, elle passe en arrière et en haut du rebord cotyloïdien et glisse plus ou moins loin, suivant l'intensité de la violence qui a déterminé la luxation ; mais il est rare que, même dans les plus forts déplacements, elle aille au delà du sommet de l'échancrure sciatique.

Les luxations ischiatiques incomplètes sont assez fréquentes ; la tête appuie alors sur la partie inférieure et postérieure du sourcil cotyloïdien, et correspond au bas de l'échancrure sciatique. Dans le cas de luxation complète, la position de la tête fémorale varie. On la trouve, le plus ordinairement, à la hauteur de l'épine sciatique ; mais, on l'a vue plus bas, et jusque sur la partie supérieure de la tubérosité de l'ischion.

Lorsque la tête du fémur se déplace en avant, elle sort par l'une des deux échancrures que présente, dans ce sens, le sourcil cotyloïdien. De là, deux variétés de luxations en avant, l'une en avant et en haut, ou *ilio-pubienne*, l'autre en avant et en bas, ou *ischio-pubienne*. Il est à remarquer que la partie antérieure du rebord cotyloïdien fait à peine saillie ; aussi, la tête luxée a-t-elle, en général, peu de tendance à glisser au loin, à moins que la violence du choc ne soit excessive. En outre, comme les deux échancrures antérieures sont assez étroites, elles dirigent toujours l'os déplacé dans le même sens, ce qui nous explique pourquoi il est impossible de transformer les deux luxations antérieures l'une dans l'autre, quelque force que l'on emploie. Ces luxations sont complètes ou incomplètes.

Les luxations ilio-pubiennes sont désignées par A. Cooper sous le nom de luxations *sur le pubis ;* Gerdy les appelait luxations *sus-pubiennes*. D'après Malgaigne, elles ne sont jamais complètes primitivement ; elles ne le deviennent que par l'effet du poids du tronc, pendant la marche. Dans la luxation incomplète, la tête appuie sur l'échancrure ilio-pubienne. Quand le déplacement est complet, elle passe au-dessus du rebord du bassin, et c'est alors le col du fémur qui porte sur l'échancrure.

Dans la luxation ischio-pubienne incomplète, les choses se passent de même, par rapport à l'échancrure inférieure. Lorsque la tête est entièrement sortie, elle appuie sur le trou ovale, tandis que le col correspond à l'échancrure ischio-pubienne. Il peut arriver que, par suite d'une violence extrême, la tête fémorale soit portée au delà du trou ovale, et passe dans la périnée, derrière la racine des bourses. Malgaigne a cité d'après Amblard, Parker et Pope, trois exemples de cette espèce de déplacement dont on a voulu faire une variété à part, sous le nom de luxations *périnéales*.

Quant aux luxations *sus-cotyloïdiennes* (directes en haut) et *sous-cotyloïdiennes* (directes en bas), elles sont fort rares et ne sauraient donner lieu à aucune considération intéressante au point de vue anatomique.

L'articulation coxo-fémorale est complétée, du côté du fémur, par la tête et les deux trochanters.

La *tête* du fémur représente un sphéroïde presque complet, dont le diamètre est de 5 centimètres et demi, chez l'homme. Chez la femme, elle est toujours plus petite et peut n'avoir pas plus de 38 millimètres de diamètre. Elle regarde obliquement en haut, en dedans et un peu en avant. Le cartilage d'encroûtement qui la recouvre, destiné à augmenter à la fois les dimensions et l'élasticité de la tête osseuse, atteint un maximum d'épaisseur d'environ 5 millimètres. Toutefois, ce cartilage est toujours plus mince vers les bords que vers le centre. La surface articulaire de la tête fémorale s'avance plus loin, du côté du col, en avant et en arrière qu'en haut et en bas. Cette disposition est évidemment en rapport avec l'étendue plus grande des mouvements de flexion et d'extension, tandis que les mouvements d'adduction et d'abduction restent beaucoup plus bornés. Sur un espace d'environ un centimètre carré, le cartilage d'encroûtement est interrompu par une dépression irrégulière sur laquelle se font les insertions du ligament rond. Cette dépression n'occupe pas le sommet de la tête fémorale; elle est plus raprochée du bord postérieur que de l'antérieur, plus du bord inférieur que du supérieur. A ce niveau, le tissu osseux est criblé de trous pour le passage des vaisseaux nourriciers de la tête du fémur. Partout ailleurs, la tête est uniquement constituée par une masse de tissu spongieux, entourée d'une mince lame de tissu compacte; structure éminemment propre à favoriser le développement des altérations organiques dont cette partie est si souvent le siége.

La tête se rattache à l'extrémité supérieure du fémur par le *col*, pédicule allongé, aplati d'avant en arrière, et dont la hauteur verticale est à peu près égale au double du diamètre antéro-postérieur. Il est aisé de comprendre que, grâce à cette disposition, le col résiste beaucoup mieux à la pression qui s'exerce sur lui de haut en bas; or, cette pression n'est autre que le poids du corps tout entier.

Le col se rétrécit brusquement à une faible distance de la tête; il s'élargit beaucoup en se confondant avec le reste de l'os. Sa face antérieure se continue insensiblement avec la face antérieure du fémur, présentant seulement, au point de jonction, une légère convexité et une ligne rugueuse obliquement étendue du grand au petit trochanter. C'est presque toujours au niveau de cette ligne qu'ont lieu les fractures extra-capsulaires, tandis que les fractures intra-capsulaires siégent ordinairement sur le rétrécissement placé immédiatement après la tête. La face postérieure du col forme, en se réunissant avec le grand trochanter, une concavité prononcée sur laquelle j'aurai à revenir plus bas. La face supérieure est concave, elle regarde en haut et en dehors; sa concavité est surtout rendue sensible par la saillie du grand trochanter. La face inférieure, également concave, regarde en bas et en dedans.

Examiné au point de vue de sa direction, le col est oblique; seulement, il convient d'étudier séparément : 1° son obliquité par rapport à la diaphyse fémorale; 2° son obliquité par rapport à l'axe du corps. C'est là ce que Chassaignac appelle obliquité de *direction* et obliquité de *position*.

On a admis pendant longtemps que, chez le fœtus, le col était dirigé presque selon le prolongement de la diaphyse et, qu'en outre, il était plus court que chez l'adulte. Par les progrès de l'âge, il s'allongeait et faisait, avec le corps de l'os, un angle de plus en plus fermé; de telle sorte que, chez le vieillard, cet angle était toujours très-voisin de l'angle droit. On supposait encore que chez la femme, l'obliquité du col était toujours plus prononcée que chez l'homme, à égalité d'âge. En un mot, d'après l'opinion soutenue par Chassaignac et Amesbury, l'obliquité de direction pouvait varier, selon l'âge et le sexe, de 0 à 90 degrés. Partant de là, on expliquait à merveille pourquoi les fractures du col sont à peu près inconnues dans le jeune âge, tandis qu'elles sont si fréquentes chez la femme et le vieillard. De là encore la diminution de la taille chez ce dernier, à mesure que la direction du col se rapproche de l'horizontale.

Or, les recherches de Rodet ont démontré que ces hypothèses ne reposaient sur aucun fondement sérieux. Après avoir fait des mensurations exactes, chez les deux sexes et aux âges les plus divers, depuis la naissance jusqu'à quatre-vingt-dix-sept ans, Rodet s'est assuré que le col du fémur fait, avec le corps, un angle de 45 degrés et que les plus grandes différences n'excèdent pas 3 degrés, ce qui est tout à fait insignifiant. Si la taille diminue chez le vieillard, cela tient uniquement à l'affaissement des corps vertébraux, à l'aplatissement des disques intervertébraux et aux inflexions du rachis. S'il est exact que les fractures du col soient plus fréquentes dans le sexe féminin, c'est que la largeur plus grande du bassin, chez la femme, rend les grands trochanters plus saillants et, partant, plus exposés à l'action des violences extérieures. Mais, chez elle, le col n'est ni plus long, ni plus horizontal que chez l'homme, ainsi que le professait à tort Dupuytren.

L'obliquité de *position* varie, sur un même individu, avec la direction de la cuisse. Selon que les fémurs sont rapprochés ou éloignés de la verticale, le col s'éloigne ou se rapproche de l'horizontale. C'est dans cette variabilité de l'angle formé par le col du fémur avec le bassin qu'il faut chercher les véritables raisons de la fréquence relative des fractures et des luxations. Rodet a en effet établi que, dans une chute sur les pieds ou sur les genoux, la fracture se produisait d'autant plus facilement que le membre était porté dans l'abduction. Quant aux conditions suivant lesquelles s'effectuent les deux variétés de fractures du col, il résulte des travaux de Bonnet, de Brun et de Rodet, que la fracture extra-capsulaire succède à une chute sur le grand trochanter, tandis que la fracture intra-capsulaire est déterminée par une chute sur les pieds ou sur les genoux, le membre étant surpris dans l'abduction. Dans le premier cas, l'os se brise parce qu'il y a tendance à l'agrandissement de l'angle formé par le col et le corps; dans le second, au contraire, il y a tendance à la fermeture du même angle.

La texture du col fémoral, entièrement spongieuse, rappelle celle de tous les os courts de l'économie. La lame compacte qui limite et contient le tissu aréolaire ne présente pas une égale épaisseur partout. Elle est mince en haut, en avant et en arrière, mais elle devient très-épaisse en bas où elle forme comme une voûte résistante qui supporte tout le poids du corps. On conçoit que, lorsque cette lame est brisée, les dentelures dont elle est hérissée peuvent s'enfoncer dans la substance spongieuse du grand trochanter et donner lieu à des fractures avec pénétration. Chez le vieillard, les aréoles du tissu osseux s'agrandissent par résorption; il se forme même, parfois, au centre du col, une vacuole qui communique ou non avec le canal médullaire du corps. Dans tous les cas, la fragilité plus grande de l'os explique suffisamment la prédominance des fractures du col pendant la vieillesse. Chose remarquable! on a quelquefois observé, sur des sujets avancés en âge, des fractures incomplètes du col, démontrées par l'autopsie.

Le *petit trochanter* fait, sur la face interne du fémur, une saillie de 10 à 12 millimètres, sur laquelle se fixe le tendon du psoas-iliaque [*o*]. Quoi qu'en disent la plupart des auteurs, cette saillie ne me paraît pas assez développée, dans les circonstances normales, pour pouvoir arrêter le tranchant du couteau pendant une désarticulation coxo-fémorale. D'ailleurs, lorsque l'instrument longe la face postérieure du fémur, on porte ordinairement le membre dans la rotation en dehors, ce qui rend le petit trochanter d'autant moins proéminent en arrière.

Le *grand trochanter* est une apophyse verticale, saillante de 12 ou 13 millimètres au-dessus du niveau du col. Sa base d'implantation, un peu déjetée en dehors, correspond à la partie supérieure et externe du corps de l'os. Son sommet, recourbé en dedans, lui donne la forme d'un doigt demi-fléchi. La distance de ce sommet à la crête iliaque diffère un peu suivant les sujets; mais elle varie surtout, chez un même individu, selon le degré d'abduction du membre. Les luxations de la hanche, en déplaçant l'extrémité supérieure du fémur, changent nécessairement cette distance; la mensuration fournit un moyen complémentaire d'assurer le diagnostic. Seulement, en comparant le côté malade au côté sain, il faut avoir soin de placer les deux membres dans des positions rigoureusement analogues, et encore ne parvient-on pas toujours à éviter les chances d'erreur, malgré les précautions les plus attentives.

La face externe du grand trochanter regarde un peu en arrière; elle est taillée à facette et occupée par les insertions du moyen fessier [*k*], du petit fessier [*l*], et du vaste externe [*m*]. Cette face n'est séparée de la peau que par le tendon du grand fessier et une couche peu épaisse de tissu conjonctif; aussi est-elle aisément accessible soit aux investigations, soit aux instruments du chirurgien. La face interne est creusée et comme évidée par la *cavité digitale*. La face antérieure forme, avec la face antérieure du col, un angle obtus saillant en avant. Uniquement composé de tissu spongieux et d'une mince écorce compacte, le grand trochanter est extrêmement fragile. Fractures simples, avec écrasement, avec pénétration du col, carie, nécrose, telles sont les lésions que l'on a fréquemment l'occasion d'y observer.

Les trois épiphyses qui forment l'extrémité supérieure du fémur se réunissent ordinairement au corps de l'os vers dix-huit ou vingt ans.

L'articulation *coxo-fémorale* est la plus parfaite des énarthroses. Après avoir décrit les surfaces osseuses qui la constituent, il convient maintenant d'en étudier les moyens d'union périphériques et intra-articulaires.

Une *capsule orbiculaire* [*d*], très-forte, entoure l'article. Cette espèce de manchon s'insère, par sa circonférence supérieure, en dehors du bourrelet cotyloïdien, excepté au niveau de l'échancrure ischio-pubienne, où ses fibres se fixent sur la portion de ce bourrelet qui convertit l'échancrure en trou. Sa circonférence inférieure embrasse la base du col fémoral, mais elle ne s'avance pas également dans tous les sens. En haut, elle s'étend jusqu'au grand trochanter; en avant, elle va jusqu'à la ligne oblique qui joint les deux trochanters; mais, en arrière, elle s'arrête à l'union des deux tiers internes avec le tiers externe du col. D'où il suit que, sur sa face postérieure, le col est en partie au dehors et en partie au dedans de l'articulation. Il n'est pas rare d'observer, à ce niveau, des fractures mixtes, c'est-à-dire des solutions de continuité dont le trait est intra-capsulaire en avant, et extra-capsulaire en arrière.

Tandis que la capsule scapulo-humérale est assez lâche pour permettre un écartement considérable des surfaces articulaires, la capsule coxo-fémorale, au contraire, maintient les os appliqués l'un contre l'autre, condition évidemment favorable à la solidité du membre inférieur, pendant la station ou pendant la marche. La capsule de la hanche diffère encore de celle de l'épaule par sa forme. Ainsi que nous l'avons vu, cette dernière est cylindrique, tandis que celle de la hanche est tronc-conique, à grande base supérieure. Il en résulte que, si l'on coupe circulairement la capsule coxo-fémorale près de ses attaches au col, c'est-à-dire au voisinage de sa plus petite circonférence, la tête du fémur ne pourra pas sortir par l'ouverture. On devra donc, en pratiquant une désarticulation coxo-fémorale, inciser la capsule le plus près possible du rebord cotyloïdien, afin de rendre plus facile l'issue de la tête fémorale. Notons encore que, dans toute luxation, la déchirure de la capsule est, le plus souvent, située vers l'acétabulum; lorsque la solution de continuité a eu lieu en bas, le déplacement a été rendu possible par une seconde déchirure plus ou moins perpendiculaire à la première.

La capsule coxo-fémorale se compose, en très-grande partie, de fibres entrecroisées dans tous les sens, formant un tissu feutré, de couleur un peu grisâtre. Sur quelques points, cependant, ces fibres affectent des directions parallèles et constituent des faisceaux distincts. Un de ces faisceaux, le plus remarquable et le plus puissant, s'étend verticalement de l'épine iliaque antéro-inférieure au petit trochanter. Il a reçu le nom de *ligament de Bertin* [e]. Un autre faisceau, moins fort, mentionné par Isnard, de Metz, forme à la partie supérieure de la capsule une espèce de corde peu saillante, tendue entre le grand trochanter et la partie supérieure du sourcil cotyloïdien. Enfin, les frères Weber ont décrit, sous le nom de *ligament annulaire*, des fibres qui sont comprises dans l'épaisseur du manchon fibreux, partent de l'épine iliaque antéro-inférieure, font tout le tour de la capsule et reviennent à leur point de départ.

L'épaisseur de la capsule coxo-fémorale varie suivant les points que l'on examine. En arrière, en bas et en dedans, le tissu fibreux est médiocrement résistant ; il devient surtout très-mince près du col, où l'on remarque de nombreuses ouvertures destinées au passage des vaisseaux nourriciers. Au niveau du ligament de Bertin, la capsule est presque aussi épaisse que le tendon d'Achille ; en dehors de ce ligament, et sur un certain nombre de sujets seulement, on remarque un trou qui fait communiquer l'intérieur de l'article avec la bourse séreuse du psoas.

Le moyen d'union interarticulaire est le *ligament rond*, faisceau fibreux fixé, d'une part, à la dépression de la tête fémorale, et, d'autre part, aux bords de l'échancrure ischio-pubienne par une double insertion. Ce ligament limite un peu le mouvement d'adduction; mais il présente trop de longueur pour pouvoir maintenir la tête en place, une fois que la capsule est divisée. Son principal rôle est de servir de soutien aux vaisseaux nourriciers qui vont à la tête du fémur.

La synoviale tapisse tout l'intérieur de l'articulation et engaîne le ligament rond. Du côté de l'acétabulum, elle recouvre le coussinet adipeux de l'arrière-fond, de telle sorte que ce coussinet se trouve, en réalité, situé au dehors de la cavité articulaire. Du côté du col, elle s'avance beaucoup moins loin que la capsule fibreuse; en avant et en bas surtout, le fond de la synoviale est séparé des insertions de la capsule par un intervalle de 2 centimètres. On conçoit donc qu'une fracture, contenue tout entière à l'intérieur du manchon fibreux, puisse être partiellement située en dehors de la synoviale. Il va sans dire que, sur un assez grand nombre de points, et notamment au niveau des cartilages d'encroûtement, la séreuse articulaire n'est représentée que par une couche d'épithélium pavimenteux.

L'articulation coxo-fémorale, appartenant à la classe des énarthroses, jouit de tous les mouvements ; toutefois, la flexion et l'extension y sont beaucoup plus étendues que les mouvements de latéralité. Dans aucun sens, du reste, la tête ne se trouve arrêtée par le contact d'une saillie osseuse. La flexion n'est bornée que par la rencontre de la face antérieure de la cuisse et de la paroi abdominale. Dans l'extension, le ligament de Bertin s'enroule autour du col, ce qui se comprend sans peine, à cause de la disposition anguleuse de l'extrémité supérieure du fémur. Lorsque ce ligament se trouve tendu à son maximum, l'extension s'arrête.

La position de la cuisse, par rapport au bassin, n'est pas indifférente pour la production de telle ou telle variété de luxation coxo-fémorale. La luxation iliaque, par exemple, se produit par un mouvement forcé d'adduction et de rotation en dedans, combiné, le plus souvent, avec la flexion. Quand la flexion est forcée, la luxation, au lieu d'être iliaque, devient ischiatique. La luxation ischio-pubienne survient pendant l'abduction forcée, le membre étant indifféremment dans la flexion ou dans l'extension. Malgaigne a produit expérimentalement des luxations ilio-pubiennes, soit en plaçant la fesse sur le bord d'une table et en portant brusquement le genou en arrière, pour forcer l'extension, soit en mettant d'abord la cuisse dans l'abduction et en agissant sur la jambe demi-fléchie, pour forcer la rotation en dehors.

Les artères circonflexes fournissent à l'articulation coxo-fémorale un assez grand nombre de branches. Le rameau articulaire de la circonflexe interne pénètre par l'échancrure ischio-pubienne, arrive au coussinet adipeux de l'arrière-fond, et gagne la tête fémorale en suivant le ligament rond. Les artérioles destinées au col et aux trochanters proviennent des deux circonflexes; elles s'engagent dans les nombreuses ouvertures percées à la surface des os. Bien que d'un calibre peu considérable, ces vaisseaux sont incontestablement suffisants pour alimenter le fragment supérieur dans une fracture intra-capsulaire et pour fournir les matériaux d'un cal osseux. Si l'on observe souvent une fausse articulation à la suite de ces fractures, ce défaut de consolidation tient, non point au manque de nutrition des fragments, mais à leur mobilité et à l'impossibilité où l'on est de les maintenir au contact. D'ailleurs, dans certains cas, les fractures, même intra-capsulaires, se réunissent par un cal osseux parfaitement constitué.

Parmi les muscles qui entourent cette articulation, je signalerai, sur la face antérieure : 1° le *droit antérieur* [*h*] dont une des insertions se fait sur le sourcil cotyloïdien; 2° le *pectiné* [*s*]; 3° les *adducteurs* [*q*,*r*]; 4° au niveau du petit trochanter, le *psoas* [*o*]; 5° du côté du grand trochanter, le *moyen fessier* [*k*], le *petit fessier* [*l*], le *vaste externe* [*m*]; 6° enfin, à une certaine distance de la capsule articulaire, le *couturier* [*g*] en haut, et le *vaste interne* [*n*] en bas. Je me borne à cette rapide énumération, car j'ai l'intention de revenir, dans un instant, sur l'action de ces muscles, et sur leur rôle dans les déplacements consécutifs aux fractures du col du fémur.

Pl. 43.—Fig. 2. *Face postérieure.* — Du côté de la face postérieure, on trouve, sur la ligne médiane, une série de tubercules osseux qui constituent la *crête sacrée*, et qui font suite aux apophyses épineuses des vertèbres lombaires. Par son extrémité inférieure, cette portion de l'épine dorsale aboutit au coccyx [B]. Elle est superficielle dans toute son étendue, très-exposée, par cela même, à l'action des violences extérieures; mais, en revanche, il est très-facile d'en reconnaître les moindres déformations, à travers le peu de parties molles qui la recouvrent.

En dehors de cette crête, se voient les *trous sacrés postérieurs*, dans lesquels s'engagent les branches postérieures des nerf sacrés. Béclard a cité un fait remarquable et probablement unique; une tige de fer, après avoir pénétré dans la cavité rachidienne par les trous sacrés postérieurs, traversa les trous sacrés antérieurs, parvint dans le bassin et alla perforer la vessie. On aperçoit encore, sur cette face du sacrum, quelques saillies latérales correspondant aux apophyses articulaires; mais ces éminences sont toujours beaucoup moins accusées que les tubercules de la crête sacrée.

Les fractures simples du sacrum ne sont pas rares; elles sont toujours le résultat d'une chute ou d'une action vulnérante directe, agissant sur la face postérieure de cet os. Il est en général facile de les constater, surtout en employant le toucher rectal, concurremment avec l'exploration à travers les téguments. En parcourant les observations publiées sur ce sujet par Fleury de Clermont, Malgaigne, Judes, J. Cloquet, Bermond, Voillemier, Loder, etc., on voit que le siége et la direction des fragments varient suivant le point d'application et l'intensité de la force. En raison de son petit volume et de sa mobilité, le coccyx ne se fracture que très-exceptionnellement, mais il se déplace fréquemment.

La description de l'os iliaque ne saurait donner lieu à aucune considération nouvelle. Je noterai seulement, en dehors du sacrum, la présence des deux épines iliaques postérieures, saillies importantes, comme point de repère, lorsqu'on veut pratiquer la ligature des artères de la région fessière.

Le sacrum est uni à l'os des iles par la symphyse *sacro-iliaque*, articulation dont les deux surfaces sont en partie contiguës et en partie continues. La portion contiguë est constituée, du côté du sacrum, par la facette *auriculaire*, et, du côté de l'os iliaque, par une surface symétrique; de part et d'autre, les os sont revêtus d'un cartilage d'encroûtement. Pour la portion continue, tout l'espace situé en arrière des surfaces auriculaires est rempli par des fibres ligamenteuses allant d'un os à l'autre, et formant un ligament interosseux extrêmement résistant.

Les surfaces articulaires sont très-sinueuses et disposées obliquement, de telle façon que le sacrum s'enfonce comme un coin entre les deux os coxaux, soit verticalement, soit dans le sens antéro-postérieur. La synoviale qui revêt l'intérieur de l'article est tout à fait rudimentaire; à l'état ordinaire, il ne se produit pas le moindre mouvement dans cette symphyse. Pendant les derniers mois de la grossesse et jusqu'au moment de l'accouchement, les ligaments se ramollissent et les surfaces articulaires exécutent de légers mouvements de glissement. Chaussier, Béclard et Velpeau ont même prétendu que, dans certains cas, ces mouvements pouvaient être assez étendus pour que l'on pût introduire le doigt entre les deux pubis. C'est, à coup sûr, la seule considération qui puisse justifier la symphyséotomie; car, s'il était démontré que ces mouvements n'existent pas, l'opération n'aurait plus aucune raison d'être.

J'ai décrit, avec la face antérieure, les ligaments situés en avant de l'article, c'est-à-dire les ligaments sacro-iliaques antérieurs et supérieurs. Les fibres qui réunissent le sacrum à l'os coxal, en arrière, constituent les ligaments *sacro-iliaques postérieurs* [*a*]; elles forment des faisceaux superposés, d'autant plus longs qu'ils sont plus superficiels. Le plus remarquable de ces faisceaux [*b*] est presque vertical; il va de l'épine iliaque postéro-supérieure au tubercule de la troisième vertèbre sacrée. Bichat l'avait nommé ligament *sacro-épineux;* Cruveilhier l'appelle ligament *sacro-iliaque vertical postérieur.*

Tous ces ligaments sont tellement résistants qu'il faut une violence extrême, pour déterminer une dislocation de la symphyse sacro-iliaque; le plus souvent, la force s'épuise sur les os et les brise en éclats. Cependant, il existe dans la science quelques exemples de luxations du sacrum; mais presque toujours le déplacement s'accompagne d'une fracture. Sur un malade que j'ai eu dernièrement l'occasion d'observer, le sacrum était luxé en arrière de la cinquième vertèbre lombaire, en même temps que le bassin était fracturé au niveau de la symphyse sacro-iliaque droite. Bien que l'étendue du déplacement fût de près d'un centimètre, il ne survint, sur ce sujet, aucun signe de paralysie du côté des membres inférieurs, ce qui est exceptionnel; car, en général, les fractures ou les luxations du sacrum déterminent une compression plus ou moins prononcée de la queue de cheval.

De l'ischion au sacrum s'étendent les deux ligaments sacro-sciatiques dont il convient maintenant de dire quelques mots.

Le *grand ligament sacro-sciatique* [d] naît de la lèvre interne de la tubérosité de l'ischion, et de l'origine de la branche ascendante de cet os. Il est élargi à son extrémité inférieure où ses fibres se continuent avec celles du tendon commun au biceps et au demi-tendineux [x]. Dirigé en haut, en arrière et en dedans, il se retrécit à sa partie moyenne et s'étale de nouveau vers son extrémité supérieure. De ce côté, ses insertions occupent tout le bord externe du sacrum et remontent jusqu'à l'épine iliaque postéro-supérieure. Il est recouvert, dans toute son étendue, par le muscle grand fessier, auquel il fournit de nombreux points d'insertion.

Le *petit ligament sacro-sciatique* [e] est situé en avant du précédent. Il embrasse le sommet de l'épine sciatique, se dirige en dedans, un peu en bas, et vient se perdre sur la face antérieure du grand ligament sacro-sciatique.

Ces deux ligaments subdivisent, en deux ouvertures distinctes, l'espace compris entre les bords latéraux du sacrum et le bord postérieur de l'os iliaque. La *grande échancrure sciatique* [f], circonscrite par l'os coxal et les deux ligaments sacro-sciatiques, donne passage à l'artère fessière et à ses veines satellites, au nerf fessier supérieur, au muscle pyramidal, aux artères ischiatique et honteuse interne, aux veines qui accompagnent ces artères, au grand nerf sciatique, au petit nerf sciatique, au nerf honteux interne et au tissu conjonctif lâche qui fait communiquer l'intérieur du bassin avec la région fessière. Ainsi que je l'ai dit plus haut, on a vu des instruments vulnérants, des projectiles, traverser ce large orifice et pénétrer dans la cavité pelvienne sans fracturer les os. La *petite échancrure sciatique* [g] est occupée par le tendon de l'obturateur interne et par les vaisseaux et le nerf honteux interne, au moment où ceux-ci contournent l'épine sciatique pour rentrer dans le bassin.

L'articulation coxo-fémorale ayant été décrite dans la première partie de ce paragraphe, il ne me reste plus maintenant qu'à exposer quelques courtes considérations sur cette articulation et sur les parties avoisinantes. La face postérieure de la capsule fibreuse [k] est beaucoup moins étendue que la face antérieure. Elle est surmontée par la double insertion du muscle droit antérieur de la cuisse [l], dont le tendon *direct* [m] aboutit à l'épine iliaque antéro-inférieure, tandis que le tendon *réfléchi* [*n*] se rend à la partie supérieure du bourrelet cotyloïdien. En bas, et sur la face postérieure du col, se voit le tendon de l'*obturateur externe* [*p*].

Le *grand trochanter* [H], déjeté en dehors, protége efficacement le bassin contre les chocs qui pourraient l'atteindre latéralement. Recouvert de peu de parties molles, il peut être facilement mis à nu de ce côté, soit qu'on veuille le reséquer, soit que l'on se propose d'en pratiquer l'évidement dans les cas de carie. C'est encore par la face externe ou par la face postérieure qu'il convient d'attaquer l'articulation coxo-fémorale, pour reséquer la tête du fémur. Seutin s'est servi d'une seule incision verticale, allant de la crête iliaque à 8 centimètres au-dessous du grand trochanter; mais, à ce procédé, je préfère de beaucoup ceux qui permettent de découvrir largement la capsule articulaire.

La face postérieure du grand trochanter déborde le col du fémur, en arrière, de plus d'un centimètre; c'est à cette saillie qu'il faut attribuer la formation de la gouttière verticale dont j'ai signalé la présence à la région fessière. Il résulte de cette disposition que l'axe du col aboutit sur la moitié antérieure du grand trochanter. Lors donc que, dans une chute sur le grand trochanter, le col se détache à sa base, il y a production d'une fracture extra-capsulaire; mais le tassement des fragments ne s'effectue pas dans la direction de l'axe du col. Ainsi que l'a fait voir Robert, dès que le bord postérieur du grand trochanter vient toucher le sol, ce bord refoulé en dedans se rapproche de la face postérieure du col et la gouttière verticale se comble, de telle sorte que les fragments se rapprochent en arrière et s'écartent en avant. Il est extrêmement rare que le grand trochanter ne soit pas lui-même fracturé dans ce cas; il ne l'est jamais avec une fracture intra-capsulaire.

A l'état normal, le grand trochanter décrit, pendant la rotation de la cuisse, un arc de cercle dont le rayon est mesuré par la longueur du col et de la tête fémorale. Il est clair que, si le col est fracturé à sa base, le bras de levier manquant, l'arc en question n'existera plus. C'est là, en effet, ce qui devrait toujours arriver *théoriquement;* mais dans la pratique, les exceptions sont nombreuses, parce que la fracture s'accompagne souvent de la pénétration des fragments, et que les relations du col et du trochanter ne sont, pour ainsi dire, pas changées au point de vue physiologique. La pénétration nous explique aussi pourquoi le raccourcissement est inappréciable dans certaines fractures extra-capsulaires. On a même observé des fractures intra-capsulaires sans raccourcissement; mais ici le maintien des fragments tient à une autre cause, à l'intégrité du périoste qui suffit pour contre-balancer l'action des muscles péri-articulaires, malgré leur nombre et leur puissance de contraction.

Ces muscles, classés suivant leurs fonctions, sont :

1° le psoas, — fléchisseur et rotateur en dehors;

2° le droit antérieur, — fléchisseur ;

3° Le droit interne, le couturier, le pectiné et les trois adducteurs, — fléchisseurs, adducteurs et rotateurs en dehors ;

4° Le fascia lata, — fléchisseur et un peu rotateur en dedans ;

5° Le pyramidal, les jumeaux, l'obturateur interne et le carré crural, — abducteurs et rotateurs en dehors ;

6° Le grand fessier, — extenseur, abducteur et rotateur en dehors ;

7° Le moyen et le petit fessier, — abducteurs, rotateurs en dehors par leurs fibres postérieures, rotateurs en dedans par leurs fibres antérieures.

On voit donc qu'en somme le nombre des muscles rotateurs en dehors l'emporte considérablement sur celui des muscles rotateurs en dedans. C'est en s'appuyant sur cette considération physiologique qu'on a, pendant longtemps, expliqué le renversement du pied en dehors, après les fractures du col du fémur. Mais il n'est pas nécessaire d'aller chercher la cause de ce déplacement dans une action musculaire; car, même à l'état normal, le membre est équilibré de telle façon qu'abandonné à lui-même il se porte naturellement dans la rotation en dehors. Dans quelques fractures du col, la pointe du pied est, exceptionnellement, tournée en dedans ; ce déplacement doit être attribué à l'obliquité de la solution de continuité, à la multiplicité des fragments, à leur mode de pénétration, etc. D'ailleurs, si l'on réduit la fracture et qu'on abandonne ensuite le membre à lui-même, on le voit immédiatement se porter dans la rotation en dehors.

Si l'action musculaire est à négliger, ou à peu près, dans les fractures du col, il en est tout autrement dans les luxations de la tête du fémur. Fortement revenus sur eux-mêmes, ces muscles puissants opposent aux tractions une résistance énergique et rendent souvent la réduction très-difficile. Dans certains cas, ainsi que je l'ai noté en parlant du pyramidal et de l'obturateur interne, ils forment une boutonnière qui bride le col en raison directe de la tension qu'on leur fait subir.

Nous avons vu plus haut que, si la tête de l'humérus reste en contact avec la cavité glénoïde de l'omoplate, c'est grâce à la contraction des muscles de l'épaule et principalement du deltoïde. Il semblerait, à priori, qu'il dût en être ainsi pour l'articulation coxo-fémorale ; il n'en est rien pourtant. Une expérience très-simple, et aujourd'hui bien connue, instituée par les frères Weber, est venue démontrer que la pression atmosphérique seule maintient le membre inférieur suspendu au tronc. Si l'on coupe tous les muscles qui entourent la capsule, en laissant pendre le membre, la tête du fémur ne sort pas de sa cavité. Elle ne sort pas davantage, si l'on incise circulairement la capsule, après avoir coupé les muscles. Mais si l'on fait alors, par l'intérieur du bassin, une petite ouverture au fond de l'acétabulum, dès que l'air pénètre dans l'articulation, le fémur tombe immédiatement et n'est plus retenu que par le ligament rond. On sait, du reste, que lorsqu'on pratique la désarticulation du fémur, il se produit, au moment où l'on disjoint les surfaces articulaires, un bruit particulier qui annonce la pénétration de l'air dans l'article. De là, l'indication d'inciser non-seulement la partie supérieure de la capsule, mais encore le bourrelet cotyloïdien, dans la désarticulation coxo-fémorale, en même temps qu'on fait basculer le fémur en arrière et en dehors, pour mieux le dégager.

Ce serait peut-être ici le lieu d'entrer dans quelques explications sur le prétendu allongement du membre inférieur dans la coxalgie, allongement attribué tantôt au gonflement du coussinet adipeux cotyloïdien, tantôt à une accumulation de liquide dans l'intérieur de l'article, au gonflement de la tête fémorale ou à une paralysie musculaire. Mais je craindrais, en insistant sur ce sujet, de me laisser entraîner dans le domaine de la pathologie pure. Qu'il me suffise de dire que, si les causes invoquées sont nombreuses, les exemples authentiques du fait lui-même sont très-rares. En réalité, il n'y a généralement dans la coxalgie ni raccourcissement, ni allongement. Il est bien entendu que, si la cavité cotyloïde est suffisamment déformée en haut et en dehors pour permettre l'issue de la tête, il se produit une luxation iliaque ; dans ce cas, le raccourcissement est constant.

DE LA CUISSE.

La cuisse commence immédiatement au-dessous des régions inguinale et fessière ; elle se termine au genou. Ses limites sont purement artificielles ; car, si le pli de la fesse la sépare assez nettement de la région fessière, en haut et en arrière, une simple ligne conventionnelle marque l'extrémité inférieure de l'aine. D'autre part, les anatomistes sont bien loin d'être d'accord sur la hauteur à laquelle il convient de faire terminer la cuisse, du côté du genou. Malgaigne prend pour limite inférieure le bord supérieur de la rotule; Blandin s'arrête à quatre travers de doigt au-dessus de ce bord; Jarjavay à un travers de doigt seulement; Richet à deux travers de doigt. J'adopterai cette dernière délimitation, parce qu'elle me paraît correspondre assez exactement au cul-de-sac supérieur de la synoviale du genou.

Lorsque le membre est dans l'extension, la cuisse a la forme d'un tronc de cône renversé. Elle présente, en avant et en dehors, une convexité déterminée par la courbure naturelle du fémur. Pendant la demi-flexion, elle s'aplatit sensiblement sur ses deux faces antéro-interne et postéro-externe, surtout lorsqu'elle repose sur un plan horizontal. L'accumulation du tissu adipeux la laisse toujours arrondie, chez la femme et chez l'enfant; les contractions musculaires la rendent prismatique, chez les individus maigres et vigoureux.

Les deux cuisses ne sont pas verticales, mais obliques de haut en bas et de dehors en dedans; il est facile de s'en assurer en regardant un sujet dont les membres inférieurs sont étendus et rapprochés. On voit que les deux trochanters sont séparés l'un de l'autre par toute la largeur du bassin, tandis que les deux genoux arrivent au contact. Cette obliquité tient à ce que le condyle interne du fémur descend plus bas que l'externe, de sorte que l'extrémité inférieure de l'os portant sur un plan horizontal, l'extrémité supérieure se dirige forcément en haut et en dehors. Comme il est aisé de le concevoir, les fémurs seront d'autant plus obliques que les grands trochanters seront plus éloignés de l'axe du corps, soit par la largeur plus grande du bassin, soit par un excès de longueur du col fémoral. C'est précisément là ce qui se produit normalement chez la femme, et exceptionnellement chez les hommes *cagneux*.

A l'exemple de Velpeau, je subdiviserai la cuisse en deux régions, une région *fémorale antérieure* et une région *fémorale postérieure*. Ces deux régions sont séparées, en dehors, par une ligne verticale allant du grand trochanter au condyle externe du fémur, et en dedans, par une ligne semblable, menée de la branche ischio-pubienne au condyle interne. La première de ces deux limites correspond à l'intervalle du biceps et du vaste externe; elle est marquée par un sillon parfaitement appréciable à travers les téguments. La seconde suit la direction du muscle droit interne.

Région fémorale antérieure.

1er *Plan.* — Cette région est assez régulièrement convexe dans toute son étendue. On n'y remarque ni éminences, ni dépressions bien sensibles. Je noterai seulement, au niveau du tendon du triceps, une fossette déterminée par la saillie du vaste interne et du vaste externe. Pl. 44.

La *peau* est mince en dedans; elle s'épaissit très-notablement, en gagnant le côté externe du membre. Peu adhérente à l'aponévrose, elle peut être facilement déplacée, lorsqu'il s'agit de combler de vastes pertes de substances. C'est surtout à la cuisse que l'on voit se produire ces décollements étendus, sans solution de continuité du tégument, sur lesquels Morel-Lavallée a appelé l'attention d'une manière toute spéciale. Chez l'homme, la peau de la région fémorale antérieure se recouvre de poils plus ou moins clair-semés. Dans les deux sexes, les glandes sébacées deviennent très-abondantes au voisinage du pli génito-crural.

2e *Plan.* — Le panicule adipeux [B,B] varie évidemment d'épaisseur avec l'embonpoint du sujet. Il recouvre un *fascia superficialis* peu distinct lorsque la graisse est abondante, mais aisément isolable sur les individus amaigris. Toute cette couche sous-cutanée, médiocrement adhérente à l'aponévrose, comme je viens de le dire, se laisse envahir avec la plus grande facilité par les inflammations diffuses. Pl. 45.

L'*aponévrose* [*a*] forme une gaîne très-forte à toute cette section du membre. Quelques auteurs la désignent, dans son ensemble, sous le nom de *fascia lata;* mais il vaut mieux réserver ce nom à la bandelette [*b*] qui descend de l'épine iliaque antéro-supérieure et se dirige verticalement vers la tubérosité externe du tibia. Cette bandelette n'est, du reste, qu'une portion de l'aponévrose fémorale, large d'environ trois travers de doigt.

En haut, l'aponévrose fémorale fait suite à l'aponévrose de l'aine; elle se fixe, en dedans, à la lèvre externe de la branche ischio-pubienne, en dehors au grand trochanter. En bas, elle passe sans transition dans la région fémoro-tibiale antérieure. Les fibres qui la constituent sont verticales dans la partie qui correspond au fascia lata; dans tout le reste de la région, on trouve un plan superficiel composé de fibres circulaires, et un plan profond dont les fibros sont obliques.

L'entrecroisement de toutes ces fibres détermine, sur certains points, la formation d'ouvertures losangiques par lesquelles sortent les vaisseaux et les nerfs destinés à la peau.

L'enveloppe fibreuse de la cuisse présente son maximum d'épaisseur en dehors. Elle est plus mince en avant et surtout en dedans, au niveau des adducteurs et du droit interne. Elle reste néanmoins assez résistante dans sa totalité, pour brider solidement les organes sous-jacents. Il semble même qu'elle soit trop étroite pour contenir les muscles; aussi voit-on ceux-ci s'échapper au dehors et faire hernie, toutes les fois que l'aponévrose est le siége d'une solution de continuité. La résistance de cette lame fibreuse devient une condition fâcheuse dans les inflammations profondes, et principalement dans les cas de plaies par armes à feu, à cause de la compression et de l'étranglement qu'elle fait subir aux tissus enflammés; c'est dans ces cas surtout que le débridement est employé avec avantage. Il faut attribuer à la même cause la difficulté de percevoir la fluctuation, dans la plupart des abcès profonds de la cuisse.

Par sa face profonde, l'aponévrose fournit, à tous les muscles, des gaînes qui les isolent complétement. La graisse qui s'accumule dans les interstices musculaires forme des tractus jaunâtres, visibles par transparence après l'ablation de la peau. On doit encore rattacher à l'aponévrose d'enveloppe la gaîne des vaisseaux fémoraux, et les aponévroses *intermusculaires*. Celles-ci sont des cloisons fibreuses, tendues verticalement entre l'aponévrose extérieure et la ligne âpre du fémur; elles sont d'ailleurs comparables, pour la disposition générale, aux aponévroses intermusculaires du bras. J'indiquerai, dans le courant de la description, les quelques particularités qu'elles peuvent présenter.

VAISSEAUX. — Les *artérioles* tégumenteuses, très-peu importantes, proviennent de la crurale [1,1] ou de la grande musculaire [2,2].

Les *veines* superficielles [4,4] forment, dans la couche sous-cutanée, un réseau plus ou moins développé dont les branches aboutissent à la *saphène interne* [3]. Celle-ci monte suivant une ligne oblique menée de la partie postérieure du condyle interne du fémur vers le sommet du fascia cribriformis. Il existe parfois deux veines saphènes internes; mais, ainsi que je l'ai déjà dit, ces deux veines se réunissent toujours en un seul tronc, un peu avant de traverser l'aponévrose crurale. Toutes les veines superficielles de la cuisse sont pourvues de valvules dont la destination évidente est de prévenir, autant que possible, la stase du sang veineux; néanmoins, il n'est pas rare de voir les varices remonter jusqu'à la région fémorale antérieure. Notons encore la fréquence relative des phlébites de la saphène interne.

Les *lymphatiques* occupent, presque tous, le côté interne de la région; ils marchent à peu de distance de la saphène et parallèlement à cette veine. Il est à peine besoin d'ajouter qu'ils aboutissent aux ganglions inguinaux superficiels. Lorsque ces vaisseaux sont le siége d'une angioleucite, ils forment des traînées rougeâtres, visibles à travers le derme, et donnent souvent au doigt la sensation d'un petit cordon noueux.

NERFS. — Aucun filet nerveux n'accompagne la veine saphène interne à la cuisse; c'est seulement à partir du genou que le nerf saphène interne, satellite de cette veine, devient superficiel.

Tous les nerfs cutanés de la région fémorale antérieure proviennent du plexus lombaire. En dehors, on rencontre le rameau fémoral du nerf *inguinal externe* (fémoro-cutané), dont les filets [5,5] descendent verticalement dans toute la hauteur de la région. Au milieu, l'on trouve surtout les rameaux *perforants* du nerf *crural* [6,6] qui traversent l'aponévrose, après avoir innervé le muscle couturier. Enfin, dans le tiers interne de la préparation, les nerfs superficiels sont fournis par la branche fémorale du nerf *inguinal interne* et par le petit nerf *accessoire du saphène interne* [7].

3e *Plan*. — Ce plan, tout musculaire, se compose en réalité de deux couches de muscles superposés. La première couche comprend le tenseur du fascia lata et le couturier; la seconde renferme le droit antérieur, le vaste interne et le vaste externe, c'est-à-dire le triceps fémoral. Pl. 46.

Le muscle *tenseur du fascia lata* [*a*] occupe la partie externe et supérieure de la région. Ses fibres, verticales, partent de l'épine iliaque antéro-supérieure; elles sont comprises dans un dédoublement de l'aponévrose d'enveloppe, dont la lame superficielle est incomparablement plus épaisse que la lame profonde. Outre son action comme tenseur de l'aponévrose, ce muscle contribue à l'extension de la jambe sur la cuisse, et à la rotation en dedans du membre inférieur.

Le *couturier* [*b*] forme un faisceau rubané dont les fibres, toutes parallèles entre elles, suivent une ligne oblique allant de l'épine iliaque antéro-supérieure à la face interne du condyle interne du fémur. Dans son tiers inférieur, il devient vertical, mais il appartient alors à la section fémoro-tibiale du membre. Ce muscle affecte, avec l'artère fémorale, les rapports les plus importants ; aussi est-il, à bon droit, considéré comme le muscle satellite de cette artère. Sur certains sujets, les fibres du couturier sont interrompues par une intersection aponévrotique transversale. D'après Meckel, Rosenmüller aurait vu ce muscle manquer une fois et être double dans un autre cas. Je n'ai, pour ma part, jamais eu l'occasion de constater aucune de ces anomalies, qui doivent être fort rares.

En dedans et au-dessus du couturier, on aperçoit une partie des muscles *moyen adducteur* [*c*] et *droit interne* [*d*].

Le *droit antérieur* [*f*] représente la longue portion du triceps fémoral; il est l'analogue de la longue portion du triceps brachial. Large à sa partie moyenne, plus étroit à ses deux extrémités, il se termine, du côté du bassin, par une double insertion à l'épine iliaque antéro-inférieure et au sourcil cotyloïdien. En bas, il aboutit au tendon commun du triceps, et, par le moyen de ce tendon, au bord supérieur de la rotule. Ce muscle agit puissamment dans l'extension de la jambe sur la cuisse et dans la flexion de la cuisse sur le bassin. Ses contractions énergiques déterminent parfois la rupture de son tendon inférieur; d'autres fois, c'est une rupture des fibres musculaires qui se produit en pareil cas. Profondément, le droit antérieur est séparé du vaste interne et du vaste externe par une lame fibreuse mince en bas, mais très-épaisse et très-résistante à la partie supérieure de la région.

Le *vaste externe* [*g*] forme une masse musculaire considérable; c'est, du reste, la portion la plus volumineuse du triceps. Il constitue à lui seul toute la saillie externe de la cuisse, et l'on sait combien cette saillie est développée chez les individus fortement musclés. Ses insertions se font, en allant de haut en bas : à la face externe de la base du grand trochanter, à la ligne rugueuse qui s'étend du grand trochanter à la ligne âpre, à la lèvre externe de la ligne âpre dans toute sa hauteur, à l'aponévrose intermusculaire externe, au tendon du droit antérieur, au bord supérieur de la rotule et au bord externe du même os.

Le *vaste interne* [*h*] est le plus profond des trois chefs du triceps, aussi n'est-il visible qu'en partie dans ce plan. Son extrémité inférieure, plus épaisse que le reste du muscle, constitue la saillie interne sus-rotulienne; elle se compose de fibres dirigées de haut en bas et de dedans en dehors, de la face interne du fémur au tendon commun et au bord interne de la rotule. Il importe de se rappeler cette direction des fibres du triceps, afin de ne pas les confondre avec celles du couturier, lorsqu'on pratique la ligature de l'artère fémorale.

A part les muscles, ce plan renferme encore, dans tous les interstices musculaires, un tissu conjonctif plus ou moins abondant, suivant les sujets. Il ne contient aucun vaisseau ni aucun nerf digne d'être mentionné.

4° *Plan.* — *Côté externe.* — Si l'on enlève les muscles du plan précédent, moins le vaste interne, on met à découvert une couche profonde dans laquelle sont contenus les principaux troncs artériels de la cuisse. Toutefois, comme cette couche n'aurait pu être complétement représentée dans une seule figure, il m'a paru indispensable de la subdiviser en deux parties correspondant aux deux faces latérales du fémur. Pl. 47.

La partie externe, la moins importante, n'est qu'une espèce de loge destinée à loger le corps charnu du vaste externe [G.G]. Elle forme une gouttière verticale, limitée en dedans par la portion profonde du *vaste interne* [*b*], en dehors par le fascia lata et en arrière par l'*aponévrose intermusculaire externe.* Les fibres du vaste interne, directement appliquées sur le fémur, ne présentent rien d'intéressant par elles-mêmes. Quant à l'aponévrose intermusculaire, c'est une lame fibreuse très-épaisse dont la face antérieure donne insertion au vaste externe dans toute sa hauteur. Son bord externe se rattache à l'aponévrose d'enveloppe; son bord interne se fixe sur la ligne rugueuse qui joint le grand trochanter à la ligne âpre et sur la lèvre externe de cette dernière ligne, jusqu'au condyle externe du fémur. Nous verrons, en étudiant la région fémorale postérieure, que cette aponévrose est recouverte, en arrière, par les insertions de la courte portion du biceps. L'aponévrose intermusculaire externe est traversée, à sa partie supérieure, par l'artère circonflexe externe, et, à sa partie inférieure, par l'articulaire supérieure externe, branche de la poplitée.

Vaisseaux et nerfs. — Les seules artères que l'on rencontre dans la loge du vaste externe sont des rameaux venus de la *grande musculaire* [1,1]. Les nerfs [2.2], aussi peu importants que les vaisseaux, sont des branches du *crural* destinées au vaste externe. L'absence de vaisseaux sanguins volumineux, de ce côté, nous explique pourquoi il est de règle de toujours ouvrir les abcès profonds de la cuisse par la face externe du membre.

Pl. 48. 4e *Plan.* — *Côté interne.* — La face interne de cette même couche est divisée en deux parties par un sillon oblique dans lequel chemine l'artère crurale. En dehors de ce sillon s'étend, dans toute la hauteur de la région, le muscle *vaste interne* [*a*]. En dedans, on aperçoit les adducteurs, mais seulement après avoir enlevé l'aponévrose intermusculaire interne qui les recouvre. Je dois donc, avant de décrire les muscles, dire un mot de cette aponévrose.

L'*aponévrose intermusculaire interne* est beaucoup moins forte que l'externe. De même que cette dernière, elle se rattache à l'aponévrose d'enveloppe. D'autre part, elle se fixe à la ligne rugueuse étendue du petit trochanter à la ligne âpre et à toute la lèvre externe de cette dernière ligne, jusqu'au petit tubercule qui surmonte le condyle interne du fémur. Un peu avant de se fixer au fémur, l'aponévrose intermusculaire interne donne insertion aux fibres du vaste interne; elle forme, par sa réunion avec ce muscle, un angle dièdre dont l'arête est occupée par les vaisseaux cruraux. En arrière, elle fournit des insertions aux muscles adducteurs. Dans sa moitié supérieure, elle est traversée par les artères perforantes.

Cette aponévrose enlevée, on découvre les adducteurs et le droit interne.

Le *moyen adducteur*, ou *premier adducteur* [E,E], n'appartient à la région fémorale que par son extrémité inférieure. Il s'insère au tiers moyen de l'interstice de la ligne âpre. Ses fibres se dirigent de haut en bas, de dedans en dehors et un peu d'avant en arrière, de telle sorte qu'il est à la fois adducteur, fléchisseur et rotateur en dehors.

Le *petit adducteur*, ou *second adducteur* [F], caché en grande partie sous le précédent, s'insère, en haut, sur le pubis, immédiatement en dehors du droit interne. En bas, il se fixe au tiers supérieur de l'interstice de la ligne âpre; son action est la même que celle du moyen adducteur.

Le *grand adducteur* [*b*] est le plus profond des trois et le plus volumineux. Il part de la branche ischio-pubienne et de la tubérosité de l'ischion, pour aboutir à toute la longueur de l'interstice de la ligne âpre et au condyle interne du fémur. J'appelle principalement l'attention sur la portion de ce muscle qui se fixe au condyle fémoral; cette portion tendineuse forme, à la face interne de la cuisse, une espèce de corde que l'on sent à travers la peau et qui sert de guide pour la ligature de l'artère crurale à sa partie inférieure. Le grand adducteur présente, au voisinage de la ligne âpre, quelques ouvertures pour le passage des artères perforantes; mais le plus remarquable de ces orifices est celui qui donne passage à l'artère fémorale, et que l'on désigne sous le nom d'*anneau* du troisième adducteur, bien que ce soit un véritable canal fibreux [*c*].

Le *droit interne* [D,D], ou *grêle interne*, marque la limite entre les deux régions fémorales ; il appartient à la fois à ces deux régions. Né des parties latérales de la symphyse pubienne et de la face antérieure de la branche ischio-pubienne, il forme un faisceau aplati de dehors en dedans, dans ses deux tiers supérieurs. En bas, il s'arrondit et se termine par un tendon cylindrique qui va s'insérer à la lèvre interne de la tubérosité antérieure du tibia et à la partie la plus élevée de la crête du même os. Ce tendon contribue à former la patte d'oie; nous le retrouverons en étudiant les régions fémoro-tibiales. Il suffit de connaître les points d'attache du droit interne, pour en conclure que ce muscle est à la fois fléchisseur de la jambe sur la cuisse, fléchisseur de la cuisse sur le bassin et adducteur du membre inférieur.

Vaisseaux et nerfs. — L'artère *crurale* [1,1], parvenue au sommet du triangle de Scarpa, continue son trajet en bas et en dedans, pour aboutir à l'anneau du troisième adducteur. Sensiblement rectiligne dans toute son étendue, elle suit d'abord la face antérieure, puis la face interne du fémur. Son trajet peut être exactement déterminé par une ligne droite dont le point de départ serait situé au niveau de l'anneau crural, c'est-à-dire un peu en dedans du milieu de l'arcade crurale, et le point d'arrivée sur le bord interne de la cuisse, à l'union du tiers inférieur avec le tiers moyen de ce bord. Ce dernier point correspond, sur un homme de taille ordinaire, à 11 ou 12 centimètres au-dessus du tubercule d'insertion du grand adducteur. La crurale repose dans l'interstice limité par le vaste interne en dehors et les adducteurs en dedans. Quoi qu'on en ait dit, je ne pense pas qu'il soit bien aisé ni bien sûr de comprimer cette artère à la partie moyenne de la cuisse, non-seulement à cause de sa profondeur, mais parce que les tissus sur lesquels elle s'appuie n'offrent pas une résistance suffisante.

Les rapports de l'artère crurale avec le muscle couturier sont de la plus haute importance. Nous savons que le couturier, situé d'abord à une certaine distance en dehors du vaisseau, dans la région inguino-crurale, se rapproche peu à peu de la ligne médiane, en marchant vers le sommet du triangle de Scarpa. A partir de ce sommet et dans le tiers moyen de la cuisse, il recouvre directement l'artère, puis il passe à son côté interne au niveau du tiers inférieur de la cuisse. Il faudra donc chercher le vaisseau en dedans du couturier, sous ce muscle, ou bien en dehors de lui, suivant la hauteur à laquelle on voudra atteindre l'artère fémorale. J'indiquerai dans un instant les règles à suivre pour pratiquer cette opération.

Il est assez fréquent de trouver deux artères crurales couchées parallèlement dans le même sillon ; pour ce qui me concerne, j'ai rencontré quatre ou cinq fois cette anomalie dans mes dissections. Les cas dans lesquels l'artère fémorale fait défaut sont infiniment plus rares ; j'ai cité plus haut la pièce de Manec, pièce sur laquelle l'artère ischiatique énorme, se continuait avec la poplitée, tandis que la fémorale, à peine grosse comme une radiale, se perdait dans le couturier, le droit antérieur et le triceps. Froriep a trouvé une disposition identique sur un autre sujet.

Les branches collatérales, fournies par la crurale dans la région qui nous occupe, sont la fémorale profonde, la grande musculaire, la grande anastomotique et quelques artères musculaires innominées.

La *fémorale profonde* naît, ainsi que nous l'avons vu, dans la région inguino-crurale. Si Blandin et Velpeau l'ont vue se détacher au milieu de la cuisse, il faut considérer ces cas comme tout à fait exceptionnels. Située en arrière de l'artère crurale, elle suit un trajet sensiblement parallèle à celui de cette artère, passe au-dessus du bord supérieur du deuxième adducteur, puis se place entre ce muscle et le grand adducteur qu'elle traverse un peu au-dessus de l'anneau destiné au passage de l'artère crurale. La fémorale profonde donne, chemin faisant, les artères *perforantes*, au nombre de deux à quatre. Celles-ci traversent le grand adducteur d'avant en arrière, près de ses insertions à la ligne âpre, et passent dans la région fémorale postérieure.

La *grande musculaire* [2-2] provient aussi souvent de la fémorale profonde que de la fémorale. Elle se dirige obliquement en bas et en dehors, dans l'interstice compris entre le couturier et le droit antérieur. Ses rameaux ascendants se distribuent au tenseur du fascia lata, au psoas et au couturier ; ses rameaux descendants vont aux trois portions du triceps. Le plus ordinairement, cette artère est assez volumineuse pour que sa section donne lieu à une hémorrhagie sérieuse et nécessite sa ligature dans une plaie.

La *grande anastomotique* [4] est désignée par Cruveilhier sous le nom d'artère *articulaire supérieure interne*. Elle naît de la fémorale, soit un peu au-dessus du canal du grand adducteur, soit dans l'intérieur même de ce canal. Dans ce dernier cas, elle traverse l'aponévrose du grand adducteur d'arrière en avant. Elle descend obliquement dans le sillon qui sépare ce dernier muscle du vaste interne, et va s'anastomoser avec l'articulaire supérieure interne, à la hauteur du condyle interne du fémur. Cette artère est un point de repère précieux, lorsqu'on pratique la ligature de la crurale à sa partie inférieure ; car, dès qu'on l'aperçoit, il suffit de la suivre de bas en haut, pour être certain d'arriver sur le tronc.

Une *veine fémorale* [5-5] unique accompagne l'artère dans tout son trajet. Elle occupe le côté interne de l'artère à la partie supérieure de la région ; mais elle devient d'autant plus postérieure qu'on l'examine plus bas. Lorsque l'artère crurale pénètre dans le creux poplité, le tronc veineux est situé directement en arrière. Dans le tiers inférieur de la région fémorale, les deux vaisseaux sont tellement adhérents que l'on a souvent beaucoup de peine à les séparer avec le bec de la sonde cannelée. Huguier a vu la veine fémorale occuper le côté externe de l'artère depuis l'aine jusqu'au jarret. Dans un cas observé par Velpeau, la veine abandonnait l'artère et traversait le moyen adducteur à 10 ou 12 centimètres au-dessous de l'arcade crurale, pour passer dans la loge postérieure de la cuisse ; elle rejoignait l'artère au creux poplité et reprenait alors ses rapports normaux. Ces anomalies de position sont extrêmement rares. Il n'en est pas de même des anomalies de nombre ; on trouve quelquefois deux veines crurales d'un seul côté.

L'artère et la veine fémorales sont contenues dans une même gaîne celluleuse qui fait suite à l'entonnoir fémorali-vasculaire. Cette gaîne est assez mince en haut, mais elle s'épaissit notablement à sa partie inférieure, parce que son feuillet antérieur reçoit des fibres de renforcement de l'aponévrose intermusculaire interne. En bas, elle adhère intimement au pourtour de l'anneau du troisième adducteur et contribue à transformer cet anneau en un véritable canal.

Les *lymphatiques* profonds sont peu nombreux ; ils longent les vaisseaux fémoraux et aboutissent aux ganglions sous-aponévrotiques de l'aine.

A part l'artère et la veine, la gaîne des vaisseaux fémoraux renferme encore deux nerfs, l'un, très-peu important, est le petit *nerf de la gaîne des vaisseaux* [8]. L'autre, plus volumineux, est le nerf *saphène interne* [7-7], spécialement destiné à l'innervation des téguments de la jambe et du pied. Ce dernier pénètre dans la gaîne des vaisseaux, à 5 ou 6 centimètres au-dessous du ligament de Fallope ; il en sort en perforant la paroi antérieure de cette gaîne, à 10 centimètres environ, au-dessus du tubercule du grand adducteur. De même que la grande artère anastomotique, le nerf saphène interne peut servir de point de repère dans la ligature de la crurale à l'anneau. Si on l'aperçoit, il suffit d'introduire la sonde cannelée dans l'ouverture qui lui donne passage, et d'inciser l'aponévrose directement en haut, pour ouvrir le canal dans lequel sont contenus les vaisseaux cruraux. Comme le nerf saphène interne longe la face externe de l'artère, on aura soin de bien isoler le vaisseau, pour ne point comprendre le nerf dans la ligature.

Les autres branches nerveuses, contenues dans ce plan, n'offrent aucun intérêt au point de vue chirurgical. Ce sont : des rameaux du nerf crural destinés au vaste interne [6-6] et les branches du nerf obturateur [9-9] qui vont animer les muscles adducteurs.

Les plaies de la région fémorale antérieure ne s'accompagnent jamais de paralysies graves, alors même qu'elles comprennent toute l'épaisseur des parties molles ; parce que le nerf crural se subdivise beaucoup plus haut, et qu'il n'est jamais intéressé en totalité. En revanche, on comprend tout le danger d'une plaie profonde atteignant l'un des gros troncs vasculaires de la région. Ces plaies sont d'autant plus fréquentes chez l'homme, qu'en vertu d'un mouvement instinctif, nous rapprochons brusquement les cuisses l'une de l'autre, lorsque nous sommes menacés, de sorte que la face interne du membre est bien plus souvent lésée que la face externe. Au reste, Boyer a vu un individu chez lequel l'artère fémorale avait été ouverte, bien que l'instrument vulnérant eût pénétré par la partie externe de la cuisse.

En raison du contact immédiat de la veine et de l'artère, les deux vaisseaux peuvent être ouverts du même coup ; c'est ainsi que se sont produits les anévrysmes artérioso-veineux, cités par Velpeau, Laugier, Barnes, Hogdson, Dupuytren, Rodrigues, Sanson, Breschet, Huguier, Jaccoud, Monneret, Baroni, H. Larrey. Lorsque la veine est seule intéressée, la blessure est toujours très-grave, mais elle n'est pas nécessairement mortelle. Quand c'est l'artère, si la plaie est étroite et le trajet sinueux, la conséquence la plus ordinaire d'une semblable lésion est la formation d'un anévrysme diffus ; mais si l'ouverture est large, la blessure entraîne rapidement la mort, à moins qu'une syncope ne vienne momentanément suspendre l'écoulement sanguin et permettre à l'homme de l'art d'intervenir efficacement. En pareil cas, il n'y a pas à compter sur la compression comme hémostatique définitif ; il faut lier immédiatement les deux bouts dans la plaie. Pour une lésion de la fémorale, l'incision simple des téguments est généralement suffisante ; mais, si l'on devait porter la ligature sur la fémorale profonde, comme l'important est avant tout de se donner du jour, on pourrait tailler un lambeau dans les chairs, ainsi que l'a pratiqué Michon.

Sur 551 anévrysmes relevés par Crisp, les anévrysmes de la fémorale figurent pour soixante-six cas, dont quarante-cinq dans la région inguinale et vingt et un dans les deux tiers inférieurs de la cuisse. C'est, comme on le voit, une assez forte proportion. Toutefois, on n'en pourrait rien conclure, relativement à la fréquence des cas qui nécessitent la ligature de l'artère crurale; car, le plus ordinairement, cette ligature s'exécute pour des anévrysmes de la poplitée. Or, ceux-ci sont bien plus nombreux encore. J'ai beaucoup insisté, plus haut, sur la ligature de la fémorale dans la région inguinale; il me reste maintenant à dire quelques mots de cette opération pratiquée à la partie moyenne de la cuisse et au niveau de l'anneau du troisième adducteur. Quel que soit le point où l'on se propose d'agir, on aura soin, avant de commencer l'opération, de fléchir légèrement la cuisse sur le bassin, la jambe sur la cuisse, et de faire reposer le membre sur sa face externe.

Si l'on veut lier l'artère à sa partie moyenne, on fera, sur le tiers moyen de la cuisse et dans la direction du vaisseau, une incision de 8 ou 9 centimètres (voy. pl. 44, C. D). Lisfranc recommandait de suivre le bord interne du couturier et de relever ensuite ce muscle en dehors. Voulant éviter la lésion de la veine saphène interne, à laquelle expose ce procédé, Roux conseillait d'inciser le long du bord externe du couturier et de le récliner en dedans. Dans l'application, je crois que les deux manières de faire se valent : car l'artère, directement recouverte par le couturier, se trouve à peu près à égale distance des deux bords de ce muscle. Seulement, je crois aussi qu'il est fort difficile de suivre l'un ou l'autre procédé de parti pris. Sur la plupart des individus, en effet, le couturier ne fait pas la moindre saillie, de sorte qu'en incisant la peau sur le trajet présumé de l'artère, on ne sait jamais au juste vers quel bord du couturier l'on arrivera. Le mieux est de ne pas s'en préoccuper. On divise la peau et l'aponévrose en ménageant la saphène interne, puis, le couturier reconnu, on le récline en dehors ou en dedans suivant la commodité. Desault avait même proposé de le couper en travers; cette section aurait peu d'inconvénients, mais elle n'est jamais indispensable. Pour terminer l'opération, il suffit d'inciser, sur la sonde cannelée, le feuillet postérieur de la gaîne du couturier, et l'on trouve l'artère en avant et en dehors de la veine.

La ligature de la fémorale à sa partie inférieure présente peut-être un peu plus de difficulté ; elle peut néanmoins être rangée parmi les opérations les mieux réglées. Le membre reposant sur sa face externe, ainsi qu'il a été dit, on sent, à travers la peau, la corde formée par le tendon de l'adducteur et l'on fait, immédiatement en avant de cette saillie, une incision de 8 centimètres suivant la direction du vaisseau (voy. pl. 44, E. F). Le milieu de cette incision devra correspondre à l'union du tiers inférieur avec le tiers moyen du bord interne de la cuisse. On divise la peau, l'aponévrose, on reconnaît le couturier et on le fait attirer en dedans par un aide. On sent, avec le doigt, le sillon compris entre le vaste interne et le grand adducteur, et l'on incise, sur la sonde cannelée, l'aponévrose de ce dernier muscle, c'est-à-dire la paroi antérieure du canal qui loge les vaisseaux. L'artère, très-adhérente à la veine, est toujours un peu difficile à isoler. La ligature de la fémorale au-dessous de l'origine de la grande musculaire n'interrompt, pour ainsi dire, pas la circulation dans le membre, tellement sont larges et abondantes les anastomoses des artères articulaires avec les perforantes et la grande musculaire.

Région fémorale postérieure.

Pl. 49. 1er *Plan.* — Cette région correspond exactement, pour l'étendue, à la région fémorale antérieure. Elle est limitée, en haut, par le pli de la fesse ; en bas, par la ligne horizontale qui passe à deux travers de doigt au-dessus de la rotule ; en dehors par le sillon, ordinairement bien prononcé, qui marque la séparation du biceps et du vaste externe ; en dedans, par la ligne verticale menée de la branche ischio-pubienne au condyle interne du fémur. Elle est assez régulièrement convexe dans tous les sens.

La *peau*, couverte de poils plus ou moins abondants, est toujours plus épaisse que celle de la région fémorale antérieure.

Pl. 50. 2e *Plan.* — Elle est doublée d'un panicule adipeux [B,B] et d'un *fascia superficialis*, dont il serait difficile de parler sans répéter, mot pour mot, ce qui a déjà été dit à propos de la face antérieure de la cuisse.

L'*aponévrose* [*b*] est généralement très-peu adhérente à la peau, sauf en dehors, où elle est unie à la face profonde du derme par des tractus qui dépriment le tégument ; c'est là ce qui occasionne la gouttière longitudinale placée sur la limite des deux régions fémorales.

Les fibres qui la constituent sont verticales au niveau du bord postérieur du fascia lata ; partout ailleurs, elles sont circulaires ou légèrement obliques. On y remarque des ouvertures destinées au passage des filets cutanés du petit nerf sciatique. Cette lame fibreuse, très-épaisse en dehors, s'amincit de plus en plus, à mesure que l'on marche vers le bord interne de la cuisse ; mais, d'une manière générale, elle est moins résistante que l'aponévrose de la région fémorale antérieure. Elle n'exerce pas sur les muscles cette compression permanente dont j'ai parlé plus haut, et peut être incisée sans que les fibres musculaires fassent hernie par la plaie.

Par son bord supérieur, l'aponévrose fémorale postérieure se continue avec l'aponévrose du grand fessier [*a*] ; en outre, elle se fixe en dehors au grand trochanter, et, en dedans, à la branche ischio-pubienne. En bas, elle passe dans le creux poplité, sans présenter de modification sensible dans sa structure. De sa face profonde se détachent des lames qui engaînent les muscles sous-jacents.

Vaisseaux et nerfs. — Je passerai sous silence les artérioles insignifiantes destinées aux téguments.

Les *veines* [1,1] sont peu nombreuses et généralement peu développées ; aussi les varices sont-elles beaucoup moins fréquentes sur la face postérieure que sur la face antérieure de la cuisse. Ces veines ne portent pas de noms particuliers. Toutefois, Cruveilhier, signale, sous le nom de *saphène-postérieure*, un tronc veineux dont l'existence me paraît constante. Ce tronc se détache presque toujours de la saphène externe dans le creux poplité ; puis, il remonte obliquement derrière le demi-membraneux, jusqu'au tiers supérieur de la cuisse, où il contourne le bord interne du membre, pour se jeter dans la saphène interne.

Le système *lymphatique* n'est représenté que par un petit nombre de vaisseaux dont le trajet est à peu près analogue à celui de la veine saphène postérieure.

Comme rameaux nerveux, on trouve, en dehors, des filets postérieurs de la branche *inguinale externe* [2,2], du plexus lombaire. Au milieu de la région, la branche *fémorale* du petit sciatique descend verticalement, sous l'aponévrose, depuis la région fessière jusqu'au creux poplité. Elle donne, chemin faisant, des rameaux [4,4] qui traversent l'aponévrose et vont se perdre dans le tégument des parties interne et externe, de chaque côté de la ligne médiane.

3e *Plan*. — Au-dessous de l'aponévrose, se trouvent les trois Pl. 51.

muscles de la face postérieure de la cuisse : le biceps, le demi-tendineux et le demi-membraneux. Notons cependant que l'extrémité inférieure du *grand fessier* [*b*], se prolonge un peu au-dessous du pli de la fesse et fait partie de la région fémorale postérieure.

Des trois autres muscles, le *biceps* occupe le bord externe de la préparation; sa courte portion, profondément située, ne peut être aperçue qu'après l'ablation de la première couche musculaire. Sa *longue portion* [*c*], seule visible dans ce plan, forme un faisceau très-allongé qui s'insère à la partie supérieure et externe de la tubérosité de l'ischion, en se confondant avec le demi-tendineux. Entre son tendon d'origine et celui du demi-membraneux existe ordinairement une bourse séreuse. Par son extrémité inférieure, le biceps appartient au creux poplité.

Le *demi-tendineux* [*d*] est long, grêle, aplati supérieurement, terminé en bas par un mince tendon cylindrique qui se prolonge sur les côtés de l'articulation du genou. Il recouvre le demi-membraneux et longe le bord interne de la longue portion du biceps.

Le *demi-membraneux* [*e*,*e*] est plus profond et plus volumineux que les deux précédents. Son tendon supérieur se fixe à la tubérosité de l'ischion, immédiatement en avant du biceps et du demi-tendineux. Son tendon inférieur se termine par une triple insertion que je décrirai avec la région fémoro-tibiale postérieure. Son corps charnu, caché en partie par le demi-tendineux et le biceps, recouvre le carré crural, le grand adducteur et le jumeau interne de la jambe ; il longe, dans toute la hauteur de la région, le bord postérieur du muscle *droit interne* [*f*].

Le biceps, le demi-tendineux et le demi-membraneux reçoivent leurs filets moteurs du grand nerf sciatique. Outre les très-légers mouvements de rotation qu'ils impriment au membre, suivant leur position par rapport à l'axe de la cuisse, ils sont, à la fois, fléchisseurs de la jambe sur la cuisse et extenseurs de la cuisse sur le bassin.

Pl. 52. 4ᵉ *Plan.* — La couche profonde est constituée, en dedans, par la face postérieure du *grand adducteur* [*c*], et, en dehors, par la *courte portion du biceps* [*b*]. Le premier de ces muscles nous est suffisamment connu. Quant à la courte portion du biceps, elle forme un faisceau aplati, de dedans en dehors, qui s'insère, en haut, sur la lèvre externe de la ligne âpre et sur l'aponévrose intermusculaire externe, et qui, par son extrémité inférieure, se confond avec la longue portion [C,C]. La courte portion du biceps ne remontant pas plus haut que le milieu de la cuisse, il s'ensuit que la partie externe et supérieure de ce plan est occupée par l'*aponévrose intermusculaire externe* [*a*].

On trouve encore, sur la ligne médiane et le long du grand nerf sciatique, un tissu conjonctif adipeux très-abondant, qui se continue supérieurement avec le tissu conjonctif profond de la région fessière, et se prolonge inférieurement dans le creux poplité. Les liquides venus du bassin trouvent là une voie toute tracée pour cheminer jusqu'au jarret.

Enfin, en détachant les muscles de leurs insertions, on mettrait à découvert la face postérieure du *fémur*. Cet os, le plus long et le plus résistant des os du corps, forme à lui seul le squelette de la cuisse. Situé au centre de cette portion du membre dont il représente assez exactement l'axe, environné de tous côtés par des muscles puissants qui le protégent contre les violences extérieures, il semble placé dans les meilleures conditions de solidité ; d'autant plus que sa diaphyse est formée d'une épaisse couche de tissu compacte, avec un canal médullaire relativement étroit. Pourtant, les fractures du fémur sont fréquentes, ce qu'il faut surtout attribuer aux fonctions de cet os comme soutien du poids du corps, et à son incurvation naturelle, convexe en avant, concave en arrière. On comprend, en effet, que toutes les causes, qui tendent à effacer cette courbure ou à l'exagérer, pourront déterminer une solution de continuité du corps de l'os ; dans le premier cas, c'est une fracture par cause directe qui se produira ; dans le second, c'est une fracture indirecte. On connaît même des exemples de fractures du fémur par contraction musculaire.

Lorsqu'il s'agit de déterminer le sens du déplacement, dans les fractures du corps du fémur, on pourrait répéter ce que j'ai dit plus haut, à propos des fractures du corps de l'humérus ; c'est-à-dire que, toutes choses égales d'ailleurs, le sens et la violence du choc, l'obliquité de la fissure, commandent la direction du déplacement bien plus que l'action musculaire. Cependant, il est juste d'ajouter qu'à la cuisse plus souvent qu'au bras, on est à même d'observer certains déplacements incontestablement dus à la contraction des muscles. Ainsi, dans les fractures du corps du fémur, depuis les trochanters jusqu'au tiers inférieur de la diaphyse, lorsque la fracture n'est pas suffisamment oblique pour donner aux fragments une direction déterminée, on voit le fragment supérieur se porter en avant et en dehors, sous l'action du psoas et des fessiers, tandis que le fragment inférieur, attiré en haut par les muscles fléchisseurs, bascule de telle sorte que son extrémité supérieure se dirige en haut et en dehors. En d'autres termes, dans les fractures des deux tiers supérieurs de la diaphyse fémorale, les deux fragments font un angle à sommet antéro-externe et à sinus postéro-interne. Il est bien entendu que, lorsque la fracture est oblique, ce qui est pour ainsi dire la règle chez l'adulte, au déplacement angulaire des fragments s'ajoute un chevauchement plus ou moins considérable.

Dans les fractures du tiers inférieur de la diaphyse, il paraît aujourd'hui démontré, conformément à l'opinion de Boyer et contrairement à celle de Malgaigne, que le fragment supérieur se déplace en avant, tandis que le fragment inférieur, attiré par les jumeaux, bascule vers le creux poplité.

Il n'est pas très-rare de trouver des fractures du fémur sans déplacement sensible, principalement chez les enfants où le périoste, très-épais, maintient les fragments en contact. En revanche, lorsque la cause fracturante a agi avec une certaine violence, l'os se réduit facilement en esquilles, en raison de sa structure compacte.

Quel que soit le sens dans lequel les fragments se sont déplacés, on peut, jusqu'à un certain point, remédier au raccourcissement; mais il est bien difficile, impossible même de redonner au fémur sa forme primitive. Et en effet, tous les appareils employés jusqu'ici peuvent, en agissant efficacement, déterminer le redressement complet de l'os, mais jamais le rétablissement de sa courbure normale. Au reste, cette question de forme est purement secondaire, l'important, au point de vue de la fonction, c'est que le raccourcissement ne soit pas trop considérable.

Vaisseaux et nerfs. — Les artères proviennent surtout des *perforantes* [1,1]. Celles-ci, parvenues dans la gaîne fémorale postérieure, se divisent en deux rameaux : un ascendant, l'autre descendant, qui s'anastomosent entre eux et forment ainsi une suite d'arcades verticales, reliées les unes aux autres. La perforante supérieure s'unissant aux rameaux de la circonflexe interne et de l'ischiatique, la perforante inférieure s'anastomosant, d'autre part, avec la terminaison de la fémorale profonde et avec les articulaires supérieures, il en résulte que ces arcades établissent, depuis l'hypogastrique jusqu'à la poplitée, une voie collatérale par laquelle se rétablit le cours du sang, après l'oblitération de la fémorale.

La région fémorale postérieure est parcourue verticalement par le plus gros tronc nerveux du corps humain, le *grand nerf sciatique* [5]. Après avoir longé la face postérieure du muscle carré crural, dans la gouttière comprise entre la tubérosité de l'ischion et le grand trochanter, le grand nerf sciatique suit la face postérieure du grand adducteur, et, plus bas, la courte portion du biceps. Il est recouvert d'abord par le grand fessier, puis par la longue portion du biceps qui le croise obliquement de haut en bas et de dedans en dehors. Enfin, dans presque toute la hauteur de la région fémorale postérieure, il correspond à l'interstice du demi-tendineux et de la longue portion du biceps ; on pourrait, en s'engageant dans cet interstice, l'atteindre et le reséquer, s'il était démontré qu'une pareille opération pût être de quelque utilité.

Le grand nerf sciatique est accompagné par une branche artérielle venue de l'ischiatique. Il donne, à la face postérieure de la cuisse, des *rameaux musculaires* [6,6] pour les deux portions du biceps, le demi-tendineux, le demi-membraneux et le grand adducteur. Sa division en *sciatique poplité interne* [4] et *sciatique poplité externe* [5] se fait à une hauteur variable, selon les sujets.

Coupes de la cuisse.

Coupe transversale immédiatement au-dessous de la base du grand trochanter. — Cette coupe atteint la portion crurale de l'aine en avant, et le pli de la fesse en arrière. L'énorme surface de section qu'elle présente nous rend bien compte des dangers dont s'accompagne l'amputation, pratiquée à cette hauteur. La forme du membre, à ce niveau, est assez irrégulière ; il est arrondi en dedans et en arrière, aplati en avant et surtout en dehors. Pl. 53.—

Le *fémur* [B], bien loin d'occuper l'axe de la coupe, se trouve rejeté tout à fait en dehors et n'est séparé de la peau que par l'aponévrose d'enveloppe [*a*,*a*]. Scié horizontalement entre les deux trochanters, il est large et entièrement composé de tissu spongieux.

Les muscles forment trois groupes situés en avant, en dedans et en arrière du fémur.

Le groupe antérieur comprend, sur un premier plan, le *couturier* [*c*] ; sur un second plan le *tenseur du fascia lata* [*b*] en dehors, le *droit antérieur* [*e*] au milieu, le *psoas* [*d*] en dedans ; plus profondément enfin l'extrémité supérieure du *vaste externe* [*f*].

Le groupe interne, le plus puissant des trois, se compose du *droit interne* [*h*], du *pectiné* [*k*] et des trois *adducteurs* [*g*,*l*,*m*].

Le groupe postérieur est formé, superficiellement, par l'extrémité inférieure du *grand fessier* [*o*], et profondément par les tendons supérieurs [*n*] du *biceps*, du *demi-tendineux* et du *demi-membraneux*.

L'*artère fémorale* [1] est logée dans le triangle de Scarpa, espace limité en dehors par le couturier, en dedans par le moyen adducteur, superficiellement par l'aponévrose d'enveloppe et profondément par le psoas et le pectiné. Elle est entourée d'un tissu conjonctif adipeux dans lequel sont compris les ganglions lymphatiques profonds. La *veine fémorale* [2] occupe son côté interne. La veine *saphène interne* [3], placée en avant des vaisseaux fémoraux, s'en trouve séparée par l'aponévrose d'enveloppe.

Le nerf crural s'est déjà divisé à ce niveau ; ses divers rameaux ne laissent ordinairement pas de trace bien appréciable sur la coupe.

Le *grand nerf sciatique* [5] occupe l'espace celluleux compris entre la face profonde du grand fessier et le grand adducteur ; il est un peu recouvert par le tendon commun à la longue portion du biceps et au demi-tendineux.

Le *petit nerf sciatique* [6], devenu plus superficiel que le précédent, est logé entre le grand fessier et les muscles qui s'insèrent à la tubérosité de l'ischion.

53.—Fig. 2. *Coupe transversale à la partie moyenne de la cuisse.* — La surface de section, bien moins étendue qu'au tiers supérieur de la cuisse, est aussi plus arrondie. Le *fémur* [B], intéressé au milieu de sa diaphyse, c'est-à-dire dans sa partie la moins large, présente des parois compactes, très-épaisses, et un canal médullaire relativement étroit. Il est entouré de muscles sur toutes ses faces et occupe l'axe du membre.

L'*aponévrose* d'enveloppe [*a*,*a*], très-épaisse en dehors, moins résistante en dedans, fournit, par sa face profonde, une gaîne à chacun des muscles sous-jacents ; mais elle donne surtout les aponévroses intermusculaires. Celles-ci vont se fixer à la ligne âpre du fémur et subdivisent la cuisse en trois loges. La loge antérieure contient le *couturier* [*b*], le *droit antérieur* [*c*], le *vaste externe* [*d*] et le *vaste interne* [*e*]. La loge interne renferme les trois *adducteurs* [*f*,*g*,*h*] et le *droit interne* [*k*]. La loge postérieure est occupée par le *demi-tendineux* [*l*], le *demi-membraneux* [*m*] et le *biceps* [*n*]. Notons, toutefois, que la lame, située en avant des adducteurs, est bien moins épaisse que les deux autres ; aussi certains auteurs ne la considèrent-ils pas comme une véritable aponévrose intermusculaire, ce qui réduit à deux le nombre des loges de la cuisse.

Parmi les muscles, les uns, tels que le vaste interne et les adducteurs, adhèrent au fémur dans une grande partie de leur étendue ; les autres, au contraire, tels que le couturier, le biceps, etc., ne prennent aucun point d'insertion sur la diaphyse fémorale, ce qui leur permet de se rétracter considérablement, lorsqu'ils sont sectionnés en travers. On devra donc, en pratiquant une amputation de la cuisse, couper d'abord, dans un premier temps, les muscles superficiels et attendre qu'ils soient rétractés, pour pratiquer la section des muscles profonds.

L'*artère fémorale* [1] est située dans la loge antérieure, immédiatement en avant de l'aponévrose intermusculaire interne, dont la gaîne des vaisseaux est une dépendance. Elle est comprise dans un triangle celluleux, limité en avant par le couturier, en dehors par le vaste interne et en dedans par l'extrémité inférieure du moyen adducteur. La *veine fémorale* [2] est placée en dedans et un peu en arrière de l'artère. La veine *saphène interne* [3] suit le côté interne de la cuisse ; elle est contenue dans l'épaisseur de la couche sous-cutanée. La position des vaisseaux sur la face interne du membre nous rend compte des dangers qui peuvent accompagner les incisions profondes pratiquées de ce côté. En revanche, on voit qu'en suivant l'aponévrose intermusculaire externe, il est possible d'arriver jusqu'au fémur sans rencontrer ni vaisseaux, ni nerfs importants, et, pour ainsi dire, sans intéresser aucune fibre musculaire.

Le *grand nerf sciatique* [4] suit l'espace compris entre le grand adducteur et les trois muscles superficiels de la face postérieure de la cuisse. Le *petit nerf sciatique* [5] n'est plus représenté que par sa branche *fémorale* immédiatement sous-aponévrotique.

Coupe transversale au tiers inférieur de la cuisse. — A proprement parler, cette coupe atteint la limite inférieure des deux régions fémorales. Il résulte de la conicité de la cuisse que la surface de section est d'autant moins étendue que la coupe a porté plus bas. Inutile d'ajouter que les amputations faites au tiers inférieur de la cuisse sont de beaucoup les moins dangereuses. A ce niveau, le membre est sensiblement arrondi. Le *fémur* [B], placé au centre, est un peu renflé, son canal médullaire est plus large et ses parois compactes moins épaisses. Pl. 53. —

Les muscles ne présentent rien de particulier dans leur disposition.

L'*artère fémorale* [1], sectionnée au moment où elle traverse le grand adducteur, pour se continuer avec la poplitée, est située en dedans et en arrière du fémur. La *veine fémorale* [2] correspond à la face postérieure de l'artère. Toutes deux sont entourées d'un tissu conjonctif adipeux, qui fait suite à celui du creux poplité, et dans lequel le *grand nerf sciatique* [4] se trouve aussi compris.

DU GENOU.

Situé à la jonction de la cuisse et de la jambe, le *genou* est au membre inférieur ce que le coude est au membre supérieur. Ses limites sont aussi artificielles que celles du coude. Du côté de la cuisse, je le ferai commencer à deux travers de doigt au-dessus du bord supérieur de la rotule. Du côté de la jambe, je le considérerai comme limité par un plan horizontal passant au bas de la tubérosité antérieure du tibia. Cette dernière limite a été généralement adoptée par les anatomistes.

La jambe étant verticale, tandis que la cuisse est oblique de haut en bas et de dehors en dedans, il s'ensuit que ces deux portions du membre inférieur ne se joignent pas en ligne droite, et que le genou présente une convexité en dedans et une concavité en dehors. Ainsi que je l'ai déjà noté, cette disposition anguleuse est plus prononcée chez les femmes et chez les individus cagneux.

Je subdiviserai le genou en deux régions : 1° une région *fémoro-tibiale antérieure* à laquelle je rattacherai l'articulation fémoro-tibiale ; 2° une région *fémoro-tibiale postérieure* ou *creux poplité*, comprenant toutes les parties molles situées en arrière de l'article.

Région fémoro-tibiale antérieure.

54.—Fig. 1. 1er *Plan*. — La limite supérieure et la limite inférieure de cette région viennent d'être indiquées ; ses limites latérales sont deux lignes verticales, menées suivant le bord postérieur de chaque condyle fémoral.

Lorsque le membre est dans l'extension, les muscles restant dans le relâchement, on y remarque, en avant, une saillie arrondie, formée par la rotule. Au-dessus et au-dessous de cette saillie sont deux dépressions, qu'on utilise en chirurgie pour y faire porter les coussinets ou les compresses graduées, dans le traitement des fractures transversales de la rotule. La dépression supérieure répond au tendon du triceps ; elle est limitée en dehors par la saillie du vaste externe et en dedans par la saillie du vaste interne. Cette dernière saillie descend toujours un peu plus bas que l'autre. La dépression inférieure tient à l'affaissement du ligament rotulien pendant le relâchement musculaire. Dès que le triceps se contracte, son tendon devient proéminent, le relief de la rotule en est d'autant diminué, et le ligament rotulien soulève la peau comme un large ruban, qui se retrécit en allant de haut en bas, et aboutit à la tubérosité antérieure du tibia.

Pendant la demi-flexion, la peau se tend, parce que la rotule, passée en avant des condyles fémoraux, devient plus proéminente ; en même temps, la saillie du ligament rotulien s'exagère. Dans la flexion complète, la rotule semble s'enfoncer dans la profondeur de l'article, et la face antérieure du genou ne présente plus qu'un relief arrondi, uniquement constitué par les condyles du fémur.

En suivant la face interne de la région, de haut en bas, on y rencontre le tubercule d'insertion du troisième adducteur, puis le condyle interne du fémur et enfin la tubérosité interne du tibia, dont on peut parfaitement suivre les contours sur les individus maigres. L'interligne articulaire fémoro-tibial n'est indiqué, à l'extérieur, par aucune rainure appréciable ; mais, par l'application du doigt, on en constate la situation de la façon la plus nette. Le bord interne de la rotule fait, de ce côté, une saillie très-sensible.

Du côté externe, le fascia lata forme, pendant les contractions musculaires, une corde, oblique en bas et en avant, qui soulève la peau et masque en partie les irrégularités du condyle fémoral. Plus bas, on sent l'interligne articulaire, puis la tubérosité externe du tibia et enfin la tête du péroné située à un centimètre au-dessous de l'interstice fémoro-tibial. Le bord externe de la rotule fait à peine saillie ; il se perd même complétement, toutes les fois que l'articulation se trouve entourée d'une certaine quantité de graisse.

Notons encore qu'il existe, de chaque côté du ligament rotulien, deux petites fossettes. Chez les individus très-gras et principalement chez les femmes, les deux fossettes *sous-rotuliennes* sont remplacées par deux éminences arrondies, très-molles et donnant au toucher comme une fausse sensation de fluctuation. Ces petites tumeurs sont causées par l'accumulation d'un tissu adipeux très-fin qui s'amasse au-dessous du ligament rotulien et le déborde de chaque côté.

La *peau* est épaisse et très-mobile en avant ; un peu plus adhérente et plus fine sur les côtés. On y remarque des plis de locomotion dirigés transversalement. Pendant la position à genoux, le poids du corps porte tout entier sur la portion du tégument placée en avant du ligament rotulien, aussi l'épiderme acquiert-il, en ce point, une très-grande épaisseur, chez les personnes qui ont l'habitude de conserver longtemps cette position.

I 54.—Fig. 2. 2e *Plan.* — La couche sous-cutanée [B,B] ne saurait être subdivisée en deux lames distinctes; elle est fine est très-lâche en avant, plus serrée sur les côtés où elle fixe la peau aux parties latérales des condyles. Lorsque cette couche est distendue par l'œdème, la sérosité s'amasse surtout à la partie antérieure de la région. En revanche, le tissu adipeux se développe principalement sur les côtés.

C'est immédiatement en avant de la rotule que le tégument acquiert son maximum de mobilité. On ne rencontre jamais de graisse à ce niveau ; mais, sous l'influence des pressions et des frottements répétés, le tissu conjonctif sous-dermique y devient lamelleux et y forme une bourse séreuse, la plus spacieuse du corps, appelée bourse *prérotulienne* [*a*]. Cette cavité close existe chez tous les sujets; elle est quelquefois uniloculaire, mais se trouve, le plus souvent, partagée en plusieurs loges, par des tractus celluleux. Cette bourse séreuse est toujours très-développée chez les individus qui restent longtemps agenouillés. Il est extrêmement fréquent de la voir devenir le siége d'épanchements séreux, sanguins ou purulents. Tous les auteurs ont noté la profession de rabotteur de parquets comme une de celles qui prédisposent le plus à ces affections ; ce qui est une conséquence toute naturelle de la position que prennent ces ouvriers pour exercer leur état.

L'*aponévrose* [*b*] fait suite à celle de la cuisse, sans qu'il soit possible de lui assigner aucune limite de ce côté. Sur la ligne médiane, elle recouvre le tendon du droit antérieur [*d*], passe au devant de la rotule, puis du ligament rotulien, et aboutit à la tubérosité antérieure du tibia. Sur les côtés, elle constitue, en haut, la gaîne du vaste interne [*c*] et celle du vaste externe [*e*] ; bien qu'assez résistante, à ce niveau, elle laisse, cependant, voir les fibres musculaires par transparence. A la hauteur de l'interligne articulaire, elle s'épaissit notablement, se fixe d'une part aux bords latéraux de la rotule et d'autre part aux condyles fémoraux, de manière à constituer deux espèces de ligaments fémoro-rotuliens, auxquels Malgaigne a donné le nom d'*ailerons de la rotule* [*f,f*]. Plus bas, elle s'insère en dedans sur la tubérosité interne du tibia, en dehors sur la tubérosité externe du même os et sur la tête du péroné ; mais elle ne fait qu'y prendre un point d'appui et se continue avec l'aponévrose jambière [*h*]. Du côté interne, elle enveloppe les trois muscles de la patte d'oie. Du côté externe, elle est renforcée par l'extrémité inférieure de la bandelette *fascia lata* [*g*]. Celle-ci, arrivée sur la face externe de l'articulation du genou, s'épanouit de telle façon que ses fibres internes deviennent horizontales, tandis que ses fibres externes restent verticales ; toutes ces fibres aboutissent à la tubérosité externe du tibia, au tubercule du jambier antérieur, à la tubérosité antérieure du tibia et au bord externe du ligament rotulien.

L'aponévrose enlevée, on met à découvert les insertions inférieures du triceps et l'on constate que les fibres musculaires du *vaste interne* [*k*] descendent toujours sensiblement plus bas que celles du *vaste externe* [*l*], le long des bords latéraux de la rotule. Quant au tendon du droit antérieur, il se fixe, en s'élargissant, sur le bord supérieur de cet os.

VAISSEAUX ET NERFS. — Les *artères* sont nombreuses, mais de petit calibre ; je les décrirai avec le plan suivant.

Les *veines* superficielles [5,5] ne sont pas, non plus, très-volumineuses, sauf la *saphène interne* [4] qui monte le long du condyle interne, pour gagner la face interne de la cuisse.

Les *lymphatiques* occupent surtout le côté interne du membre ; ils passent dans la région fémorale antérieure et vont se jeter dans les ganglions inguinaux superficiels.

Les branches nerveuses, toutes sensitives, viennent du plexus lombaire. Ce sont : 1° en dehors de la région, les filets terminaux du nerf *inguinal externe* [6-6] ; 2° en dedans et à la hauteur du vaste interne, les branches tégumenteuses des rameaux *perforants* [7-7], du nerf crural, et quelquefois les branches terminales du rameau fémoral du nerf *inguinal interne;* 3° en dedans et au-dessous du vaste interne, la branche *sous-rotulienne* [8] du nerf saphène interne, dont les nombreuses ramifications recouvrent la face antérieure de l'article.

3° *Plan*. — Lorsque, après avoir coupé transversalement le triceps, Pl. 55. — sur la limite supérieure de la région, on rabat le vaste interne et le vaste externe pour les enlever, on voit se détacher de l'extrémité inférieure de ces muscles, deux larges expansions fibreuses [*m,m*] qui enveloppent la rotule et les condyles du fémur. Il en résulte, autour de l'articulation, une sorte de capsule qui double l'aponévrose d'enveloppe et se confond avec elle sur plusieurs points, ce qui en rend toujours la dissection très-difficile. En bas, cette capsule se perd sur les tubérosités du tibia.

Sur la ligne médiane, le tendon du *droit antérieur* [*g*] s'insère au bord supérieur de la rotule par ses fibres profondes. Ses fibres superficielles recouvrent la face antérieure de la rotule et vont former, au-dessous de cet os, le *ligament rotulien* [*h*] dont la description sera faite avec celle de l'articulation. Remarquons seulement, en passant, que le tendon du triceps est légèrement oblique en bas et en dedans, tandis que le ligament rotulien est assez fortement oblique en bas et en dehors ; de sorte que ces deux rubans fibreux forment un angle à ouverture externe dont la rotule occupe le sommet. Il est aisé de comprendre que les contractions du triceps, en redressant cet angle, déplacent la rotule vers le condyle externe. Robert considérait cette disposition comme la principale cause prédisposant aux luxations de la rotule en dehors, mais cette conclusion est peut-être un peu exagérée. Pour si énergiques que l'on suppose les contractions du droit antérieur et du vaste interne, il est douteux qu'elles arrivent à déloger la rotule de l'espace intercondylien, et d'ailleurs, avant que ce résultat ne soit atteint, la traction détermine une fracture transversale ou une rupture du ligament rotulien, bien plus souvent qu'une luxation. On voit même quelquefois, dans ces conditions, le tendon du triceps se rompre un peu au-dessus du bord supérieur de la rotule.

En soulevant le tendon du triceps, on aperçoit le cul-de-sac supérieur de la synoviale articulaire, recouvert lui-même, en partie, par du tissu adipeux et par le muscle *sous-crural* [*d*]. Ce petit muscle, que l'on peut considérer comme une dépendance du triceps, est constitué par quelques faisceaux charnus dont l'extrémité supérieure s'insère à la face antérieure du fémur, et dont l'extrémité inférieure se perd sur le cul-de-sac de la synoviale. Il attire la séreuse en haut, pendant l'extension, et l'empêche d'être pincée entre la rotule et le fémur.

L'espace limité en avant par la face profonde du ligament rotulien et en arrière par le tibia, est comblé par une masse adipeuse extrêmement fine, et tellement molle qu'elle donne parfois au toucher une véritable sensation de fluctuation. Il faudrait bien se garder, toutefois, de la prendre pour une tumeur liquide et surtout de l'ouvrir, car on s'exposerait tout simplement à pénétrer dans l'articulation du genou. Lorsque la jambe se fléchit, cette graisse s'enfonce entre les os et comble les vides. Entre le ligament rotulien et la partie supérieure de la tubérosité antérieure du tibia, existe une bourse séreuse indépendante de la synoviale articulaire. On rencontre une bourse semblable sous la patte d'oie. Ces deux cavités sont quelquefois le siége d'hydropisies ou de collections purulentes.

Vaisseaux et nerfs. — Les quatre artères *articulaires*, branches de la poplitée, entourent l'articulation du genou. Les deux *articulaires supérieures* [1-1] embrassent l'extrémité inférieure de la diaphyse fémorale. Leurs branches profondes s'unissent transversalement au devant du fémur ; elles s'anastomosent aussi avec les rameaux de la *grande anastomotique*. Leurs branches superficielles donnent des rameaux ascendants et des rameaux descendants qui longent les parties latérales de l'articulation du genou et s'unissent, d'une part, à la grande anastomotique, et, d'autre part, aux articulaires inférieures.

Les *articulaires inférieures* [2-2] naissent un peu au-dessus de l'interligne articulaire, se dirigent légèrement en bas et contournent les deux moitiés de l'article, en passant sous les ligaments latéraux. Leur distribution est analogue à celle des articulaires supérieures. Leurs rameaux descendants s'anastomosent avec les branches de la *récurrente tibiale* [3].

En somme, toutes ces artères ont leurs troncs horizontaux et leurs branches verticales. De là, l'indication de diriger horizontalement les incisions faites sur les parties latérales du genou. Sans être bien volumineux, ces troncs pourraient, néanmoins, fournir des hémorrhagies de quelque importance, à cause de leurs anastomoses avec toutes les artères voisines.

Il n'y a pas, à proprement parler, de branche nerveuse à signaler dans ce plan, car le nerf sciatique poplité externe et le nerf tibial antérieur appartiennent plutôt, le premier à la région poplitée, le second à la région jambière antéro-externe.

Pl. 55.—

Squelette et articulations. — Le squelette du genou est constitué par quatre os : le fémur, le tibia, le péroné et la rotule. Les trois premiers n'appartiennent à la jointure que par une de leurs extrémités. La rotule seule y est contenue tout entière. La réunion de ces quatre os forme deux articulations distinctes. L'une comprend l'extrémité inférieure du fémur, l'extrémité supérieure du tibia et la rotule. C'est l'articulation la plus complexe et la plus étendue du corps humain ; on l'appelle, par abréviation, articulation *fémoro-tibiale*. L'autre, beaucoup moins importante, est l'articulation *péronéo-tibiale supérieure*. Étudions successivement les surfaces osseuses et les moyens d'union de ces deux articulations.

La *rotule* [*l*] complète, en avant, l'articulation fémoro-tibiale. Recouverte, sur sa face antérieure, par les fibres qui continuent le tendon du triceps jusqu'au ligament rotulien, elle semble comme développée dans l'épaisseur de ce tendon; aussi n'a-t-on pas manqué de la comparer à un os sésamoïde, ce qui est complétement erroné. Il suffit, en effet, du plus léger examen, pour voir que la rotule est l'analogue de l'olécrâne au membre inférieur; d'ailleurs, elle est constante et fait partie du plan général de l'organisation, contrairement aux sésamoïdes. Sa forme est celle d'un triangle à bords arrondis et à sommet inférieur. Elle est maintenue en place par le tendon du triceps en haut, le ligament rotulien en bas, et, sur les côtés, par les expansions aponévrotiques appelées ligaments ou ailerons de la rotule.

La face antérieure de la rotule est un peu convexe; elle est entièrement cachée sous un plan fibreux très-épais, très-adhérent au tissu osseux, continu, d'une part, avec le tendon du droit antérieur [*m*], et, d'autre part, avec le ligament rotulien. En enlevant ce plan fibreux par la macération, on constate que la face antérieure de l'os est percée d'une multitude de trous destinés au passage des vaisseaux nourriciers.

La face postérieure, dépourvue de fibres ligamenteuses, est lisse, articulaire et en grande partie recouverte de cartilage. Elle est divisée en deux facettes concaves, par une crête verticale qui répond à la dépression de la trochlée fémorale. La facette externe est ordinairement plus large et un peu plus profonde que l'interne. Sur quelques sujets, cette dernière est subdivisée en deux par une petite crête.

Le bord externe de la rotule est aminci; son bord interne, beaucoup plus épais, fait une saillie d'un centimètre au devant du condyle interne du fémur; il est, par cela même, plus exposé à l'action des violences extérieures. Cette différence tient à ce que la facette externe se moule exactement sur la convexité du condyle externe, tandis que la facette interne ne s'applique jamais complétement sur le condyle correspondant, pendant l'extension. L'inégalité tend à disparaître pendant la demi-flexion. Pendant la flexion complète, les deux bords de la rotule sont également en contact avec les deux condyles. Il résulte de cette disposition que les luxations de la rotule sont impossibles à partir de la demi-flexion, tandis qu'elles se produisent assez facilement lorsque le membre est dans la rectitude. La saillie plus considérable du bord interne nous explique pourquoi les luxations en dehors sont beaucoup plus fréquentes que les luxations en dedans ; encore ces dernières sont-elles presque toujours incomplètes. Une autre variété de déplacement est la luxation de *champ*, pendant laquelle la face antérieure de la rotule regarde tantôt d'un côté, tantôt de l'autre. Quand la violence du choc est très-énergique, l'os peut être complétement retourné, de telle façon que sa face antérieure regarde en arrière et *vice versâ ;* on ne connaît jusqu'à présent que quatre exemples de ces luxations *par renversement*, trois avec renversement en dedans et un avec renversement en dehors. Quant aux luxations en haut et en bas, admises par quelques auteurs, ce sont tout simplement des déplacements consécutifs à la rupture du ligament rotulien ou du tendon du droit antérieur.

Pendant l'extension complète, la rotule ne correspond pas à la portion articulaire du fémur ; elle s'élève bien au-dessus de cette portion et n'est en rapport avec les condyles proprement dits que par son extrémité inférieure. A mesure que la jambe se fléchit, la rotule s'abaisse ; elle passe d'abord devant les condyles, et finit par disparaître au-dessous d'eux, dans l'échancrure intercondylienne, lorsque la flexion est parvenue à son maximum. La distance verticale qu'elle parcourt, le long de la face antérieure du fémur, est d'environ 8 centimètres. D'après une opinion émise par Sue et Hevin, on supposait autrefois que, pendant la flexion, la rotule appuyait en haut sur le fémur et en bas sur le tibia, tandis qu'elle portait à faux par son milieu. Si cette supposition était fondée, toutes les fractures de cet os seraient nécessairement le résultat d'un choc direct, et jamais d'une action musculaire, ce qui est contraire à l'observation. Ce qui est exact, c'est que pendant la demi-flexion, la rotule porte, par son milieu, sur la face antérieure de la trochlée fémorale, tandis que ses deux extrémités n'appuient sur rien. Or, l'extrémité inférieure étant maintenue en arrière par le ligament rotulien, la supérieure étant tirée en même sens par le triceps, l'os se rompt comme un bâton qu'on casse sur son genou ; d'autant mieux que sa structure, toute spongieuse, ne lui permet pas de résister bien efficacement à une traction énergique.

Il est rare que la rotule commence à s'ossifier avant l'âge de deux ans et demi.

L'extrémité inférieure du *fémur* [*a*] s'élargit très-notablement, se replie en arrière et se bifurque pour former les deux condyles. Sa partie la plus large correspond au point d'insertion des ligament latéraux ; elle a 9 centimètres ou 9 centimètres et demi d'un côté à l'autre.

Plus bas, c'est-à-dire au niveau de l'interligne articulaire, le fémur est un peu plus étroit ; il ne mesure que 8 centimètres ou 8 centimètres et demi. Le *condyle externe* [c] est sur la même ligne que le corps de l'os. Le *condyle interne* [b] est fortement déjeté en dedans et en arrière de l'axe du fémur ; il est plus étroit que le condyle externe et descend plus bas que lui. Immédiatement au-dessus du condyle interne, on remarque, sur la ligne de bifurcation de la ligne âpre, un tubercule auquel vient se fixer le tendon du grand adducteur. L'insertion du ligament latéral interne se fait au-dessous de ce tubercule. La face externe du condyle externe est plane et dirigée dans le sens antéro-postérieur. La face interne du condyle interne est convexe ; elle regarde obliquement en dedans et en avant.

En avant et au-dessus des deux condyles, la face antérieure du fémur présente une dépression nommée *creux sus-condylien*, qui correspond à la moitié supérieure de la rotule, pendant l'extension. A l'état frais, le creux sus-condylien est recouvert d'un tissu adipeux sur lequel s'étale la synoviale articulaire. A l'état sec, on y remarque un grand nombre de trous vasculaires. Le cartilage d'encroûtement remonte environ un centimètre plus haut sur la face antérieure du condyle externe que sur le condyle interne. Au niveau de la face inférieure des deux condyles, ce cartilage acquiert une épaisseur de 3 à 4 millimètres.

Entre les condyles règne une dépression antéro-postérieure, d'autant plus profonde qu'on l'examine plus en arrière, présentant une longueur de 4 centimètres sur une largeur sensiblement égale. Cette gorge articulaire a reçu le nom de *trochlée* fémorale ; elle n'est en rapport avec la rotule que pendant la demi-flexion. La trochlée est recouverte de cartilage dans son tiers antérieur seulement ; elle en est dépourvue dans l'espace intercondylien, au point où s'insèrent les deux ligaments croisés. En arrière, elle donne insertion au ligament postérieur de l'articulation fémoro-tibiale.

L'extrémité inférieure du fémur est recouverte, sur les côtés, d'une très-faible épaisseur de parties molles, et comme elle est, en même temps, très-exposée aux violences de toute sorte, on a souvent l'occasion d'y constater des fractures, simples, avec écrasement, avec pénétration dans l'intérieur de l'article, etc. On a même quelquefois observé des fractures isolées des deux condyles. La production de ces solutions de continuité est surtout favorisée par la structure toute spongieuse de cette extrémité osseuse ; Legouest a vu la partie inférieure d'un fémur traversée par une balle, sans éclatement et sans plaie articulaire. Le décollement de l'épiphyse inférieure peut avoir lieu jusque vers l'âge de vingt ans, époque à laquelle cette épiphyse se soude définitivement au reste de l'os.

Le *tibia* [*d*] porte, à son extrémité supérieure, deux renflements qu'on appelle les *tubérosités* de cet os. La *tubérosité interne* [*e*] est plus volumineuse que l'externe. La *tubérosité externe* [*f*] moins grosse, mais plus saillante en arrière, présente, à sa partie postéro-externe, une petite facette plane, articulaire avec le péroné. On y remarque aussi le *tubercule du jambier antérieur*, petite saillie osseuse qui reçoit les fibres de la bandelette fascia lata, et sert de point de repère pour la ligature de l'artère tibiale antérieure. La largeur totale de cette extrémité est d'environ 7 centimètres et demi. Les deux tubérosités du tibia sont séparées, en arrière, par une échancrure assez profonde. En avant, elles sont reliées l'une à l'autre par une surface triangulaire, un peu convexe, et criblée de trous vasculaires. Cette surface se termine, en bas, par la *tubérosité antérieure* [*g*] du tibia, éminence à laquelle s'attache le ligament rotulien.

Chaque tubérosité latérale du tibia est surmontée par une surface excavée, une véritable cavité glénoïde destinée à recevoir l'un des deux condyles fémoraux. La cavité interne est plus longue, moins large et plus profonde que l'externe; celle-ci est presque circulaire, tandis que l'autre a la forme d'un ovale à grand axe dirigé d'avant en arrière. Entre ces deux cavités est une saillie antéro-postérieure, surmontée de deux tubercules aigus; on l'appelle *épine* du tibia. Elle correspond à la dépression de la trochlée fémorale, et se trouve plus rapprochée de la partie postérieure que de la partie antérieure du tibia. En avant et en arrière de l'épine, l'os est creusé de deux dépressions rugueuses dans lesquelles s'insèrent les ligaments croisés et les cartilages semi-lunaires. Le cartilage qui tapisse les deux cavités glénoïdes est plus épais au centre que sur les bords, disposition qui diminuerait un peu la profondeur des cavités, si cet inconvénient n'était largement compensé par la présence des ménisques semi-lunaires. Au reste, chacun des condyles fémoraux ne touche le tibia que par un seul point, correspondant à peu près au centre de la cavité glénoïde.

L'extrémité supérieure du tibia, de même que l'extrémité inférieure du fémur, est entièrement constituée par du tissu spongieux, revêtu d'une mince écorce compacte. Ici encore, on a vu plusieurs fois des balles traverser le tissu osseux sans le faire éclater. Cependant, il est à remarquer que, malgré l'identité de structure des deux os, le tibia résiste toujours beaucoup mieux que le fémur à l'action des violences extérieures; aussi les fractures de son extrémité supérieure sont-elles relativement rares.

Comme moyens d'union de l'articulation fémoro-tibiale, j'aurai à décrire : 1° des ligaments périphériques ; 2° des ligaments inter-articulaires ou ligaments croisés ; 3° des ménisques ou cartilages semi-lunaires.

Les ligaments périphériques sont au nombre de quatre : un antérieur, un postérieur et deux latéraux.

Le ligament *antérieur* est le ligament *rotulien* [*n*,*n*]. Il est constitué par une bandelette épaisse, très-résistante, longue d'environ 5 centimètres, étroite en bas où elle se fixe à la tubérosité antérieure du tibia, plus large en haut, où ses fibres adhèrent à la rotule et se continuent sur la face antérieure de cet os, avec celles du tendon du droit antérieur. Le ligament rotulien est moins large, plus épais et, partant, plus solide que le tendon du droit antérieur. Cependant, depuis le fait de Duverney, il a été surabondamment démontré par l'observation que les ruptures du ligament sont, pour le moins, aussi fréquentes que celles du tendon. Dans un cas, cité par Richet, la contraction violente du triceps n'avait pas rompu le ligament, mais l'avait détaché du tibia, en arrachant la tubérosité antérieure de cet os.

Indépendamment du ligament rotulien, l'articulation est consolidée, en avant, par un grand surtout aponévrotique, une sorte de capsule formée superficiellement par l'aponévrose fémorale, les ailerons de la rotule, et la terminaison du fascia lata, plus profondément par les expansions terminales du vaste interne et du vaste externe, et enfin par des fibres propres qui partent des condyles du fémur et vont, les unes aux bords latéraux de la rotule, les autres sur les tubérosités du tibia, en prenant un point d'appui sur les ménisques interarticulaires. Toutes ces fibres sont tellement enchevêtrées que le tissu de la capsule est réellement inextricable.

Les fibres transversales de la capsule se tendent pendant la flexion ; leur rôle est de borner les mouvements latéraux de la rotule, aussi sont-elles toujours rompues dans une luxation de cet os. Pendant l'extension, comme ces fibres sont relâchées, on peut faire exécuter à la rotule des mouvements de latéralité, mais jamais assez prononcés pour permettre un déplacement, même incomplet.

Le tissu fibreux, qui recouvre la face antérieure de la rotule, se déchire rarement, sous l'influence d'un choc ; aussi, grâce à cette intégrité du périoste, les fractures directes de cet os ne s'accompagnent-elles presque jamais d'un écartement bien considérable. Les fragments peuvent même ne pas s'écarter, dans les fractures par action musculaire, lorsque la couche fibreuse est restée intacte. Si le périoste est déchiré, l'écartement se produit sans difficulté et peut aller jusqu'au delà de 10 centimètres, ainsi que l'ont observé Camper et A. Cooper; il est du reste en rapport direct avec l'abondance de l'épanchement articulaire qui accompagne la fracture. On sait aujourd'hui, contrairement à l'opinion de Pibrac, que ces solutions de continuité peuvent se réunir par un cal osseux, alors même que les fragments ne sont pas tout à fait ramenés au contact. Néanmoins, les chirurgiens ont cherché, de tout temps, à obtenir autant que possible une coaptation parfaite, et c'est dans ce but qu'ont été imaginés les différents appareils encore en usage aujourd'hui, tels que ceux de Desault, de Boyer, de Baudens, etc. Il ne faut pas se dissimuler, pourtant, que ces appareils ont un inconvénient commun. Les courroies ou les pièces de linge dont ils se composent, agissant sur la base du fragment supérieur et sur la pointe du fragment inférieur, ont pour résultat de faire basculer les fragments en avant, de telle sorte que les bords postérieurs de la solution de continuité arrivent seuls à se toucher, tandis que les bords antérieurs s'écartent. L'appareil à griffes, de Malgaigne, n'a pas cet inconvénient, et, quoi qu'on en ait dit, son application ne paraît pas avoir donné lieu, jusqu'ici, à des accidents bien sérieux.

Les deux ligaments latéraux sont verticaux ; ils répondent au sixième postérieur de l'articulation, de façon qu'ils sont relâchés pendant la flexion et tendus pendant l'extension. Le ligament *latéral externe* [*p*] est un cordon cylindrique qui s'insère, supérieurement, au condyle externe du fémur, immédiatement au-dessus du muscle poplité, et aboutit, en bas, à la tête du péroné. Son insertion inférieure est embrassée par le tendon du biceps. Le ligament *latéral interne* [*o*], plus long et plus large que le précédent, est une bandelette mal limitée qui naît de la tubérosité interne du fémur, au-dessous du tubercule du troisième adducteur, et se termine à la partie postérieure et supérieure de la face interne du tibia. Sa face superficielle est séparée des tendons de la patte d'oie par une bourse séreuse. Sa face profonde recouvre le tendon antérieur du demi-membraneux, les vaisseaux articulaires inférieurs internes, et adhère intimement au cartilage semi-lunaire interne. Ces deux ligaments sont beaucoup moins résistants que l'on ne pourrait le croire, eu égard au rôle important de l'articulation du genou. Ils se rompent assez facilement. Au reste, plusieurs faits démontrent que leur intégrité est parfaitement compatible avec la production des luxations du tibia sur le fémur.

Le *ligament postérieur* se compose de trois parties distinctes. De chaque côté, sont deux espèces de coques fibreuses, deux capsules qui enveloppent la partie postérieure des deux condyles. Ces capsules se composent de fibres propres, et de fibres venues des tendons du demi-membraneux et des deux jumeaux ; on trouve parfois un os sésamoïde au point où le jumeau externe se confond avec la capsule correspondante. Au milieu de l'article, le ligament postérieur proprement dit remplit l'échancrure intercondylienne. Il est formé : 1° par des fibres verticales et obliques étendues du fémur au tibia ; 2° par quelques trousseaux venus du poplité et des jumeaux ; 3° enfin par une forte expansion du demi-membraneux, dont les fibres se dirigent de bas en haut et de dedans en dehors. De là résulte une trame irrégulière, criblée de trous dans lesquels s'engagent des filets nerveux articulaires et des ramifications vasculaires fournies, notamment, par l'artère articulaire moyenne.

Les ligaments interarticulaires ou intérosseux sont au nombre de deux ; on les désigne sous le nom de *ligaments croisés*. Ces deux faisceaux, très-résistants, occupent l'échancrure intercondylienne et sont disposés de manière à permettre la flexion, mais à limiter l'extension. Il est impossible qu'une luxation du genou se produise sans déterminer leur rupture. L'*antérieur* [*s*] va du condyle externe à la dépression placée en avant de l'épine du tibia. Le *postérieur* va du condyle interne à la dépression postérieure de la même épine. Il suit de là que ces deux ligaments ont leurs insertions inférieures situées sur une même ligne antéro-postérieure, tandis que leurs insertions supérieures sont sur une même ligne transversale. Il est même à remarquer que cette dernière ligne, prolongée de chaque côté à travers les deux condyles, atteindrait précisément le point d'implantation des deux ligaments latéraux. Chaque ligament croisé émet, inférieurement, un faisceau qui va se continuer avec le cartilage interarticulaire externe.

A proprement parler, les *cartilages semilunaires* ou *ménisques* ne sont pas des moyens d'union, mais bien des moyens de séparation, interposés au fémur et au tibia, pour amortir la violence des chocs et augmenter la profondeur des cavités glénoïdes. Ces cartilages ont la forme de croissants, épais à leur pourtour, minces et tranchants sur leur circonférence interne. Leurs deux faces se moulent sur la convexité des condyles et sur la légère concavité du tibia. Le ménisque externe [r] est presque circulaire et recouvre la plus grande partie de la cavité glénoïde ; il s'insère, par sa corne antérieure, en avant de l'épine du tibia, et, par sa corne postérieure, entre les deux tubercules qui constituent cette épine ; au niveau de cette dernière insertion, il reçoit un faisceau du ligament croisé postérieur. L'interne [q] a la forme d'un croissant ; il se fixe en avant et en arrière du précédent, c'est-à-dire qu'il comprend, entre ses insertions, les deux extrémités du cartilage interarticulaire externe. Les deux ménisques adhèrent, par leur circonférence externe, aux tissus fibreux qui entourent l'articulation ; aussi ne subissent-ils aucune espèce de déplacement, même dans les mouvements les plus étendus de la jointure. On s'explique difficilement qu'ils puissent être luxés sous l'influence d'un choc, quelque violent qu'il soit, ainsi que l'ont avancé, sans preuves suffisantes, Hey et A. Cooper.

La *synoviale* est la plus vaste du corps ; son étendue est d'ailleurs en rapport avec la largeur des surfaces articulaires. A partir du bord supérieur de la rotule, au lieu de se porter directement sur le fémur, elle remonte derrière le tendon du triceps, et se réfléchit seulement à 5 ou 6 centimètres au-dessus du rebord cartilagineux de la trochlée fémorale. De là résulte la formation d'un vaste cul-de-sac *sus-rotulien* [t], qui communique ordinairement avec le reste de la séreuse articulaire par une très-large ouverture, mais qui forme quelquefois, entre le triceps et le fémur, une cavité close complétement isolée. C'est à tort que certains auteurs ont voulu voir, dans cette dernière disposition, la conséquence d'un état pathologique ; rien n'est, au contraire, plus normal dans les premiers temps de la vie. Dans le principe, la bourse du triceps est toujours indépendante de la synoviale du genou. Parfois la fusion entre les deux cavités ne s'établit pas. Lorsqu'elle s'établit, ce qui est le cas le plus fréquent, l'ouverture de communication acquiert des dimensions très-variables ; mais, quelque large que soit cet orifice, le point de jonction des deux séreuses reste toujours indiqué par un pli semi-lunaire.

Derrière le tendon du droit antérieur, la synoviale ne forme pas, en réalité, de membrane distincte ; elle n'est représentée que par une simple couche d'épithélium, juxtaposée à la face postérieure du tendon ; d'où il suit que la rupture de ce tendon entraîne forcément l'ouverture de la cavité séreuse. Au niveau de sa réflexion et au-devant du fémur, la synoviale devient membraneuse ; elle est toujours doublée d'une certaine quantité de graisse, et reçoit, sur sa portion la plus élevée, les insertions du petit muscle sous-crural. Elle tapisse ensuite la face antérieure du fémur, au delà du cartilage diarthrodial, dans l'étendue de 3 centimètres pour le condyle interne et de 4 pour le condyle externe. Sur les côtés, elle se prolonge jusqu'au devant des insertions fémorales des ligaments latéraux. La séreuse forme donc, au-dessus de la rotule, outre son cul-de-sac supérieur, deux prolongements qui correspondent à la face profonde du vaste externe et du vaste interne. Cette disposition explique comment les épanchements articulaires remontent toujours à une certaine hauteur au-dessus de la rotule, où ils constituent deux saillies latérales séparées par le tendon du triceps. Il va sans dire que la saillie externe est toujours plus considérable que l'interne à cause de l'étendue plus grande du prolongement externe de la synoviale. C'est ce côté que l'on choisit les préférence, pour y pratiquer les ponctions et les injections, dans de cas d'hydarthrose.

Au-dessous de la rotule, la synoviale tapisse seulement la partie supérieure du ligament rotulien ; puis elle se refléchit sur le tibia en formant un petit cul-de-sac profond d'environ 5 millimètres, en rapport avec le tissu adipeux sous-rotulien. De ce tissu adipeux part un cordon fibreux, ordinairement très-grêle, qui se porte en arrière et va se fixer à la partie antérieure de l'échancrure intercondylienne, immédiatement derrière la trochlée. Ce cordon, nommé *ligament adipeux*, est entouré d'une gaîne que lui forme la synoviale. Horizontal et tendu pendant l'extension, relâché et oblique en bas et en avant pendant la flexion, il paraît avoir pour usage de soulever le paquet adipeux sous-rotulien et de le ramener entre les surfaces osseuses pendant l'extension.

En passant sur le tibia, la séreuse adhère au bord convexe des cartilages semi-lunaires. Au niveau des ligaments croisés, elle recouvre la face antérieure et la face latérale de ces ligaments qu'elle enveloppe daus une gaîne commune, mais en laissant libre leur partie postérieure. Les ligaments croisés et leur gaîne synoviale forment donc une cloison antéro-postérieure qui subdivise la grande articulation en deux loges latérales, une pour chaque articulation condylienne ; ces deux loges communiquent entre elles, au-devant du ligament croisé antérieur. Enfin, en arrière, la synoviale ne s'étend pas au-delà des insertions du ligament postérieur, mais elle envoie, sous les tendons des jumeaux et du poplité, des prolongements longs de 15 à 20 millimètres. Un diverticulum semblable enveloppe parfois le tendon du demi-membraneux ; mais, dans la moitié des cas environ, celui-ci forme une bourse séreuse distincte.

Il est peu d'articulations autour desquelles la graisse soit aussi abondante qu'à l'articulation fémoro-tibiale. Le tissu adipeux remplit tous les intervalles; on le rencontre au-dessous du triceps, en avant des condyles, autour des ligaments croisés, dans l'échancrure intercondylienne, etc. Il est surtout très-développé derrière le ligament rotulien où il forme une couche extrêmement épaisse, origine du ligament adipeux. Sur plusieurs points, notamment autour de la rotule et des cartilages interarticulaires, la graisse soulève la synoviale et constitue une multitude de petites languettes saillantes à l'intérieur de l'article. Ces languettes sont connues sous le nom de *franges synoviales* ou *glandes de Clopton Havers*. Dans les tumeurs blanches, on voit assez souvent le tissu adipeux sous-synovial s'engorger et devenir le siége de fongosités.

On pourrait encore considérer comme de véritables ligaments actifs de cette articulation les jumeaux, le poplité, le demi-membraneux et le biceps, muscles dont une extrémité appartient au creux poplité.

L'articulation du genou est un ginglyme très-imparfait, car le peu d'emboîtement des surfaces articulaires y permet non-seulement la flexion et l'extension, mais encore des mouvements de rotation. La flexion n'a d'autre limite que la rencontre mutuelle de la jambe et de la cuisse; dans ce mouvement, tous les ligaments sont relâchés, sauf le ligament rotulien. L'extension s'arrête par la tension des ligaments latéraux et des ligaments croisés, dès que le tibia et le fémur sont en ligne droite. La rotation est impossible dans l'extension ou la flexion complète; elle ne s'exécute que dans les positions intermédiaires et peut aller de 20 à 60 degrés, suivant l'inclinaison de la jambe sur la cuisse.

En vertu de sa situation et des usages du membre inférieur, l'articulation fémoro-tibiale est très-exposée aux lésions traumatiques telles que contusions, fractures, plaies pénétrantes, lésions dont le danger dépend ordinairement de l'arthrite qu'elles déterminent. La largeur des surfaces osseuses explique la rareté relative des luxations. L'issue de la synovie, ou d'un liquide analogue, peut n'être pas toujours un indice certain de l'ouverture de la synoviale articulaire, par exemple lorsqu'une des bourses séreuses placées autour de l'article vient à être intéressée; mais il est à remarquer que, dans ce cas, la quantité du liquide qui s'écoule est toujours très-peu considérable. Si la position superficielle du genou est une condition fâcheuse, au point de vue des lésions accidentelles, elle permet, en revanche, d'atteindre facilement l'article dans un but chirurgical et de l'ouvrir largement par sa face antérieure, pour en pratiquer soit l'amputation, soit la résection.

L'amputation du genou a été particulièrement préconisée par Blandin et par Velpeau ; Baudens était devenu l'un de ses plus zélés propagateurs, et il est de fait que son procédé donne des résultats immédiats vraiment admirables (voy. pl. 54, fig. I, A, B et pl. 56, fig. I, C, D). Cependant, malgré ces autorités, il n'en faut pas moins reconnaître que la désarticulation fémoro-tibiale ne vaut pas l'amputation de la cuisse au tiers inférieur. Cette conclusion peut sembler paradoxale, car elle est en désaccord avec le principe qui veut que l'on s'éloigne le plus possible du tronc pour amputer ; mais elle résulte d'observations assez nombreuses pour lui donner une certaine valeur. Après la désarticulation, les accidents sont beaucoup plus fréquents qu'après l'amputation, la mort arrive plus souvent, et les rares opérés qui survivent conservent des moignons irréguliers, pointus et tout à fait incapables de supporter directement le poids du corps.

La résection (voy. pl. 44, M, N, et pl. 54, fig. I, C, D, E, F), malgré sa gravité incontestable, donne des résultats bien supérieurs, surtout lorsqu'elle est pratiquée pour des cas pathologiques et sur des sujets d'un âge peu avancé. Verneuil l'a même exécutée deux fois avec succès, à la suite de traumatisme. Quel que soit le procédé suivi, la conservation de la rotule ne paraît être d'aucune utilité ; l'important est de se donner largement accès dans l'article.

La petite articulation *péronéo-tibiale supérieure* est constituée, d'un côté, par une petite facette plane de la tubérosité externe du tibia, de l'autre, par une petite facette semblable que porte la *tête du péroné* [*k*] sur sa face interne. Cette dernière facette regarde en dedans et un peu en avant. Deux ligaments *tibio-péroniers*, un antérieur [*u*] et un postérieur, s'étendent transversalement d'un os à l'autre. Ils sont médiocrement serrés et permettent aux deux surfaces en contact de légers mouvements de glissement ; c'est pourquoi l'on recommande de terminer d'abord la section du péroné, dans une amputation de la jambe, pendant que cet os est encore maintenu par le tibia. Bien que l'articulation péronéo-tibiale supérieure paraisse peu exposée à l'action des violences extérieures, on a cependant quelquefois l'occasion d'y constater des luxations. Malgaigne a cité cinq cas de déplacement de la tête du péroné sans fracture.

Larrey a fait voir qu'on pouvait, avec avantage, amputer la jambe au-dessus du lieu d'élection, à la condition de ne pas porter le couteau au niveau de la tubérosité antérieure du tibia, pour éviter la section du ligament rotulien et l'ouverture de l'articulation fémoro-tibiale. Il est possible, néanmoins, de faire remonter l'incision à 1 centimètre sur cette tubérosité, sans dépasser les insertions du ligament rotulien et sans courir le risque d'ouvrir l'article. Larrey recommandait aussi de désarticuler, au besoin, la tête du péroné ; mais il y aurait danger sérieux à agir ainsi, parce qu'on s'exposerait à ouvrir, du même coup, l'articulation fémoro-tibiale. En effet, les recherches de Lenoir ont démontré que la synoviale de l'articulation péronéo-tibiale supérieure communique avec la synoviale du genou, une fois sur dix environ. Alors même que cette communication n'existe pas, la grande séreuse envoie, sur la moitié des sujets, un diverticulum qui descend sur la tête du péroné et qu'il serait à peu près impossible d'éviter.

Région fémoro-tibiale postérieure (creux poplité).

1er *Plan.* — La région *poplitée* recouvre la face postérieure de l'articulation du genou. Elle a les mêmes limites que la région fémoro-tibiale antérieure. On lui donne aussi le nom de *creux* poplité, mais cette dénomination n'est nullement justifiée par l'aspect de la région pendant l'extension. En effet, lorsque le membre est dans la rectitude, c'est à peine si l'on aperçoit une très-légère dépression, limitée par les saillies musculaires et tendineuses du biceps, du demi-membraneux et des jumeaux. Sur certains sujets même, le milieu de la région est occupé par un relief oblong, assez régulièrement arrondi. C'est seulement pendant la flexion que le creux devient apparent. Il forme alors un enfoncement irrégulièrement losangique, dont le degré de profondeur est en rapport avec l'énergie de la contraction musculaire. Le point le plus déprimé de cet enfoncement correspond un peu au-dessus de l'interligne articulaire. Sa moitié supérieure est bornée, de chaque côté, par de fortes saillies tendineuses constituées, en dehors, par le biceps, en dedans, par le demi-tendineux et le demi-membraneux. Sa moitié inférieure est beaucoup moins nettement circonscrite par l'extrémité supérieure des jumeaux. Pl. 56.—F

La *peau*, fine, glabre, présente quelques plis de locomotion transversaux. Elle est mobile et se laisse facilement soulever par les tumeurs.

2e *Plan.* — La couche sous-cutanée [B-B] se continue, sans transition, avec celle de la cuisse et de la jambe. Elle est plus épaisse que Pl. 56.—I celle de la région fémoro-tibiale antérieure, contient toujours une certaine quantité de graisse, même sur les sujets émaciés, et peut être facilement subdivisée en deux portions distinctes, une portion aréolaire et une portion lamelleuse. C'est en suivant cette dernière que les inflammations phlegmoneuses se propagent de la cuisse à la jambe et *vice-versâ*.

L'*aponévrose* [*b-b*] se confond, en haut, avec l'aponévrose fémorale [*a*], et, en bas, avec l'aponévrose jambière [*c*]. Elle est épaisse au milieu de la région où elle ne forme qu'une seule lame, tandis qu'elle s'amincit sur les côtés et se dédouble, pour envelopper les muscles sous-jacents.

Vaisseaux et nerfs. — Les uns sont logés dans la couche sous-cutanée, les autres sont compris dans l'épaisseur de l'aponévrose. Les premiers occupent la partie supérieure de la région, où ils arrivent au tégument après avoir traversé l'aponévrose, ainsi que nous l'avons vu dans la région fémorale postérieure. Ce sont : quelques artérioles [1-1] sans importance, leurs veines satellites, et les rameaux de la branche *fémorale* du *petit nerf sciatique* [5-5].

La veine *saphène externe* [3] monte verticalement dans la moitié inférieure du creux poplité ; elle est logée dans un canal formé par un dédoublement de l'aponévrose. Arrivée au niveau de l'interligne articulaire, elle perfore le feuillet antérieur de sa gaîne, pour se jeter dans la veine poplitée. D'après Hérapat, ce serait à la constriction exercée sur le vaisseau par cet orifice aponévrotique, qu'il faudrait attribuer le développement des varices; aussi a-t-il proposé le débridement de l'aponévrose poplitée, de même qu'il a préconisé la section du fascia crebriformis contre les varices de la saphène interne. J'ai déjà mentionné plus haut cette dernière opération et les résultats peu avantageux qu'elle donne. Je ne sache pas que le débridement de l'aponévrose poplitée ait jamais été pratiqué jusqu'ici. La présence d'un tronc aussi volumineux que la saphène externe explique comment des blessures, même superficielles, ont pu donner lieu à des hémorrhagies d'une certaine gravité.

Les nerfs *saphène tibial* [6] et *saphène péronier* [7] se réunissent, à une hauteur variable, pour constituer le nerf *saphène externe*. Est-il nécessaire d'ajouter que l'on rencontre, dans la couche sous-cutanée, un certain nombre de *lymphatiques* venus de la région jambière postérieure. Ces lymphatiques superficiels convergent vers la face interne du membre et passent dans la région fémorale antérieure où ils se réunissent aux troncs principaux, pour aboutir aux ganglions inguinaux.

Pl. 57.—

3e *Plan.* — L'ablation de l'aponévrose permet d'apercevoir le creux poplité et les muscles qui le circonscrivent ; mais, on se ferait une fausse idée des dimensions de l'excavation fémoro-tibiale postérieure, si l'on s'en rapportait à l'examen de cette seule préparation. Lorsque les muscles sont restés dans leurs rapports normaux, ils se touchent par leurs bords, dans une certaine étendue, et cachent une notable portion du tissu conjonctif adipeux au milieu duquel sont enfouis les vaisseaux et les nerfs principaux de la région. Quoi qu'il en soit, on voit que le creux poplité a la forme d'un losange dont une diagonale, verticale, suit à peu près la partie moyenne du jarret, tandis que l'autre, horizontale, correspond au bord supérieur des condyles fémoraux. Cette dernière ligne subdivise le losange poplité en deux triangles accolés par leur base : un triangle supérieur, *fémoral*, et un triangle inférieur ou triangle *tibial*.

Le triangle fémoral est le plus profond et le plus large des deux ; il est circonscrit, en dehors, par le biceps, et en dedans, par le demi-tendineux, le demi-membraneux, le droit interne et le couturier.

Le *biceps* [*a*] ne montre que sa longue portion dans ce plan superficiel. Il est d'abord accolé au demi-membraneux et au demi-tendineux ; puis il s'en écarte, à 8 ou 9 centimètres au-dessus de l'interligne articulaire, se dirige en bas et en dehors, pour aller s'insérer à la tête du péroné, par un tendon aplati qui recouvre et embrasse le ligament latéral externe de l'articulation fémoro-tibiale. Entre ce tendon et le ligament latéral externe, se trouve une bourse séreuse du volume d'une grosse amande.

Le *demi-tendineux* [*b*] est superficiel, comme la longue portion du biceps. Son corps charnu s'arrête au-dessus du condyle fémoral interne. Le long tendon qui le continue recouvre le demi-membraneux et se détache fortement en saillie, pendant la flexion de la jambe sur la cuisse. Il se porte en bas et en dedans, d'abord en arrière puis en dedans du condyle, se place en dedans du demi-membraneux à la hauteur de l'interligne articulaire, et enfin se réunit aux tendons du droit interne et du couturier, pour constituer la patte d'oie. Le tissu conjonctif qui entoure le tendon du demi-tendineux est manifestement destiné à favoriser les glissements de ce tendon ; il est extrêmement lâche et se compose de grandes aréoles qu'on peut facilement injecter, comme une véritable bourse séreuse multiloculaire.

Les tendons du *droit interne* [*d*] et du *couturier* sont situés immédiatement en avant du demi-tendineux. Réunis à ce dernier, ils contournent la tubérosité interne du tibia et vont s'attacher à la crête de cet os, en formant l'expansion aponévrotique connue sous le nom de *patte d'oie*. Le tendon du couturier, plus élevé et plus superficiel que les deux autres, en est séparé par une petite bourse séreuse. Une seconde bourse, plus spacieuse, existe entre le tibia et les deux tendons du droit interne et du demi-tendineux ; celle-ci se prolonge, en avant, jusqu'à la crête du tibia ; en arrière, elle déborde le ligament latéral interne ; en haut, elle s'étend jusqu'au bord supérieur de la tubérosité du tibia ; en bas, elle va jusqu'à trois travers de doigt au-dessous de cette tubérosité.

Le *demi-membraneux* [*c-c*] est le plus épais et le plus puissant des muscles de la partie postérieure de la cuisse. Sous-jacent au demi-tendineux, il forme, bien plus que ce dernier, la limite interne du triangle fémoral. Ses fibres charnues ne se continuent pas au delà de l'interligne articulaire. Le tendon qui leur fait suite descend en dedans du jumeau interne et se subdivise bientôt en trois faisceaux. L'un, suivant un trajet presque rétrograde, se dirige en haut et en dehors, et va renforcer le ligament postérieur de l'articulation fémoro-tibiale. Le second s'insère à la tubérosité interne du tibia. Le troisième contourne cette tubérosité et se prolonge jusqu'à la tubérosité antérieure, où il se fixe. On trouve toujours une bourse séreuse dans le tissu conjonctif lâche qui sépare le tendon du demi-membraneux du jumeau interne ; il en existe une autre entre l'expansion antérieure de cet endon et le tibia.

Le triangle tibial est moins accusé que le triangle fémoral, parce que les jumeaux, soulevés par les condyles du fémur, s'écartent très-peu l'un de l'autre, au voisinage de leurs insertions supérieures. Il est limité en dehors par le *jumeau externe* [*e*], et en dedans par le *jumeau interne* [*f*]. Ces deux muscles remplissent l'espace compris entre le biceps et le demi-membraneux. Ils s'insèrent immédiatement au-dessus de chaque condyle fémoral, en pénétrant dans l'intérieur de l'articulation et en se confondant avec les capsules latérales du ligament postérieur. La synoviale envoie, au-dessous de chaque jumeau, un prolongement en forme de bourse séreuse, qui communique largement avec l'article ; aussi est-il tout à fait impossible de détacher ces muscles de leurs insertions, sans ouvrir la jointure. Richet a cité plusieurs faits dans lesquels des collections intra-articulaires s'étaient fait jour par ces diverticulums et avaient fusé dans la couche profonde des muscles du mollet.

J'ai supposé jusqu'ici que les parois du creux poplité sont formées par des muscles, ce qui n'est pas tout à fait exact. En réalité, ces parois sont constituées par les gaînes aponévrotiques de ces muscles, c'est-à-dire par deux lames, placées de champ, qui se détachent de l'aponévrose d'enveloppe et vont se fixer aux deux branches de bifurcation de la ligne âpre. Le tissu adipeux, les vaisseaux et les nerfs, qui remplissent l'excavation, sont donc séparés des muscles par ces deux cloisons fibreuses. Ils sont contenus dans une loge complétement close, sur les côtés par les deux lames en question, en arrière par l'aponévrose d'enveloppe. La cloison située du côté du biceps est un peu plus forte que l'autre ; mais, aucune des deux n'est assez résistante pour maintenir pendant bien longtemps une collection purulente, ce qui doit engager le chirurgien à ouvrir les abcès du creux poplité dès qu'il en aura constaté l'existence.

Vaisseaux et nerfs. — Les artères, pénétrant les muscles par leur face profonde, ne peuvent être visibles dans ce plan. Je n'aurai donc à signaler ici que les petites branches superficielles des *jumelles* [1] et la veine *saphène externe* [2] dont j'ai déjà parlé à propos du plan précédent.

La plupart des branches nerveuses sont profondes comme les vaisseaux sanguins. On peut cependant, sans écarter les muscles de leur position normale, apercevoir une petite portion du nerf *sciatique poplité interne* [4] et la plus grande partie du nerf *sciatique poplité externe* [5]. Celui-ci, moins volumineux que l'autre, longe d'abord le bord interne du biceps ; puis, il lui devient postérieur, à partir de l'interligne articulaire, et finit par se placer sur son côté externe. Il contourne la face postérieure du condyle externe du fémur, la tête du péroné et le col de cet os. Dans ce dernier point, il est assez superficiel pour qu'on puisse aller le sectionner, immédiatement au-dessous de l'aponévrose (voy. pl. 58, Q).

La présence du nerf sciatique poplité externe, le long du tendon du biceps, rend assez difficile la ténotomie de ce tendon, sans lésion du nerf. Il est bon de savoir, cependant, que les contractions du biceps rendent son tendon plus superficiel et l'éloignent assez du tronc nerveux pour permettre le passage du ténotome entre les deux organes. Pour plus de sûreté, on saisira la saillie tendineuse entre les doigts et on la comprimera fortement ; si le nerf en fait partie, sa compression ne manquera pas de déterminer des fourmillements et de l'engourdissement sur la face externe de la jambe et sur le dos du pied. Il est bien entendu que le tendon devra toujours être divisé de dedans en dehors, c'est-à-dire en s'éloignant du nerf.

Les branches fournies par le sciatique poplité externe, dans la région fémoro-tibiale postérieure, sont au nombre de deux : 1° le nerf *saphène péronier* [9] qui se réunit, à une hauteur très-variable, avec une branche du sciatique poplité interne, le *saphène tibial* [8], pour former le nerf *saphène externe* [7] ; 2° la branche *cutanée péronière* [6] qui naît parfois d'un tronc commun avec la précédente, mais plus souvent au-dessous d'elle, se dirige en bas, sur le jumeau externe, et se subdivise bientôt en filets qui vont se perdre dans la peau de la face externe de la jambe.

l. 57.—Fig. 2. 4e *Plan.* — Avant de décrire les vaisseaux et les nerfs contenus dans l'excavation poplitée, il nous reste à jeter un coup d'œil sur les organes qui limitent profondément cette excavation. Pour apercevoir ces différents organes, il est nécessaire, non-seulement de sectionner ou d'écarter les muscles superficiels, mais encore d'enlever une grande quantité de tissu conjonctif adipeux qui remplit tous les vides et rend la dissection du plan profond très-pénible. Ce tissu, toujours abondant, malgré l'émaciation du sujet, se continue, le long des vaisseaux et des nerfs, d'une part dans la région fémorale postérieure, et d'autre part dans la couche profonde du mollet. Ainsi que je l'ai déjà noté, les collections purulentes et les épanchements sanguins, venus du bassin, de la fesse ou de la face postérieure de la cuisse, peuvent, en suivant cette voie, gagner le creux du jarret et même la région jambière postérieure. Dans d'autres cas, le pus se développe de prime abord dans l'excavation poplitée et envahit secondairement les régions voisines, si une intervention active n'en prévient la migration, en lui donnant issue au dehors. Quel qu'ait été le point de départ de la collection purulente, si tout le tissu adipeux du jarret a été détruit par la suppuration, on a souvent beaucoup de peine à obtenir la guérison définitive de ces abcès profonds, parce que les parois fibreuses du foyer, maintenues par leurs insertions au fémur, arrivent difficilement à se rapprocher. Il se passe là quelque chose d'analogue à ce qui survient dans les abcès du creux ischio-rectal ; inutile d'ajouter que c'est une raison de plus pour se hâter d'inciser.

Le triangle fémoral est limité, en dehors, par la *courte portion du biceps* [*f*], dont les fibres s'insèrent sur l'aponévrose intermusculaire externe et sur la branche externe de bifurcation de la ligne âpre. Les adhérences du muscle et de l'aponévrose ferment complétement l'excavation de ce côté, aussi serait-il impossible de pénétrer dans le creux poplité par le bord externe du membre, à moins de couper toutes les insertions du biceps. Du côté interne, on remarque une aponévrose [*c*], médiocrement épaisse, qui cache la face postérieure du grand adducteur et s'attache à la bifurcation interne de la ligne âpre. Cette toile fibreuse se relie à la gaîne du demi-membraneux, mais elle est, du reste, entièrement libre d'insertions musculaires. Il est donc possible d'arriver sur l'artère poplitée, en faisant une incision sur la face interne de la cuisse, dans son tiers inférieur, et en décollant la face profonde du demi-membraneux. Je dois ajouter que ce procédé, dû à Jobert, n'est généralement pas d'une application bien commode et n'a pas, jusqu'à présent, trouvé sa raison d'être en dehors de l'amphithéâtre. Au milieu, le plan profond du triangle fémoral est constitué par une surface osseuse triangulaire, correspondant à la portion du fémur comprise entre les deux branches de la ligne âpre.

Le triangle tibial contient trois muscles : le plantaire grêle, le poplité et l'extrémité supérieure du soléaire. Le *plantaire grêle* [*d*] s'insère, supérieurement, à la capsule fibreuse qui recouvre le condyle externe du fémur, au-dessous et en dedans du jumeau externe [E-E]; son corps charnu, très-peu volumineux, croise obliquement la partie inférieure du jarret, de haut en bas et de dehors en dedans. Le *poplité* (caché sous les vaisseaux et sous le plantaire grêle), se fixe à la tubérosité externe du fémur, au dessous du jumeau externe ; son tendon est recouvert par une lamelle aponévrotique provenant d'une expansion du demi-membraneux ; il est enveloppé par un diverticulum de la synoviale articulaire. Quant au soléaire, il s'attache aux deux os de la jambe et à une arcade fibreuse sur laquelle je reviendrai, en décrivant la région jambière postérieure ; sous cette arcade s'engage l'extrémité inférieure de l'artère poplitée.

Si l'on réfléchit au grand nombre de bourses séreuses qui entourent l'articulation fémoro-tibiale, et dont quelques-unes sont en communication avec la synoviale articulaire, on ne sera pas étonné de la fréquence relative des kystes séreux dans la région poplitée. Ces kystes ont été étudiés d'une manière spéciale par Foucher et par Bauchet. Comme toutes les cavités closes du même genre, ils sont justiciables de la ponction et de l'injection iodée, à moins qu'on ne préfère en irriter l'intérieur avec le bec d'une sonde cannelée, ainsi que l'a proposé et exécuté avec succès H. Larrey. Il va de soi que, si la tumeur communique manifestement avec l'articulation, l'abstention est encore ce qu'il y a de préférable. Je rappelle brièvement ici les points où ces kystes peuvent se développer : 1° entre le tendon du biceps et la tête du péroné ; 2° au-dessous du jumeau externe ; 3° au-dessous du poplité ; 4° autour du tendon du demi-tendineux ; 5° entre le demi-membraneux et le jumeau interne ; 6° sous le jumeau interne ; 7° entre l'expansion antérieure du demi-membraneux et le tibia ; 8° entre le couturier et les deux autres tendons de la patte d'oie ; 9° entre la patte d'oie et le tibia.

Vaisseaux et nerfs. — *L'artère poplitée* [1] commence au-dessous de l'anneau du troisième adducteur où elle fait directement suite à la fémorale ; elle correspond alors à la face interne du fémur. Elle se dirige d'abord obliquement en bas et en dehors, jusqu'au niveau du milieu de l'interligne articulaire ; puis elle devient verticale, et se termine à l'arcade du soléaire où elle se divise en artère tibiale antérieure et tronc tibio-péronier. Il est très-rare de la voir se bifurquer dans l'intérieur du losange poplité. Elle répond, en avant, au grand adducteur, à la face postérieure du fémur, au ligament postérieur de l'articulation fémoro-tibiale et au muscle poplité. Ses rapports avec le fémur nous expliquent comment des esquilles ou des séquestres, détachés de cet os, ont pu la perforer. En arrière, l'artère est recouverte par le muscle demi-membraneux qui la croise obliquement, par la veine poplitée, par le tissu adipeux de l'excavation et par l'interstice des deux jumeaux. Le biceps, le condyle externe du fémur et le jumeau externe sont situés à son côté externe ; le demi-membraneux, le condyle interne et le jumeau interne, à son côté interne.

Les collatérales qu'elle donne, dans ce trajet, sont les jumelles et les articulaires.

Les *jumelles* [3-3], au nombre de deux, naissent sur la face postérieure du tronc, se portent en bas et s'épanouissent en un grand nombre de rameaux destinés aux muscles jumeaux. Un de ces rameaux, quelquefois deux, passent en arrière des jumeaux et parcourent verticalement le plan superficiel de la région.

Les *articulaires supérieures* et *inférieures* se détachent des faces latérales de la poplitée, les premières au-dessus des condyles du fémur, les secondes immédiatement au-dessous de ces tubérosités. Nous savons que ces quatre artères forment, autour de l'articulation du genou, deux cercles parallèles, et qu'elles aboutissent dans la région fémoro-tibiale antérieure. C'est par le moyen de leurs nombreuses anastomoses que se rétablit le cours du sang, après la ligature de la fémorale; aussi, recommande-t-on avec juste raison, en pareil cas, d'éviter la compression du genou par un bandage trop serré, pouvant entraver la circulation.

L'*articulaire moyenne* est simple ou double, suivant les sujets. Elle naît sur la face antérieure de la poplitée, traverse le ligament postérieur de l'articulation du genou et se distribue aux différentes parties de cette articulation, principalement au tissu adipeux de l'échancrure intercondylienne. Les articulaires moyennes ont donc une circulation indépendante des autres articulaires; elles ne servent en aucune façon au rétablissement du cours du sang, lorsque la fémorale est oblitérée.

La *veine poplitée* [4] occupe la face postéro-externe de l'artère et lui est unie par un tissu conjonctif, extrêmement dense, qu'on a beaucoup de peine à déchirer avec le bec de la sonde cannelée. L'épaisseur de ses parois pourrait la faire confondre avec l'artère, pendant une opération ; mais on la reconnaîtra toujours à l'absence de battements. Les deux vaisseaux sont dépourvus de gaîne celluleuse, et se trouvent directement en rapport avec le tissu adipeux qui les entoure. Dans l'immense majorité des cas, il n'y a qu'une seule veine poplitée ; exceptionnellement, on peut en trouver deux. Le sujet qui nous a servi de modèle offrait un exemple de cette anomalie que je crois très-rare. C'est à peu près au niveau de l'interligne articulaire que la veine *saphène externe* [6] vient se jeter dans la poplitée. Le confluent de ces deux veines ne laisse pas que d'être très-gênant pour l'opérateur, lorsqu'on veut lier l'artère dans le triangle inférieur.

Les *lymphatiques* profonds suivent le trajet des vaisseaux sanguins; ils aboutissent à des ganglions, ordinairement au nombre de quatre, situés dans le triangle fémoral. Ces ganglions, en s'enflammant, deviennent parfois le point de départ de certains abcès du creux poplité. Comme ils sont plus superficiels que les vaisseaux, les tumeurs qu'ils occasionnent sont soulevées par les battements artériels, ce qui en rend souvent le diagnostic fort difficile.

Le tronc du *grand nerf sciatique* [7] descend plus ou moins bas, suivant les sujets. Cependant on peut dire, d'une manière générale, qu'il se bifurque à la partie supérieure du creux poplité. De ses deux branches de bifurcation, l'une, le nerf *sciatique poplité externe* [8], a été décrite avec le plan précédent. L'autre, le nerf *sciatique poplité interne* [9], plus volumineuse que la précédente, continue directement le trajet du tronc. Elle traverse le losange poplité, suivant sa diagonale verticale, et se termine en passant sous l'arcade du soléaire où elle prend le nom de nerf *tibial postérieur*. Dans ce trajet, le nerf sciatique poplité interne affecte les rapports les plus importants avec les vaisseaux sanguins. En avant, il répond à la face postérieure de la veine poplitée, mais dans les deux tiers inférieurs de la région seulement; dans le tiers supérieur, il est situé en dehors des vaisseaux, il en est d'ailleurs séparé, dans toute son étendue, par du tissu cellulo-adipeux. On s'expliquera sans peine ce rapport si l'on se rappelle que le nerf suit, d'un bout à l'autre, l'axe du membre, tandis que les vaisseaux correspondent à la face interne du fémur, au niveau de l'anneau du troisième adducteur, et ne gagnent la partie moyenne de la région qu'un peu au-dessus de l'interligne articulaire. Plus bas, le tronc vasculo-nerveux est appliqué sur le muscle poplité, et le nerf est croisé en écharpe par le muscle plantaire grêle qui le recouvre. En arrière, le faisceau nerveux est séparé de l'aponévrose d'enveloppe par une couche plus ou moins épaisse de tissu adipeux.

Les branches collatérales fournies par le nerf sciatique poplité interne sont : 1° le nerf *saphène tibial* (racine interne du nerf saphène externe); 2° des branches *musculaires* [10] destinées aux jumeaux, au plantaire grêle, au poplité et au soléaire; 3° un filet *articulaire* qui accompagne l'artère articulaire moyenne.

Connaissant le nombre et l'importance des éléments anatomiques contenus dans la région poplitée, on peut aisément se faire une idée du danger des plaies profondes de cette région. Section des muscles et des tendons, ouverture des bourses séreuses, division des troncs nerveux et vasculaires, enfin, plaie pénétrante de l'articulation, tels sont les dégâts que peut occasionner un agent vulnérant, mû avec une certaine force. En raison de sa position profonde, l'artère est plus rarement atteinte que les autres organes; mais, lorsqu'elle est intéressée, il y a presque toujours gros à parier que le nerf et la veine l'auront été avant elle.

On peut lier l'artère poplitée, soit à sa partie supérieure, dans le triangle fémoral, soit à sa partie inférieure, dans le triangle tibial. Dans le premier cas, on fait une incision de 10 centimètres, depuis le point d'origine de l'artère, au niveau du tiers inférieur du bord interne de la cuisse, jusqu'au milieu de l'espace poplité. La peau et l'aponévrose incisées, on déchire, avec le doigt, le tissu adipeux jusqu'à ce qu'on aperçoive le nerf. On trouve alors, en dedans et au-dessous de celui-ci, la veine, en dedans et au-dessous de la veine, l'artère.

Ainsi que nous l'avons vu plus haut, Jobert a proposé d'atteindre le vaisseau au même niveau, en incisant dans la dépression qui surmonte le condyle interne du fémur, la jambe étant à demi fléchie, et en pénétrant sous la face profonde du demi-membraneux.

Dans le triangle tibial, l'artère est un peu moins profonde et plus facile à atteindre. Le procédé de Lisfranc (voy. pl. 56, fig. I, A, B) attaque la région par la partie postérieure du jarret. L'incision commence un peu au-dessus de l'articulation du genou et descend verticalement sur une longueur de 10 centimètres ; on aura soin de ménager la veine saphène externe et de la faire récliner. Après avoir divisé l'aponévrose dans la même étendue que le tégument, on sépare les deux jumeaux avec le doigt, on fait fléchir la jambe, et l'on découvre le nerf, puis la veine et enfin l'artère.

Le procédé de Marchal n'est, pour ainsi dire, que le procédé de Jobert, appliqué à la moitié inférieure du losange poplité (voy. pl. 62, A, B). La jambe étant fléchie sur la cuisse et le membre reposant sur sa face externe, on fait une incision de 8 à 10 centimètres, en longeant le bord interne du jumeau interne, et en évitant de léser la veine saphène interne. L'aponévrose doit être divisée dans le même sens que la peau, mais un peu plus en arrière, afin de respecter les insertions de la patte d'oie. On décolle ensuite le jumeau interne et l'on arrive facilement sur le paquet vasculo-nerveux.

Quel que soit le procédé suivi, il est, je le répète, toujours difficile de déchirer, avec la sonde cannelée, le tissu conjonctif très-dense qui unit la veine à l'artère. J'ai vu un habile opérateur perforer la veine, pendant ces manœuvres, et occasionner une hémorrhagie à laquelle le malade finit par succomber. Il est juste d'ajouter comme compensation, que la ligature de la poplitée ne se pratique plus guère aujourd'hui sur le vivant, sauf les cas très-exceptionnels où le chirurgien veut avoir recours à la méthode ancienne, pour la cure d'un anévrysme. Il n'en faudrait cependant pas conclure à la rareté des tumeurs anévrysmales de l'artère poplitée ; cette artère est, au contraire, après l'aorte, celle sur laquelle les anévrysmes se développent le plus souvent. Sur 551 anévrysmes spontanés, relevés par Crisp, dans les différentes régions du corps, ceux de la poplitée figurent pour 137 cas, c'est-à-dire le quart environ du nombre total. Les anévrysmes traumatiques sont beaucoup moins fréquents. Ils sont parfois suivis d'une communication entre la veine et l'artère ; tels sont les anévrysmes variqueux observés par Percy, Larrey (de Toulouse), Hogdson, Lassus, Ribes. Porter a vu un anévrysme variqueux qui s'était développé spontanément.

On a attribué la fréquence des anévrysmes poplités à la constriction exercée, sur l'extrémité inférieure de l'artère, par l'arcade du soléaire, pendant les contractions musculaires, et à la gêne de la circulation qui en résulterait. Cette explication n'est pas admissible. Nous verrons, en effet, dans l'étude de la région jambière postérieure, que l'action du soléaire, bien loin de resserrer l'anneau fibreux, tend, au contraire, à le dilater. D'autres ont supposé que l'artère se raccourcissait pendant la flexion du genou, de là un défaut de longueur du vaisseau, lorsque cette flexion est habituelle, et des tiraillements pendant l'extension. Ainsi s'expliquerait la production des anévrysmes chez les individus qui restent longtemps assis ou les jambes croisées. Malheureusement pour cette théorie, le raccourcissement qu'on invoque n'existe pas ; pendant la flexion, l'artère devient flexueuse et conserve sa longueur normale. D'ailleurs, les anévrysmes poplités sont incomparablement plus fréquents chez les hommes que chez les femmes ; or, celles-ci restent, en général, bien plus longtemps assises. Ce qui est incontestable, c'est que l'artère poplitée devient très-souvent athéromateuse. Elle l'est, sans doute, moins souvent que la fémorale ou l'iliaque ; mais, celles-ci ne sont jamais exposées à subir des distensions brusques et énergiques comme celles que supporte la poplitée. En un mot, dans cette dernière hypothèse, la dégénérescence des parois artérielles serait la cause prédisposante et jusqu'à un certain point indispensable pour la production d'un anévrysme. Cela est si vrai que, lorsque ses parois sont saines, l'artère peut supporter, sans se rompre, une extension poussée jusqu'à la rupture des ligaments articulaires.

Il suffit de connaître la disposition du creux poplité pour savoir que le développement d'un anévrysme dans cette région déterminera d'abord l'œdème du membre inférieur par compression de la veine, et plus tard des fourmillements, voire même de la paralysie, par compression des nerfs. Broca a vu une de ces tumeurs s'ouvrir dans l'articulation du genou ; l'épanchement sanguin simulait une hydarthrose.

Ainsi que je le disais il y a un instant, la ligature de la poplitée est très-rarement employée contre ces anévrysmes. La ligature de la fémorale à sa partie supérieure a presque toujours donné des résultats déplorables : 28 gangrènes du membre inférieur sur 56 opérations, d'après Norris ; j'en ai donné les raisons plus haut. La ligature au milieu de la cuisse ou dans le canal du troisième adducteur est de beaucoup préférable ; mais on peut dire qu'elle n'est plus conservée aujourd'hui qu'à titre de méthode exceptionnelle ; la compression digitale tendant, de plus en plus, à se substituer aux opérations sanglantes. Malgaigne avait démontré autrefois qu'une forte flexion du genou arrête les battements des artères de la jambe. Cette observation est devenue le point de départ d'un nouveau mode de traitement des anévrysmes poplités, la flexion forcée, méthode qui, malgré sa nouveauté, a déjà donné de fort remarquables succès entre les mains de Velpeau, de Maunoir, de Hart, de Moore, de Pemberton, de Pritchard, de Paget, de Colles, de Spence, de Verneuil, de Rouge et de Legouest.

DE LA JAMBE.

On donne le nom de *jambe*, dans le langage ordinaire, à cette portion du membre inférieur qui s'étend, en avant, depuis la rotule jusqu'au pli transversal du cou-de-pied, et en arrière, depuis le jarret jusqu'à la partie supérieure du talon. Pour l'anatomiste, ce mot doit être pris dans un sens un peu moins étendu. La jambe est l'analogue de l'avant-bras ; elle est comprise entre le genou et le cou-de-pied. Elle est limitée par deux plans horizontaux, dont l'un passerait immédiatement au-dessous de la tubérosité antérieure du tibia, et l'autre au-dessus de la base des malléoles, à trois travers de doigt, environ, au-dessus de l'articulation tibio-tarsienne.

Chez l'homme bien conformé, les deux jambes sont droites et parallèles. Chez les individus *cagneux*, elles sont déjetées en dehors ; chez les *bancals*, elles sont incurvées sur elles-mêmes et représentent deux arcs se regardant par leur concavité. Chacune d'elles a la forme d'un tronc de cône renversé ; aussi la surface d'une plaie d'amputation y est elle d'autant moins étendue que l'opération a été pratiquée plus bas. Mais, en raison même de cette forme conique, on a toujours beaucoup de peine à relever la manchette cutanée, surtout lorsqu'on ampute dans le tiers inférieur. Pour faciliter ce temps de l'opération, Lenoir a proposé d'ajouter, à l'incision circulaire ordinaire, une incision verticale de 4 centimètres, modification très-heureuse qui permet de disséquer la peau sans difficulté et d'avoir un moignon suffisamment protégé (voy. pl. 58, H,K, L, M). Chacun sait combien il est difficile de maintenir sur la jambe les bandages roulés qui se déplacent sans cesse et glissent vers les malléoles, si l'on n'a pris la précaution d'en coudre tous les tours l'un à l'autre. Chez la femme et chez l'enfant, le développement du tissu adipeux sous-cutané masque les reliefs musculaires. Chez l'homme, ces reliefs sont d'autant plus apparents que l'individu est plus vigoureux.

Bien que j'aie comparé la jambe à un tronc de cône, on se tromperait, cependant, en s'imaginant qu'une coupe horizontale doit donner une figure régulièrement arrondie, comme celle d'un cercle. C'est qu'en réalité, il existe, sur cette portion du membre, trois saillies longitudinales, trois bords si l'on veut, qui lui donnent une forme presque pyramidale. De ces trois bords, l'un est antéro-interne, les deux autres sont latéraux.

Le bord antéro-interne est assez fortement proéminent, surtout chez les sujets émaciés ; il occupe la partie interne de la face antérieure et se trouve constitué par la *crête du tibia*, crête infléchie en forme d'S italique, tranchante en haut, mousse et élargie en bas. Cette saillie, située immédiatement sous la peau, est assez superficielle pour que le doigt puisse y constater les moindres irrégularités, ce qui permet au chirurgien de reconnaître facilement, en l'explorant, si le tibia est le siége d'une solution de continuité. Dans les contusions qui atteignent la jambe à ce niveau, la peau, se trouvant comprimée entre le corps contondant et la crête du tibia, est parfois coupée de dedans en dehors, par cette crête, aussi nettement que par un instrument tranchant.

Le bord externe est formé par le jumeau externe et le soléaire ; il limite, en arrière, un sillon vertical borné, en avant, par la saillie des péroniers latéraux. On peut, en l'explorant de haut en bas, y sentir une arête tranchante constituée par le bord postérieur du péroné.

Le bord interne correspond au jumeau interne, au côté interne du soléaire et au bord interne du tibia toujours très-peu apparent sous la peau.

De la disposition de ces trois bords résulte une division toute naturelle de la jambe en trois régions : 1° une région *antéro-interne;* 2° une région *antéro-externe;* 3° une région *postérieure.* Toutefois, la première de ces trois régions est tellement peu importante qu'il m'a paru inutile de la faire représenter. Il me suffira de dire, en deux mots, que cette région antéro-interne est plane et qu'elle rappelle exactement, par sa forme, la face interne du tibia sur laquelle s'applique le tégument dans toute son étendue. Le tissu adipeux y est peu abondant ; le fascia superficialis y fait absolument défaut et la face profonde du derme est unie au périoste du tibia par un grand nombre de tractus lamelleux. Ces adhérences de la peau et du périoste empêchent les épanchements de s'étendre et les obligent à rester circonscrits dans un espace restreint ; voilà pourquoi les contusions de la face interne du tibia déterminent souvent des bosses sanguines, analogues à celles que l'on observe sur la voûte du crâne. Quant à l'aponévrose, elle se confond avec le périoste ou, pour mieux dire, elle n'existe pas, car l'aponévrose d'enveloppe des régions voisines se fixe au bord antérieur et au bord interne du tibia. Cette région est très-sujette aux inflammations du périoste et aux exostoses.

Région jambière antéro-externe.

1er *Plan.* — La région *antéro-externe* forme une saillie longitudi- Pl. 58.
nale arrondie, constituée par les muscles qui remplissent l'espace intérosseux antérieur et par les péroniers latéraux ; chez les individus très-vigoureux, ces deux groupes musculaires sont séparés l'un de l'autre par une dépression linéaire, visible seulement à la partie supérieure de la jambe. Cette région est limitée, en avant, par la crête du tibia, et, en arrière, par le sillon de séparation des péroniers latéraux et du soléaire.

La *peau* est peu épaisse et couverte de poils que l'on doit raser avec soin, toutes les fois qu'on veut y pratiquer une opération.

2e *Plan.* — Le tissu sous-cutané forme deux couches distinctes, Pl. 59
une couche adipeuse et une couche lamelleuse ou fascia superficialis. La couche adipeuse [B-B] est toujours plus abondante à la partie supérieure de la région qu'à la partie inférieure. Le *fascia superficialis*, peu adhérent et facile à disséquer, loge, dans son épaisseur, les vaisseaux et les nerfs superficiels ; il manque à la partie inféro-externe de la région, dans le point où le péroné devient sous-cutané, parce qu'à ce niveau, la face profonde du derme est unie au périoste par des tractus fibreux. Les inflammations érysipélateuses ou phlegmoneuses se propagent aisément dans cette couche où rien ne limite leur extension.

L'*aponévrose* [*a-a*] est très-résistante en haut, beaucoup moins en bas. Elle est formée de fibres entrecroisées en divers sens et présente plusieurs orifices, pour le passage des vaisseaux et des nerfs. La plus large de ces ouvertures répond à la face externe du péroné ; c'est une véritable arcade fibreuse sous laquelle s'engage le nerf musculo-cutané. L'aponévrose se fixe, par son bord interne, à la crête du tibia, et par son bord externe, au bord externe du péroné. Ce dernier os étant en rapport direct avec la peau, dans l'étendue de 5 ou 6 centimètres, il en résulte que, dans toute cette étendue, la face externe de la jambe est dépourvue d'aponévrose, à moins que l'on n'admette une fusion entre l'aponévrose et le périoste, ce qui revient au même.

Par son bord supérieur, l'aponévrose jambière semble faire suite au fascia lata, mais elle se termine, en réalité, sur la tubérosité antérieure du tibia, sur la tubérosité externe du même os, sur le tubercule du jambier antérieur et sur la tête du péroné où elle reçoit une expansion du biceps. En bas, elle s'insère sur les deux malléoles et se continue avec le ligament annulaire antérieur du tarse qui n'en est qu'une dépendance. Dans le tiers supérieur de la région, elle adhère tellement au jambier antérieur, par sa face profonde, qu'il est impossible de l'en séparer autrement qu'en employant un petit artifice de dissection (voy. pl. 60, *Préparation*). Dans les deux tiers inférieurs, elle bride les muscles sous-jacents, presque aussi énergiquement que l'aponévrose fémorale ; aussi les solutions de continuité de l'aponévrose sont-elles toujours suivies de hernie des fibres musculaires.

Est-il nécessaire d'ajouter que l'aponévrose jambière fournit des cloisons isolantes pour tous les muscles de la région ? Celle de ces cloisons qui sépare les péroniers latéraux du jambier antérieur et des extenseurs est une véritable aponévrose intermusculaire externe, étendue de l'aponévrose d'enveloppe au bord externe du péroné. Un interstice blanc ou jaunâtre, toujours bien apparent dans la moitié supérieure de la jambe, correspond au point d'implantation de la lame interposée au jambier antérieur et à l'extenseur commun des orteils. J'appelle l'attention sur cette ligne opaque, parce qu'elle indique le point où doit porter l'incision destinée à découvrir l'artère tibiale antérieure. Ce point de repère cesse d'être visible au-dessous du milieu de la région, dès que l'extenseur propre du gros orteil commence à paraître, entre le jambier antérieur et l'extenseur commun.

Vaisseaux et nerfs. — J'indiquerai sommairement : 1° des artérioles tégumenteuses [1-1] fournies par l'artère *tibiale antérieure ;*

2° Des *veines superficielles* [2-2] innominées, formant un réseau plus ou moins compliqué et communiquant avec les deux saphènes ; ces veines deviennent souvent variqueuses ;

3° Des *lymphatiques* qui contournent les deux bords latéraux de la région, pour passer sur la face interne du membre ;

4° Les deux branches terminales [3-3] du nerf *musculo-cutané*, qui perforent l'aponévrose et gagnent les téguments de la face dorsale du pied.

Cette simple énumération nous indique suffisamment que les plaies superficielles de la région jambière antéro-externe ne peuvent s'accompagner d'aucun danger sérieux.

3° *Plan*. — Après l'ablation de l'aponévrose, on arrive sur un plan Pl. 60 tout musculaire dont les parties constituantes sont divisées en deux groupes, par l'aponévrose intermusculaire externe.

Le groupe antérieur recouvre la face antérieure des deux os de la jambe et du ligament interosseux ; il se compose de quatre muscles : le jambier antérieur, l'extenseur commun des orteils, le péronier antérieur et l'extenseur propre du gros orteil.

Le *jambier antérieur* [*b*], qui en constitue la plus grande partie, est appliqué dans la gouttière formée par la face externe du tibia. Son corps charnu, prismatique et triangulaire, remplit presque complétement le quart supérieur de l'espace interosseux. Il s'insère au tibia, depuis la crête de cet os jusqu'au *tubercule du jambier antérieur*, petite éminence qui sert de point de repère pour la ligature de l'artère tibiale antérieure. Sa face antérieure adhère intimement à l'aponévrose jambière. Ses autres points d'attache sont pris sur le ligament interosseux et sur la lame fibreuse qui le sépare, en dehors, du long péronier latéral. Les fibres musculaires ne vont pas jusqu'au bas de la région ; elles sont continuées par un fort tendon qui suit la face externe du tibia, jusqu'au ligament annulaire antérieur du tarse. Le jambier antérieur, sous-aponévrotique dans toute son étendue, est appliqué, d'autre part, sur la face antérieure du ligament interosseux. Sa face interne est en rapport avec la face externe du tibia. En dehors, il répond d'abord au long péronier latéral, puis à l'extenseur commun des orteils ; enfin, il se sépare de ce dernier muscle, vers le milieu ou le tiers inférieur de la jambe, et se trouve en contact, à partir de ce point, avec l'extenseur propre du gros orteil.

L'*extenseur commun des orteils* [*c*] est situé en dehors du jambier antérieur. Il s'insère sur la face interne du péroné, sur le ligament interosseux, sur l'aponévrose jambière et sur deux cloisons aponévrotiques qui le séparent, en dedans, du jambier antérieur, et, en dehors, des deux péroniers latéraux. Son bord interne est en rapport avec le jambier antérieur, dans la partie supérieure de la région, mais il s'en trouve séparé, en bas, par l'extenseur propre du gros orteil.

Le *péronier antérieur* [*d*] recouvre la face antérieure du péroné. Il commence seulement au point où cessent les fibres de l'extenseur commun ; aussi le considère-t-on souvent comme la continuation de ce dernier muscle. Il est compris entre l'extenseur commun et la portion du péroné qui se montre à nu sous la peau.

Quant à l'*extenseur propre du gros orteil* [*e*], il n'appartient véritablement pas à ce plan, au moins par la plus grande portion de son étendue. Caché profondément sous le jambier antérieur et l'extenseur commun des orteils, il apparaît, entre ces deux muscles, seulement dans la moitié inférieure de la jambe.

Le groupe externe occupe l'espace compris entre le muscle extenseur commun et le bord externe du soléaire ; il se compose du long et du court péronier latéral.

Le *long péronier latéral* [*f*], le plus volumineux et le plus superficiel des deux, remplit seul la loge externe de la jambe, dans le quart supérieur de la région. Le *court péronier latéral* [*g*] est recouvert en grande partie par le précédent. En haut, les corps charnus de ces deux muscles sont directement appliqués sur la face externe du péroné qu'ils garantissent contre les chocs, en même temps qu'ils en rendent l'exploration moins facile. En bas, leurs tendons gagnent la face postérieure de l'os, de telle sorte que, les péroniers latéraux en arrière, l'extenseur commun et le péronier antérieur en avant, forment, en s'écartant, un angle à sommet supérieur, angle dans lequel la face externe du péroné, complétement dépourvue de muscles, est en rapport avec les téguments. Lorsqu'on suit, avec le doigt, le bord externe de la jambe, de haut en bas, on trouve, à l'endroit où s'écartent les muscles et où l'os devient superficiel, une dépression qui pourrait donner le change et faire croire à l'existence d'une fracture, si l'on n'avait la précaution d'examiner, comparativement, la jambe du côté sain.

Tous les interstices musculaires sont remplis par un tissu adipeux lâche et très-facile à décoller, soit avec le doigt, soit avec le manche du scalpel. Ce tissu contient, parfois, une quantité notable de graisse, dans le quart inférieur de la région.

Excepté les deux branches tégumentaires [3-3] du nerf *musculo-cutané*, on ne rencontre, normalement, ni vaisseaux, ni nerfs importants, dans ce plan. Toutefois, je dois mentionner ici une disposition anormale, probablement très-rare, mais dont le sujet représenté sur la planche 60 nous offre un exemple. Sur ce sujet, l'artère *tibiale antérieure* [1], au lieu de rester cachés sous les muscles, était très-flexueuse et devenait sous-aponévrotique, à une petite distance au-dessus du cou-de-pied. En outre, cette artère ne correspondait pas à l'interstice compris entre le jambier antérieur et l'extenseur propre du gros orteil, mais elle était déjetée plus en dehors et se trouvait placée entre ce dernier muscle et l'extenseur commun. On conçoit combien un pareil déplacement aurait pu être embarrassant pour le chirurgien, dans le cas où il se serait agi de pratiquer la ligature du vaisseau. C'est, du reste, la seule fois que j'aie rencontré cette anomalie. Pelletan et Velpeau ont vu l'artère tibiale antérieure immédiatement sous-aponévrotique, dans tout son trajet.

4e *Plan.* — La couche profonde ne contient que deux muscles : en dehors le *court péronier latéral* [e], en avant, l'*extenseur propre du gros orteil* [d]. Tous deux s'attachent au tiers moyen du péroné, le premier sur la face externe, le second, sur la face interne de cet os. Pl. 61.

L'extenseur propre prend encore quelques insertions sur le ligament interosseux ; il est d'abord recouvert par le jambier antérieur et par l'extenseur commun, puis il s'en dégage, dans le tiers inférieur de la région, ainsi que nous venons de le voir dans la description du plan précédent. Son bord interne est longé par le nerf et les vaisseaux tibiaux antérieurs; seulement, un peu au-dessus du cou-de-pied, le muscle se dévie en dedans et tend à passer au devant des vaisseaux.

Vaisseaux. — La région jambière antéro-externe est parcourue, dans toute son étendue, par une artère importante, la *tibiale antérieure* [1]. Née à la partie postérieure de la jambe, branche antérieure de la bifurcation de la poplitée, l'artère tibiale antérieure arrive en avant du ligament interosseux, en traversant ce ligament à son extrémité supérieure. Devenue alors descendante, elle se continue, en ligne droite, jusqu'au ligament annulaire antérieur du tarse où elle prend le nom d'artère *pédieuse*. Une ligne, menée du tubercule du jambier antérieur au milieu de l'espace intermalléolaire, indique la direction de son trajet. Il est facile de voir que cette ligne n'est pas tout à fait verticale, mais un peu oblique de haut en bas et de dehors en dedans, l'artère étant très-rapprochée du péroné en haut, tandis qu'un peu au-dessus de sa terminaison, elle s'applique contre la face externe du tibia. Elle est très-profonde dans les deux tiers supérieurs de son trajet, et devient d'autant plus superficielle que l'on se rapproche davantage du cou-de-pied.

L'artère tibiale antérieure répond, en arrière, au ligament interosseux dans ses trois quarts supérieurs et au tibia dans son quart inférieur. Elle est maintenue accolée au ligament interosseux par une lamelle celluleuse qui lui forme une gaîne semblable à celle de l'interosseuse antérieure, à l'avant-bras. De même que cette dernière, elle se rétracte parfois, pendant une amputation, et disparaît dans sa gaîne où l'on a beaucoup de peine à la saisir. Les rapports de la tibiale antérieure avec le tibia nous expliquent comment les fragments osseux d'une fracture ont pu, dans certains cas, déterminer la déchirure du vaisseau. En avant, elle est successivement recouverte, de haut en bas, par le jambier antérieur, l'extenseur commun des orteils et l'extenseur propre du gros orteil, ce qui l'éloigne du tégument de 4 à 5 centimètres à sa partie supérieure. Elle occupe l'interstice qui longe le bord externe du jambier antérieur et le sépare des deux autres muscles. En dedans, elle répond au jambier antérieur, puis au tibia. En dehors, elle est en rapport avec l'extenseur commun en haut, l'extenseur propre en bas. Deux *veines tibiales antérieures* l'accompagnent et l'enlacent de leurs anastomoses transversales. Le *nerf tibial antérieur* longe son côté externe.

On ne connaît pas d'exemples d'anévrysmes vrais de la tibiale antérieure ; mais il est souvent arrivé que l'artère s'est trouvée intéressée dans une blessure. En pareil cas, la seule conduite à tenir est de chercher à lier les deux bouts dans la plaie ; la ligature de la poplitée ou de la fémorale, ne doit évidemment être considérée que comme un pis-aller. A l'amphithéâtre, on ne lie jamais la tibiale antérieure dans son quart supérieur, à cause de sa trop grande profondeur ; mais on peut aisément la découvrir dans tout le reste de son trajet. Pour cela, on cherche d'abord à faire saillir le tendon du jambier antérieur, afin d'en bien déterminer le bord externe. Indépendamment de cette donnée, on se guide sur la ligne qui marque la direction de l'artère. On fait, dans cette direction, une incision de 8 à 9 centimètres (voy. pl. 58, A, B), comprenant la peau, puis l'aponévrose ; cette dernière est tellement résistante et tellement tendue, qu'après l'avoir incisée en long, il faut nécessairement diviser chacun de ses bords en travers. On cherche alors le premier interstice musculaire à partir du tibia ; on fait fléchir le pied, pour relâcher les muscles, et l'on sépare, avec le doigt, le jambier antérieur de l'extenseur commun ou de l'extenseur propre, suivant la hauteur où l'on se trouve. Le faisceau vasculo-nerveux découvert, on isole l'artère avec précaution et on la charge, de dehors en dedans, sur une sonde cannelée fortement recourbée, ou mieux, sur une aiguille de Deschamps.

Une des principales difficultés de cette opération, c'est de bien choisir le premier interstice musculaire et non pas le second, c'est-à-dire celui qui sépare l'extenseur commun de l'extenseur propre du gros orteil. Pour éviter toute chance d'erreur, Lisfranc recommandait de faire l'incision du tégument suivant une ligne oblique aboutissant, en bas, à la crête du tibia et s'en éloignant, en haut, de 3 ou 4 centimètres.

Après son passage à travers le ligament interosseux, la tibiale antérieure fournit une branche importante, la *récurrente tibiale* qui remonte vers la face antérieure du genou et s'anastomose avec les articulaires. Ainsi se trouve constituée une voie collatérale par laquelle le sang continue d'arriver à la jambe, après la ligature de la poplitée. Dans le reste de son trajet, le tronc principal donne un grand nombre de branches musculaires peu volumineuses, mais extrêmement rapprochées, ce qui pourrait être un obstacle à la formation d'un caillot suffisamment long dans le cas de ligature. Enfin, au niveau ou un peu au-dessus du ligament annulaire antérieur du tarse, elle émet les deux malléolaires dont une seule, la *malléolaire externe* [2], est visible sur la face antéro-externe du membre. Cette malléolaire se dirige en bas et en dehors, et s'anastomose avec la péronière.

Deux ou trois *lymphatiques* profonds accompagnent les vaisseaux tibiaux antérieurs. Ils rencontrent, à la partie supérieure de la région, un petit ganglion dont l'existence n'est pas constante ; puis ils traversent le ligament interosseux avec les vaisseaux sanguins, et vont se jeter dans les ganglions poplités.

NERFS. — Après avoir contourné le col du péroné, le nerf *sciatique poplité externe* [3] pénètre dans l'épaisseur du muscle long péronier latéral [K] et se divise en deux branches terminales : le nerf *tibial antérieur* [4] et le nerf *musculo-cutané* [5]. Le premier suit la direction primitive du tronc et traverse l'extrémité supérieure du muscle extenseur commun des orteils. Il longe le côté externe de l'artère, quelquefois sa face antérieure, jusqu'au ligament annulaire du tarse, et fournit des rameaux aux quatre muscles de la loge antérieure, c'est-à-dire au jambier antérieur, à l'extenseur commun des orteils, à l'extenseur propre du gros orteil et au péronier antérieur.

Le *musculo-cutané* est ordinairement un peu plus volumineux que le précédent ; il descend d'abord verticalement au milieu des fibres du long péronier latéral, puis se place immédiatement en arrière de la cloison fibreuse qui sépare les deux péroniers des deux extenseurs. Après avoir donné des rameaux au long et au court péronier latéral, il traverse l'aponévrose et devient cutané.

SQUELETTE. —Les deux os de la jambe et le ligament interosseux qui les réunit, appartiennent aussi bien à la région postérieure qu'à la région antéro-externe, puisqu'ils sont, à la fois, la charpente et le soutien de toutes les parties molles de ces deux régions. Je préfère cependant les décrire ici, parce qu'ils sont plus superficiels en avant, et plus accessibles à l'exploration.

Le *tibia*, placé à la partie interne, est le plus volumineux et le plus solide. Il supporte tout le poids du corps, car il s'articule seul avec le fémur; aussi, ses fractures entraînent-elles l'impossibilité absolue de marcher. Son corps, prismatique et triangulaire, augmente un peu d'épaisseur à ses deux extrémités, principalement en haut. Le point le plus mince correspond à l'union de son tiers inférieur avec ses deux tiers supérieurs ; de là un manque de résistance qui nous explique pourquoi les fractures indirectes ont presque toujours lieu à ce niveau. De plus, le corps du tibia est loin d'être rigoureusement rectiligne. Ainsi que je l'ai dit, la crête, saillante sous la peau, affecte la forme d'une S italique, convexe en dedans dans sa moitié supérieure, concave dans le reste de son étendue. C'est à cette incurvation du corps de l'os que devraient être attribués, d'après Boyer, la direction des fractures par contre-coup, et le sens du déplacement. En fait, dans l'immense majorité des cas, la fracture est oblique de haut en bas, de dehors en dedans et d'arrière en avant. Le fragment supérieur fait saillie en avant pour deux raisons : d'abord, parce qu'il est attiré dans ce sens par la contraction des muscles rotuliens, et ensuite parce qu'il est poussé dans le même sens par l'ascension du fragment inférieur, ascension déterminée par les muscles du mollet.

L'obliquité de la solution de continuité est telle que le fragment supérieur est presque toujours taillé en pointe plus ou moins aiguë, qui perfore la peau et fait issue au dehors, dans bon nombre de cas. Aussi, est-ce à la jambe que l'on a le plus souvent occasion d'observer des fractures dont le foyer communique avec l'extérieur. De là des inflammations phlegmoneuses fréquentes et des fusées purulentes nécessitant des débridements larges et profonds. Tous ces accidents sont, au contraire, fort rares, lorsque la fracture siége à l'extrémité supérieure du tibia; les solutions de continuité y sont quelquefois transversales, et les fragments si bien engrenés qu'il ne s'y produit pas le moindre déplacement.

On s'assure que la coaptation est bien faite, en explorant la crête du tibia dans toute sa longueur. Rien n'est généralement plus facile que cette exploration, pratiquée à travers une faible épaisseur de parties molles. Malgaigne y ajoute une donnée linéaire dont on peut, à la rigueur, tirer quelque utilité : lorsque la jambe repose sur sa face postérieure, une ligne droite, tirée du centre de la tubérosité antérieure du tibia, dans le sens de l'axe du membre, doit arriver perpendiculairement au milieu de l'espace intermalléolaire.

Au voisinage de l'extrémité inférieure du tibia, la crête disparaît presque complétement et le corps devient sensiblement arrondi. C'est à ce niveau que l'on rencontre, exclusivement, une variété de fracture décrite dans ces dernières années par Gosselin et nommée, en raison de sa forme, *fracture en V* ou *fracture cunéenne.* Cette solution de continuité succède le plus ordinairement à une cause indirecte, mais elle est quelquefois produite par le passage d'un corps pesant sur le lieu même de la fracture. Les deux os sont brisés simultanément; seulement, la fracture du péroné devient tout à fait accessoire, en présence des accidents occasionnés par la lésion principale. A vrai dire, la fracture en V siége, comme toutes les fractures par contre-coup, à l'union du tiers moyen avec le tiers inférieur de la jambe; mais elle empiète presque toujours sur l'extrémité inférieure de l'os, et se prolonge souvent jusqu'à l'articulation tibio-tarsienne, par une fissure qui contourne en spirale le fragment inférieur. Cette disposition lui a aussi valu le nom de *fracture spiroïde.*

Sous le rapport de la structure, le tibia ressemble à tous les os longs du corps; deux extrémités spongieuses, une diaphyse compacte, telles sont ses parties constituantes. Notons toutefois que le canal médullaire du corps présente une largeur relativement considérable, à laquelle doit sans doute être attribuée la fréquence de l'ostéomyélite, après les amputations. L'ostéite semble avoir fait, du tibia, l'un de ses siéges de prédilection. Dans ces cas, la situation superficielle de l'os y rend très-facile l'extraction des séquestres et même des opérations plus sérieuses, telles que l'évidement ou la résection sous-périostée, pratiquées plusieurs fois avec succès dans ces derniers temps.

Le *péroné* ne joue qu'un rôle secondaire, au point de vue de la solidité du membre, car il n'affecte aucun rapport avec l'os de la cuisse. Son extrémité inférieure a seule quelque importance, à cause de ses connexions avec l'astragale, ainsi que nous le verrons plus bas, en étudiant l'articulation du pied avec la jambe. Fixé au tibia par ses deux extrémités, il s'en éloigne et porte à faux, dans toute sa partie moyenne. On arrive, sans grande difficulté, à l'extraire presque en totalité, et la marche n'en est pas sensiblement gênée si l'on a conservé l'extrémité malléolaire. L'ablation de cette extrémité aurait l'inconvénient d'ouvrir l'articulation tibio-tarsienne, ce qui n'est pas une contre-indication absolue, en présence d'altérations intéressant la malléole. L'extirpation de la tête du péroné serait infiniment plus dangereuse en ce qu'elle exposerait à ouvrir la grande synoviale articulaire du genou, et forcerait à sacrifier le nerf sciatique poplité externe.

Il semblerait qu'en raison de sa gracilité et de son peu de résistance, le péroné doive toujours être fracturé lorsque le tibia est atteint d'une solution de continuité. Cependant, on observe quelquefois des fractures isolées du tibia. Mais je dois ajouter que ce sont là des cas assez rares. Alors même que le péroné a résisté à un premier choc, il se rompt consécutivement, lorsque le blessé cherche à se relever, car il est incapable de supporter, à lui seul, tout le poids du corps. Dans ce cas, sa fracture siége à 6 ou 8 centimètres au-dessus de celle du tibia ; tandis que, dans les fractures directes, les deux os sont ordinairement brisés au même niveau ou à peu près.

Les fractures du péroné seul sont beaucoup plus fréquentes. Dans une première variété, le pied se renverse en dedans et la malléole péronière cède à la traction des ligaments latéraux externes ; cette fracture par *adduction* ou par *arrachement* siége à 3 centimètres au-dessus du sommet de la malléole. Elle s'accompagne parfois de fracture de la malléole interne par tassement contre l'astragale. La seconde variété, plus rare, est la fracture par *abduction*. Ainsi que l'a fait voir Maisonneuve, si le renversement du pied en dehors peut déterminer une rupture du ligament latéral interne, il n'entraîne pas toujours la fracture du tibia, ni celle du péroné. Pour que la fracture se produise, il faut qu'il y ait déviation de la pointe du pied en dehors ; l'astragale vient alors presser, de dedans en dehors, la malléole externe, et le péroné se rompt à 5 ou 6 centimètres de son extrémité inférieure. Cette fracture a reçu le nom de fracture par *divulsion*. Il peut se faire que, dans ce mouvement de rotation, les ligaments péronéo-tibiaux se déchirent. En pareil cas, les deux os de la jambe s'écartent, et le péroné se fracture, non plus en bas, mais à son tiers supérieur. C'est là ce que Maisonneuve appelle fracture par *diastase*.

On conçoit qu'un malade atteint d'une fracture du péroné puisse parfaitement se tenir debout et marcher ; il n'existe, en réalité, aucun obstacle physique qui l'en empêche ; le tibia forme une attelle suffisamment résistante pour supporter tout le poids du corps, et la douleur seule sollicite l'immobilité. D'autre part, les signes de la fracture ne sont pas toujours très-nets. Le seul déplacement possible est un enfoncement des fragments vers l'espace interosseux, d'où la dépression connue, depuis Dupuytren, sous le nom de *coup de hache*. Mais la crépitation n'est presque jamais perceptible, et d'ailleurs, le coup de hache n'est pas toujours aussi facile à constater qu'on a bien voulu le dire. Le péroné n'est guère accessible que dans sa partie supérieure ; plus bas, il est recouvert de muscles et ne peut être saisi que très-difficilement entre les doigts. H. Larrey a donné un très-bon moyen de diagnostic, applicable aux cas douteux. Il conseille de comprimer transversalement la jambe vers l'extrémité supérieure de l'os, loin du siége de la fracture. S'il y a solution de continuité, la pression refoulera le fragment supérieur vers l'espace interosseux et provoquera de la douleur dans le point où l'os est brisé ; quelquefois même on pourra percevoir la crépitation.

Le péroné se compose d'une grande quantité de substance compacte, avec un très-petit canal médullaire central. Grâce à cette structure, il est beaucoup moins souvent atteint de carie que la plupart des autres os longs. Roux et Malgaigne après lui recommandaient de le scier un peu plus haut que le tibia, dans une amputation, pour éviter qu'il ne vînt faire saillie au delà des chairs. Cette recommandation n'est généralement pas observée, et je dois dire qu'elle ne m'a jamais paru indispensable.

Le tibia et le péroné ne se touchant que par leurs extrémités, laissent entre eux un espace d'autant plus large qu'on se rapproche davantage du milieu de la jambe. Cet espace est comblé par le *ligament interosseux*, sorte d'aponévrose bien plus destinée à donner un point d'appui aux muscles qu'à servir de moyen d'union entre les deux os. Le ligament interosseux est formé de fibres obliques de haut en bas et de dedans en dehors. Il présente une ouverture à chacune de ses deux extrémités. L'ouverture supérieure donne passage aux vaisseaux tibiaux antérieurs ; l'ouverture inférieure est traversée par les vaisseaux péroniers. La résistance de cette cloison aponévrotique, les insertions musculaires qui se font à la fois sur ses deux faces et sur les deux os voisins, sont des conditions propres à prévenir ou tout au moins à restreindre les déplacements suivant la longueur, dans les fractures de la jambe.

Région jambière postérieure.

1er *Plan.* — Les limites de cette région n'ont pas besoin, je pense, d'être indiquées ici. On y remarque tout à fait en haut, une dépression médiane qui correspond à la séparation des deux jumeaux, et se continue avec la partie inférieure du creux poplité. Au-dessous de cet Pl. 62

enfoncement se voit la saillie du mollet, plus prononcée en dedans qu'en dehors, à cause du développement plus considérable du jumeau interne. D'après certains auteurs, cette proéminence descendrait d'autant plus bas que l'individu serait meilleur marcheur. Sans aucun doute, le développement du mollet est en rapport direct avec la vigueur du sujet; mais, l'aptitude à la marche dépend surtout de la saillie du talon, saillie qui, d'après sa longueur, augmente plus ou moins le bras de levier du tendon d'Achille. Les nègres, qui ont le talon très-proéminent, sont tous d'excellents marcheurs, malgré la gracilité bien connue de leur mollet.

Au-dessous du mollet se trouve un méplat de plus en plus étroit, à mesure que l'on se rapproche du talon ; devenu très-saillant au bas de la région, il forme une espèce de corde, le *tendon d'Achille*, qui va se perdre sur la face postérieure du calcanéum. De chaque côté du tendon d'Achille sont deux gouttières verticales, nommées *gouttières malléolaires;* elles appartiennent surtout à la face postérieure du cou-de-pied.

La *peau* est épaisse ; les poils y sont moins nombreux que sur la région antéro-externe.

Pl. 63. 2ᵉ *Plan.* — La couche adipeuse [B-B] est assez abondante à la partie supérieure du mollet, principalement chez les femmes et les enfants. Elle diminue, en bas, et disparaît, en grande partie, au voisinage du tendon d'Achille. Le *fascia superficialis*, bien distinct et peu adhérent, forme deux feuillets dans l'intervalle desquels sont compris les vaisseaux et les nerfs superficiels.

L'*aponévrose* [*a-a*] est beaucoup plus mince que celle de la région antéro-externe. Dans le tiers inférieur de la jambe, elle est réduite à une lame celluleuse. On peut néanmoins y reconnaître des fibres entrecroisées, mais avec une prédominance marquée dans le nombre et la force des fibres transversales. En haut, elle se continue, sans ligne de démarcation, avec l'aponévrose du creux poplité et reçoit, du côté interne, une expansion de la patte d'oie. En bas, elle se fixe au calcanéum, aux deux malléoles, et se confond, dans l'intervalle, avec les ligaments annulaires latéraux du tarse. Au niveau du mollet, elle se dédouble et forme un canal qui loge la veine saphène externe.

VAISSEAUX. — La poplitée, la tibiale postérieure et la péronière fournissent, par leurs ramifications secondaires, des artérioles [1-2] qui traversent les orifices de l'aponévrose jambière et se distribuent aux téguments.

Les *veines superficielles* [4-4] forment un réseau dont les branches, réunies par des anastomoses multiples, aboutissent, en définitive, aux deux veines saphènes. Celles-ci montent verticalement, la *saphène interne* (cachée dans la figure) le long du bord interne du tibia, la *saphène externe* [3-3] sur la partie moyenne du mollet. La première est sous-cutanée dans toute son étendue. La seconde, après avoir cheminé quelque temps dans l'épaisseur du fascia superficialis, s'enfonce, à une hauteur variable, dans un canal que lui forme l'aponévrose jambière, et parcourt ce canal jusqu'à sa jonction avec la veine poplitée.

Les *lymphatiques* sont plus abondants sur le côté interne du membre, où ils suivent un trajet parallèle à celui de la veine saphène interne. Quelques troncs accompagnent la veine saphène externe dans son canal aponévrotique. Ces derniers se jettent dans les ganglions poplités.

Nerfs. — Ils proviennent de deux sources, du plexus lombaire et du plexus sacré. Les premiers [8-8] sont fournis par la branche jambière du nerf *saphène interne* qui suit la veine du même nom. Ils se distribuent à la peau de la moitié interne de la jambe.

Les branches du plexus sacré sont : 1° la branche *cutanée péronière* du sciatique poplité externe ; 2° le nerf *saphène externe* [6-7] dont nous connaissons la double origine des deux branches de bifurcation du grand nerf sciatique.

3e *Plan.* — La première couche sous-aponévrotique est formée par les deux jumeaux, muscles dont l'extrémité supérieure appartient à la région poplitée. Chacun d'eux se compose d'un corps charnu, épais, sur la face postérieure duquel s'étend une aponévrose remarquable par son brillant. Les fibres du *jumeau interne* [*a-a*] descendent, ordinairement, un peu plus bas que celles du *jumeau externe* [*b-b*]. C'est au relief de ces deux muscles qu'est due la saillie du mollet. Entre les deux chefs supérieurs des jumeaux règne un interstice médian, parcouru par la veine saphène externe. Cet interstice cesse vers la partie moyenne du mollet. Au-dessous de ce point, les deux muscles se fusionnent et se terminent par le *tendon d'Achille* [*c*]. Celui-ci, très-large en haut, se rétrécit de plus en plus, jusqu'au niveau de l'articulation tibio-tarsienne ; puis, il s'élargit de nouveau et s'insère au calcanéum. Une petite bourse séreuse [*e*] le sépare de la face postérieure de cet os. Pl. 6

Au-dessous des jumeaux, se trouve un tissu conjonctif lâche, au milieu duquel le tendon du *plantaire grêle* [*f*] croise obliquement la face postérieure du soléaire et vient se perdre sur le bord interne du tendon d'Achille. On attribue à la rupture du plantaire grêle la douleur brusque qui se fait sentir dans le mollet, et à laquelle on a donné le nom de *coup de fouet ;* peut-être cette petite affection sans gravité tient-elle à la déchirure de quelques fibres musculaires des jumeaux ou du soléaire.

Plus profondément, le *soléaire* [*h*] recouvre les deux os de la jambe et l'espace qui les sépare. Son bord supérieur, oblique de haut en bas et de dehors en dedans, recouvre légèrement le muscle poplité [*g*] et s'insère : 1° en arrière et en dedans de la tête du péroné ; 2° à la ligne oblique qui limite, en bas, les insertions du poplité, sur la face postérieure du tibia ; 3° entre les deux os, à une arcade fibreuse étendue de la tête du péroné à la ligne oblique du tibia. Cette arcade forme, en arrière du ligament interosseux, une espèce de pont sous lequel s'engagent l'artère poplitée, la veine de même nom et le nerf sciatique poplité interne. De toutes ces insertions supérieures part une aponévrose très-épaisse qui règne sur toute la face antérieure du muscle et donne des points d'attache à un très-grand nombre de fibres musculaires. Il importe de se rappeler la présence de cette aponévrose, lorsqu'on veut pratiquer la ligature de la tibiale postérieure par le procédé de Manec. En dedans, le soléaire s'insère sur le tiers moyen du bord interne du tibia. En dehors, il se fixe au tiers supérieur de la face postérieure du péroné. En bas, il se confond avec les jumeaux sur le tendon d'Achille.

Entièrement caché par les jumeaux, le soléaire recouvre une aponévrose [*k*] interposée au triceps de la jambe et aux muscles profonds. Cette lame, plutôt celluleuse que fibreuse, est tellement mince qu'elle cède très-facilement sous la pression des collections sanguines ou purulentes, et qu'on la divise souvent, sans s'en apercevoir, en voulant lier l'artère tibiale postérieure. Elle s'étend du tibia au péroné, et se fixe, en bas, sur le bord postérieur des deux malléoles, sur le bord postérieur de l'astragale, et sur le calcanéum, immédiatement en arrière de la synoviale de l'articulation astragalo-calcanéenne.

Pl. 65. 4e *Plan.* — L'aponévrose profonde enlevée, on arrive dans une couche qui renferme les vaisseaux et les nerfs principaux de la région. Cette couche comprend trois muscles : le long fléchisseur commun des orteils, le long fléchisseur propre du gros orteil, et le jambier postérieur. Un quatrième, le *poplité* [b], recouvre la face postérieure du tibia et forme un plan sur lequel reposent les vaisseaux et les nerfs ; mais, à vrai dire, il appartient plutôt au creux poplité qu'à la région jambière postérieure.

Le *long fléchisseur commun des orteils* [c] occupe la face postérieure du tibia ; il est un peu oblique en bas et en dehors, et se termine par un long tendon qui gagne la face postérieure de la malléole interne, en arrière du jambier postérieur dont il est séparé par une cloison fibreuse.

Le *long fléchisseur du gros orteil* [d] est le plus externe des trois muscles profonds. Il est vertical et s'applique sur la face postérieure du péroné. Il naît : 1° des deux tiers inférieurs de cette face ; 2° de l'aponévrose qui recouvre le jambier postérieur ; 3° d'une cloison qui le sépare des deux péroniers latéraux ; 4° du ligament interosseux dans une petite étendue. Ses fibres charnues se prolongent jusqu'au niveau de l'articulation tibio-tarsienne. Il est recouvert par le soléaire et par le tendon d'Achille, dont le sépare l'aponévrose profonde ; d'autre part, il recouvre le péroné, le jambier postérieur, l'artère péronière et, tout à fait en bas, le ligament interosseux. Il répond, en dedans, au long fléchisseur commun des orteils et, en dehors, aux deux péroniers latéraux.

Le *jambier postérieur* [e] est sous-jacent aux deux muscles précédents, dans sa moitié supérieure ; il occupe la gouttière limitée par le tibia en dedans, le péroné en dehors, et le ligament interosseux en avant. Ses fibres charnues sont sensiblement verticales. Son tendon, devenu superficiel, descend vers la malléole interne, immédiatement en avant du tendon du fléchisseur commun.

VAISSEAUX. — Après avoir franchi l'arcade du soléaire, l'artère *poplitée* [1] se divise en deux branches. L'une est l'artère tibiale antérieure qui traverse le ligament interosseux et pénètre dans la loge antérieure de la jambe. L'autre, appelée tronc *tibio-péronier*, continue la direction primitive de la poplitée ; sa longueur, extrêmement variable, peut aller depuis 8 ou 10 millimètres jusqu'à 8 centimètres ; elle est en moyenne de 3 ou 4 centimètres. Ce tronc donne quelques collatérales peu importantes, telles que la récurrente interne, l'artère nourricière du tibia, la branche du soléaire, et se termine par une bifurcation. C'est ainsi que se trouvent constituées la tibiale postérieure et la péronière.

La *tibiale postérieure* [2] est ordinairement la plus volumineuse des deux branches du tronc tibio-péronier. Au reste, son calibre est en raison inverse de celui de la tibiale antérieure et de la péronière. Elle est à peu près rectiligne et se dirige obliquement de haut en bas et de dedans en dehors, depuis le milieu de l'espace interosseux jusqu'à la face postérieure de la malléole interne, ou plus exactement, jusqu'à la gouttière calcanéenne interne. Elle est d'abord cachée sous le soléaire ; puis, au tiers inférieur de la jambe, elle répond au côté interne du tendon d'Achille. Par sa face profonde, elle est en rapport avec le jambier postérieur, et le long fléchisseur commun des orteils, en haut ; en bas, elle est séparée de la malléole interne par les tendons de ces deux muscles. Le nerf tibial postérieur longe son côté externe.

Intéressée dans une plaie, la tibiale postérieure est toujours assez volumineuse pour donner lieu à une hémorrhagie abondante et pour nécessiter la ligature des deux bouts dans la plaie. Chassaignac a vu un anévrysme artérioso-veineux se développer sur le trajet de ce vaisseau, à la suite d'un coup de balle de pistolet.

Il faut avouer que les occasions de lier l'artère tibiale postérieure, sur le vivant, sont extrêmement rares. Cependant l'opération a été pratiquée plusieurs fois, et d'ailleurs elle est bonne à conserver, ne serait-ce qu'à titre de simple exercice d'amphithéâtre. L'artère peut être découverte dans tout son trajet ; j'indiquerai, plus bas, les règles à suivre pour aller la lier derrière la malléole interne. La ligature au tiers moyen de la jambe n'offre aucune difficulté. On fait une incision de 6 à 8 centimètres, à égale distance entre le bord interne du tibia et le tendon d'Achille. On divise, dans un premier temps, la peau et l'aponévrose superficielle ; puis, on incise sur la sonde cannelée l'aponévrose profonde, et l'on aperçoit l'artère entre ses deux veines satellites.

Dans le tiers supérieur de la jambe, le vaisseau est beaucoup plus profond, puisqu'il est recouvert par le soléaire et le jumeau interne. Le procédé ancien consistait, après avoir incisé la peau et l'aponévrose superficielle, à décoller le soléaire de ses attaches au tibia, pour découvrir l'aponévrose profonde. Mais ce procédé, difficile sur le cadavre, l'est bien plus encore sur le vivant, où les contractions musculaires opposent à l'action du chirurgien un obstacle presque insurmontable. Travers ne put arriver au bout de l'opération qu'au prix des plus grands efforts, et Bouchet dut couper transversalement une portion du soléaire. Aussi préfère t-on généralement, aujourd'hui, le procédé de Manec qui conduit directement sur le vaisseau, sans tiraillement des muscles. Pour le pratiquer, on fait, à 2 centimètres du bord interne du tibia, une incision verticale de 10 centimètres; puis, parvenu sur le soléaire, on divise directement ce muscle d'arrière en avant, comme si l'on voulait rendre l'incision cutanée plus profonde. Lorsqu'on est arrivé sur l'aponévrose antérieure du muscle, on l'incise sur la sonde cannelée, aussi largement que la peau, et l'on aperçoit l'aponévrose profonde, recouvrant le faisceau vasculo-nerveux.

L'artère *péronière* [3-3] est souvent de très-petit calibre; dans la majorité des cas, elle est moins volumineuse que la tibiale postérieure; exceptionnellement, elle surpasse cette dernière en volume et même la supplée dans une partie de son trajet. Elle est d'abord un peu oblique en bas et en dehors; dans cette première portion, elle repose sur les insertions supérieures du muscle jambier postérieur et se trouve recouverte par le nerf tibial postérieur qui la croise très-obliquement. Devenue ensuite verticale, elle glisse au-dessous du bord interne du long fléchisseur du gros orteil, entre les insertions péronières de ce muscle et celles du jambier postérieur, et s'accole à la face postérieure du péroné; parfois, elle est comprise dans l'épaisseur des fibres du long fléchisseur propre du gros orteil, ce qui la rend très-difficile à trouver au fond d'une incision. Plus bas, elle s'applique contre le ligament interosseux, et se divise en deux branches. L'une, antérieure, nommée aussi *perforante péronière* ou *péronière antérieure*, traverse la partie inférieure du ligament interosseux et va s'anastomoser avec l'artère malléolaire externe; on l'a vue suppléer la pédieuse. L'autre, postérieure, longe le bord externe du tendon d'Achille et s'épanouit sur la face externe du calcanéum.

La péronière n'a été liée qu'une seule fois, sur le vivant, par Guthrie, pour une hémorrhagie secondaire. Lisfranc avait donné, pour atteindre cette artère un peu au-dessous du milieu de la jambe, un procédé peu précis auquel je préfère le suivant indiqué par Malgaigne. On fait, à 3 ou 4 millimètres en arrière du bord externe du péroné, et parallèlement à l'os, une incision de 8 centimètres (voy. pl. 58, C, D). On décolle légèrement le soléaire et on le repousse en dedans, avec le doigt, pour bien apercevoir le bord externe du péroné. En avant de l'incision, se trouve le long péronier latéral; en arrière, le long fléchisseur du gros orteil. Au lieu de rejeter ce dernier muscle en dehors, comme dans le procédé de Lisfranc, on le décolle de ses attaches au péroné, et on le rabat en dedans, jusqu'à ce qu'on trouve l'artère à son côté interne. Ainsi que le fait observer, avec beaucoup de raison, Malgaigne, le fléchisseur du gros orteil présente, sur sa face profonde, une aponévrose assez forte qu'il faut diviser, en outre des fibres charnues, pour atteindre l'artère.

La tibiale postérieure et la péronière sont comprises entre deux *veines* satellites, tandis que le tronc tibio-péronier est accompagné par une veine unique.

Les *lymphatiques profonds* suivent le trajet des vaisseaux sanguins et se rendent aux ganglions poplités.

Nerfs. — Ce plan ne renferme qu'un seul nerf, le nerf *tibial postérieur* [5] qui fait directement suite au tronc du sciatique poplité interne et commence au niveau de l'arcade du soléaire. Il chemine entre le soléaire et la couche profonde des muscles de la jambe, situé en dehors de l'artère tibiale postérieure, mais se plaçant en arrière du vaisseau, tantôt vers le milieu de la jambe, tantôt à la hauteur de la malléole interne seulement. Dans ce trajet, le nerf tibial postérieur donne des filets moteurs aux muscles jambier postérieur, long fléchisseur commun des orteils et long fléchisseur du gros orteil.

Coupes de la jambe.

6.—Fig. 1. *Coupe transversale au lieu d'élection.* — Le point nommé *lieu d'élection*, en médecine opératoire, correspond à trois travers de doigt au-dessous de la tubérosité antérieure du tibia. Les chirurgiens l'ont choisi pour y pratiquer la section des os, afin d'éviter un moignon trop long, et par cela même trop exposé aux chocs extérieurs et gênant pour l'opéré. On sait, en effet, qu'après l'amputation de la jambe, dans l'immense majorité des cas, le poids du corps porte sur le genou fléchi à angle droit. Toutefois, on peut fort bien, préférablement à la désarticulation du genou ou à l'amputation de la cuisse, amputer la jambe au-dessus du lieu d'élection, ainsi que l'a conseillé et pratiqué avec succès Larrey; de même qu'il y a tout avantage, au point de vue des dangers courus par le malade, à sectionner plus bas, soit à la partie moyenne, soit au tiers inférieur de la jambe, lorsque la chose est possible.

Une coupe transversale, effectuée à cette hauteur, intéresse les masses musculaires à peu près au point où elles présentent leur maximum d'épaisseur. Le *tibia* [B] et le *péroné* [C], situés en avant du centre de la coupe, débordent en avant et en arrière le ligament *interosseux* [*a*]; de là résulte la formation de deux gouttières, l'une antérieure, l'autre postérieure, dont le ligament interosseux forme le fond et dont les deux os de la jambe constituent les parois latérales. Il va sans dire que ces deux gouttières sont beaucoup plus profondes du côté du tibia que du côté du péroné ; aussi, les chocs dirigés d'avant en arrière atteignent-ils toujours exclusivement le premier de ces deux os. La saillie de la crête du tibia en avant est tellement prononcée qu'il faut, de toute nécessité, l'abattre dans une amputation si l'on ne veut s'exposer à la voir perforer la peau du moignon et se nécroser consécutivement. Au lieu de la sectionner obliquement, comme l'avait proposé Béclard, il vaut mieux faire porter le trait de scie oblique, non sur la crête elle-même, mais sur la face interne du tibia. Cette modification, due à Sanson, évite l'angle saillant interne qui se produit constamment par le procédé de Béclard.

L'étroitesse de l'espace interosseux est quelquefois un peu gênante pour la manœuvre du couteau ; cependant on arrive à sectionner nettement les chairs, sans qu'il soit nécessaire d'avoir recours au couteau interosseux, en suivant le procédé opératoire recommandé par Sédillot, procédé que je ne saurais évidemment décrire sans sortir des limites de mon sujet. C'est du reste là le temps le plus difficile de l'opération.

En examinant la surface de section de l'extérieur à l'intérieur, on rencontre d'abord la peau et la couche sous cutanée, parties sur lesquelles je me suis suffisamment appesanti dans le cours de la description précédente. L'*aponévrose d'enveloppe* [*b-b*] part du bord antérieur du tibia, recouvre le membre en avant, en dehors, puis en arrière, et vient aboutir au bord interne du tibia. Elle manque donc dans toute la région interne de la jambe où la face interne de cet os est immédiatement sous-cutanée. Une cloison, étendue de cette aponévrose au bord externe du péroné, divise la jambe en deux grandes loges.

La loge antérieure correspond à la région antéro-externe ; elle est limitée, en avant, par l'aponévrose d'enveloppe ; en arrière, par le ligament interosseux et le péroné ; en dedans, par la face externe du tibia, et en dehors, par l'aponévrose intermusculaire externe. Cette grande gaîne commune est subdivisée en deux loges secondaires, par une cloison placée de champ entre les muscles péroniers latéraux et les extenseurs. La loge antérieure renferme le *jambier antérieur* [*c*] en dedans, et l'*extenseur commun des orteils* [*d*] en dehors ; le muscle extenseur propre du gros orteil ne remonte ordinairement pas jusqu'à cette hauteur. La loge externe contient les deux péroniers ;

mais, pour la même raison, elle n'est occupée, à ce niveau, que par le *long péronier latéral* [c].

La gaîne postérieure de la jambe, beaucoup plus vaste que la gaîne antéro-externe, est limitée, en arrière et latéralement, par l'aponévrose d'enveloppe, en avant, par le tibia, le péroné, le ligament interosseux et l'aponévrose intermusculaire externe. Elle est aussi subdivisée en deux loges distinctes, par une cloison qui, au lieu de joindre l'aponévrose d'enveloppe à l'un des deux os, à la façon des aponévroses intermusculaires, se dirige transversalement du bord interne du tibia au bord externe du péroné. Cette cloison, fibreuse dans ses deux tiers inférieurs, est simplement celluleuse dans son tiers supérieur. La loge superficielle contient les *jumeaux* [f, g], le *plantaire grêle et le soléaire* [h]. La loge profonde est occupée par le *long fléchisseur commun des orteils* [k], le *jambier postérieur* [l] et le *long fléchisseur du gros orteil;* mais ce dernier muscle est rarement visible dans une coupe faite au lieu d'élection, parce que le plan de section passe au-dessus de ses attaches supérieures.

Vaisseaux et nerfs. — L'artère *tibiale antérieure* [1] repose sur la face antérieure du ligament interosseux, et correspond à l'interstice du jambier antérieur et de l'extenseur commun des orteils. Elle est comprise entre ses deux veines satellites et longée par le nerf *tibial antérieur* [7] qui suit son côté externe.

La *tibiale postérieure* [2] et la *péronière* [3], intéressées à peu de distance au-dessous de leur origine, sont assez rapprochées l'une de l'autre; elles sont immédiatement sous-jacentes à l'aponévrose profonde du mollet, et reposent sur les muscles fléchisseurs. Le nerf *tibial postérieur* [8] est placé en dehors de l'artère de même nom.

Il suffit d'un coup d'œil jeté sur une pareille coupe, pour voir où l'opérateur doit chercher les vaisseaux à lier, après une amputation. Toutefois, malgré les connaissances anatomiques les plus précises, il arrive parfois que le chirurgien se trouve fort embarrassé pour saisir les artères et les présenter à l'aide chargé d'appliquer les fils. Cette difficulté doit être attribuée, d'abord à ce que les chairs de l'espace interosseux sont mâchées par le couteau. En second lieu, les artères se rétractent toujours plus que les muscles profonds et fuient au fond de la plaie; enfin, elles sont quelquefois ouvertes latéralement, au-dessus du point où l'on cherche à les lier, de telle sorte que l'hémorrhagie n'en continue pas moins, après la constriction de la ligature. On a, depuis longtemps, renoncé à l'usage de la ligature médiate, conseillée par Sabatier, et l'on préfère fendre, avec des ciseaux, les parties molles de l'espace interosseux, jusqu'à ce que les vaisseaux soient découverts et facilement accessibles.

Indépendamment des trois artères que je viens d'indiquer, l'artère nourricière du tibia peut encore donner lieu à un écoulement sanguin, d'autant plus gênant qu'il est impossible d'en tarir la source par une ligature. Bien que ce fait se présente rarement, il mérite cependant d'être signalé. L'application d'une boulette de cire, dans le canal osseux occupé par le vaisseau, est généralement recommandée comme le meilleur hémostatique.

La loge des deux péroniers latéraux ne contient que des artérioles insignifiantes; aussi, les plaies du bord externe de la jambe ne sont-elles jamais bien dangereuses. Par contre, on conçoit toute la gravité d'une blessure profonde allant jusqu'à l'espace interosseux. Il peut même se faire qu'un instrument, dirigé avec force dans le sens antéro-postérieur, franchisse cet espace et traverse le membre de part en part, intéressant du même coup les trois artères principales de la jambe. Avec une lésion aussi profonde, il n'est pas toujours aisé de reconnaître le point de départ de l'hémorrhagie. C'est pourquoi Dupuytren aimait mieux, en pareil cas, avoir immédiatement recours à la ligature de la fémorale, que de tenter, au milieu des tissus mâchés et souillés de sang, une opération souvent douteuse, toujours fort difficile. Cependant cette pratique n'a pas prévalu et avec juste raison. L'absence du pouls, sur le dos du pied ou derrière la malléole interne, indique une lésion de la tibiale antérieure ou de la tibiale postérieure; en outre, il est toujours possible de lier dans la plaie, en pratiquant les débridements convenables.

Quant à la ligature des artères loin d'une plaie ou d'une tumeur anévrysmale, j'ai déjà dit qu'elle ne s'appliquait pas au tiers supérieur de la jambe.

Je signalerai, en terminant, la position de la veine *saphène interne* [4], le long du bord interne du tibia, et celle de la *saphène externe* [5] à la partie moyenne du mollet, dans l'interstice des jumeaux. Les autres *veines superficielles* [6-6] n'ont pas de situation fixe et ne méritent pas d'être mentionnées.

Coupe transversale au milieu de la jambe. — Il existe peu de différence entre cette coupe et la précédente, au point de vue de la forme générale. La loge antérieure contient trois muscles : le *jambier antérieur* [c] en dedans, l'*extenseur commun des orteils* [d] en dehors, et Pl. 66.—

l'*extenseur propre du gros orteil* [e] profondément, immédiatement en avant du ligament interosseux et en dehors de l'artère tibiale antérieure. La loge externe est occupée par le *long* [f] et le *court* [g] *péroniers latéraux*. La loge postérieure renferme, dans sa partie superficielle, les deux *jumeaux* [h,k] et le *soléaire* [l]; sa partie profonde est remplie par le *fléchisseur commun des orteils* [m], le *fléchisseur propre du gros orteil* [n] et le *jambier postérieur* [o].

L'artère *tibiale antérieure* [1] correspond toujours au premier interstice musculaire à partir de la crête du tibia; seulement, elle se trouve logée entre le jambier antérieur et l'extenseur du gros orteil. Les rapports de la *tibiale postérieure* [2] ne sont pas, non plus, sensiblement modifiés. Remarquons que ces deux artères sont à peu près aussi éloignées du tégument l'une que l'autre. Pourtant la tibiale postérieure est beaucoup plus facile à lier que la tibiale antérieure, ce qui tient surtout à la disposition des deux os de la jambe. En effet, le tibia et le péroné sont aplatis en arrière, de sorte que l'artère tibiale postérieure n'est recouverte que par des muscles; en avant, au contraire, l'inclinaison de la face externe du tibia forme une gouttière profonde dont l'artère tibiale antérieure occupe la partie la plus reculée.

Les nerfs et les veines superficielles ne présentent rien de particulier à signaler.

66.—Fig. 3. *Coupe transversale au tiers inférieur de la jambe.* — Ici, l'on remarque tout d'abord que la surface de section est très-peu étendue; c'est là une conséquence toute naturelle de la forme conique de la jambe. Les os sont rapprochés et l'espace interosseux, réduit à des dimensions minimes, ne permet pas l'introduction du couteau, lorsqu'on ampute par le procédé de Lenoir. On recommande de se servir d'un bistouri pour couper les chairs interosseuses. Bien que les muscles soient sectionnés près de leur extrémité tendineuse, il reste néanmoins, en avant et en arrière, des masses charnues suffisantes pour matelasser le moignon, surtout si l'on a la précaution de les détacher des os dans une certaine hauteur.

Les quatre muscles de la loge antérieure sont situés sur le même plan; ce sont, en allant de dedans en dehors: le *jambier antérieur* [c], l'*extenseur propre du gros orteil* [f], l'*extenseur commun des orteils* [d] et le *péronier antérieur* [e].

En dehors, le *long péronier latéral* [g] n'est plus représenté que par son tendon, tandis que les fibres charnues du *court péronier latéral* [h] recouvrent la face externe du péroné.

En arrière, les jumeaux et le soléaire ont disparu ; ils sont remplacés par le *tendon d'Achille* [k] qui remplit à lui seul la gaîne superficielle. La gaîne profonde renferme les trois muscles déjà cités et l'artère *tibiale postérieure* [2]. Celle-ci correspond au côté interne du tendon d'Achille ; elle est devenue superficielle et, partant, facile à découvrir dans un but chirurgical. En revanche, elle se trouve d'autant plus exposée à l'action des causes vulnérantes.

Les branches d'origine de la veine *saphène interne* [3-3] suivent la face interne du tibia ; celles de la *saphène externe* [4-4] occupent, non plus la ligne médiane de la jambe, mais son côté externe.

Le nerf *tibial antérieur* [5] et le nerf *tibial postérieur* [6] sont placés en dehors des artères correspondantes.

DU COU-DE-PIED.

Le *cou-de-pied* occupe l'angle formé par la jonction du pied et de la jambe ; il est, par sa situation, l'analogue du poignet, mais il en diffère sensiblement par sa conformation. On le désigne encore sous les noms de région *tibio-tarsienne*, région *malléolaire*, et ces dénominations se trouvent justifiées par la composition anatomique de ce segment du membre inférieur. Quelques auteurs l'appellent *coude-pied*, parce que le pied et la jambe, se réunissant à angle droit, forment, en arrière, une saillie comparable à celle du coude. Le mot cou-de-pied, au contraire, fait allusion au rétrécissement qui marque l'attache du pied.

Les limites du cou-de-pied sont tout à fait arbitraires, aussi varient-elles avec chaque auteur. Blandin et Malgaigne y font rentrer les articulations péronéo-tibiale, tibio-tarsienne, sous-astragalienne et astragalo-scaphoïdienne, c'est-à-dire les parties comprises entre deux plans passant, l'un à deux travers de doigt au-dessus des malléoles, l'autre à deux travers de doigt au-dessous des mêmes éminences. Jarjavay le limite : en haut par un plan horizontal mené sur la base des malléoles, en bas par l'articulation astragalo-calcanéenne, en arrière par le bord supérieur du calcanéum, en avant par un plan mené à 27 millimètres au devant de l'articulation tibio-tarsienne. Velpeau et Richet, après lui, étudient, sous ce nom, seulement les deux malléoles, l'extrémité inférieure du tendon d'Achille, et les deux articulations péronéo-tibiale et péronéo-tibio-astragalienne. Ces divergences d'opinions suffiront, je pense, pour faire comprendre que le cou-de-pied, pas plus que le poignet, ne forme une section bien distincte ; aussi, l'aurais-je volontiers réuni dans un même paragraphe avec le pied, ainsi que je l'ai fait pour le poignet et la main, si la chose ne m'avait paru impossible au point de vue iconographique.

Je limiterai donc le cou-de pied, en haut, par un plan horizontal, passant immédiatement au-dessus de la base des malléoles, et, en bas, par un second plan, vertical, mené à 2 centimètres et demi en avant de l'articulation tibio-péronéo-astragalienne. De plus, je subdiviserai cet espace en deux régions latérales, l'une *interne* et l'autre *externe*, par deux lignes verticales médianes, ou si l'on veut, par un plan antéro-postérieur passant par l'axe du membre. Dans chacune de ces régions, je me bornerai à décrire les parties molles, réservant l'étude des articulations pour le moment où je m'occuperai des os du pied et de leurs moyens d'union.

Région interne du cou-de-pied.

67.—Fig. 1. 1er *Plan.* — Ce qui frappe, à première vue, dans la région interne du cou-de-pied, c'est la présence d'une saillie osseuse large, médiocrement proéminente, située à peu près au milieu de la région. Cette saillie est constituée par la *malléole interne.* En avant et en arrière, sont deux dépressions ou *creux malléolaires.* Le creux malléolaire antérieur est le plus profond ; il correspond à la synoviale de l'articulation tibio-tarsienne et s'efface plus ou moins complétement, lorsque cette synoviale est distendue par la sérosité. Il est limité en avant par le relief du jambier antérieur, relief surtout apparent lorsque le pied est porté dans l'adduction. Tout à fait en avant de la région, un petit enfoncement sépare le tendon du jambier antérieur de l'extenseur du gros orteil.

Du creux malléolaire antérieur part une espèce de gouttière dont la concavité, tournée en haut, embrasse le sommet de la malléole ; cette gouttière aboutit, en arrière, au creux malléolaire postérieur. Celui-ci est compris entre la malléole et le tendon d'Achille ; le doigt y perçoit, à travers les téguments, les battements de l'artère tibiale postérieure. Il est à remarquer que le creux malléolaire postérieur ne disparaît jamais, alors même que l'articulation tibio-tarsienne est complétement remplie de liquide, parce que les muscles situés en arrière de cette articulation sont solidement maintenus par des gaînes fibreuses, et ne sauraient céder à la pression excentrique de la synoviale.

La *peau* est très-fine au niveau de la malléole, un peu plus épaisse en avant et surtout en arrière, vers le tendon d'Achille. Elle est, pour ainsi dire, moulée sur le squelette et jouit d'une mobilité très-bornée.

2e *Plan.* — Le tissu conjonctif [B] permet quelques glissements, au devant des malléoles, où il affecte une disposition lamelleuse. Partout ailleurs, il est infiltré de graisse et adhère assez intimement à l'aponévrose pour rendre la dissection du tégument très-pénible. On rencontre parfois une bourse séreuse au niveau de la malléole interne. Pl. 67.

L'*aponévrose* [*a*] se continue, d'une part, avec l'aponévrose jambière, et, d'autre part, avec la gaîne fibreuse du pied ; sur quelques points, elle présente des ouvertures pour le passage des veines communicantes. Elle est mince à la partie postérieure de la région et forme, au tendon d'Achille, une gaîne [*e*] transparente dont les fibres sont transversales. Au-dessous de la malléole elle est beaucoup plus épaisse ; ses fibres, disposées en éventail, partent du sommet de la malléole et gagnent le bord interne du pied où elles vont se confondre avec l'aponévrose plantaire interne [*f*] et se fixer sur la face interne du calcanéum. Cette portion de l'aponévrose a reçu le nom de *ligament annulaire interne du tarse* [*c*] ; elle convertit en un canal ostéo-fibreux la gouttière formée par la face interne du calcanéum.

Vaisseaux et nerfs. — Les artérioles tégumenteuses [1-1] viennent de la malléolaire interne.

Les *veines superficielles* font suite aux veines collatérales du gros orteil, et à des veinules parties du bord interne du pied. Quelques-unes traversent obliquement la face postérieure du cou-de-pied et se rendent à la saphène externe ; mais la plupart se réunissent pour constituer le tronc de la *saphène interne* [3], qui monte au-devant de la malléole interne et passe dans la région jambière interne. C'est en ce point que l'on pratiquait autrefois la saignée de la saphène interne (voy. fig. 1, C), et que plusieurs praticiens la pratiquent même encore aujourd'hui ; cependant, il faut reconnaître que cette petite opération compte tous les jours moins de partisans, et il y a lieu d'espérer qu'elle ne tardera pas à disparaître complétement de la pratique médicale.

Deux ou trois veines *communicantes* [5-5] perforent l'aponévrose et vont se jeter dans les veines profondes du membre.

Les *lymphatiques* superficiels, beaucoup plus nombreux que les veines, occupent tous les points de la couche sous-cutanée et forment un réseau à mailles serrées. Quelques-uns suivent la face postérieure de la jambe pour aboutir aux ganglions poplités. Le plus grand nombre monte sur la face interne du tibia, et se rend, en définitive, aux ganglions inguinaux.

Un seul nerf, le *saphène interne* [6] couvre de ses ramifications toute la région interne du cou-de-pied et donne la sensibilité aux téguments. C'est la seule branche du plexus lombaire qui se prolonge aussi bas.

68.—Fig. 1. 3e *Plan.* — Le plan sous-jacent à l'aponévrose renferme les extrémités tendineuses de plusieurs muscles de la jambe, des vaisseaux et des nerfs. Il se trouve naturellement divisé en deux parties, par la saillie de la malléole interne, et ces deux parties correspondent, l'une au ligament annulaire antérieur du tarse, l'autre au ligament annulaire interne.

Dans la portion prémalléolaire, on rencontre le tendon du *jambier antérieur* [a] dirigé de haut en bas, de dehors en dedans et d'arrière en avant, de la face externe du tibia vers le premier cunéiforme. Ce tendon est contenu dans un dédoublement du ligament annulaire antérieur, où il est entouré d'une synoviale propre. Plus en dehors, on trouverait les tendons de l'extenseur du gros orteil, de l'extenseur commun des orteils et l'artère tibiale antérieure, mais la disposition de ces organes sera beaucoup mieux comprise lorsque je m'occuperai de la région dorsale du pied. Je ne fais donc que les indiquer en passant.

En arrière de la malléole, sont les tendons du jambier postérieur, du fléchisseur commun des orteils, du fléchisseur propre du gros orteil, et enfin le tendon d'Achille.

Le tendon du *jambier postérieur* [b] est immédiatement appliqué contre la face postérieure de la malléole interne. D'abord vertical, il se réfléchit ensuite sur le sommet de la malléole, et se dirige obliquement de haut en bas et d'arrière en avant, vers le tubercule du scaphoïde. La bourse synoviale qui l'accompagne remonte à 2 centimètres au-dessus de la base de la malléole et descend à 4 centimètres au-dessous du sommet de cette éminence osseuse.

Le tendon du *fléchisseur commun des orteils* [c] est placé en arrière du précédent. Il se réfléchit, comme lui, derrière la malléole, mais devient un peu moins oblique après sa réflexion. Sa synoviale remonte à 1 centimètre au-dessus de la malléole; d'autre part, elle accompagne le tendon jusqu'à la région plantaire.

Le *fléchisseur propre du gros orteil* est trop profondément situé pour que l'on puisse l'apercevoir sur cette préparation. Il descend en arrière du ligament péronéo-astragalien postérieur.

Des cloisons fibreuses, fournies par la face profonde du ligament annulaire interne du tarse, isolent chacun de ces trois muscles et leur forment des gaînes indépendantes. Une quatrième gaîne loge les vaisseaux et le nerf tibiaux postérieurs.

Le *tendon d'Achille* [*d*] occupe la partie la plus reculée de la région. Sa face superficielle est presque immédiatement sous-cutanée. Sa face profonde est en rapport avec une épaisse couche de tissu adipeux qui le sépare des organes péri-articulaires. J'ai déjà mentionné la présence d'une petite bourse séreuse interposée entre ce tendon et la face postérieure du calcanéum. La portion la plus rétrécie du tendon d'Achille correspond à 3 ou 4 centimètres au-dessus du bord supérieur du calcanéum, sur l'homme adulte. C'est là le point le moins résistant et, par conséquent, celui où se produisent ordinairement les ruptures. C'est aussi le niveau auquel on a coutume de pratiquer la section du tendon (voy. pl. 62, C). Il est bien entendu que cette section doit toujours être exécutée par la méthode sous-cutanée ; seulement, il est tout à fait indifférent de diriger l'instrument des parties superficielles vers les parties profondes, ainsi que le fait Bouvier, ou de la profondeur vers le tégument, comme le recommande Stromeyer. Le tendon est assez éloigné des organes importants pour que l'on ne coure aucun risque de les intéresser. Toutefois, il est un point sur lequel les ouvrages de médecine opératoire n'insistent pas assez, à mon avis, et sur lequel je désire appeler l'attention. Lorsqu'on opère sur un adulte, on peut, à son gré, introduire le ténotome par le côté interne ou par le côté externe du tendon, bien qu'il vaille mieux, en règle générale, le faire pénétrer par le côté interne. Si l'on opère sur un enfant, ce qui est le cas le plus ordinaire, c'est toujours par la face interne du membre que l'on doit agir et voici pourquoi : En introduisant l'instrument par le côté externe du tendon, on marcherait tout droit vers l'artère tibiale postérieure. Or, comme l'étendue transversale du cou-de-pied, sur un jeune sujet, égale, quelquefois, à peine la longueur du ténotome, on risquerait d'intéresser le vaisseau. J'ai été une fois témoin d'un accident de ce genre dont les suites ont été des plus malheureuses. Il est aisé de comprendre qu'en agissant par le côté interne, on ne court aucun danger.

Vaisseaux et nerfs. — L'artère *tibiale postérieure* [1] est parallèle au tendon du long fléchisseur commun des orteils dont elle longe le bord externe. Elle est accompagnée de ses deux veines satellites et du nerf *tibial postérieur* [3], placé en dehors et un peu en arrière. Vaisseaux et nerfs sont contenus dans une gaîne commune fournie par le ligament annulaire du tarse. La ligature de la tibiale postérieure derrière la malléole ne se pratique guère qu'à l'amphithéâtre. Le vaisseau étant très-superficiel, il suffit, pour le découvrir, d'inciser verticalement la peau et l'aponévrose au milieu de l'espace compris entre la malléole et le tendon d'Achille (voy. pl. 67, fig. 1, A, B).

Une des principales difficultés de la désarticulation tibio-tarsienne, par le procédé de Syme, est la conservation de l'artère tibiale postérieure dans le lambeau calcanéen. Dans deux cas où Syme lui-même avait coupé cette artère au-dessus de sa bifurcation en artères plantaires, il s'est produit une gangrène partielle du moignon.

On trouve encore dans ce plan une autre artère beaucoup moins importante que la précédente, la *malléolaire interne* [2] qui se détache de la tibiale antérieure, en arrière du ligament annulaire antérieur du tarse, se porte transversalement en dedans et passe sous le tendon du jambier antérieur. Elle donne : 1° des rameaux ascendants qui se répandent sur la malléole interne ; 2° des rameaux descendants qui gagnent le bord interne du pied et s'anastomosent avec les ramifications de la plantaire interne ; 3° un rameau articulaire destiné à la synoviale de l'articulation tibio-tarsienne.

Quelques troncs *lymphatiques* profonds accompagnent les vaisseaux tibiaux postérieurs et remontent dans la région jambière postérieure.

Région externe du cou-de-pied.

8.—Fig. 2. 1er *Plan.* — La face externe du cou-de-pied, examinée avant toute préparation, présente à peu près la même disposition que la face interne. On y observe, de même, une saillie osseuse formée par la malléole externe. Notons toutefois que cette saillie est située un peu plus arrière que celle de la malléole interne. Elle est aussi plus haute, plus proéminente et moins large que cette dernière. Le creux malléolaire antérieur est à peine prononcé ; il disparaît complétement dès que la synoviale tibio-tarsienne est le siége d'un épanchement. Plus en avant, se voit une surface régulièrement arrondie, lorsque les muscles sont au repos ; il suffit de faire exécuter quelques mouvements aux orteils pour y apercevoir les reliefs tendineux du péronier antérieur et des deux extenseurs.

Le creux malléolaire postérieur forme une gouttière verticale, peu profonde, d'autant plus large qu'on l'examine plus inférieurement. Il est joint au creux malléolaire antérieur par une dépression qui contourne le sommet de la malléole. La contraction des péroniers latéraux détermine, en arrière de la malléole externe, la formation de deux saillies qui soulèvent la peau. L'une, oblique en bas et en avant, va de la malléole à l'extrémité postérieure du cinquième métatarsien; elle est due au tendon du court péronier latéral. L'autre, beaucoup moins oblique, se dirige vers le cuboïde; elle correspond au long péronier latéral. Tout à fait en arrière, le tendon d'Achille devient d'autant plus proéminent que les jumeaux et le soléaire sont plus fortement contractés.

La *peau* est moins fine que dans la région interne, elle devient très-épaisse au niveau du tendon d'Achille.

2e *Plan.* — Le tissu sous-cutané est rarement graisseux sur la mal- Pl. 69.—
léole; presque toujours, au contraire, il y affecte une disposition lamelleuse qui donne aux téguments une certaine mobilité. On y a même signalé la présence d'une bourse séreuse généralement bien développée chez les tailleurs; je n'ai pas besoin d'en donner la raison.

Le pannicule adipeux s'amasse en avant et en arrière de la malléole; il est sillonné de trabécules fibreuses, résistantes, étendues de l'aponévrose à la peau.

L'*aponévrose*, comme celle de la région interne, présente quelques orifices destinés au passage des artérioles tégumenteuses et des veines communicantes. Elle se continue, en haut, avec l'aponévrose jambière [*a*], et, en bas, avec l'aponévrose plantaire externe [*e*]. Dans la partie postérieure de la région, elle forme la gaîne du tendon d'Achille [*f*], et n'offre rien de particulier à noter. A la hauteur de l'interligne tibio-tarsien, ses fibres se tassent et forment deux bandelettes bien apparentes. L'une se fixe sur le bord antérieur du creux astragalo-calcanéen, en arrière des insertions du pédieux; elle traverse obliquement toute la face dorsale du cou-de-pied, et aboutit au bord antérieur de la malléole interne; on la nomme *ligament annulaire antérieur du tarse* [*c*]. L'autre est le *ligament annulaire externe du tarse* [*d*]; elle se confond avec le périoste de la malléole externe, se dirige en bas, en arrière, et se rend sur la face externe du calcanéum. La première forme trois gaînes juxtaposées, pour le passage du jambier antérieur, de l'extenseur propre du gros orteil et de l'extenseur commun. La seconde bride les tendons des deux péroniers latéraux.

Vaisseaux. — Les *artérioles* tégumenteuses [1-1] viennent de la malléolaire externe.

Les *veines superficielles*, situées en avant de la malléole, se rendent presque toutes dans la saphène interne. Les autres [2-2] se réunissent et constituent le tronc de la *saphène externe* [5] qui suit le bord postérieur de la malléole externe et passe dans la région jambière postérieure. On pourrait, à la rigueur, saigner la saphène externe à ce niveau.

Les *lymphatiques superficiels* suivent le trajet des veines ; ils affectent, d'ailleurs, la même disposition que ceux de la face interne, aussi me paraît-il inutile d'insister plus longuement sur ce point.

Nerfs. — On peut quelquefois suivre, jusqu'au cou-de-pied, les rameaux de la branche *cutanée péronière* du sciatique poplité externe. Le plus ordinairement, on trouve seulement, en avant de la malléole, la branche *cutanée externe* [5] du nerf *musculo-cutané* et, en arrière de la même tubérosité, le nerf *saphène externe* dont le tronc accompagne la veine de même nom et dont les rameaux [6-6] se répandent dans la peau du cou-de-pied et du bord externe du pied.

69.—Fig. 2. 3e *Plan*. — L'aponévrose enlevée, la région se trouve divisée, par la malléole externe, en deux parties. La partie antérieure correspond au ligament annulaire antérieur du tarse [D] ; la partie postérieure correspond au ligament annulaire externe [E].

La première contient, tout à fait en dedans, le tendon du *jambier antérieur*, déjà décrit avec la région interne, puis le tendon de l'*extenseur propre du gros orteil* contenu dans une gaîne spéciale, et enfin, immédiatement en avant de la malléole, les tendons de l'*extenseur commun des orteils* [a-a] et du *péronier antérieur* [b-b] renfermés dans la même gaîne et entourés de la même synoviale. Tous ces tendons sont séparés de l'articulation tibio-tarsienne par une couche de tissu adipeux. Signalons encore l'extrémité postérieure du pédieux, dont les insertions sont presque confondues avec celles du ligament annulaire antérieur.

La partie postérieure de la région est occupée par le *tendon d'Achille* [f], par le tissu graisseux qui double la face profonde de ce tendon et par les deux muscles *péroniers latéraux*. Ceux-ci sont d'abord verticaux et appliqués contre la face postérieure de la malléole, puis ils se réfléchissent ainsi que je l'ai dit ci-dessus, le *long péronier latéral* [*d-d*], pour gagner la gouttière inférieure du cuboïde et disparaître sous les chairs de la région plantaire, le *court* [*e-e*] pour atteindre l'extrémité postérieure du cinquième métatarsien. Ces deux tendons sont entourés d'une synoviale commune qui remonte quelquefois jusqu'à 2 centimètres au-dessus de la limite supérieure du cou-de-pied. A un centimètre au-dessous du sommet de la malléole, au point où les deux muscles commencent à diverger, il se détache, de la face profonde du ligament annulaire externe, une cloison qui s'implante sur une crête de la face externe du calcanéum et qui sépare les deux tendons l'un de l'autre. C'est à partir de ce point que la synoviale devient bifide. Cette disposition est identique avec celle des deux radiaux externes, sur la face dorsale du poignet. En somme, les tendons des péroniers latéraux sont maintenus dans des coulisses ostéo-fibreuses très-résistantes ; aussi font-ils toujours peu de saillie, même pendant les plus énergiques contractions musculaires. En avant, au contraire, les tendons des extenseurs et du jambier antérieur sont compris dans un dédoublement du ligament annulaire antérieur et séparés du squelette par une couche adipeuse qui leur permet de se déplacer et de soulever fortement la peau, lorsque les muscles se contractent.

La bourse séreuse des péroniers latéraux devient parfois le siége d'épanchements, à la suite de chocs, de froissements violents, de marche forcée, ou par le fait d'une diathèse rhumatismale. La tumeur qu'elle forme, dans ces cas, est souvent bilobée, à cause de l'étranglement qu'y détermine le ligament annulaire externe.

Vaisseaux. — La face externe du cou-de-pied ne renferme point de vaisseaux importants, aussi les plaies n'y présentent-elles aucun caractère de gravité au point de vue de l'hémorrhagie.

Je me bornerai donc à signaler : 1° en avant, l'artère *malléolaire externe* [1-1] qui naît de la tibiale antérieure au niveau du ligament annulaire antérieur, quelquefois plus haut, passe sous les tendons extenseurs et se termine en donnant des rameaux malléolaires, articulaire et calcanéens externes ; 2° sur le côté externe du tendon d'Achille, le rameau terminal postérieur de l'artère *péronière* [2], aussi désigné sous les noms d'artère *péronière postérieure*, artère *calcanéenne externe*.

DU PIED.

La dernière section du membre inférieur, le *pied*, est l'analogue de la main, dont il représente toutes les parties, mais avec des modifications en rapport avec ses fonctions spéciales. Destiné à servir de soutien au corps pendant la station et pendant la marche, il se distingue par une solidité très-grande, jointe à une élasticité non moins remarquable : os volumineux, ligaments résistants, mais en même temps articulations multiples et disposition générale en forme de voûte flexible sur laquelle le corps est, pour ainsi dire, toujours suspendu, comme sur un ressort. D'un autre côté, le sens du tact y est réduit à un rôle tout à fait secondaire, le pouce n'y jouit d'aucun mouvement d'opposition et les orteils, à peine développés comparativement aux doigts de la main, sont incapables de se mouvoir isolément. On voit, il est vrai, des individus exécuter, avec les pieds, quelques travaux nécessitant une certaine dextérité ; mais ces résultats, obtenus à force d'exercice, ne sauraient en aucune façon être invoqués en faveur d'une assimilation complète entre deux appendices destinés à des usages si différents.

Le pied se rattache au membre inférieur par une portion rétrécie, le cou-de-pied, dont nous connaissons la composition. Son axe ne prolonge pas exactement celui de la jambe, mais il est un peu déjeté en dehors. Sa largeur augmente graduellement, d'arrière en avant, jusqu'à la racine des orteils. A cet accroissement du diamètre transversal correspond un aplatissement vertical de plus en plus prononcé. En avant sont les orteils disposés de telle façon que leur extrémité libre forme une courbe assez régulière dont la convexité regarde en avant et en dehors. Notons cependant que le second s'avance toujours un peu plus que le premier et le troisième. Au reste, chacun connaît les nombreuses déviations qu'imprime aux orteils la forme de la chaussure ; tantôt c'est un excès de pression latérale qui les tasse vers l'axe du pied et les fait chevaucher l'un sur l'autre ; d'autres fois, c'est un défaut de longueur qui les empêche de s'étendre et les maintient fléchis à angle droit d'une manière permanente, ce qu'on exprime en disant que les orteils sont *en marteau.*

L'aplatissement vertical du pied y détermine la formation de deux bords latéraux bien distincts ; de là une division toute naturelle en deux régions : une région *dorsale* et une région *plantaire.*

Région dorsale.

1er *Plan.* — Le *dos du pied* est assez fortement convexe en arrière, mais cette convexité diminue, d'arrière en avant, et se termine par un véritable méplat, au niveau de la racine des orteils. Son bord interne, très-élevé, forme une voûte étendue du calcanéum à l'extrémité antérieure du premier métatarsien ; son bord externe, beaucoup plus aplati, porte sur le sol dans toute son étendue. Pl. 70.

Chez les jeunes enfants, chez les sujets obèses, ou bien encore lorsque le tissu conjonctif sous-cutané est infiltré de sérosité, cette région devient uniformément arrondie. Dans les conditions opposées, le tégument se trouve tellement rapproché du squelette qu'il est facile d'apprécier, par le palper, la forme des os et la plupart des lésions dont ils peuvent être le siége. En raison de cette faible épaisseur des parties molles, il faut avoir le soin de bien matelasser les bandages que l'on applique sur le pied, si l'on ne veut s'exposer à voir la peau se mortifier, dans les points où elle appuie presque directement sur les os.

Lorsque les muscles de la région antérieure de la jambe se contractent, leurs tendons soulèvent le tégument comme des cordes. Ces saillies tendineuses sont, en allant de dedans en dehors : 1° celle du jambier antérieur, obliquement étendue de l'espace intermalléolaire au milieu du bord interne du pied ; 2° celle de l'extenseur du gros orteil qui se dirige d'arrière en avant et suit la face dorsale du premier métatarsien ; 3° celle de l'extenseur commun des orteils aboutissant à la phalange unguéale des quatre derniers orteils ; 4° celle du péronier antérieur oblique en bas et en dehors, depuis le bord antérieur de la malléole externe jusqu'à l'extrémité postérieure du cinquième métatarsien. En arrière et en dehors se voit une bosse mollasse constituée par le corps charnu du pédieux. On prétend que cette proéminence aurait pu être prise pour une tumeur fluctuante et incisée en conséquence.

La *peau* est mince dans toute l'étendue de la région ; elle devient surtout extrêmement fine sur le bord interne du pied ; aussi l'a t-on choisie pour l'application des révulsifs cutanés. Au milieu de la région, elle laisse voir, par transparence, des traînées bleuâtres formées par les veines superficielles. Sur les orteils, le derme augmente sensiblement d'épaisseur ; on sait que sous l'influence des pressions exercées par la chaussure, l'épiderme y forme des productions cornées, connues sous le nom de *cors*. Les poils, très-peu abondants, même chez l'homme adulte, se développent principalement sur la première phalange des orteils.

70. – Fig. 2. 2ᵉ *Plan*. — Le tissu conjonctif sous-cutané [B-B] est souple, très-extensible, rarement adipeux chez l'homme adulte. Je viens de dire que chez l'enfant en bas âge, il n'en est ordinairement pas ainsi. L'extensibilité de cette couche favorise la mobilité du tégument ; mais en revanche, elle facilite singulièrement le développement et la propagation de l'œdème, de l'érysipèle, du phlegmon diffus, affections si fréquentes à la région dorsale du pied. Il se forme presque toujours une petite bourse séreuse sous les cors ou les durillons un peu anciens.

L'*aponévrose* [*c*], assez mince, se moule exactement sur les parties sous-jacentes. Née, en arrière, des ligaments annulaires antérieur [*b*], interne et externe du tarse, dont elle n'est que la continuation, elle recouvre toute la face dorsale du pied, en présentant la même disposition que l'aponévrose dorsale de la main, c'est-à-dire qu'elle se dédouble et engaîne tous les tendons de la région. Soulevée au niveau de chaque métatarsien, déprimée dans les espaces interdigitaux, elle se termine en formant à chaque orteil une gaîne dorsale médiocrement épaisse. Son bord interne s'insère à la face interne du calcanéum et au bord interne du premier métatarsien ; dans l'intervalle de ces deux os, il se continue avec l'aponévrose plantaire interne. Son bord externe se fixe à la face externe du calcanéum, à la face supérieure du cuboïde, à l'aponévrose plantaire externe et au bord externe du cinquième métatarsien.

VAISSEAUX. — Les *artères* ne méritent pas d'être mentionnées.

De même qu'à la main, les *veines superficielles* [2-2] du pied sont toutes réunies sur la face dorsale ; elles tirent leur origine des veines collatérales des orteils. Celles-ci viennent aboutir à la convexité d'une arcade, située à la partie antérieure du métatarse, l'*arcade dorsale du pied*, beaucoup plus régulière et plus constante que l'arcade dorsale de la main. De l'extrémité interne de cette arcade, part une veine *dorsale interne du pied* qui, réunie à quelques autres branches veineuses [3-3], forme la saphène interne. En dehors, la saphène externe se trouve constituée, d'une manière analogue, par les veines *dorsales externes* [4-4]. Enfin, tout ce lacis veineux communique, sur les parties latérales, avec les veines superficielles, très-peu développées, de la région plantaire.

Le réseau *lymphatique* superficiel est au moins aussi riche que celui de la main ; il couvre de ses innombrables ramifications toute la face dorsale des orteils, du métatarse et du tarse, s'anastomosant largement avec le réseau de la plante du pied, et se continuant, du côté de la jambe, par des troncs qui suivent le trajet des veines, principalement des veines dorsales internes. Ce grand développement du système lymphatique nous explique pourquoi l'angioleucite complique si fréquemment les inflammations superficielles du dos du pied.

Nerfs. — L'exquise sensibilité dont jouit la peau du pied est en rapport avec le grand nombre des branches nerveuses qu'elle contient. Le bord interne de la région est longé par le nerf *saphène interne* [5], dont les dernières ramifications ne dépassent généralement pas la partie postérieure du métatarse. Quelquefois, cependant, ce nerf se prolonge bien plus en avant, et va former le collatéral interne du gros orteil.

Un second nerf, le *musculo-cutané* [6-6], pénètre dans la région dorsale, au milieu de l'espace intermalléolaire ; ses deux branches fournissent aux téguments du tarse, du métatarse, et se terminent par les *collatéraux dorsaux*, au nombre de dix, deux pour chaque orteil. Sur la moitié des sujets environ, la branche externe ne fournit pas au delà du collatéral interne du quatrième orteil, de sorte que le collatéral externe de cet orteil et les deux collatéraux du cinquième proviennent, non plus du musculo-cutané, mais du nerf saphène externe.

Le *saphène externe* [7] suit le bord externe du pied et donne presque toujours un collatéral externe au cinquième orteil, alors même que cet orteil en a déjà reçu un du musculo-cutané. Nous venons de voir que le nerf saphène externe fournit assez souvent les trois derniers collatéraux dorsaux.

3e *Plan*. — A vrai dire, les tendons de la face dorsale du pied font partie du plan précédent, puisqu'ils sont compris dans l'épaisseur de l'aponévrose d'enveloppe. Je veux cependant en dire un mot, avant de passer à la description du pédieux. Pl. 71.—

Le *jambier antérieur* [a-a] traverse obliquement, de dedans en dehors et de haut en bas, la partie postérieure de la région. Il est logé dans une gaîne spéciale, mais la synoviale qui l'entoure au cou-de-pied ne se prolonge pas au-dessous du ligament annulaire antérieur du tarse [B].

L'*extenseur propre du gros orteil* [b-b] suit la face dorsale du premier métatarsien, puis il recouvre la première phalange du gros orteil, en envoyant une expansion sur les deux côtés de cette phalange ; enfin, il se fixe, en s'épanouissant, sur l'extrémité postérieure de la phalange unguéale. Sa bourse synoviale descend jusqu'au niveau de l'articulation médio-tarsienne, souvent plus bas.

L'*extenseur commun des orteils* [*c-c*] et le *péronier antérieur* [*a*] peuvent être considérés comme un seul et même muscle ; ils sont, en effet, contenus dans la même coulisse et accompagnés d'une même bourse séreuse qui va jusqu'à l'articulation tarso-métatarsienne, ou jusqu'à la partie moyenne du métatarse, selon les sujets. Le péronier antérieur s'insère à l'extrémité postérieure du cinquième métatarsien. Les tendons de l'extenseur commun croisent très-obliquement la direction du pédieux qui leur est sous-jacent, puis ils gagnent la face dorsale des articulations métatarso-phalangiennes des quatre derniers orteils, en s'accolant au bord interne des tendons correspondants du muscle pédieux. A partir de ce point, ils se comportent identiquement comme les tendons extenseurs des doigts ; en d'autres termes, ils reçoivent les expansions des lombricaux, forment une gaîne fibreuse à la face dorsale de la première phalange, et se divisent en trois languettes sur la première articulation interphalangienne. La languette médiane se fixe à l'extrémité postérieure de la deuxième phalange. Les deux languettes latérales se fusionnent sur la face dorsale de la seconde phalange, et vont s'implanter à l'extrémité postérieure de la troisième.

Tout à fait en dehors de la région, on aperçoit encore les tendons des deux péroniers latéraux.

Le *pédieux* [*e*, *f*, *g*, *h*], recouvert par les tendons de l'extenseur commun et du péronier antérieur, forme une petite masse quadrilatère dont le grand axe se dirige en avant et en dedans. Son extrémité postérieure s'insère dans le creux astragalo-calcanéen et à toute la partie du calcanéum qui est en avant de ce creux. Son extrémité antérieure se divise en quatre faisceaux dont les tendons aboutissent au côté externe des tendons extenseurs des quatre premiers orteils. Par sa face superficielle, le pédieux n'est pas immédiatement en rapport avec l'aponévrose dorsale du pied ; il en est séparé par une aponévrose qui lui forme une gaîne propre et qui se prolonge, en dedans, jusqu'au bord interne du pied, en passant sur l'artère pédieuse. Velpeau considérait l'aponévrose du pédieux comme un dédoublement de l'aponévrose dorsale ; mais il est bien difficile, sinon impossible, de démontrer la continuité de ces deux lames fibreuses. Profondément, le pédieux recouvre une portion du tarse, du métatarse et des muscles interosseux dorsaux. Son premier faisceau longe d'abord le côté externe de l'artère pédieuse, puis il la croise, au moment où cette artère va s'enfoncer dans le premier espace interosseux, pour atteindre la région plantaire.

VAISSEAUX. — L'artère *tibiale antérieure* [1] prend le nom d'artère *pédieuse* [2] au sortir du ligament annulaire antérieur. Elle marche alors horizontalement d'arrière en avant, jusqu'à l'extrémité postérieure du premier espace interosseux ; puis elle s'infléchit à angle droit, plonge verticalement dans cet espace, et va s'anastomoser avec l'arcade plantaire. La direction de la pédieuse serait indiquée par une ligne droite menée du milieu de l'espace intermalléolaire à la partie postérieure du premier espace interosseux. Dans ce trajet, l'artère repose sur les os du tarse contre lesquels elle est maintenue appliquée par une lamelle aponévrotique, prolongement de la gaîne du pédieux. Elle est en outre séparée de la peau par l'aponévrose dorsale du pied, et, tout à fait en avant, par le premier tendon du pédieux qui la recouvre en la croisant obliquement. Le muscle extenseur propre du gros orteil, qui suivait, à la jambe, le côté externe de l'artère tibiale antérieure, passe en avant de cette artère, sous le ligament annulaire ; puis, son tendon suit le côté interne de la pédieuse, et s'en éloigne d'autant plus qu'il se rapproche davantage du gros orteil. En dehors, la pédieuse est en rapport avec le premier faisceau du muscle pédieux.

Le calibre de l'artère pédieuse est très-variable ; il est ordinairement proportionné à celui de la tibiale antérieure. Dans le plus grand nombre des cas, cependant, la section de cette artère donnerait un écoulement sanguin assez abondant pour nécessiter la ligature des deux bouts dans la plaie, ce qui se ferait, du reste, sans difficulté. La compression a quelquefois suffi pour arrêter l'hémorrhagie ; mais d'autres fois aussi la lésion artérielle a été suivie d'un anévrysme faux consécutif, ainsi que l'ont observé Guattani, après une saignée malheureuse, et A. Bérard, à la suite d'une piqûre de scalpel.

Si l'on voulait lier la pédieuse, on ferait, dans la direction indiquée, une incision de 5 centimètres aboutissant au premier espace interosseux (voy. pl. 70, fig. 1, A, B). La peau et l'aponévrose divisées, on reconnaîtrait le premier faisceau du pédieux et l'on sectionnerait, sur la sonde cannelée, l'aponévrose profonde, le long du bord interne de ce muscle. L'artère se montrerait alors comprise entre ses deux veines satellites, et accompagnée du nerf dorsal profond interne. Il semble, en lisant cette description du manuel opératoire, que la ligature de la pédieuse doive être très-facile à exécuter, elle l'est en effet sur le cadavre ; mais il paraît que sur le vivant, les choses ne sont pas aussi simples. Bérard voulant appliquer un fil au-dessus et au-dessous d'une tumeur anévrysmale, ne put terminer son opération qu'après beaucoup de tâtonnements.

Les vaisseaux sanguins sont longés par quelques troncs lymphatiques profonds qui passent, avec eux, sous le ligament annulaire, et accompagnent l'artère tibiale antérieure à la jambe.

71.—Fig. 2. 4e *Plan.* — Si l'on enlève la portion de l'aponévrose dorsale qui constitue le ligament annulaire antérieur, on ouvre largement les gaînes constituées par ce ligament. On voit alors que ces gaînes sont au nombre de trois : en dedans, celle du *jambier antérieur* [*a*] ; au milieu, celle de l'*extenseur propre du gros orteil* [*b*], et, en dehors, celle de l'*extenseur commun des orteils* et du *péronier antérieur* [*c*]. Le feuillet postérieur de la gaîne du jambier antérieur est très-épais et occupe toute la hauteur de la malléole interne. Les gaînes des extenseurs manquent de paroi postérieure au devant du tibia ; cette paroi n'existe qu'au niveau de la synoviale tibio-tarsienne qu'elle renforce. Enfin, c'est en arrière de la gaîne de l'extenseur propre du gros orteil que passent les vaisseaux et le nerf tibial antérieur ; ils sont compris dans le tissu adipeux interposé au feuillet profond du ligament annulaire et à la synoviale articulaire.

Plus bas et dans la région dorsale proprement dite, on n'aperçoit que des branches vasculaires et nerveuses appliquées sur les articulations tarsiennes et tarso-métatarsiennes.

VAISSEAUX. — Les vaisseaux sanguins sont : en haut, la branche terminale antérieure de l'artère péronière ou artère *péronière antérieure* [2] qui ne descend généralement pas au-dessous de l'interligne articulaire où elle s'anastomose avec la malléolaire externe ; sur le dos du pied, les branches collatérales de l'artère pédieuse dont j'indiquerai brièvement le trajet et la distribution.

A part un certain nombre de ramuscules sans nom, la pédieuse fournit deux branches au niveau du tarse, l'une sur sa face interne, l'autre sur sa face externe. La première est appelée *tarsienne* ou *sus-tarsienne interne* [4]. Elle se dirige en avant et en dedans, jusqu'à l'extrémité postérieure du premier métatarsien et forme quelquefois la collatérale interne du gros orteil ; le plus souvent, elle s'abouche avec la plantaire interne. La seconde est la *tarsienne* ou *sus-tarsienne externe* [5-5] ; elle est quelquefois double, comme c'était le cas sur le sujet qui a servi à cette préparation. Dirigée transversalement en dehors, elle passe au-dessous du pédieux, fournit des rameaux à tout le côté externe du tarse et s'anastomose, d'une part, avec la malléolaire externe et, d'autre part, avec les branches sus-métatarsiennes.

Au niveau de l'extrémité postérieure du métatarse naissent également deux branches. L'une interne, très-petite, est la *métatarsienne interne* [6]. L'autre, beaucoup plus importante, est la *métatarsienne externe* [7] ou *dorsale du métatarse*. Elle se détache de la pédieuse très-près du premier espace interosseux, se porte en dehors et forme une arcade à concavité postérieure, l'*arcade dorsale du métatarse*. De la convexité de cette arcade partent trois branches *interosseuses dorsales* [8-8] qui suivent, d'arrière en avant, les trois derniers espaces interosseux et fournissent, à la hauteur des articulations métatarso-phalangiennes, deux branches collatérales, pour les deux orteils voisins. En outre, les interosseuses dorsales s'anastomosent largement avec les artères de la région plantaire, aux deux extrémités de chaque espace interosseux, par les *perforantes* antérieures et postérieures.

Quant à l'interosseuse du premier espace, elle fait directement suite à la pédieuse, dont on peut la considérer comme une branche terminale; elle ne se distingue, d'ailleurs, des trois autres interosseuses que par son volume plus considérable. Il arrive quelquefois que l'interosseuse du second espace provient du tronc même de la pédieuse. Connaissant les nombreuses anastomoses qui joignent toutes les artères de la région dorsale entre elles et avec celles de la région plantaire, on conclura facilement à la nécessité de lier les deux bouts dans une plaie.

NERFS. — Le nerf *tibial antérieur* [9] passe, avec l'artère pédieuse, sous le ligament annulaire antérieur du tarse. Après avoir franchi ce ligament, il se divise en deux branches : le nerf profond externe et le nerf profond interne du dos du pied. Le nerf *profond externe* [10], oblique en bas et en dehors, passe immédiatement sous le pédieux et se ramifie dans la face profonde de ce muscle. Le nerf *profond interne* [11] continue le trajet du nerf tibial antérieur ; il accompagne l'artère pédieuse, placé le plus souvent en dehors du vaisseau, quelquefois en dedans. Il est donc compris, comme l'artère, entre le premier faisceau du pédieux et le tendon de l'extenseur propre du gros orteil. Puis, il passe au-dessous du premier tendon du pédieux, suit d'un bout à l'autre la face supérieure du premier interosseux dorsal, et, parvenu dans le premier espace interdigital, se divise en deux branches terminales : le *collatéral dorsal profond externe du premier orteil* et le *collatéral dorsal profond interne du second orteil.*

72. — Fig. 1. 5e *Plan.* — L'ablation des vaisseaux et des nerfs profonds met à découvert les ligaments dorsaux de toutes les articulations tarsiennes et métatarsiennes. Mais, je crois qu'une description de ces ligaments serait maintenant tout à fait dénuée d'intérêt, d'autant plus que je vais consacrer un paragraphe spécial au squelette et aux articulations. Toutefois, il me reste encore, pour terminer ce qui est relatif aux parties molles, à parler des muscles interosseux dorsaux.

Les *interosseux dorsaux* du pied représentent les interosseux dorsaux de la main. Ils sont, comme ceux-ci, au nombre de quatre, s'insèrent, par leur extrémité postérieure, aux deux métatarsiens voisins, principalement sur la surface osseuse qui ne regarde pas l'axe du membre, et remplissent complétement l'espace correspondant. Ils sont recouverts d'une mince lamelle aponévrotique qui les sépare des tendons extenseurs. Comme les interosseux de la main, ils sont abducteurs par rapport à l'axe du membre, avec cette petite différence, cependant, que l'axe, au lieu de passer par le troisième orteil, passe par le second. D'où il résulte que le premier et le second interosseux dorsaux du pied se rendent au second orteil, les deux autres au troisième et au quatrième, le gros et le petit orteil en étant dépourvus. Ces muscles sont innervés par la branche profonde du nerf plantaire externe.

72. — Fig. 2. 6e *Plan.* — *Squelette et articulations.* — Le pied est, comme la main, composé de pièces multiples et subdivisé en trois parties : le *tarse*, le *métatarse* et les *orteils*. Indépendamment de ces trois parties et des articulations qu'elles renferment, j'aurai encore à décrire ici l'extrémité inférieure des deux os de la jambe et l'articulation tibio-tarsienne que j'ai à dessein négligée en m'occupant du cou-de-pied.

Le *tibia* [*a*], après s'être rétréci, à son extrémité inférieure, s'élargit brusquement, mais sans atteindre, à beaucoup près, le volume qu'il présente au niveau de l'articulation du genou. Il se termine, en dedans, par la *malléole interne* [*b*], apophyse dont la forme et les dimensions nous sont déjà connues. Sa face externe aboutit, en bas, à une petite cavité en forme de gouttière verticale, à laquelle s'adapte l'extrémité inférieure du péroné. Sa face inférieure, qui correspond à la poulie de l'astragale, porte une crête antéro-postérieure à peine marquée. Toute cette extrémité se compose, comme la plupart des épiphyses, d'une masse spongieuse revêtue de tissu compacte à l'extérieur; structure qui nous explique pourquoi la malléole interne se laisse souvent arracher dans le renversement du pied en dehors.

Le *péroné* [c] est, comparativement, bien plus renflé que le tibia. Toute son extrémité inférieure concourt à la formation de la *malléole externe* [d], éminence plus pointue, plus saillante et plus postérieure que la malléole interne. Il porte, sur son côté interne, une petite convexité qui s'appuie sur la facette latérale du tibia et constitue, avec elle, l'articulation *péronéo-tibiale inférieure*. Cette articulation est une véritable amphiarthrose limitée, en avant et en arrière, par deux ligaments *péronéo-tibiaux*, très-forts, obliquement étendus de haut en bas et de dedans en dehors, du tibia vers le péroné. La symphyse est complétée par un ligament interosseux qui établit la continuité entre les deux surfaces osseuses. Celui-ci se compose de fibres entrecroisées en différents sens et formant entre elles des intervalles où sont renfermés des pelotons adipeux. Il n'occupe pas toute la hauteur de l'articulation, et laisse au-dessous de lui un petit espace où les surfaces articulaires sont seulement contiguës et où la grande synoviale tibio-tarsienne envoie un prolongement. Ce ligament interosseux est assez résistant pour maintenir encore les deux os en contact, après la section complète du ligament antérieur et du ligament postérieur. Il cède très-difficilement aux tractions, aussi observe-t-on bien plus souvent une fracture de la malléole externe qu'un écartement des os de la jambe. On admettait autrefois que le péroné pouvait se luxer sur le tibia, sans qu'il y eût fracture; mais cette vue, toute théorique, s'est trouvée constamment démentie par les faits. Nélaton, le premier à ma connaissance, a rapporté un exemple de cette lésion, relatif à un malade de Gerdy, et encore ce cas est-il au moins contestable. Il va de soi qu'avec de pareils moyens d'union, le péroné ne peut exécuter, sur le tibia, que de très-légers mouvements de glissement.

La réunion des deux malléoles et de la face inférieure du tibia constitue une sorte de mortaise sensiblement plus large en avant qu'en arrière, et plus profonde du côté du péroné que du côté du tibia. Le bord postérieur de cette mortaise descend plus bas que le bord antérieur; Baudens ne manquait jamais, lorsqu'il pratiquait la désarticulation tibio-tarsienne, d'enlever ce bord postérieur d'un trait de scie, pour rendre la surface de section bien horizontale.

L'*astragale* [*e*] comble la mortaise tibio-péronière. Placé entre les os de la jambe et le calcanéum, il transmet à ce dernier le poids du corps, et forme, en quelque sorte, le pivot autour duquel s'exécutent la plupart des mouvements du pied. Os court, un peu plus long que large, il porte, sur sa face supérieure, une poulie dont la gorge peu profonde se dirige d'avant en arrière. Les deux bords latéraux de la poulie astragalienne sont mousses : l'interne est rigoureusement antéro-postérieur ; l'externe, plus élevé, pour s'adapter à la portion la plus profonde de la mortaise, est oblique en arrière et en dedans. D'où il suit que la trochlée est d'un tiers moins large en arrière qu'en avant. Le bord antérieur est transversal. Le bord postérieur se dévie en arrière et en dedans. La poulie est articulaire, non-seulement par sa face supérieure, mais encore par ses deux faces latérales qui correspondent aux deux malléoles ; la face interne est presque verticale, mais la face externe forme un plan incliné en bas et en dehors.

En avant de la poulie, se voit une portion rétrécie nommée *col*, puis une extrémité renflée et arrondie, la *tête*, qui s'unit à la face postérieure du scaphoïde.

La face inférieure de l'astragale présente deux facettes lisses, séparées par une gouttière profonde d'avant en arrière et de dehors en dedans. La facette antérieure, presque plane, fait suite à la tête de l'os. La facette postérieure, moins étendue, porte une petite saillie sur laquelle vient s'insérer le ligament péronéo-astragalien postérieur ; elle se termine, en arrière, par une gouttière où glisse le tendon du muscle long fléchisseur du gros orteil.

Comme tous les os courts, l'astragale se compose d'une masse spongieuse ; seulement, son écorce compacte, très-épaisse, lui donne une force de résistance supérieure à celle de la plupart des os de l'économie. C'est à cette structure particulière qu'il faut attribuer la rareté relative de ses fractures. Souvent, en effet, la violence détermine plutôt un déplacement qu'une solution de continuité. Lorsque l'astragale est fracturé, il existe, presque toujours en même temps, des fractures des os voisins. La chute ayant ordinairement lieu sur les pieds, c'est un véritable écrasement qui se produit ; de là une grande variété dans le nombre et la direction des fragments. Dans un cas curieux, observé par Rumsey, l'astragale était divisé horizontalement en deux fragments, un supérieur, l'autre inférieur.

L'articulation tibio-tarsienne, constituée par l'emboîtement de la trochlée astragalienne dans la mortaise péronéo-tibiale, n'a pas, à proprement parler, de ligament antérieur ni de ligament postérieur. On trouve, sur certains sujets, quelques trousseaux fibreux verticalement étendus de la face antérieure du tibia au col de l'astragale; mais, dans l'immense majorité des cas, ces fibres sont à peine apparentes au milieu du tissu adipeux qui double la synoviale. Au reste, les tendons du jambier antérieur et des deux extenseurs maintiennent la séreuse articulaire de ce côté et jouent, jusqu'à un certain point, le rôle de véritables ligaments. En arrière, le tissu fibreux péri-articulaire est encore moins développé, et la synoviale est presque partout à nu.

Le ligament *latéral externe* se compose de trois forts faisceaux, ou si l'on veut, de trois ligaments distincts rayonnant à partir d'un centre commun, la malléole externe. Le plus antérieur aboutit à la face externe du col de l'astragale; on l'appelle ligament *péronéo-astragalien antérieur*. Le moyen, presque vertical, part du sommet de la malléole externe et va à la face externe du calcanéum; on le nomme ligament *péronéo-calcanéen*. Le postérieur, ou ligament *péronéo-astragalien postérieur*, a la forme d'un éventail dont le sommet adhère à la malléole externe, et dont les fibres recouvrent la face postérieure de l'articulation. Les plus élevées de ces fibres se rendent au tibia, les autres s'insèrent à la face postérieure de l'astragale. Il résulte de cette direction que le ligament péronéo-astragalien postérieur ne saurait s'opposer qu'aux déplacements latéraux; c'est donc à tort que Bichat le considérait comme le ligament postérieur de l'articulation tibio-tarsienne.

Le ligament *latéral interne*, aussi nommé ligament *deltoïdien*, en raison de sa forme, part de la malléole interne et s'élargit de plus en plus, à mesure qu'il descend. Il se compose de deux plans de fibres; les superficielles se rendent au bec de la petite apophyse du calcanéum; les profondes, plus courtes, vont au col de l'astragale, dans les enfoncements que l'on remarque en dedans de la surface articulaire interne de cet os.

Sous le rapport de la mobilité, l'articulation tibio-péronéo-astragalienne est un ginglyme, une charnière dans laquelle l'axe des mouvements traverse l'astragale près de sa face inférieure. La flexion y est plus prononcée que l'extension, ce qui tient surtout à ce que le bord antérieur de la mortaise est plus élevé que le bord postérieur. Dans l'extension, la partie la plus étroite de l'astragale vient se placer dans la partie la plus large de la mortaise, de telle sorte qu'il peut y avoir alors quelques mouvements de latéralité autour d'un axe vertical. Les frères Weber ont fait voir que ces mouvements étaient tout à fait impossibles du côté de la malléole externe, tandis que, du côté de la malléole interne, l'astragale peut osciller légèrement d'avant en arrière, de manière à porter la pointe du pied en dedans ou en dehors. Il faut reconnaître, d'ailleurs, que la plupart des mouvements de latéralité du pied se passent au-dessous de l'astragale.

Dans le renversement du pied, soit en dedans, soit en dehors, le poids du corps porte tout entier sur le bord externe ou sur le bord interne, suivant le cas ; les ligaments latéraux sont distendus outre mesure, quelquefois même déchirés en partie, et les surfaces articulaires s'abandonnent momentanément. Tel est le mécanisme de l'entorse. Presque toujours alors, les coulisses synoviales péri-articulaires, tiraillées d'un côté, comprimées de l'autre, participent à la lésion et deviennent le siége d'un épanchement plus ou moins considérable. Toutefois, les ligaments latéraux sont tellement solides que les os cèdent souvent avant eux et que les malléoles se rompent par arrachement ou par compression. J'ai déjà eu l'occasion d'indiquer en passant ces fractures, à propos de la description du péroné; qu'il me soit permis de revenir sur ce sujet, dont les détails seront beaucoup mieux compris après l'étude de l'articulation tibio-tarsienne. Je ne m'occuperai, du reste, que des solutions de continuité de la malléole externe, de beaucoup les plus fréquentes.

Dupuytren, le premier, fit voir que, dans le renversement du pied en dedans, la tension des ligaments latéraux externes entraîne la malléole externe qui cède ainsi par le fait d'un véritable arrachement. Dans cette fracture par *adduction*, nous savons que la solution de continuité siége constamment au niveau ou très-peu au-dessus de la surface articulaire péronéo-tibiale. Boyer pensait que, dans ce mouvement, la malléole se brisait non point par un excès de tension des ligaments latéraux externes, mais parce qu'elle était pressée, de dedans en dehors, par le rebord externe de la poulie astragalienne, ce qui se comprend à la rigueur. Seulement, ce renversement de l'astragale, invoqué par Boyer, n'est possible que si les ligaments externes sont préalablement rompus, ce qui n'est pas le cas le plus ordinaire. La théorie de Dupuytren a donc prévalu.

Lorsque le pied se renverse en dehors, c'est le ligament deltoïdien qui se tend, se déchire ou bien arrache la malléole interne. Mais, avant que cette rupture ait eu lieu, la face externe de l'astragale vient arc-bouter contre la malléole externe qu'elle renverse en dehors; le péroné se fracture alors plus haut que dans le cas précédent. Dupuytren et quelques-uns de ses élèves ont nié la possibilité de ces fractures par *abduction;* mais il en existe aujourd'hui dans la science un nombre suffisant d'exemples authentiques pour que la chose ne puisse plus être mise en doute.

La plus fréquente des fractures de l'extrémité inférieure du péroné est incontestablement la fracture par *divulsion*. La pointe du pied étant portée en haut et en dehors, l'astragale devient oblique et tend à disjoindre les deux malléoles, parce que sa largeur l'emporte alors sur celle de la mortaise tibio-péronière. Ainsi que je l'ai fait observer, la malléole externe cède la première, et le péroné se rompt à la même hauteur que dans la fracture par abduction. Il est bien évident que ce résultat peut se produire, soit lorsque le pied se fléchit et se porte en dehors, soit lorsque la jambe tourne en dedans, le pied restant fixé dans un léger degré de flexion.

On peut dire, d'une manière générale, que les fractures de l'extrémité inférieure du péroné ne sont pas graves. Elles ne s'accompagnent même presque jamais d'un déplacement bien prononcé, contrairement à ce qu'avançait Dupuytren. D'après le chirurgien de l'Hôtel-Dieu, le renversement du pied en dehors et l'élévation de son bord externe, par l'action des péroniers latéraux, seraient constants; d'où la nécessité de combattre la déviation par un bandage spécial destiné à ramener le pied en dedans. Une observation attentive des faits démontre qu'il n'en est rien. A moins que la fracture ne coïncide avec l'arrachement de la malléole interne, le pied n'est pas très-sensiblement dévié; aussi, a-t-on bien rarement l'occasion d'appliquer l'appareil de Dupuytren.

Tous les auteurs ne sont pas d'accord sur les dénominations à donner aux luxations de l'articulation tibio-tarsienne. A. Cooper, Malgaigne, Duplay, etc., considèrent le déplacement comme effectué par les os de la jambe. Pratiquement, en effet, ce sont bien les os de la jambe qui se déplacent et glissent sur l'astragale, soit en avant, soit en arrière, soit latéralement. Cependant, je ne crois pas qu'il y ait, dans ce fait, une raison suffisante pour changer la nomenclature généralement adoptée dans la classification des luxations. En principe, il est convenu qu'une luxation doit être dénommée d'après le sens dans lequel se déplace l'os le plus éloigné du tronc. Ce qui doit servir de guide, c'est le fait accompli, abstraction faite de la cause qui l'a déterminé et de la façon dont il s'est produit. Qu'un choc porté sur le fémur fasse glisser cet os en arrière du tibia, dira-t on qu'il y a luxation du genou en arrière? Évidemment non. Tout en tenant compte du mode de production des luxations tibio-tarsiennes, je continuerai donc, à l'exemple de J. L. Petit, de Boyer et de Nélaton, à classer ces luxations d'après la position occupée par l'astragale après la production du déplacement. Elles peuvent avoir lieu en avant, en arrière, en dehors et en dedans. On décrit encore des luxations en haut et des luxations par renversement du pied en dehors, mais il est toujours possible de faire rentrer ces déplacements dans l'une des catégories précédentes.

Ce serait sortir de mon sujet que d'exposer avec détails les nouveaux rapports affectés par les os déplacés. Qu'il me suffise de faire remarquer ici que, dans le plus grand nombre des luxations tibio-tarsiennes, il y a, en même temps, arrachement de l'une ou des deux malléoles, quelquefois même fracture plus ou moins compliquée des deux os de la jambe. Cependant, sur vingt cas de luxation en dehors, Malgaigne en a trouvé huit sans fracture. De même, W. Smith a rapporté deux exemples de luxation du pied en arrière, et Huguier un exemple de luxation en avant, sans solution de continuité des os.

La désarticulation tibio-tarsienne, oubliée depuis Brasdor, a été beaucoup préconisée par Baudens, qui l'a très-heureusement modifiée en reséquant les malléoles et en retranchant, du même trait de scie, la surface cartilagineuse du tibia. J'ajouterai, toutefois, que le procédé employé par Baudens est éminemment défectueux. Son lambeau dorsal, à peine alimenté par l'artère pédieuse, est uniquement formé d'une peau très-fine et sujette à s'excorier à la moindre pression. Ce procédé est justement abandonné.

Le procédé de Syme (voy. pl. 67, fig. 1, D, E, F), en conservant la peau du talon, donne un lambeau épais, parfaitement apte à supporter le poids du corps. Mais ce procédé est d'une exécution difficile. Alors même que l'on a pratiqué, au préalable, la ténotomie du tendon d'Achille, il faut encore une dissection pénible pour énucléer le calcanéum en respectant l'artère tibiale postérieure; précaution indispensable, si l'on veut éviter la gangrène du moignon. L'opération pratiquée, le lambeau forme une espèce de godet dans lequel séjourne le pus; mais ce n'est là qu'un inconvénient tout à fait secondaire; une contre-ouverture, faite au point le plus déclive, assure le libre écoulement des liquides. Au reste, jusqu'à présent, l'opération paraît avoir donné de bons résultats.

Pirogoff évite la formation de ce godet et donne au membre plus de longueur, en conservant dans le lambeau la moitié postérieure du calcanéum, et en appliquant ce fragment osseux contre la face inférieure du tibia, après avoir retranché la surface articulaire de ce dernier os et les deux malléoles. J'ai eu l'occasion de voir à Strasbourg, en 1861, un jeune homme qui avait été ainsi opéré par Chelius, à Heidelberg. Le résultat était au-dessus de toute critique. La suture des deux os était parfaite, et l'opéré pouvait faire plusieurs lieues par jour, en se servant d'une botte ordinaire à peine rembourrée. Malheureusement, il faut tout dire, ce résultat si séduisant n'était qu'une exception. L'opération de Pirogoff a été jusqu'ici pratiquée presque exclusivement en Allemagne par Dietz, Schulk, Heyfelder, Hope, Robert (de Coblentz), Langenbeck, Michaëlis, etc., et sur vingt-sept amputés, on compte sept morts et très-peu de réussites complètes. Dans la plupart des cas, l'altération consécutive du tissu osseux donne lieu à des fistules interminables, et, si les malades guérissent, ils conservent un moignon absolument impropre à la marche. Pirogoff, lui-même, avait été tellement convaincu du peu de valeur de son opération, qu'il avait renoncé à la pratiquer pendant les dernières années de sa vie.

J. Roux taille un lambeau cutané sur la partie interne, inférieure et postérieure du calcanéum (voy. pl. 58, N, O, P) ; il obtient ainsi un moignon recouvert d'une peau suffisamment épaisse, et évite la stagnation du pus que l'on a reprochée au procédé de Syme. On a prétendu que l'étroitesse du lambeau, à sa base, l'exposait à être frappé de mortification. C'est là une vue hypothétique que les faits ne justifient point ; à la condition, bien entendu, que l'on respectera l'artère tibiale postérieure. Verneuil a proposé de reséquer une portion du nerf tibial postérieur, afin d'éviter que ce nerf, compris dans le lambeau, ne soit comprimé par le poids du corps et n'occasionne des douleurs pendant la marche. Je ne sais pas jusqu'à quel point cette précaution est indispensable ; mais, dans tous les cas, elle me paraît sans inconvénient pour la nutrition du moignon.

Il serait bien difficile, dès aujourd'hui, de porter un jugement définitif sur la valeur de la résection dans l'articulation tibio-tarsienne. Parmi les partisans de cette opération, il faut citer A. Cooper, Moreau, Josse, Velpeau, Malgaigne, Langenbeck ; parmi ses adversaires, Sabatier, Blandin, Lisfranc et la plupart des chirurgiens français. Il est incontestable que c'est là une des résections qui donnent les résultats les plus beaux, au point de vue de l'utilité du membre conservé. Mais, d'autre part, on sait combien les tentatives de conservation sont souvent couronnées de succès dans les lésions traumatiques de l'articulation tibio-tarsienne. Il faut donc, pour juger la résection, examiner seulement les cas où l'amputation de la jambe était indiquée ; or, dans ces cas, la résection est moins meurtrière que l'amputation. D'après un relevé statistique de Spillmann, la résection tibio-tarsienne, appliquée à des luxations ou à des fractures compliquées, a donné onze morts sur soixante-huit opérés. Dans les cas de plaies par armes à feu, Langenbeck a obtenu des succès remarquables pendant la dernière guerre d'Allemagne, tandis que les Américains n'ont eu, au contraire, que des insuccès pendant la guerre de la sécession. Enfin, pour les cas pathologiques, la mortalité se maintient à peu près au même niveau que pour les luxations ou les fractures compliquées, douze morts sur soixante-treize opérés ; mais il arrive souvent que les os sont malades beaucoup plus loin qu'ils ne le paraissent ; de là, des récidives dont il faut tenir compte et qu'eût certainement évitées l'amputation. Ainsi, sur les soixante-treize opérés de cette dernière catégorie, huit ont dû être amputés consécutivement.

Quant au manuel opératoire à suivre pour pratiquer la résection de l'articulation tibio-tarsienne, il varie tellement avec les cas particuliers, que je ne puis donner, à ce sujet, aucune règle fixe. L'important est d'ouvrir largement l'article, sans chercher à conserver les tendons, qui doivent forcément devenir inutiles, à cause de l'ankylose.

Le *calcanéum* [*f*] est situé directement au-dessous de l'astragale, qui lui transmet le poids du corps. Il est très-irrégulièrement cuboïde, et forme, en arrière, la saillie du talon. Sur sa face externe, se voit une gouttière, dans laquelle glissent les tendons des deux péroniers latéraux ; cette face est, du reste, immédiatement sous-cutanée dans son quart postérieur, ce qui permet de découvrir aisément le calcanéum, sans léser aucun organe important. La face interne, concave, forme une voûte qui contient et protége les tendons fléchisseurs, les vaisseaux et les nerfs destinés à la région plantaire. La structure spongieuse du calcanéum nous explique comment cet os peut être fracturé par écrasement, ainsi que l'a démontré Malgaigne. Outre ces fractures par écrasement, Garengeot, J. L. Petit, Desault, Lisfranc, ont décrit des fractures indirectes occasionnées par une violente contraction des muscles qui forment le tendon d'Achille.

La jonction du calcanéum et de l'astragale est indifféremment nommée articulation *astragalo-calcanéenne* ou *sous-astragalienne*. Elle est constituée par deux arthrodies tellement disposées, qu'il en résulte, comme ensemble, une véritable articulation par emboîtement réciproque.

L'arthrodie postérieure est assez lâche. Elle regarde en arrière et en dehors, et se compose, du côté de l'astragale, d'une surface concave, et du côté du calcanéum, d'une surface convexe. En rasant, d'arrière en avant, la face supérieure du calcanéum avec un couteau, on arrive à 2 ou 3 millimètres au-dessous de cette articulation. Les deux surfaces osseuses sont unies par un seul ligament interne, renforcé, en arrière, par la gaîne fibreuse du long fléchisseur commun des orteils. Le jambier postérieur et le fléchisseur propre du gros orteil contribuent aussi, pour leur part, à assurer la solidité de la jointure.

L'arthrodie antérieure est plus petite et située beaucoup plus en dedans que la précédente. La facette de l'astragale, qui la constitue, est un peu convexe, étroite et allongée d'arrière en avant. La facette du calcanéum surmonte la petite apophyse de cet os. Tandis que la synoviale de l'arthrodie postérieure est complétement close, celle de l'arthrodie antérieure communique avec la séreuse de l'articulation médio-tarsienne. C'est surtout dans l'articulation sous-astragalienne que se passent les mouvements d'adduction et d'abduction du pied.

La face supérieure du calcanéum forme un plan incliné de haut en bas et d'arrière en avant, sur lequel l'astragale ne manquerait pas de glisser pendant la station debout, s'il n'était retenu par un ligament interosseux très-puissant. Ce ligament *astragalo-calcanéen* remplit un vide situé entre les deux petites arthrodies. Il se compose de fibres obliques, entremêlées de pelotons adipeux. Sa situation profonde le rend assez difficile à atteindre lorsqu'on exécute la désarticulation sous-astragalienne ; mais, en revanche, dès qu'il est détruit, les surfaces articulaires s'écartent avec la plus grande facilité. Il forme, à proprement parler, la *clef* de l'articulation. Sa rupture seule peut permettre à l'astragale d'abandonner ses rapports normaux.

L'étude des luxations de l'astragale est de date toute récente. Avant les travaux de Nélaton, de Broca, de Malgaigne et de Moreau (de Tours), la plus grande confusion régnait en pathologie sur ce sujet. L'astragale est, pour ainsi dire, enclavé au milieu des os qui l'entourent. Il s'articule, en haut, avec les deux os de la jambe, en bas, avec le calcanéum, et en avant, avec le scaphoïde. Or, chacune de ces articulations pouvant isolément se luxer, il en résulte autant de déplacements différents qu'il importe de distinguer les uns des autres, et dans chacun desquels l'astragale entre comme partie constituante. Il peut y avoir, au cou-de-pied, quatre espèces de luxations : 1° des luxations *tibio-tarsiennes ;* 2° des luxations *sous-astragaliennes*, l'astragale conservant ses rapports avec les os de la jambe ; 3° des luxations *médio-tarsiennes*, la seconde rangée du tarse se déplaçant sur la première ; 4° enfin, les luxations de l'*astragale*, cet os étant énucléé, expulsé de sa loge, sans que les autres os du pied perdent leurs rapports.

La luxation sous-astragalienne est extrêmement difficile à réduire ; sur dix-sept cas, cités par Broca, la réduction n'a pu être obtenue que cinq fois.

La luxation complète de l'astragale semble, à priori, être dans les mêmes conditions, aussi Nélaton avait-il posé en principe qu'il vaut mieux pratiquer l'extirpation que de tenter la réduction. Cependant, sur quatre-vingt-onze cas de luxation sans plaie, relevés par Labbé, l'os a pu être remis en place vingt-cinq fois ; ce qui autorise à essayer d'abord la réduction en sectionnant, au besoin, le tendon d'Achille pour la faciliter. D'ailleurs, lorsque le tégument est sain, on aurait tort d'avoir recours à une opération sanglante, lors même que les tentatives de réduction ne donnent aucun résultat ; des faits, assez nombreux déjà, dus à Thierry, à Philippe, à Foucher, à Malgaigne, etc., prouvent que la marche devient possible à la longue. Certaines luxations sont d'abord sans plaie, mais la peau, soulevée et distendue, ne tarde pas à se mortifier ; dans ces cas, l'extirpation consécutive a donné vingt-neuf succès sur trente opérations. C'est là, on en conviendra, un résultat satisfaisant et bien préférable à l'amputation de la jambe, conseillée par Chassaignac. Lorsqu'il y a plaie au début, l'extirpation de l'astragale est encore la meilleure ressource ; elle a donné, d'après Broca, sur quatre-vingt-sept opérations, soixante et une guérisons et vingt-six morts.

En raison de sa structure spongieuse, il est rare que l'astragale reste sain, lorsque les os voisins sont atteints de lésions organiques, telles que l'ostéite ou la carie. Toutefois, si l'on constate que l'altération n'arrive pas aux articulations scaphoïdo-astragalienne et astragalo-calcanéenne, on peut, avec avantage, retrancher toute la portion du pied située au-dessous de l'astragale, en conservant cet os. L'amputation sous-astragalienne est assez difficile d'exécution ; il s'agit, en effet, outre la dissection des lambeaux, de pénétrer dans un interstice sinueux qui répond, en dehors, à l'extrémité inférieure de la malléole externe, en dedans, à 1 centimètre en dessous de la malléole interne, et en arrière, au bord supérieur du calcanéum.

Pour la dissection des parties molles, le lambeau dorsal de Lisfranc est absolument mauvais et doit être rejeté. Le procédé à lambeaux latéraux, de Lignerolles, est généralement peu employé. Malgaigne taille un lambeau interne, en coupant transversalement toutes les parties molles situées en arrière de l'article. L'opération devient ainsi plus facile; seulement, l'attache du lambeau est un peu étroite. Verneuil a appliqué à la désarticulation sous-astragalienne le procédé de J. Roux pour l'amputation tibio-tarsienne. Il fait une incision (voy. pl. 68, fig. 1, B, C, D; et pl. 73, fig. 1, E, F), dont le point de départ est sur la face externe du calcanéum, immédiatement en dehors du point où le tendon d'Achille vient se confondre avec cet os. De là, l'incision passe à 2 ou 3 centimètres au-dessous de la malléole péronière, sur la tubérosité externe du calcanéum, puis à 2 centimètres en arrière et en dedans de l'extrémité postérieure du cinquième métatarsien. Elle décrit ensuite, sur le dos du pied, une courbe dont la convexité, tournée en bas, passe à 2 centimètres au-dessous de la tête de l'astragale. Elle atteint le bord interne du pied au niveau de la partie moyenne du premier cunéiforme. Enfin, elle traverse la plante du pied d'avant en arrière et de dedans en dehors, depuis le premier cunéiforme jusqu'à la face externe du calcanéum, où elle rejoint son point de départ. Ce procédé a été très-légèrement modifié par Nélaton; c'est incontestablement celui qui donne les meilleurs résultats.

Après avoir détruit l'articulation astragalo-scaphoïdienne, la première difficulté est d'attaquer le ligament interosseux astragalo-calcanéen. Malgaigne y arrivait en introduisant le couteau presque à plat, entre les facettes de la petite arthrodie antérieure. Mais Verneuil a fait voir qu'il est bien préférable de sectionner ce ligament par le côté externe. Il détache les parties molles de ce côté, ouvre l'articulation astragalo-scaphoïdienne, et coupe ensuite le ligament astragalo-calcanéen, en dirigeant le couteau presque horizontalement d'avant en arrière. Lorsque l'interligne articulaire est très-serré, on l'écarte autant que possible en prenant un point d'appui sur le métatarse et en renversant fortement le pied en dedans; pour que cette manœuvre puisse s'exécuter, il importe de ménager les ligaments calcanéo-cuboïdiens, pendant les premières incisions, de manière que le calcanéum reste bien attaché à l'avant-pied.

Une fois la désarticulation opérée, il reste encore à séparer le tendon d'Achille de ses adhérences au calcanéum, et c'est là, sans contredit, le temps le plus difficile de l'opération. Nélaton recommande de raser avec soin la face postérieure de l'os, pour conserver les expansions fibreuses que le tendon envoie à la peau du talon. Cette manière de faire rend la dissection du lambeau très-laborieuse, et le bénéfice qu'on en retire est au moins discutable; car on se demande quel avantage il peut y avoir à conserver ces expansions. Verneuil coupe le tendon au niveau du bord supérieur du calcanéum. Peut-être serait-il plus expéditif encore d'en pratiquer la ténotomie préalable, par la méthode sous-cutanée, ainsi que l'a proposé Legouest.

Comme résultat définitif, l'amputation sous-astragalienne ne diminue que très-peu la longueur du membre. Il resterait seulement à savoir si le moignon est susceptible de supporter directement le poids du corps. En effet, la face inférieure de l'astragale présente deux extrémités latérales saillantes et anguleuses ; en outre, cette face est oblique de haut en bas et d'arrière en avant, de sorte que, dans la station verticale, c'est la tête qui porte d'abord sur le sol, d'où un mouvement de flexion forcée de l'astragale. Cependant, autant qu'il est permis de conclure du petit nombre de faits connus jusqu'ici, les inégalités de l'os disparaissent peu à peu, l'astragale se soude aux deux os qui l'emboîtent, et le malade marche parfaitement sur son moignon. Textor, Maisonneuve, Malgaigne, etc., n'ont eu qu'à se louer de cette opération.

L'astragale et le calcanéum, superposés, forment la première rangée du tarse. La seconde rangée comprend cinq os situés dans le même plan horizontal, mais non sur la même ligne transversale. En dedans, le *scaphoïde* [*g*] se trouve comme enclavé entre l'astragale et les trois *cunéiformes* [*k*,*l*,*m*], tandis qu'en dehors le *cuboïde* [*h*] remplit, à lui seul, l'espace limité en arrière par le calcanéum et en avant par le métatarse. Tous ces os constituent, par leur réunion, une voûte convexe du côté de la face dorsale du pied. Leur description ne présenterait aucun intérêt, je passe donc immédiatement à l'étude, beaucoup plus importante, des articulations médio-tarsienne et tarso-métatarsienne.

L'articulation *médio-tarsienne* est formée, d'un côté, par l'astragale et le calcanéum, et de l'autre, par le scaphoïde et le cuboïde. On peut, à la rigueur, et en se plaçant au point de vue de la médecine opératoire, la considérer comme une seule articulation ; mais, anatomiquement, elle se compose de deux articulations distinctes : en dedans, une condylarthrose ou, si l'on veut, une énarthrose, constituée par la tête de l'astragale et la cavité du scaphoïde ; en dehors, une articulation par emboîtement réciproque, formée par la facette antérieure du calcanéum et par la facette postérieure du cuboïde.

L'interligne articulaire, vu par le dos du pied, présente l'aspect d'un S italique dirigé transversalement, d'un bord du pied à l'autre. La branche interne de cet S est convexe en avant, la branche externe est concave dans le même sens. Du côté de l'astragale, se voit une *tête* dont la surface articulaire, elliptique, a son grand axe oblique de haut en bas, de dehors en dedans et d'avant en arrière. Du côté du calcanéum, la grande apophyse se termine par une facette quadrangulaire, légèrement convexe de haut en bas, et concave transversalement. Entre ces deux os, on remarque un intervalle de 4 ou 5 millimètres, rempli par du tissu adipeux et par des fibres ligamenteuses. Ainsi que l'a noté Lisfranc, lorsque l'axe du pied est perpendiculaire sur celui de la jambe, les extrémités antérieures du calcanéum et de l'astragale sont sur le même plan. Dans l'extension, position où l'on place le pied pour pratiquer la désarticulation de Chopart, le calcanéum dépasse ordinairement l'astragale de 1 à 7 millimètres; mais il peut arriver, selon la juste observation de Plichon, que les deux os soient de niveau et même que l'astragale déborde le calcanéum de 2 à 4 millimètres.

La cavité du scaphoïde est plus large du côté de la face dorsale que du côté de la face plantaire. Malgré la présence de deux apophyses latérales, qui en augmentent la profondeur, elle est, néanmoins, beaucoup trop petite pour loger en entier la tête de l'astragale. La face postérieure du cuboïde est convexe transversalement et concave dans le sens vertical; elle se termine, en bas, par une sorte de bec saillant contre lequel vient se heurter le couteau, dans le dernier temps de la désarticulation médio-tarsienne. Entre le scaphoïde et le cuboïde existe un intervalle qui correspond à l'intervalle semblable formé par le calcanéum et l'astragale, et qui, comme lui, se trouve occupé par de la graisse et des ligaments.

Comme moyen d'union, l'articulation médio-tarsienne présente des ligaments dorsaux, des ligaments plantaires et des ligaments interosseux.

Les ligaments dorsaux sont : 1° un ligament *astragalo-scaphoïdien supérieur*, assez lâche, étendu du col de l'astragale au bord supérieur du scaphoïde; 2° un ligament *calcanéo-cuboïdien dorsal*, moins fort que le précédent.

Les ligaments plantaires sont : 1° un ligament *calcanéo-scaphoïdien inférieur*, très-puissant, quelquefois composé de deux faisceaux;

2° un ligament *calcanéo-cuboïdien inférieur* sur lequel je me propose de revenir, en décrivant la face inférieure du pied.

Outre ces ligaments, l'articulation est fermée et consolidée, en dedans, par les fibres les plus internes du ligament calcanéo-scaphoïdien inférieur et par le tendon du jambier antérieur ; en dehors, par les fibres les plus externes du ligament calcanéo-cuboïdien inférieur et par les tendons des deux péroniers latéraux.

Les ligaments interosseux, au nombre de deux, partent d'un point commun situé en avant et en dedans de la grande apophyse du calcanéum, immédiatement en avant du ligament interosseux astragalo-calcanéen. L'un se porte sur la face interne du cuboïde ; on l'appelle ligament *calcanéo-cuboïdien interne*. L'autre est le ligament *calcanéo-scaphoïdien supérieur ;* il se rend au côté externe du bord supérieur du scaphoïde. Tous deux forment une cloison qui sépare l'articulation astragalo-scaphoïdienne de l'articulation calcanéo-cuboïdienne, et à l'ensemble de laquelle on donne le nom de *ligament en Y*, à cause de la disposition de ses fibres. C'est là, en réalité la clef de l'articulation médio-tarsienne ; dès que cette cloison est divisée, le couteau pénètre facilement entre les surfaces articulaires.

Chacune des deux articulations médio-tarsiennes a sa synoviale propre. La séreuse de l'articulation calcanéo-cuboïdienne est complétement close ; mais celle de l'articulation astragalo-scaphoïdienne se prolonge jusque dans l'arthrodie astragalo-calcanéenne antérieure.

L'articulation médio-tarsienne jouit d'une certaine mobilité, principalement du côté de la jointure astragalo-scaphoïdienne, où il se produit des mouvements assez prononcés d'adduction, d'abduction et même de rotation.

J. L. Petit et A. Cooper admettaient, sans exemples à l'appui, la possibilité des luxations médio-tarsiennes que Broca a plus tard révoquées en doute. Cependant un fait authentique, rapporté par Moreau de Tours, est venu donner raison à l'opinion des auteurs anciens. Dans ce fait, le scaphoïde et le cuboïde étaient déplacés en bas, vers la face plantaire ; le ligament en Y avait été rompu à ses insertions postérieures ; les articulations tibio-tarsienne et astragalo-calcanéenne étaient intactes.

Une observation, jusqu'à présent unique, de Chassaignac, prouve que la luxation médio-tarsienne peut être seulement partielle : le scaphoïde, luxé dans son articulation postérieure, avait passé par-dessus la tête de l'astragale, les autres os restant en place (luxation astragalo-scaphoïdienne, pré-astragalienne, sous-scaphoïdienne de l'astragale, médio-tarsienne partielle).

Lorsqu'on veut exécuter la désarticulation médio-tarsienne (voyez pl. 70, fig. 1, C,D et pl. 73, fig. 1, C,D), il est assez difficile de sentir l'interligne articulaire à travers les parties molles de la face dorsale. Sur quelques sujets, on arrive, en abaissant fortement la pointe du pied, à faire légèrement saillir la tête de l'astragale ou la grande apophyse du calcanéum ; mais, le plus souvent, on ne perçoit qu'une surface uniformément arrondie, sur laquelle les points de repère font défaut. On se rappellera que l'interstice est à 3 centimètres du sommet de la malléole externe, à 2 centimètres de la malléole interne, ou à 15 millimètres en arrière de l'apophyse postérieure du cinquième métatarsien. Il répond à 2 centimètres en avant de l'articulation tibio-tarsienne, quand le pied est à angle droit sur la jambe, et à 3 centimètres pendant l'extension. Indépendamment de ces données, si l'on suit le bord interne du pied, d'arrière en avant, on rencontre une première saillie, formée par le tubercule interne du scaphoïde, et immédiatement en arrière de laquelle se trouve l'articulation astragalo-scaphoïdienne. Il serait superflu d'entrer dans aucun détail sur les procédés à suivre pour pratiquer cette désarticulation ; tous sont indifférents, pourvu que l'on évite la formation d'une cicatrice inférieure. Au reste, je me réserve d'apprécier l'opération de Chopart, ainsi que les autres amputations partielles du pied, en exposant la disposition de la voûte plantaire.

Les os de la seconde rangée du tarse sont unis entre eux par des amphiarthroses extrêmement serrées, qui donnent au pied une grande solidité, sans en exclure l'élasticité. Le scaphoïde présente, en avant, une surface courbe, sensiblement parallèle à la surface astragalo-scaphoïdienne, et subdivisée en trois facettes correspondant à la face postérieure des trois cunéiformes. D'autre part, le troisième cunéiforme s'unit, en dehors, avec le cuboïde, par une surface plane. Enfin, très-souvent, il existe une petite articulation arthrodiale entre le scaphoïde et le cuboïde. Les ligaments dorsaux et plantaires offrent peu d'intérêt et n'ont point reçu de noms particuliers. Il n'y a pas de ligament interosseux entre le scaphoïde et les trois cunéiformes ; mais on en rencontre un dans chaque articulation intercunéenne, un autre entre le scaphoïde et le cuboïde, et un dernier, très-peu développé, entre le cuboïde et le troisième cunéiforme. Ces ligaments interosseux n'occupent pas toute la hauteur des espaces interarticulaires, de sorte que toutes ces articulations n'en font, en réalité, qu'une seule, tapissée par une synoviale commune. De plus, elles communiquent, en avant, avec les articulations postérieures du second et du troisième métatarsiens.

En raison de leur petit volume et de la solidité de leurs attaches, il semble impossible que les os de la seconde rangée du tarse puissent se déplacer isolément ; plusieurs faits démontrent pourtant, d'une manière péremptoire, la possibilité de ces déplacements. Burnett a vu le scaphoïde luxé dans son articulation avec les cunéiformes (luxation scaphoïde-cunéenne). Malgaigne cite trois cas dans lesquels cet os fut luxé dans ses deux articulations à la fois (énucléation du scaphoïde). L'énucléation du premiér cunéiforme a été observée trois fois ; deux fois par A. Cooper et une fois par Nélaton. Le second et le troisième cunéiformes étaient luxés ensemble dans un fait rapporté par Key. Dans un autre, de Monteggia, les trois cunéiformes s'étaient déplacés à la fois. Ces luxations ont presque toujours lieu du côté de la face dorsale ; la réduction en est fort difficile, souvent même impossible.

Le *métatarse* forme un grillage comparable à celui que le métacarpe forme à la main. Il se compose de cinq os longs dont le corps, prismatique, présente, du côté de la face dorsale, une surface arrondie, tandis qu'il offre un bord proéminent du côté de la face palmaire. En arrière, les métatarsiens sont joints entre eux par des facettes latérales, très-rapprochées de la face dorsale. En avant, leur corps devient plus effilé, puis il se renfle subitement et se termine par une tête semblable à celle des métacarpiens. Ces cinq têtes sont très-rapprochées, mais elles n'arrivent cependant pas au contact. Elles sont reliées les unes aux autres par un ligament *transverse du métatarse*, assez résistant pour prévenir leur écartement. Il résulte de là que les métatarsiens sont solidaires les uns des autres ; aussi, lorsque l'un d'entre eux se fracture, les fragments n'ont-ils aucune tendance à se déplacer. Le premier métatarsien est le plus gros et le plus court. Le second est le plus long, les trois autres sont intermédiaires. Le cinquième se termine, en dehors, par une apophyse proéminente sur laquelle s'insère le tendon du court péronier latéral.

L'articulation tarso-métatarsienne se compose d'une suite de petites arthrodies dont l'ensemble forme une ligne sinueuse assez compliquée. Le premier métatarsien porte une facette concave qui correspond à une facette convexe du premier cunéiforme. Les quatre derniers métatarsiens ont des facettes planes. Le second et le troisième répondent au second et au troisième cunéiformes ; le quatrième et le cinquième s'articulent avec le cuboïde. L'interligne articulaire, abstraction faite de ses sinuosités, décrit une courbe dont l'extrémité interne est située à 2 centimètres plus en avant que l'extrémité externe et dont la convexité regarde les orteils.

En longeant le bord externe du pied, d'arrière en avant, la première tubérosité que l'on rencontre est formée par l'apophyse du cinquième métatarsien ; l'interligne est placé immédiatement en arrière. Partant de ce point, l'articulation du cinquième métatarsien avec le cuboïde représente une ligne oblique qui, prolongée en avant, irait couper le tiers antérieur du premier métatarsien. L'articulation du quatrième métatarsien fait suite à la précédente, mais elle est un peu moins oblique ; elle aboutirait, en dedans, à un centimètre en avant de l'extrémité interne de l'article. L'articulation du troisième métatarsien est à peu près transversale ; elle déborde celle du quatrième, en avant, de 1 ou 2 millimètres.

L'extrémité postérieure du second métatarsien est reçue dans une mortaise formée par les trois cunéiformes. La paroi interne de cette mortaise est longue de 9 à 10 millimètres ; elle est oblique en arrière et en dehors. La paroi externe n'a pas plus de 4 millimètres. La paroi postérieure, sensiblement horizontale, est large de 12 à 15 millimètres. Il suit de là que l'articulation du premier métatarsien avec le premier cunéiforme est située à 9 ou 10 millimètres en avant du fond de la mortaise ; prolongé en dehors, l'interligne articulaire passerait par le milieu du cinquième métatarsien. Du côté de la plante du pied, cet interligne est compris entre deux tubercules saillants, dont l'un appartient au premier métatarsien et l'autre au premier cunéiforme. La présence de ces deux tubercules est un très-bon point de repère pour déterminer l'extrémité interne de l'articulation tarso-métatarsienne. Si le gonflement des tissus ne permet pas de les sentir sur le vivant, on mesurera l'intervalle compris entre le sommet de la malléole interne et l'extrémité antérieure du premier métatarsien ; l'interligne se trouve juste au milieu de cet intervalle.

Les moyens d'union de l'articulation tarso-métatarsienne sont des ligaments dorsaux, plantaires et interosseux. Il faut encore y joindre certains tendons qui jouent le rôle de ligaments latéraux.

Chaque métatarsien est uni à l'os correspondant du tarse par un ligament dorsal. Le second métatarsien, qui s'articule avec les trois cunéiformes, a trois ligaments dorsaux. Ainsi que l'a fait voir Lisfranc, ces ligaments s'insèrent à 3 millimètres de l'article, ce qui permet de les couper, bien que le tranchant de l'instrument soit encore à une petite distance de l'interligne.

Les ligaments plantaires sont moins nombreux que les ligaments dorsaux. On en trouve un entre le premier métatarsien et le premier cunéiforme. Le second métatarsien en fournit deux : l'un, très-fort, se rend au premier cunéiforme, l'autre aboutit au deuxième cunéiforme. On peut aussi considérer comme des ligaments plantaires l'expansion oblique du jambier postérieur et le tendon du long péronier latéral.

Les ligaments interosseux sont, de beaucoup, les plus importants. Le plus volumineux et le plus résistant, celui qu'on nomme la *clef* de l'articulation, part du côté externe du premier cunéiforme et du côté interne du second, pour se rendre aux faces correspondantes des deux premiers métatarsiens. Il occupe une assez grande hauteur et se prolonge très-loin, dans les interlignes articulaires ; cependant, Lisfranc a indiqué, pour l'atteindre, un excellent procédé que je rappelle ici brièvement. Après avoir coupé tous les ligaments dorsaux, on plante la pointe du couteau entre le premier cunéiforme et le second métatarsien, le tranchant tourné vers la jambe et incliné à 45 degrés sur la face dorsale des orteils. Lorsque l'instrument est parvenu à 2 centimètres de profondeur, on le relève à angle droit et on lui fait parcourir, d'avant en arrière, tout le bord interne de la mortaise. On aura soin, dans ce mouvement, de suivre exactement la facette externe du second cunéiforme, oblique, comme nous l'avons vu, d'avant en arrière et de dedans en dehors ; car, si l'on poussait directement devant soi, on pourrait pénétrer dans l'articulation du premier et du second cunéiformes. Dès que le premier ligament interosseux est divisé, il devient très-facile d'entr'ouvrir l'article en abaissant la pointe du pied, et de sectionner ensuite les autres ligaments interarticulaires.

Le second ligament interosseux se fixe, d'une part, sur la face externe du deuxième cunéiforme et sur la face interne du troisième, et, d'autre part, sur les deux faces correspondantes du deuxième et du troisième métatarsiens. Le dernier va de la face externe du troisième cunéiforme et de la face interne du cuboïde sur le côté externe du troisième et le côté interne du quatrième métatarsiens.

Les ligaments latéraux sont figurés, en dehors, par le tendon du court péronier latéral, et, en dedans, par celui du jambier antérieur.

De la disposition de tous ces ligaments, résulte la formation de trois cavités articulaires distinctes, et, partant, de trois synoviales. La première tapisse l'articulation du premier métatarsien avec le premier cunéiforme. La seconde est commune aux articulations du second et du troisième métatarsiens ; elle communique, en arrière, avec la grande synoviale de la seconde rangée du tarse. La troisième est comprise entre le cuboïde et les deux derniers métatarsiens. Est-il besoin d'ajouter que toutes ces articulations ne possèdent que de très-légers mouvements de glissement.

Grâce à l'indépendance des trois synoviales tarso-métatarsiennes, on peut extirper séparément, soit le premier métatarsien, soit le quatrième et le cinquième, sans courir le risque d'ouvrir les articulations voisines. Pour pratiquer ces opérations, on se guidera sur les données exposées plus haut, en ayant soin de bien isoler les os avant de les désarticuler (voy. pl. 70, fig. 1, G,H,K,L,M, et pl. 68, fig. 2, E,F,G,H).

Les luxations du métatarse en totalité ne sont pas très-rares ; Malgaigne en avait réuni vingt et un cas, et depuis, ce nombre s'est encore accru. Elles ont lieu le plus souvent en haut. On ne connaît jusqu'à présent qu'un seul exemple de luxation en bas ; il a été rapporté par Smyly. La luxation en dehors a été observée plusieurs fois, notamment par Laugier, Lacombe et Mignot-Danton ; quelques-uns de ces déplacements s'accompagnaient de fractures. Quant à la luxation en dedans, elle ne paraît pas bien démontrée ; le fait unique de Kirk, cité par Malgaigne, n'étant pas suffisant pour entraîner la conviction.

Comme exemples de déplacements partiels du métatarse, on peut noter : 1° un cas de luxation isolée du quatrième métatarsien, rapporté par Malgaigne ; 2° trois cas de luxation du quatrième et du cinquième métatarsiens, deux de Monteggia et un de Tufnell ; 3° deux cas de luxation des trois premiers métatarsiens, un de Laugier et un de Tufnell ; dans ce dernier cas le déplacement s'était fait vers la face plantaire, ce qui est exceptionnel ; 4° deux cas de luxation des second, troisième et quatrième métatarsiens, cités par Malgaigne ; 5° un cas de Chassaignac, dans lequel une luxation des trois derniers métatarsiens s'était produite conjointement avec une luxation du scaphoïde sur l'astragale ; 6° enfin, un cas de luxation des quatre premiers métatarsiens, dû à Malgaigne. De même que pour les déplacements des os du tarse, il est parfois impossible d'obtenir la réduction des luxations tarso-métatarsiennes.

La description des orteils et de leurs articulations ne m'arrêtera pas longtemps ; sauf la différence de volume des phalanges, la disposition des os du pied est identique avec celle des os de la main : une condylarthrose métatarso-phalangienne, et des articulations interphalangiennes, ginglymoïdales. En raison de leur petitesse, les phalanges des quatre derniers orteils échappent toujours aux causes de déplacement ; la seconde phalange du gros orteil, étant beaucoup plus grosse, offre plus de prise aux violences extérieures et se luxe quelquefois sur la première. Malgaigne a réuni dix-neuf exemples de cette luxation tout à fait analogue à la luxation de la première phalange du pouce, sous le rapport de la difficulté que l'on éprouve à la réduire. Les luxations métatarso-phalangiennes ne sont pas très-fréquentes. Malgaigne n'en cite que trois cas ; dans l'un, le déplacement portait seulement sur les quatre derniers orteils ; dans les deux autres, les cinq orteils y participaient.

On n'ampute généralement pas les phalanges des quatre derniers orteils ; dans les cas où l'opération est indiquée, on préfère enlever l'orteil tout entier, soit par la méthode ovalaire (voy. pl. 70, fig. 1, N,O,P,Q), soit par la méthode à lambeau. Pour le gros orteil, la chose n'est pas indifférente, et l'on doit ménager autant que possible des parties si éminemment utiles pour la marche. On désarticulera donc la phalange unguéale, au besoin même, on amputera cette phalange dans la continuité. On sait que la seconde phalange du gros orteil devient parfois le siége d'une petite affection que Dupuytren a étudiée d'une manière toute spéciale, je veux parler de l'*exostose sous-unguéale*.

Région plantaire.

3.—Fig. 1. 1er *Plan.* — La *plante* du pied représente une voûte qui repose sur le sol en arrière, en dehors et en avant, tandis qu'elle en est éloignée du côté interne, où elle forme un arc à concavité inférieure. Étroite, en arrière, plus large et plus aplatie en avant, elle se termine, à sa partie postérieure par une éminence arrondie, le *talon*. Du côté des orteils, elle constitue une espèce de coussinet qui répond non-seulement à l'articulation métatarso-phalangienne, mais encore à une notable portion de la première phalange ; ce qui, joint à la présence du talon, donne à la région plantaire un peu plus de longueur qu'à la région dorsale du pied. La première phalange se trouvant ainsi comme perdue dans les chairs, il suffit de suivre, avec le tranchant du bistouri, le pli digito-plantaire, en pratiquant la désarticulation des orteils, pour avoir un lambeau cutané qui dépasse de 25 millimètres la tête des métatarsiens.

Le bord interne est arrondi et très-haut en arrière ; sa hauteur diminue à mesure que l'on s'avance vers le premier orteil. On y remarque, immédiatement en arrière de la malléole interne, une gouttière qui se continue, supérieurement, jusque dans la région interne du cou-de-pied. A 3 centimètres en avant de la malléole, se voit une saillie formée par le tubercule interne du scaphoïde ; nous savons que cette saillie limite en avant l'articulation médio-tarsienne. L'interstice tarso-métatarsien est situé à 3 centimètres au devant du précédent, entre le tubercule inférieur du premier métatarsien et celui du premier cunéiforme, c'est-à-dire au milieu du bord interne du pied. Vers la racine du gros orteil, on remarque une proéminence arrondie, déterminée par la tête du premier métatarsien.

Le bord externe est plus mince, moins long et plus arrondi que le bord interne. Il est soulevé, vers son milieu, par la tubérosité postérieure du cinquième métatarsien, immédiatement en arrière de laquelle se trouve l'articulation de cet os avec le cuboïde. En enfonçant un instrument à 15 millimètres en arrière de cette tubérosité, on arriverait sur l'interligne calcanéo-cuboïdien.

La *peau* est glabre, absolument immobile, à cause des adhérences qui l'unissent, profondément, à l'aponévrose plantaire. Dans tous les points qui portent sur le sol, c'est-à-dire au niveau du talon, sur tout le bord externe et sur le coussinet adipeux qui répond à la racine des orteils, l'épiderme acquiert une épaisseur considérable et devient comme corné, principalement chez les individus qui marchent pieds nus. La compression y détermine très-souvent la formation de cors et de durillons, susceptibles de provoquer des abcès sous-épidermiques, semblables à ceux que j'ai mentionnés sous le nom de *durillons forcés*, en décrivant la paume de la main. Cette épaisseur de la couche épithéliale ne permet d'appliquer sur la région plantaire ni vésicatoires, ni révulsifs cutanés d'aucune espèce, à moins que l'on ne se borne à les maintenir exclusivement le long du bord interne. Là, en effet, le tégument n'appuie ni sur le sol, ni sur la chaussure ; il jouit d'une grande finesse et d'une sensibilité très-développée.

On sait que, chez certains sujets, la voûte plantaire est tellement affaissée que l'arcade formée par le bord interne disparaît complétement, de telle sorte que la région tout entière est en contact avec le sol, pendant la station verticale. Cette conformation, connue sous le nom de *pied plat*, a été pendant longtemps considérée comme un motif d'exemption du service militaire, à cause de la gêne qu'elle occasionnerait pendant la marche. Il est au contraire démontré aujourd'hui qu'un pied large, bien développé et présentant un simple aplatissement de la voûte plantaire, offre une base de sustentation solide et susceptible d'exécuter sans fatigue de très-longues courses.

Pour que la marche soit rendue pénible, il faut qu'il y ait en même temps déviation du pied en dehors et saillie de l'astragale à la partie interne ; on conçoit que, dans ce cas, les conditions d'équilibre sont complétement modifiées, car la perpendiculaire abaissée du centre de gravité, au lieu de passer par l'axe du pied, tombe en dedans de cet axe.

73.—Fig. 2. 2e *Plan.* — Tandis que la région dorsale du pied ne contient, pour ainsi dire, que la peau et une couche tendineuse, la région plantaire est, au contraire, matelassée par une épaisseur assez considérable de parties molles ; aussi est-il préférable de tailler dans cette dernière région les lambeaux destinés à recouvrir les moignons d'amputation. Nous savons d'ailleurs que la nécessité d'obtenir une cicatrice dorsale doit faire rejeter tous les procédés qui prennent les lambeaux sur le dos du pied.

La peau est doublée d'un pannicule adipeux [B-B] très-épais et formant comme un coussinet élastique sur lequel repose le poids du corps. Tous les pelotons graisseux qui le composent sont séparés par des trabécules résistantes implantées, d'un côté, sur l'aponévrose plantaire, et, de l'autre, sur la face profonde du derme. Il en résulte que les abcès développés dans cette couche restent toujours circonscrits dans un petit espace ; mais leur développement s'accompagne de vives douleurs, occasionnées par l'inextensibilité des cloisons fibreuses qui les limitent. Vers les deux bords latéraux de la région, le tissu adipeux devient moins abondant.

Il est rare que l'on ne rencontre pas deux ou trois bourses séreuses entre le pannicule adipeux et les tubérosités osseuses, au niveau de la tête du premier métatarsien, sous l'apophyse postérieure du cinquième ou sous la grosse tubérosité du calcanéum ; cette dernière est à peu près constante et parfois très-spacieuse. Lenoir a fait voir que ces cavités closes peuvent contenir des épanchements de sang et de sérosité nécessitant de larges ouvertures, sous peine de voir les plaies devenir fistuleuses et la suppuration intarissable.

La couche aponévrotique se compose, comme celle de la région palmaire, de trois aponévroses distinctes : une moyenne, une interne et une externe.

L'aponévrose *plantaire moyenne* [*a*] très-épaisse, représente plutôt un ligament qu'une véritable aponévrose d'enveloppe. Étendue du calcanéum à la racine des orteils, elle est, en quelque sorte trop courte pour la longueur du pied, et, partant, se trouve dans un état continuel de tension qui maintient l'incurvation de la voûte plantaire et protége, contre toute compression, les organes plus profondément situés. Elle se fixe, en arrière, sur la tubérosité interne du calcanéum, puis se rétrécit un peu, pour s'élargir ensuite graduellement et affecter la disposition d'un éventail. Les faisceaux fibreux qui la constituent, forment cinq bandelettes qui s'écartent, un peu avant d'arriver aux têtes des métatarsiens, et gagnent la base des orteils où elles se comportent identiquement comme les bandelettes de l'aponévrose palmaire. Près des orteils, ces fibres longitudinales sont reliées entre elles par des fibres transversales qui s'insèrent, sur le ligament métatarsien transverse, sur les parties latérales de la tête des métatarsiens et sur les côtés de la première phalange; quelques-unes concourent à former les gaînes des tendons fléchisseurs [*d*]. Il va sans dire que, comme à la main, l'entrecroisement de toutes ces fibres détermine, au niveau des quatre espaces interdigitaux, la formation de quatre arcades [*c-c*] sous lesquelles s'engagent les vaisseaux et les nerfs collatéraux des orteils.

Par sa face superficielle, l'aponévrose plantaire moyenne envoie un grand nombre de faisceaux [*b-b*] qui traversent toute l'épaisseur du pannicule adipeux et vont se perdre dans le derme. Par sa face profonde, elle bride fortement les organes sous-jacents. Le pus développé sous cette lame y reste souvent emprisonné, sans que l'on puisse en constater la présence; quelquefois, il sort par une des petites ouvertures dont est percée l'aponévrose, et s'accumule entre celle-ci et le pannicule adipeux, d'où la formation d'un abcès *en bissac* ou en *bouton de chemise*, c'est-à-dire de deux collections purulentes communiquant entre elles par un orifice étroit. La résistance de tous ces tissus nous explique pourquoi les plaies de la région plantaire se compliquent si fréquemment d'étranglement. Faut-il attribuer à la même cause le développement du tétanos, dans les pays chauds, à la suite de ces plaies?

Les deux bords latéraux de l'aponévrose plantaire moyenne se recourbent en haut et s'accolent aux deux aponévroses voisines, formant ainsi deux sillons longitudinaux dans lesquels s'amasse une grande quantité de graisse. De cet accolement résultent deux cloisons placées de champ, cloisons très-incomplètes, d'ailleurs, car elles sont traversées par des tendons et des corps charnus, de sorte que les trois loges de la plante du pied communiquent largement entre elles. La cloison interne se fixe, supérieurement, sur le premier métatarsien et sur le ligament plantaire qui joint le scaphoïde au premier cunéiforme ; il est difficile de la poursuivre plus en arrière où elle se confond avec la gaîne du muscle adducteur du gros orteil. La cloison externe s'insère sur le cinquième métatarsien, sur la gaîne du long péronier latéral et sur la face inférieure du calcanéum.

La rétraction des faisceaux longitudinaux de l'aponévrose plantaire moyenne peut déterminer une flexion permanente des orteils ou des déformations spéciales de la région plantaire. Toutefois, je dois ajouter que cette rétraction s'observe beaucoup plus rarement au pied qu'à la main.

L'aponévrose *plantaire interne* [*e*] est très-mince; elle se continue, en arrière, avec le ligament annulaire interne du tarse et se perd, en avant, sur le ligament glénoïdien de l'articulation métatarso-phalangienne du gros orteil. En dehors, elle se confond avec l'aponévrose plantaire moyenne. En dedans, elle fait suite à l'aponévrose dorsale du pied et se rend au bord interne du premier métatarsien.

L'aponévrose *plantaire externe* [*f*] forme un faisceau large d'un centimètre et étendu des tubérosités du calcanéum au cinquième métatarsien ; très-épaisse en arrière, elle s'amincit beaucoup à son extrémité antérieure. Latéralement, elle se continue, d'une part, avec l'aponévrose moyenne, et d'autre part, avec l'aponévrose dorsale.

Les deux aponévroses latérales de la plante du pied envoient au derme des faisceaux semblables à ceux de l'aponévrose moyenne, mais toujours bien moins développés. Les abcès qu'elles recouvrent deviennent facilement fluctuants.

VAISSEAUX ET NERFS. — Les téguments sont alimentés par les petites artères *calcanéennes* [1,2] et par quelques ramifications [3,4] des deux artères *plantaires*. Ces vaisseaux n'ont pas la moindre importance.

Les *veines superficielles* sont aussi rares à la plante du pied qu'à la paume de la main ; elles forment, seulement, sur les deux bords latéraux, quelques petits troncs en communication avec les veines collatérales dorsales.

Tous les auteurs s'accordent pour signaler l'existence d'un abondant réseau *lymphatique*, étendu sur toute la région plantaire. Les principaux vaisseaux qui en partent gagnent les parties latérales et vont, à la région dorsale, accompagner les branches d'origine des deux veines saphènes.

L'exquise sensibilité de la peau tient à la présence de nombreux filets cutanés, émanés des nerfs *plantaire interne* [5-5] et *plantaire externe* [6-6]. A chacun de ces filets se trouvent appendus de petits corps ellipsoïdes, les *corpuscules de Pacini*, espèces de petits renflements ganglionnaires dont l'existence paraît en rapport avec la délicatesse du tact.

3e *Plan.* — Après avoir enlevé les trois aponévroses plantaires, on Pl. 74.—
ouvre largement les trois loges qu'elles limitent, et l'on met à découvert un très-grand nombre de muscles que je subdiviserai en trois portions distinctes, comme je l'ai fait pour la main.

La loge plantaire moyenne nous montre, dans un premier plan, le *court fléchisseur commun des orteils* [c]. Ce muscle, épais en arrière, aplati en avant, part de la tubérosité interne du calcanéum, de la face inférieure du même os, et de la face supérieure de l'aponévrose plantaire moyenne. Il se divise en quatre faisceaux qui se rendent aux quatre derniers orteils où ils représentent exactement les tendons du fléchisseur superficiel des doigts. En d'autres termes, chacun d'eux se bifurque et forme une boutonnière dans laquelle s'engage le tendon du long fléchisseur ; puis, les deux branches de bifurcation se réunissent et vont s'insérer à l'extrémité postérieure de la seconde phalange. Le gros orteil ne reçoit point de tendon du court fléchisseur, mais le tendon de son *long fléchisseur propre* [*d*] se prolonge jusqu'à la phalange unguéale.

Du côté interne, se voit l'*adducteur du gros orteil* [*a*]. Né de la tubérosité interne du calcanéum et du ligament annulaire interne du tarse, ce muscle se rend à l'os sésamoïde interne. Une lame celluleuse le sépare, profondément, du muscle court fléchisseur du gros orteil.

En dehors, le plan musculaire superficiel est constitué par l'*abducteur du petit orteil* [*b*] qui va de la tubérosité externe du calcanéum au côté externe de la première phalange du petit orteil.

Vaisseaux. — Je mentionnerai seulement une *arcade plantaire superficielle* [5], formée par l'anastomose d'une branche de l'artère plantaire externe, avec la branche externe de l'artère plantaire interne. Cette arcade occupe l'interstice celluleux compris entre la face profonde de l'aponévrose plantaire moyenne et le muscle court fléchisseur des orteils. Elle n'est jamais très-développée et je dois dire que son existence ne m'a pas paru constante.

Les nerfs seront décrits avec le plan suivant.

4e *Plan.* — La face profonde du fléchisseur commun [C] est dou- Pl. 74.—

blée d'une lame celluleuse étendue transversalement, d'une aponévrose intermusculaire à l'autre. Cette lame, peu épaisse en arrière, s'amincit de plus en plus, en avant, et finit par se perdre au niveau des lombricaux. Après l'avoir enlevée, on rencontre, dans la loge moyenne, le long fléchisseur commun des orteils, son muscle accessoire, les lombricaux et le tendon du long fléchisseur propre du gros orteil.

On n'a sans doute pas oublié que, dans la région du cou-de-pied, le muscle *long fléchisseur commun des orteils* [*d-d*] suit, avec le jambier postérieur, le bord postérieur de la malléole interne, tandis que le *long fléchisseur propre du gros orteil* [*c*], situé plus en dehors, descend sur la face postérieure de l'astragale. En traversant la gouttière calcanéenne interne, ces deux muscles s'entrecroisent, le long fléchisseur propre restant le plus profond, de telle façon qu'à la région plantaire leurs situations respectives sont interverties. Le long fléchisseur propre du gros orteil, devenu le plus interne, s'applique contre l'aponévrose intermusculaire interne et suit la face inférieure du muscle court fléchisseur qui le sépare du premier métatarsien. Nous venons de voir qu'il aboutit, en définitive, à la phalange unguéale du gros orteil. La gaîne synoviale, qui l'accompagne au cou-de-pied, descend jusqu'au niveau de l'articulation scaphoïdo-cunéenne. Quant au long fléchisseur commun, il se subdivise en quatre tendons destinés à la dernière phalange des quatre derniers orteils ; sa synoviale s'arrête au milieu de la plante du pied.

Tous ces tendons fléchisseurs sont logés, à partir de la tête des métatarsiens, dans des gaînes fibreuses qui règnent sur la face plantaire des orteils, jusqu'à la phalange unguéale. Ils y sont entourés de synoviales analogues à celles des doigts, mais beaucoup moins étendues, car elles ne dépassent pas l'articulation métatarso-phalangienne ; aussi n'a-t-on presque jamais à redouter les fusées purulentes après les amputations d'orteils. Il est d'ailleurs à remarquer que les inflammations phlegmoneuses des orteils n'ont jamais le caractère de gravité du panaris profond.

On donne le nom de muscle accessoire du *long fléchisseur commun* [*e*] à un faisceau charnu, quadrilatère, qui se détache de la partie interne du calcanéum et vient se rendre sur le tendon du long fléchisseur commun, en recouvrant une portion de la face inférieure de ce tendon.

Les *lombricaux* [*f-f*], au nombre de quatre, naissent dans l'angle de division des tendons du long fléchisseur commun, et aboutissent au côté interne de la première phalange des orteils. Leur action est identique avec celle des lombricaux de la main.

Du côté du gros orteil, le *court fléchisseur* [*a*] s'insère à la seconde rangée du tarse, se confond avec le tendon de l'adducteur et se fixe, avec lui, à l'os sésamoïde interne.

En dehors, le *court fléchisseur du petit orteil* [*b*] part de l'extrémité postérieure du cinquième métatarsien et de la gaîne fibreuse du long péronier latéral, pour se rendre à l'extrémité postérieure de la première phalange du petit orteil. Réuni à l'abducteur, il recouvre le cinquième métatarsien et forme le relief externe de la plante du pied.

VAISSEAUX. — Pendant son trajet dans la gouttière du calcanéum, l'artère tibiale postérieure fournit l'artère *calcanéenne interne ;* puis, elle se subdivise en deux branches terminales : la plantaire interne et la plantaire externe.

Le *plantaire interne* [3] s'accole à la cloison intermusculaire interne et se dirige horizontalement d'arrière en avant. Lorsqu'elle est peu développée, elle s'épuise dans les muscles du gros orteil. Dans le cas contraire, elle se divise en deux branches : une branche interne qui va former la collatérale interne du gros orteil, et une branche externe qui, dans certains cas, constitue la petite arcade décrite avec le plan précédent, et dans d'autres, se termine en donnant la collatérale externe du gros orteil et la collatérale interne du second orteil. La plantaire interne s'anastomose avec les branches malléolaires et sus-tarsiennes internes.

La *plantaire externe* [4] suit d'abord une direction oblique en avant et en dehors, dans l'espace compris entre le court fléchisseur commun des orteils et l'accessoire du long fléchisseur. Arrivée au niveau de l'extrémité postérieure du cinquième métatarsien, elle s'infléchit, devient oblique en avant et en dedans, et passe dans la couche profonde où nous la retrouverons.

Les deux artères plantaires sont accompagnées par deux veines satellites.

NERFS. — Le nerf *plantaire interne* [5-5] et le nerf *plantaire externe* [6-6] naissent, tous deux, du tibial postérieur, à la fin de la gouttière calcanéenne interne. Le premier se dirige en avant, s'applique contre l'aponévrose intermusculaire interne, croise la face inférieure du tendon du long fléchisseur commun et donne, chemin faisant, des rameaux aux muscles adducteur et court fléchisseur du gros orteil. Il se termine par quatre branches dont l'une forme le collatéral interne du gros orteil, tandis que les trois autres gagnent les trois premiers espaces interdigitaux et fournissent des collatéraux plantaires aux deux orteils voisins; soit en tout, sept nerfs collatéraux provenant du nerf plantaire interne.

Le nerf plantaire externe passe, comme l'artère du même nom, entre le muscle court fléchisseur commun des orteils et l'accessoire du long fléchisseur; dans ce trajet, il donne des rameaux à ce dernier muscle et à l'abducteur du petit orteil. Arrivé au niveau de l'articulation tarso-métatarsienne, il se divise en trois branches : deux superficielles et une profonde. Celle-ci s'enfonce, avec l'artère plantaire externe, dans la couche profonde. Quant aux deux autres, la plus interne forme le collatéral externe du quatrième orteil et le collatéral interne du cinquième, tandis que la plus externe anime le muscle court fléchisseur du petit orteil et se termine par le collatéral externe de cet orteil.

5.—Fig. 1. 5e *Plan.* — La couche que l'on rencontre, avant d'atteindre le squelette, est divisée en deux parties, par une ligne transversale correspondant à l'interstice tarso-métatarsien. La moitié postérieure présente une gouttière profonde, la gouttière *calcanéenne interne*, par laquelle les muscles, les vaisseaux et les nerfs de la région jambière postérieure, pénètrent dans la région plantaire; tous ces organes y sont entourés d'un tissu conjonctif adipeux qui favorise, par sa laxité, l'extension des fusées purulentes d'une région à l'autre. La gouttière calcanéenne interne est bornée en dedans par la saillie inférieure du scaphoïde et du premier cunéiforme; elle est limitée, en dehors, par la face inférieure du calcanéum. Lorsque les parties molles de la région plantaire ont été enlevées, on n'y observe plus que des fibres ligamenteuses et tendineuses, parmi lesquelles il convient de citer : 1° l'expansion [*o*] que le tendon du jambier postérieur envoie au premier cunéiforme; 2° une seconde expansion [*p*] qui part du même tendon et se rend au troisième cunéiforme, au troisième métatarsien et au cuboïde; 3° le ligament calcanéo-scaphoïdien inférieur; 4° le ligament calcanéo-cuboïdien interne; 5° enfin, le ligament calcanéo-cuboïdien inférieur [*k*]. Ce dernier ligament, le plus remarquable et le plus fort de tous, mérite le nom de *grand ligament plantaire*, sous lequel on le désigne quelquefois. Il se compose de deux plans de fibres. Les plus superficielles vont des tubérosités du calcanéum au troisième cunéiforme et à la crête du cuboïde ; elles se prolongent même au delà de cette crête, passent sous le tendon du long péronier latéral, et se terminent à l'extrémité postérieure des quatre derniers métatarsiens. Les fibres profondes s'étendent de la face inférieure du calcanéum à la portion du cuboïde située en arrière de la crête inférieure. Il résulte de cette disposition que le ligament calcanéo-cuboïdien inférieur renforce la face inférieure des os de la seconde rangée du tarse, et qu'il constitue, par ses fibres superficielles, la paroi inférieure de la gouttière ostéo-fibreuse dans laquelle est reçu le tendon du *long péronier latéral* [*h*]. Je rappelle que ce tendon traverse obliquement la région plantaire et gagne l'apophyse inférieure du premier métatarsien ; une synoviale spéciale l'entoure à la plante du pied. Il contient toujours, dans son épaisseur, un petit noyau fibro-cartilagineux et quelquefois un os sésamoïde.

La moitié antérieure de ce plan renferme, outre des vaisseaux et des nerfs dont je vais dire un mot, les deux muscles abducteurs du gros orteil et les interosseux plantaires. Ces muscles remplissent l'excavation formée par la face plantaire du métatarse ; le couteau, conduit horizontalement à travers les parties molles, les laisse au-dessus de lui, aussi ne sont-ils pas ordinairement compris dans les lambeaux que l'on taille à la plante du pied.

L'*abducteur oblique du gros orteil* [*b,c*] se compose de deux faisceaux qui se réunissent, en avant, pour s'insérer ensemble à l'os sésamoïde externe. Le faisceau interne naît du premier cunéiforme ; l'externe provient du bord inférieur du troisième cunéiforme, de la partie antérieure et interne du cuboïde, et de la base des troisième et quatrième métatarsiens.

L'*abducteur transverse* [*d*] s'insère, par trois faisceaux distincts, sur les ligaments glénoïdiens des trois dernières articulations métatarso-phalangiennes. Ces trois petits faisceaux se portent horizontalement en dedans, et se confondent avec l'abducteur oblique, sur l'os sésamoïde externe.

Les *interosseux plantaires* [*f*], au nombre de trois, sont adducteurs par rapport à l'axe du pied (cet axe passant par le second orteil) ; ils occupent les trois derniers espaces interosseux et proéminent du côté de la région plantaire, à cause de l'étroitesse de ces espaces. Leur extrémité postérieure se fixe seulement sur la face du métatarsien qui regarde l'axe du membre. Leur extrémité antérieure aboutit, non point sur le bord des tendons extenseurs, comme le font les interosseux palmaires, mais sur de petits tubercules que porte, latéralement, l'extrémité supérieure de chaque phalange.

Vaisseaux. — L'artère *plantaire externe* [3] pénètre dans la couche profonde au niveau de l'extrémité postérieure du muscle abducteur oblique du gros orteil. Oblique en avant et en dedans, elle décrit une courbe, à concavité postérieure, désignée sous le nom d'*arcade plantaire*. Puis, elle gagne l'extrémité postérieure du premier espace interosseux, où elle s'anastomose, à plein canal, avec la terminaison de l'artère pédieuse. L'arcade plantaire donne, par sa concavité, quelques branches très-grêles, destinées aux articulations tarso-métatarsiennes. Par sa face supérieure, elle fournit les *perforantes postérieures* qui traversent, de bas en haut, l'espace intermétatarsien correspondant, pour se jeter dans les interosseuses dorsales. De sa convexité se détachent la *collatérale externe du petit orteil* et les *interosseuses plantaires* des trois derniers espaces, qui marchent horizontalement d'arrière en avant, et se terminent par les collatérales des deux orteils voisins. A la partie antérieure de chaque espace intermétatarsien, les interosseuses plantaires communiquent avec les interosseuses dorsales par une petite branche verticale appelée *perforante antérieure*. L'interosseuse plantaire du premier espace naît du point de jonction de l'arcade plantaire avec la pédieuse ; sauf son volume plus considérable, elle ne diffère en rien des autres interosseuses.

En résumé, la région plantaire renferme un très-grand nombre de vaisseaux artériels, la plupart de petit calibre, il est vrai, mais tellement rapprochés et tellement anastomosés entre eux, que l'action d'un instrument tranchant y détermine presque toujours des hémorrhagies abondantes et difficiles à arrêter. On recommande généralement de lier les deux bouts dans la plaie ; le précepte est excellent, mais il est plus spécieux que pratique, à cause de la profondeur des vaisseaux. Pour peu que les parties soient mâchées, il devient absolument irréalisable. Que faire en pareil cas ? Lier la tibiale postérieure? Je doute que l'on réussisse, à moins que l'on ne lie, en même temps, la pédieuse, ce qui n'est guère admissible. Voici donc ce que je conseille : chercher d'abord à lier dans la plaie et, si l'on n'y parvient pas, employer le tamponnement, concurremment avec la compression de la tibiale postérieure derrière la malléole et de la pédieuse au dos du pied. Quant à la ligature de la crurale, c'est là une ressource extrême, à laquelle il ne faut avoir recours que dans les cas désespérés.

Nerfs. — La branche profonde du nerf *plantaire externe*, peu après son origine sur le bord externe du muscle accessoire du long fléchisseur commun des orteils, passe entre les interosseux plantaires et la face profonde du muscle abducteur oblique. Elle anime l'abducteur oblique, l'abducteur transverse et tous les interosseux plantaires et dorsaux; on peut donc la comparer, sous le rapport de sa distribution, à la branche profonde du nerf cubital.

6e *Plan.* — *Squelette.* — J'ai décrit, plus haut, les os du pied, Pl. 75.—
d'une façon suffisante pour n'avoir pas à revenir maintenant sur cette description. Il me reste, toutefois, à exposer ici quelques considérations intéressantes sur la forme générale du squelette de la région plantaire et sur les résultats éloignés des amputations partielles du pied.

Les os du tarse, principalement ceux de la seconde rangée, sont taillés de telle sorte que leur face dorsale est plus étendue que leur face plantaire ; leur juxtaposition doit donc, tout naturellement, former une voûte convexe supérieurement et concave inférieurement. Cette voûte est complétée, en avant, par les métatarsiens. Elle repose sur le sol par trois points qui en sont comme les trois piliers : en arrière par les tubérosités du calcanéum ; en dedans par la tête du premier métatarsien ; en avant et en dehors par les têtes des trois derniers métatarsiens. Son bord interne est constitué par le calcanéum, la tête de l'astragale, le scaphoïde, le premier cunéiforme et le premier métatarsien ; il représente un arc concave inférieurement, arc qui ne repose sur le sol que par ses deux extrémités, et dont la partie la plus élevée répond à la tête de l'astragale. Son bord externe présente une disposition analogue ; mais, l'arc qu'il forme est beaucoup moins concave ; les parties molles le comblent assez pour que le bord externe du pied appuie sur le sol dans toute son étendue.

Si, au lieu de considérer la région plantaire dans le sens antéro-postérieur, on l'examine dans le sens transversal, on voit que dans ce sens encore existe une concavité, une voûte, dont la clef est toujours constituée par la tête de l'astragale. Remarquons enfin que, de cette clef à la tête du premier métatarsien, la distance est beaucoup plus grande que du même point aux tubérosités du calcanéum, et voyons ce qui doit nécessairement survenir, lorsqu'une partie plus ou moins considérable de l'avant-pied vient à manquer.

Ainsi que l'a démontré Legouest, de toutes les opérations faites en avant de l'articulation tibio-tarsienne, il n'en est aucune, sauf les opérations pratiquées sur les métatarsiens médians, qui ne fasse éprouver au pied un double mouvement d'extension sur la jambe et de renversement en dedans, avec élévation ou renversement en dehors du bord externe. L'ablation du premier métatarsien détermine cette déviation, en supprimant le point d'appui antérieur et interne de la voûte plantaire ; mais l'inconvénient est peu prononcé, parce que l'abaissement de la voûte en avant et en dedans est bientôt limité par la tête du deuxième métatarsien dont l'excès de longueur compense le volume du premier. La déviation s'accroît très-sensiblement, si l'on enlève, du même coup, les deux premiers métatarsiens. Il manque alors la majeure partie du point d'appui antéro-interne ; aussi, dès que les opérés marchent, le bord externe du pied se relève pendant que la pointe se dévie en dehors. Il va de soi que l'ablation du troisième métatarsien, ajoutée à celle des deux premiers, rend le renversement encore plus marqué.

Lorsqu'on enlève le cinquième métatarsien, il ne se produit généralement pas de déviation appréciable. Si le quatrième manque en même temps, il semble, à priori, que le renversement du pied doive se faire de dehors en dedans, puisque c'est le point d'appui antéro-externe qui fait défaut. Il n'en est rien pourtant. Legouest a fait voir que la déviation se manifeste toujours dans le même sens, c'est-à-dire que les métatarsiens restés en place s'inclinent en dehors et que le bord interne du pied présente, à l'union du premier métatarsien avec le premier cunéiforme, le sommet d'un angle saillant en dedans. D'après Legouest, le point de départ de cette difformité paraît être la rétraction du tissu cicatriciel ; puis, la marche s'exerçant sur le bord interne du pied, la déviation s'exagère.

Par suite de l'élévation de l'arc interne de la voûte plantaire, l'amputation des métatarsiens dans la continuité doit aussi déterminer l'extension du pied et l'élévation de son bord externe, puisqu'il faut, de toute nécessité, que la nouvelle extrémité du membre s'abaisse pour reposer sur le sol. Mais, si cet abaissement est inévitable, on peut s'opposer à l'élévation du bord externe, ou du moins l'atténuer, soit en sciant le métatarse obliquement d'arrière en avant et de dehors en dedans, soit en sciant les métatarsiens isolément et perpendiculairement à leur axe, tout en leur laissant une longueur qui reproduise, sur un plan plus reculé, la ligne courbe formée par la série de leurs têtes.

La désarticulation tarso-métatarsienne ne vaut pas l'amputation du métatarse dans la continuité ; cependant, elle donne encore de bons résultats, parce que le premier cunéiforme avance plus que le cuboïde, ce qui donne au bord interne du pied plus de longueur qu'au bord externe, de manière à prévenir le renversement en dehors. On peut en dire autant de l'ablation des trois cunéiformes et du cuboïde, le scaphoïde restant en place ; cette opération a été pratiquée deux fois par Legouest, avec un très-grand avantage pour les opérés.

Malgré les beaux succès obtenus par Sabatier, Richerand, Roux et quelques autres chirurgiens, l'opération de Chopart, la désarticulation médio-tarsienne est, aujourd'hui, jugée très-sévèrement par tous les auteurs. Malgaigne l'appelle une *détestable* opération. La raison en est facile à comprendre. Lorsqu'on a enlevé la moitié antérieure du tarse, la voûte plantaire se trouve détruite. Pour que l'extrémité des deux os conservés arrive à toucher le sol, il faut une forte extension du moignon avec renversement en dehors ; le talon se relève de 10, de 15 millimètres, et bientôt la rétraction consécutive des muscles du mollet le fait encore remonter davantage. Déjà en 1799, Marc-Antoine Petit avait été obligé de couper le tendon d'Achille pour remédier à ce renversement du moignon. Velpeau, Robert, Jobert, H. Larrey, Nélaton, Stanski, Legouest, ont dû avoir recours à la même opération ; mais, ils n'ont pas tardé à voir la difformité se reproduire, et avec elle, revenir ces ulcérations si douloureuses du moignon pour lesquelles il a fallu, plusieurs fois, amputer la jambe consécutivement.

Coupes du pied.

Coupe horizontale passant par le milieu de la malléole externe. — Une coupe horizontale du cou-de-pied, donne une surface de section arrondie en avant et sur les côtés, allongée en arrière et terminée par une espèce de pointe mousse qui répond à la saillie du tendon d'Achille. Toute la partie moyenne de la coupe est occupée par les deux os de la jambe. Le *tibia* [B], volumineux et quadrilatère, offre une face antérieure, lisse, en rapport avec les organes qui passent sous le ligament annulaire antérieur du tarse ; une face postérieure, plus irrégulière, également recouverte par des muscles et des vaisseaux ; une face externe, en contact avec la malléole péronière, et une face interne constituée par la malléole interne et immédiatement sous-cutanée. Le *péroné* [C], intéressé dans la malléole externe est en rapport avec le tégument par toute sa face externe. Ces deux os, ayant été sectionnés à l'extrémité inférieure de leur diaphyse, n'offrent pas la moindre trace de canal médullaire ; ils forment une cloison trans- Pl. 76.

versale, très-épaisse, qui divise le membre en deux parties, une antérieure et une postérieure.

La partie antérieure répond au ligament annulaire antérieur du tarse. On y rencontre : 1° la peau [A-A] ; 2° la couche sous-cutanée, contenant les *veines superficielles* [4-4] qui donnent naissance aux deux saphènes ; 3° le ligament annulaire du tarse ; 4° les muscles de la région antérieure de la jambe, c'est-à-dire, en allant de dedans en dehors, le *jambier antérieur* [*a*], l'*extenseur propre du gros orteil* [*b*], l'*extenseur commun des orteils* et le *péronier antérieur* [*c*] ; le premier de ces muscles est compris dans un dédoublement du ligament annulaire ; les trois autres sont au-dessous de l'aponévrose. L'artère *tibiale antérieure* [1] et son nerf satellite sont directement en arrière du muscle extenseur propre du gros orteil, dans le tissu adipeux qui recouvre la face antérieure de l'articulation tibio-tarsienne.

La partie postérieure présente, dans un premier plan, l'aponévrose superficielle et le *tendon d'Achille* [*d*] ; puis une couche épaisse de tissu adipeux et l'aponévrose profonde. Entre l'aponévrose profonde et les os sont deux loges distinctes. L'une, externe, placée en arrière du péroné, ne contient que les deux muscles *péroniers latéraux* [*e*, *f*]. L'autre, interne, renferme, de dedans en dehors : 1° le tendon du *jambier postérieur* [*g*] ; 2° celui du *long fléchisseur commun des orteils* [*h*] ; 3° l'artère *tibiale postérieure* [2], et son nerf satellite [3] ; 4° enfin, le tendon du *long fléchisseur propre du gros orteil* [*k*].

Toutes les considérations pratiques, qui découlent de ces rapports, ont été exposées plus haut.

76.—Fig. 2. *Coupe transversale au niveau de la tête de l'astragale.* — C'est surtout en examinant des coupes verticales, pratiquées à travers l'avant-pied, qu'on peut bien se rendre compte des conditions de stabilité du corps humain et des résultats fournis par les amputations partielles. La section passant par la tête de l'astragale intéresse la voûte plantaire juste au niveau de son point le plus élevé ; aussi remarque-t-on une très-grande différence de forme entre les deux bords latéraux du pied. Le bord interne, très-haut, reste à une certaine distance du sol, tandis que le bord externe, beaucoup plus mince, sert de point d'appui pendant la station verticale.

Le squelette comprend trois os : au milieu, la tête de l'*astragale* [B], en dedans, le *scaphoïde* [C], et, en dehors, le *cuboïde* [D].

Les parties molles contenues dans la région dorsale sont : 1° le tendon du *jambier antérieur* [*a*] situé sur le bord interne du pied ;

2° plus en dehors les tendons de l'*extenseur propre du gros orteil* [*b*] et de l'*extenseur commun des orteils* [*c-c*] ; 3° entre ces deux muscles, l'artère *pédieuse* [1] ; 4° sur la face supérieure du cuboïde, le corps charnu du *pédieux* [*d*] ; 5° et enfin, tout à fait en dehors, le tendon du *court péronier latéral* [*e*].

La région plantaire est subdivisée en trois portions distinctes dont chacune correspond à l'une des loges circonscrites par les trois aponévroses plantaires. La loge moyenne est profondément excavée en haut; elle renferme deux couches musculaires, l'une superficielle, constituée par le *court fléchisseur commun des orteils* [*h*], l'autre profonde, formée, en dehors, par le tendon du *long fléchisseur commun* et son muscle *accessoire* [*k*]; en dedans par le tendon du *long fléchisseur du gros orteil* [*l*] ; ce dernier tendon est accolé à la cloison intermusculaire interne. On y rencontre encore les deux artères *plantaires* [2,3]. La loge interne contient le muscle *adducteur du gros orteil* [*g*]. La loge externe est remplie, superficiellement, par l'*abducteur du petit orteil* [*m*], et, profondément, par le tendon du *long péronier latéral* [*f*] coupé au point où il va s'engager dans la gouttière du cuboïde.

Coupe transversale menée du premier cunéiforme à l'extrémité P. 76.—
postérieure du cinquième métatarsien. — A mesure que l'on se rapproche des orteils, le pied s'aplatit, le bord interne de la voûte plantaire s'affaisse et la base de sustentation du corps devient de plus en plus large. Le squelette comprend cinq os : les trois *cunéiformes* [B,C,D], le *cuboïde* [E] et l'apophyse postérieure du *cinquième métatarsien* [F]. Cette anomalie apparente s'explique tout naturellement par la direction oblique de l'interligne tarso-métatarsien. Je crois inutile de décrire séparément les parties molles des deux régions dorsale et plantaire. Je me bornerai seulement à faire remarquer que la face inférieure du deuxième cunéiforme est presque entièrement cachée par l'apophyse externe et inférieure du premier.

Coupe transversale au milieu du métatarse. — Cette coupe res- Pl. 76.—
semble beaucoup à une coupe menée à travers le métacarpe, avec cette petite différence que la paume de la main est concave tandis que la plante du pied est aplatie. La région dorsale ne renferme plus que les tendons extenseurs et quelques veines sans importance. Les cinq métatarsiens séparés par les muscles interosseux forment un arc concave inférieurement. Ainsi que je l'ai fait observer plus haut, les trois

interosseux plantaires [*k-k*] font une assez forte saillie du côté de la région plantaire, où ils se confondent presque avec l'*abducteur oblique du gros orteil* [*e*]. Quant aux autres muscles, il suffit de les énumérer. Ce sont : en dedans, l'*adducteur* [*c*] et le *court fléchisseur* [*d*] du gros orteil ; au milieu les tendons des deux *fléchisseurs communs* [*b-b*] ; en dehors l'*abducteur* [*f*] et le *court fléchisseur* [*g*] du petit orteil.

FIN

TABLE ANALYTIQUE DES MATIÈRES

FIN DE LA TABLE DES MATIÈRES.

TABLE ALPHABÉTIQUE

A

B

C

D

E

M

N

O

P

T

U

FIN DE LA TABLE ALPHABÉTIQUE.

Paris. — Imprimerie de E. MARTINET, rue Mignon, 2.